Wolfgang Frank

Psychiatrie

Wolfgang Frank

Psychiatrie

15. Auflage

URBAN & FISCHER
München · Jena

Zuschriften und Kritik an:
Elsevier GmbH, Urban & Fischer Verlag, Lektorat Medizinstudium, Karlstraße 45, 80333 München
medizinstudium@elsevier.de

Adresse des Autors:
Dr. Wolfgang Frank
Ärztl. Direktor und Chefarzt der Fachklinik für Psychiatrie und Psychotherapie, Gauting und der Fachklinik für Psychiatrie und Psychotherapie Inzell-Eck
Postfach 1560
82131 Gauting

Bibliografische Information der Deutschen Nationalbibliothek
Die Deutsche Nationalbibliothek verzeichnet diese Publikation in der Deutschen Nationalbibliografie; detaillierte bibliografische Daten sind im Internet über http://dnb.d-nb.de abrufbar.

1. Auflage 1980
15. Auflage 2007

07 08 09 10 11 5 4 3 2 1

Um den Textfluss nicht zu stören, wurden bei Patienten und Berufsbezeichnungen die grammatikalisch maskuline Form gewählt. Selbstverständlich sind in diesen Fällen immer Frauen und Männer gemeint.

Planung: Dr. med. Dorothea Hennessen
Lektorat: Dr. rer. nat. Katja Weimann, Dr. rer. nat. Andrea Richarz
Redaktion: Dr. med. Gerlind Souza-Oftermatt
Herstellung: Peter Sutterlitte
Satz: Mitterweger & Partner GmbH, Plankstadt
Druck und Bindung: LegoPrint, S.p.A., Lavis (TN)
Umschlaggestaltung: SpieszDesign, Neu-Ulm

ISBN 978-3-437-42601-8

Aktuelle Informationen finden Sie im Internet unter www.elsevier.de und www.elsevier.com

Vorwort zur 15. Auflage

Die 15. Auflage wurde den Fortschritten und neuesten Erkenntnissen der Psychiatrie entsprechend überarbeitet und ergänzt. Neueste gewonnene wissenschaftliche und praktische Erkenntnisse wurden aufgenommen und einige Kapitel völlig neu verfasst.

Das vorliegende Buch entstand vor etwa 26 Jahren aus dem ursprünglichen Antwortkatalog Psychiatrie und orientierte sich damals vor allem an den Bedürfnissen der Medizinstudenten. Heute ist das Psychiatrie-Lehrbuch eine wertvolle Hilfe sowie ein Nachschlagewerk auch für alle diejenigen, die sich mit psychisch kranken Menschen befassen müssen.

Der ursprüngliche Charakter eines Kurzlehrbuches war letztlich nicht mehr beizubehalten; so wurde auf eine starre Gliederung und auf ein allzu strenges Festhalten an einer Klassifikation im Hinblick auf die Mehrdimensionalität der Psychiatrie und die multifaktoriellen Krankheitsursachen verzichtet. Dennoch wurde der heute allgemeingültigen ICD 10 Rechnung getragen, wenngleich auf eine ausschließliche Orientierung auf diese Nomenklatur aus den genannten Gründen verzichtet wurde.

Es wurde versucht, die Psychiatrie so praxisnah wie möglich zu beschreiben. Wesentliche Erfahrungen kann man allerdings nur im Rahmen der praktischen Arbeit gewinnen. Für diese Arbeit möge das vorliegende Buch eine wertvolle Hilfe sein.

Allen Kolleginnen und Kollegen, die beim Verfassen und bei der Überarbeitung des Buches in den letzten 26 Jahren mit Rat und Tat zur Seite standen und damit zum Gelingen dieses Lehrbuches beitrugen, sei an dieser Stelle gedankt.

Für die Manuskripterstellung danke ich insbesondere Frau Anne-Françoise Vater, Pentenried.

München-Gauting, im Frühjahr 2007

Der Autor

Inhalt

Benutzerhinweis

Prüfungsrelevanz

Die Themen, zu denen in den Examina zum 2. Abschnitt der Ärztlichen Prüfung der letzten fünf Jahre Fragen gestellt wurden, sind besonders gekennzeichnet:

- ▶ ◀ blaue Pfeile zu Beginn und am Ende kennzeichnen die Abschnitte, die zur Beantwortung bisheriger Examensfragen (der letzten fünf Jahre) notwendig sind.
- Ausrufezeichen am rechten Rand vieler Überschriften:
  - !!! = absolut prüfungsrelevant – sehr gut lernen! Mit drei Ausrufezeichen sind die Kapitel gekennzeichnet, zu denen bisher häufig Fragen gestellt wurden und die von ihrem Inhalt her absolut prüfungsrelevant sind.
  - !! = prüfungsrelevant – gut lernen. Mit zwei Ausrufezeichen sind die Kapitel gekennzeichnet, zu denen hin und wieder Fragen gestellt wurden.
  - ! = bedingt prüfungsrelevant. Mit einem Ausrufezeichen sind die Kapitel gekennzeichnet, zu denen bisher nur wenige Fragen gestellt wurden.

Nicht gekennzeichnet sind die Kapitel, zu denen in den letzten 10 Examina keine Fragen gestellt wurden.

Textkästen

Merke! Merkekasten: wichtige Sachverhalte, Merkregeln

Beispiel! Klinisches Beispiel zum Thema

Erster Teil

Allgemeine Psychiatrie

1 Untersuchung und Dokumentation

Die eingehende Erhebung der Anamnese, eine ausführliche Untersuchung, sowie eine umfassende und genaue Dokumentation sind Voraussetzung für Diagnostik und Therapie beim psychisch kranken Menschen.

Die richtige Vorgehensweise bei der Untersuchung kann für den Erfolg der Arzt-Patienten-Beziehung entscheidend sein.

1.1 Wichtige Regeln bei der Untersuchung und Anamneseerhebung

Die Untersuchung eines psychisch kranken Menschen ergibt sich aus dem freien Gespräch mit diesem und wird vom Untersucher inhaltlich strukturiert. Im Rahmen der Untersuchung und der Anamneseerhebung sollten folgende Regeln beachtet werden:

- **ruhige Umgebung schaffen** – möglichst keine anderen anwesenden Personen, keinesfalls gleichzeitig mitdiktieren oder von Beginn an mitschreiben
- **vertrauensvollen Kontakt aufbauen** – den Patienten begrüßen, Sitzgelegenheit anbieten, nicht sofort mit detaillierten Fragen beginnen, bewährte Sitzposition einnehmen (am besten über Eck), auf angemessene Distanz achten
- **adäquat Verständnis zeigen** – nicht übertriebenes Verständnis anbieten, kein kumpelhaftes Verhalten, kein Fachjargon, Umgangssprache auf ein Mindestmaß beschränken, möglichst nicht widersprechen, auch übertriebene Befürchtungen nicht in Abrede stellen
- **keine überschießenden Reaktionen** – unerwarteten aggressiven Reaktionen nicht mit Aggressionen begegnen, kein übertriebenes selbstbewusstes Auftreten, keine provokativen Äußerungen oder Streitgespräche. Gespräch gezielt strukturieren und eine Zeit vorgeben
- **Akzeptanz zeigen, wenn Fragen nicht beantwortet werden** – keinesfalls weiter nachfragen und den Patienten unter Druck setzen
- Angehörige bei der Erstuntersuchung möglichst nicht mit hinzuziehen
- Gespräch und Untersuchung niemals abrupt beenden und keine Deutungen oder unangenehmen Eröffnungen zum Ende des Gesprächs machen
- mit einfachen Worten dem Patienten die geplante Vorgehensweise erklären.

1.2 Untersuchungsmethoden, Befunderhebung und Anamnese

Grundlage der psychiatrischen Untersuchung ist die gezielte Exploration des Patienten. Sie bedarf keiner komplizierten Mittel, ist jedoch mit erheblichem Zeitaufwand verbunden. Parallel zur Exploration ist eine eingehende Beobachtung von Verhalten und Ausdruck des Patienten erforderlich.

Mit dem Ausdruck **Exploration** (Erkundung) verbindet man die Vorstellung, dass die Initiative mehr vom Untersucher ergriffen wird und dass bestimmte Bewusstseinsinhalte aktiv erfragt werden. Mit der Bezeichnung **„Interview"** hingegen wird die Vorstellung verbunden, dass dem Patienten Gelegenheit gegeben wird, die eigenen Ansichten zu äußern und sich selbst darzustellen. In der Psychiatrie verwendet man oftmals Exploration, Interview und ärztliches Gespräch synonym.

Die **Anamnese** ist zentraler Teil der Exploration. Sie entwickelt sich im freien Gespräch mit dem Patienten und wird in dessen Verlauf vom Untersucher inhaltlich strukturiert. Sie wird durch Befragung des Patienten und seiner nächsten Bezugspersonen erhoben. Die durch Befragung des Patienten selbst erhobene Anamnese wird als **subjektive Anamnese** bezeichnet, die Erhebung der Vorgeschichte durch Angehörige, Bekannte und der Umgebung des Patienten als so genannte **objektive Anamnese** oder **Fremdanamnese**.

Auch die **körperliche und neurologische Untersuchung** sind wesentliche Untersuchungsmethoden in der Psychiatrie. Da sich hinter den psychischen Störungen organische Erkrankungen als Ursache verbergen können, ist die körperliche und neurologische Untersuchung grundsätzlich erforderlich. Dadurch wird dem Patienten auch gezeigt, dass man ihn in seiner körperlich-seelischen Gesamtheit sieht und akzeptiert. Psychiatrische Diagnosen sollten **nur nach Ausschluss** einer organischen Erkrankung gestellt werden (z.B. bei Depressionen Ausschluss einer Schilddrüsenfunktionsstörung); bis dahin ist bei Erstaufnahme eine **Syndromdiagnose** zu stellen. Ferner ist der körperliche Befund für eine spätere, eventuell medikamentöse Therapie notwendig (Auswahl der Medikamente bei organischen Grunderkrankungen).

Von erheblicher Bedeutung ist ein **umfassender und detaillierter psychischer Befund.** Durch den psychischen Befund erhält man ein Bild vom Verhalten, vom Befinden und Erleben des Patienten in der aktuellen Untersuchungssituation. Grundsätzlich muss im Rahmen der Erstuntersuchung eine Erhebung des psychischen Befundes erfolgen. Im Verlauf der Behandlung sollte dieser dann in regelmäßigen Abständen kontrolliert werden (Verlaufsbeschreibung).

Es hat wenig Sinn durch systematisches Abfragen aneinander gereihte Symptome zu benennen. Der psychische Befund sollte immer im freien Gespräch erhoben werden. Dazu muss der Untersucher die Grundbegriffe der deskriptiven Psychopathologie und der klinischen Psychiatrie kennen. Außerdem sind für ein psychodynamisch orientiertes Erstinterview theoretische Kenntnisse und praktische Erfahrungen im Bereich der psychoanalytischen Neurosenlehre erforderlich.

Für wissenschaftliche Zwecke ist die Erfassung und Dokumentation des psychischen Befunds mit **standardisierten Untersuchungsinstrumenten** (Fremd- und Selbstbeurteilungsskalen) sinnvoll. Damit können psychopathologische Syndrome oder seelische Befindlichkeitsbereiche dokumentiert und vorliegende Störungen auch quantitativ erfasst werden.

Bei der Erhebung des psychischen Befundes ist zu achten auf:

- **äußeres Erscheinungsbild** (Statur, Haltung, Körperpflege, Kleidung, Haartracht), dynamischen Gesamteindruck – Psychomotorik (Benehmen und Umgangsformen, Gangart, Ausdrucksverhalten)
- **Antrieb – Wille** (gesteigerter oder reduzierter Antrieb, Unentschlossenheit oder Zielstrebigkeit)
- **Kontaktverhalten, Redefluss**
- **Triebtendenzen und Triebstörungen, Impulskontrolle** (z.B. Unbeherrschtheit oder Gehemmtheit, gesteigerte oder reduzierte Triebtendenzen, Perversionen usw.)
- **Bewusstseinslage und Orientiertheit** (Bewusstseinsklarheit, Bewusstseinseinengung, zeitliche und örtliche Orientiertheit, Orientiertheit zur Person)
- **Wahrnehmung** (Wahrnehmungsschärfe, Wahrnehmungsstörungen)
- **Denken** (Auffassung, Konzentration, Denkablauf, wahnhafte Bewusstseinsinhalte)
- **Merkfähigkeit** – Gedächtnis (Gedächtnisstörungen, Reproduktionsfähigkeit)
- **Intelligenz** (Gesamteindruck, höhere Intelligenzfunktionen)
- **psychische Werkzeugstörungen** (z.B. Aphasie, Alexie, Agraphie, Apraxie, Agnosie)
- **Gesamteindruck.**

Mitunter ist es erforderlich, bei der Erhebung des psychischen Befundes gewonnene Eindrücke durch testpsychologische Untersuchungen zu ergänzen und zu objektivieren. Hierzu dienen Intelligenztests, Leistungstests und Persönlichkeitstests. Testpsychologische Untersuchungen sind sinnvolle Ergänzungen der klinischen Befunderhebung, können diese jedoch keinesfalls ersetzen. Dabei werden psychometrische Tests in zwei große Gruppen eingeteilt, nämlich in **objektive Tests** und **projektive Tests.**

Aufgrund der Anamnese und der übrigen Untersuchungsergebnisse ergibt sich die Indikation für psychometrische Untersuchungen. Einfache Prüfungen intellektueller Leistungsfähigkeit offenbaren Gedächtnisausfälle, fehlerhafte situative Einschätzungen, Lücken im Allgemeinwissen und Rechenschwierigkeiten.

Von Bedeutung im Rahmen der Untersuchung ist auch die Heranziehung von Dokumenten aller Art (Zeugnisse, Briefe, Selbstschilderungen seelischer Vorgänge, Lebensläufe, Zeichnungen, künstlerische Produktionen, Tagebücher). Aus diesen kann häufig wertvolles Material für eine Beurteilung des Krankheitsbildes sowie für die weitere Diagnostik gezogen werden.

1.2.1 Familiäre und persönliche Grunddaten

- **Familie:** Vater, Mutter, Geschwister, andere Familienangehörige mit Angaben über Name, Alter, Beruf, Familienstand, Todesjahr und Todesursache
- **Patient:** Geburtsangaben, Geschwisterzahl, Stellung in der Geschwisterreihe, Kindheit, Schule, Beruf, Ausbildung, Partnerschaft, Kinder usw.

1.2.2 Biographische Anamnese, Sozialanamnese

- **Kindheit, Pubertät, Adoleszenz:** Geburt, frühe Kindheit, Verhalten als Säugling und Stillverhalten der Mutter, Entwicklungsphasen, Gehen- und Sprechenlernen, Reinlichkeitserziehung, Familienatmosphäre, Kindheitserinnerungen, pathogene Umweltfaktoren und Neurosen fördernde Frühbedingungen, Heimerziehung, Verwöhnungen, neurotische Symptome im Kindesalter, Ängste in der Kindheit.
- **Sexualanamnese:** Menstruation, Menopause, Schwangerschaften, Fehlgeburten, infantile Sexualphantasien, Masturbation, erste Partnerschaft, sexuelle Aufklärung, Perversionen, sexuelle Beziehungen, Einstellung zur Sexualität, Ehe- und Familienplanung
- **Soziale Entwicklung:** Alter, Beruf, schulische Ausbildung, Einschulung, sonstige Ausbildung, Wehrdienst, soziale Anpassung, Muttersprache und sprachliche Einordnung, Rollenübernahme, Freundschaften und Lebensstil, religiöse und ethische Orientierung, Weltanschauung, bisherige Lebensbewältigung und Bewältigung von Schwellensituationen
- **Jetziger sozialer Status:** berufliche Stellung, Beschäftigungsdauer, finanzielle Gegebenheiten, Wohnverhältnisse, Kinderstand, Vorstrafen, Einkommen
- **Charakterisierung weiterer Bezugspersonen:** Ehefrau, Ehemann, Kinder, Freund/in, stabile oder instabile Beziehungen.

1.2.3 Familienanamnese und Erkrankungen in der Familie

Frage nach psychischen Erkrankungen und Auffälligkeiten bei Verwandten 1. Grades und bei ferneren Verwandten. Somatische, vor allem neurologische Erkrankungen und Fragen nach Erkrankungen der Mutter in der Gravidität.

1.2.4 Somatische Anamnese

Kinderkrankheiten, ZNS-Erkrankungen, frühkindliche Hirnschäden, zerebrale Anfälle, Schädel-Hirn-Traumen, zerebrale Durchblutungsstörungen, delirante Syndrome, Geschlechtserkrankungen, endokrine Erkrankungen. Fragen nach sonstigen somatischen Erkrankungen, Operationen, Unfällen, gynäkologischen Erkrankungen, vegetativen Funktionen. Ferner Fragen nach derzeitigem Gesundheitszustand, nach Schlaf, Appetit, Verdauung, nach Speichelfluss, Schweißsekretion und Miktion. Ferner Frage nach Genussmitteln und Drogen, nach Allergien. Frage nach medikamentösen Vorbehandlungen.

1.2.5 Frühere psychische Erkrankungen

Zeitpunkt und Beginn, Dauer, Art und Behandlungsweise früherer psychischer Störungen. Vorausgegangene Suizidversuche (Anzahl, Wie, Warum). Anzahl bisheriger abgrenzbarer Erkrankungsmanifestationen, Anzahl stationärer Aufnahmen in psychiatrische Abteilungen (Wann, Warum und Wo?) Bisherige Vorbehandlungen, psychotherapeutische Interventionen (welche, wie lange?).

1.2.6 Jetzige Erkrankung

Bisherige Symptomatik mit Schilderung der Beschwerden und Anlass zur stationären Aufnahme oder zum Vorstelligwerden. Eingehende Symptomdarstellung durch den Patienten, auch anhand von konkreten Beispielen und Situationen. Wiedergabe spontaner Äußerungen. Beschreibung des Verhaltens des Patienten während des Aufnahmegesprächs und Charakterisierung der Gesprächssituation. Beginn und Entwicklung der jetzigen Symptomatik, Reaktion auf Symptome und Verarbeitung.

1.2.7 Psychischer Befund

Äußere Erscheinung, Bewusstseinslage und Orientierung zur Person und zur Zeit sowie zum Ort, Antrieb und Psychomotorik, interpersonaler Kontakt, Stimmungslage und Gefühle, Wahrnehmungen und Wahrnehmungsstörungen, Konzentration und Gedächtnis, Wahn, Denkstörungen, Intelligenz und Intelligenzstörungen, Ich- und Persönlichkeitsstörungen, subjektives Erleben der Krankheit, Suizidalität, Vitalstörungen, Psychodynamik, Persönlichkeitsstruktur, Neurosenstruktur, Glaubwürdigkeit, Affektivität, Sprachstörungen, Sexualität, Charakterzüge, Sozialverhalten.

1.2.8 Körperlicher und neurologischer Befund

Umfangreiche neurologische Untersuchung, Bestimmung von Laborwerten, ferner notwendige technische Untersuchungen (EEG, EMG, CCT, NMR usw.).

1.2.9 Fremdanamnese

Kurze Schilderung des Berichtenden, Angaben zur Person und zu seiner Beziehung zum Patienten. Angaben, zu welchen Abschnitten der Krankheitsgeschichte der Berichtende Mitteilungen macht.

Die Fremdanamnese sollte grundsätzlich in keiner psychiatrischen Anamnese fehlen!

1.2.10 Dokumentation, psychiatrische Krankengeschichte

Erstdokumentation

In der Krankengeschichte versucht man die erhobenen Befunde zu einem objektiven Bericht unter Einbeziehung der subjektiven Wahrnehmung des Befunderhebenden zusammenzufassen. Die psychiatrische Krankengeschichte unterscheidet sich insofern von der Krankengeschichte anderer Fachgebiete, als bei ihr doch in größerem Umfang auch subjektive Anteile des Untersuchers einfließen. In der Krankengeschichte werden die durch Exploration erhobene subjektive Anamnese sowie die Fremdanamnese getrennt voneinander in indirekter Rede festgehalten. Die chronologische Reihenfolge der Entwicklung der Beschwerden und Störungen wird unter Angabe des Datums oder des Zeitabstands vom Tag der Untersuchung notiert. Am Ende der Dokumentation sollte der Untersucher auch seinen persönlichen Eindruck über die Vertrauenswürdigkeit des Referenten bei der Fremdanamnese sowie seine eigene Einstellung zum Patienten und sein Interesse an der Sache festhalten. Eine psychiatrische Krankengeschichte sollte in etwa nach folgendem Schema abgefasst werden:

a) Beginn der Behandlung und Einweisungsmodus
b) aktuelle Beschwerden und aktuelle Situation
c) Biographische Anamnese
d) Angaben der Angehörigen (Fremdanamnese)
e) körperliche Befunde
f) psychischer Befund
g) testpsychologischer Befund
h) vorläufige Diagnose, bzw. Syndromdiagnose und diagnostische Überlegungen.

Verlaufsbeobachtungen

Etwa wöchentlich sollten Verlaufseinträge in die Krankengeschichte erfolgen, ferner sich während der Behandlung ergebende Nachträge zur Anamnese. Therapiebeschreibungen und Therapieerfahrungen müssen detailliert zusammen mit sich ergebenden diagnostischen und weiteren therapeutischen Überlegungen aufgezeichnet werden. Vor der Entlassung oder der Verlegung bzw. der Überweisung und bei Abschluss einer stationären Behandlung sollten Überlegungen zum weiteren Vorgehen, zur Prophylaxe und zu Rehabilitationsmaßnahmen festgehalten werden. Auch wichtige Punkte beim Entlassungsgespräch müssen in schriftlicher Form wiedergegeben werden, ebenso weitere Gespräche mit Angehörigen oder anderen Personen. Möglicherweise können auch vorsichtig Äußerungen zur Prognose gegenüber dem Weiterbehandler oder Angehörigen gemacht werden.

1.2.11 Diagnosestellung und Klassifikation

Es hat sich bewährt, beim ersten Gespräch lediglich von „von vorläufiger Diagnose“ zu sprechen. Von Vorteil ist auch die Stellung einer so genannten „Syndromdiagnose“ oder im Krankenhaus von „Aufnahmediagnose“.

Eine endgültige Diagnose sollte erst am Ende des stationären Aufenthaltes gestellt werden („Entlassungsdiagnose“). Hier ist die Klassifikation nach der jeweils gültigen internationalen Nomenklatur (entsprechend ICD 10) vorzunehmen. Unter Abwägung und Berücksichtigung aller vorliegenden Untersuchungsergebnisse wird zunächst – wie erwähnt – eine vorläufige Diagnose, also eine **Syndromdiagnose** gestellt. Dies ist letztlich die Arbeitsdiagnose, die durchaus revidierbar ist. Erst im Verlauf einer Behandlung wird sich nach Erhebung weiterer Befunde, vor allem des Verlaufsbefundes selbst, die endgültige Diagnose herauskristallisieren. Eine psychiatrische Diagnose darf sich nie aus einem Einzelsyndrom allein ergeben und ohne genaue körperliche, vor allem neurologische, serologische und internistische Untersuchung darf grundsätzlich keine definitive psychiatrische Diagnose gestellt werden.

Wie erwähnt, ist bei vielen psychiatrischen Krankheitsbildern und Störungen eine sichere Diagnose erst nach längerer Beobachtung des Verlaufs möglich. Beispielsweise wird man nach Befunderhebung statt der Diagnose „paranoid-halluzinatorische Schizophrenie“ nach erstmaliger Vorstellung eines Patienten zunächst die Arbeitsdiagnose „paranoid-halluzinatorisches Syndrom“ stellen. Auch kann man eine festgestellte Depression nicht unmittelbar einer Krankheit zuordnen und muss deshalb zunächst ein „depressives Syndrom“ diagnostizieren.

1.2.12 Therapie und Verlauf

Während des stationären Aufenthaltes sollten in entsprechenden Zeitabständen Eintragungen über den Krankheitsverlauf gemacht werden. Diagnostische und therapeutische Maßnahmen sind zu begründen. Wichtig ist auch die Begründung für die Beendigung eines stationären Aufenthaltes, ferner eine Wiedergabe wichtiger Punkte des Entlassungsgespräches mit dem Patienten, dessen Angehörigen oder anderen Personen. Notwendig ist die Stellungnahme zur weiteren Therapiemöglichkeiten, zur Betreuung und zur Prognose.

1.2.13 Epikrise, Befundbericht und Arztbrief

Am Ende einer ambulanten oder stationären Behandlung wird eine **Epikrise** oder ein **Arztbrief** gefertigt. Hierin müssen Name, Geburtdatum, stationäre Aufenthaltsdauer und/oder Behandlungsdauer enthalten sein. Somit wird die dokumentierte Krankengeschichte in ihren wesentlichen Punkten zusammengefasst wiedergegeben. Epikrise und/oder Arztbrief sollten weiterhin Folgendes enthalten: Entlassungsdiagnose mit entsprechender Nomenklatur (ICD und/oder DSM-III Bezifferung), eventuell Angabe von differentialdiagnostischen Überlegungen; Anlass zur stationären Aufnahme, zum somatischen und psychischen Status, apparative Untersuchungsbefunde (Neuroradiologie, Neurophysiologie, Labor, EKG usw.); eventuell Daten aus tiefenpsychologischer Exploration; Angaben zur Behandlung, zum **Verlauf** während des stationären Aufenthaltes, **Begründung** der Diagnosestellung und **Therapievorschlag** für den weiterbehandelnden Arzt. In geschlossenen psychiatrischen Kliniken wird als weiterer Punkt „Rechtsgrundlage zur Aufnahme in eine geschlossene Anstalt“ hinzukommen.

Wesentlich für einen guten Arztbrief sind eine klare Gliederung sowie die Beschränkung auf die Wiedergabe von für den einweisenden Arzt und den Weiterbehandler notwendigen Informationen. Intime und vertrauliche Mitteilungen des Patienten sollten in einem Arztbrief – soweit diese für die notwendige weitere Therapie nicht von Belang sind – entfallen.

2 Psychopathologische Symptome und Syndrome

Die Psychopathologie ist ein Teilgebiet der Psychiatrie und behandelt die Beschreibung abnormen Erlebens, Befindens und Verhaltens in den seelischen, sozialen und biologischen Bezügen.

Man unterscheidet

- **deskriptive Psychopathologie,** bei der psychische Störungen beschrieben, benannt und geordnet werden und
- **phänomenologische und verstehende Psychopathologie,** die sich auch mit inneren Zusammenhängen der psychischen Störungen befasst, sowie die
- **dynamische oder progressive Psychopathologie,** die nach den Beziehungen zu tiefenpsychologischen und zwischenmenschlichen Vorgängen fragt.

Die „Allgemeine Psychopathologie" von JASPERS (1913) bestimmte im Wesentlichen den Gang der weiteren Entwicklung, und die von ihm aufgezeichneten Wege des Verstehens und Erklärens werden auch weiterhin als Grundlagen anerkannt.

2.1 Wahrnehmungsstörungen und Wahrnehmungsveränderungen

Syn.: Sinnestäuschungen

Bei einer Sinnestäuschung handelt es sich um die Störung der Wahrnehmung, wobei eine vermeintliche Wahrnehmung von etwas nicht Vorhandenem oder in der wahrgenommenen Form nicht Vorhandenem als gegeben angenommen wird. Wahrnehmungsveränderungen sind Sinnestäuschungen, bei denen natürliche Wahrnehmungen verändert erscheinen.

2.1.1 Halluzinationen

Hierbei handelt es sich um in allen Sinnesbereichen vorkommende Sinnestäuschungen (Trugwahrnehmungen) mit Wahrnehmungen **ohne Objekt.** Die Elemente sind bei Halluzinationen frei kombiniert; so kann beispielsweise auch ein halluziniertes Pferd Flügel tragen oder aber eine halluzinierte Person aus unterschiedlichen Teilen und Eigenschaften anderer Personen zusammengesetzt sein. Der halluzinierende Patient glaubt fest an die Realität der Wahrnehmung im Gegensatz zur **Pseudohalluzination,** bei welcher der Trugcharakter der Halluzination erkannt wird. Halluzinationen lassen grundsätzlich noch keinen sicheren Schluss auf das Vorhandensein eines psychotischen Prozesses zu. So finden sich auch Halluzinationen bei Hypnose, Massensuggestion oder im Halbschlaf (so genannte hypnagoge Halluzinationen).

Bekannt sind folgende Halluzinationsformen:

- **akustische Halluzinationen:** Wahrnehmung nicht vorhandener Laute
- **Geruchshalluzinationen** (olfaktorische H.) und **Geschmackshalluzinationen** (gustatorische H.)
- **optische Halluzinationen:** mehr elementarer Art als Photopsie oder mehr komplexer Art als Morphopsie
- **taktile Halluzinationen:** auch haptische H. genannt, z.B. Gefühl des Elektrisiertwerdens, der Bestrahlung usw.

- **kinästhetische Halluzinationen:** H. des Bewegungsgefühls; ein Kranker glaubt z. B., dass ein Körperteil von außen bewegt wird
- **teleologische Halluzinationen:** akustische H., bei denen dem Kranken Ratschläge erteilt werden oder bei denen er gewarnt wird
- **elementare Halluzinationen:** umgestaltete H. mit Sehen von Licht, Funken, Hören von Rauschen usw. Werden sie gesehen, so spricht man von Photopsien, werden sie gehört von Akoasmen
- **szenenhafte Halluzinationen:** zu Szenen zusammenfließende, traumähnliche optische H., wie Weltuntergang, Himmelfahrt, Jüngstes Gericht
- **vestibuläre Halluzinationen:** Gefühl zu schweben oder zu fallen.

Während der Wahn zu den Störungen des Denkens gehört, handelt es sich bei der Halluzination um **Störungen der Wahrnehmung.** Von den normalen Wahrnehmungen unterscheiden sich Halluzinationen dadurch, dass die Auslösung der Wahrnehmung nicht durch einen äußeren Gegenstand, also einen Sinnesreiz ausgelöst wird. Die Patienten sind fest und **unkorrigierbar** von der Realität dessen, was sie erleben, überzeugt. Grundsätzlich kommen Halluzinationen auf allen Sinnesgebieten vor. Nachfolgend eine Auswahl der wichtigsten Halluzinationsformen und deren Erscheinungsbild:

Akustische Halluzinationen

Vorkommen häufig bei Schizophrenen und chronischem Alkoholismus. Die Kranken hören Geräusche oder Stimmen, zum Teil in Form von Rede und Gegenrede. Stimmen können aber auch das eigene Tun mit Bemerkungen kommentieren oder dem Kranken Selbstmord oder Mord befehlen (so genannte **imperative Stimmen).** Mitunter führen Kranke auch akustisch halluzinierte Befehle aus.

Optische Halluzinationen

Häufiges Vorkommen bei organisch begründeten Psychosen, seltener bei Schizophrenien. Im Delir beobachten Kranke oftmals szenenhafte Abläufe mit vielen kleinen beweglichen Figuren. Vorkommen aber auch bei Einnahme von bestimmten Rauschmitteln (Halluzinogene), gelegentlich auch bei eitriger Meningitis und bei Contusio cerebri.

Olfaktorische und gustatorische Halluzinationen

Geruchs- und Geschmackshalluzinationen finden sich bei der Aura des Epileptikers, gelegentlich auch als Initialsyndrom bei Schizophrenen, z. B. als schlechter Geschmack, übler Geruch, nach Gift schmeckende Speisen oder Giftgas.

Leibhalluzinationen

Die Kranken spüren Druck an verschiedenen Körperstellen oder meinen, berührt worden zu sein. Das Krankheitsbild der chronischen taktilen Halluzinose findet sich bevorzugt bei älteren Menschen, ist häufig aber auch hirnorganisch bedingt. Typisch für Leibhalluzinationen ist das Gefühl „des von außen Gemachten" (im Gegensatz zu den Coenaesthesien).

Taktile (haptische) Halluzinationen

Die Kranken haben das Gefühl, von außen berührt, elektrisiert, bestrahlt oder gewürgt zu werden. Mitunter besteht auch das Gefühl von Ungeziefer befallen zu sein und die Kranken sind fest davon überzeugt, dass Käfer und Parasiten über ihre Haut krabbeln. Beobachtet werden taktile Halluzinationen beispielsweise beim Dermatozoenwahn. Vorkommen vor allem bei älteren Patienten mit organischen Psychosen.

Halluzinosen

Hier handelt es sich um akut auftretende oder chronische Halluzinationen auf einem bestimmten Sinnesgebiet, wobei die Halluzination die Krankheit derart beherrscht, dass eventuell vorkommende andere Krankheitserscheinungen als „Zutaten und Nuancen" erscheinen. Am häufigsten sind **Verbalhalluzinosen** (akustische Halluzinosen). Diese Form findet sich **vorrangig beim Alkoholismus** (Alkoholhalluzinose). Der Gebrauch von Halluzinogenen (z. B. LSD) führt meist zu optischen Halluzinosen, der von Amphetamin-Derivaten zu taktilen Halluzinosen.

2.1.2 Sonstige Sinnestäuschungen

Pseudohalluzinationen

Hierbei handelt es sich streng genommen nicht um Halluzinationen im eigentlichen Sinn. Halluzinationen in dieser Art werden nicht leibhaftig erlebt und haben nicht derart uneingeschränkten Realitätscharakter für den Kranken wie „echte" Halluzinationen. Man findet sie bei getrübtem Bewusstsein in Form so genannten **hypnagogen Sinnestäuschungen.** Das kritische Realitätsurteil bleibt erhalten und die Sinnestäuschung wird vom Kranken als unecht empfunden.

Pareidolie

Es handelt sich um Sinnestäuschungen, die einer realen Wahrnehmung **hinzugefügt** werden. Dies ist z. B. der Fall, wenn in einer realen Abbildung Dinge gesehen werden, die in Wirklichkeit nicht vorhanden sind oder wenn Worte und Geräusche aus unklaren Geräuschen heraus gehört werden. Pareidolie kann vor allem bei starker Übermüdung vorkommen.

Eidetisches Phänomen

Hier handelt es sich um bildhafte Vorstellungen, die der besonders lebhaften Phantasie eines Gesunden entspringen. Bei Jugendlichen kommt es zu solchen „Tagträumen" im Zuge der Phantasiebefriedigung. Aber auch bei Künstlern werden eidetische Phänomene beobachtet; man spricht bei solchen Personen von Eidetikern.

Entsprechend den eidetischen Bildern kommen so genannte „innere Stimmen" vor. Dabei handelt es sich um ein „Lautwerden" von lebhaften Vorstellungen, was jedoch nicht mit Halluzinationen verwechselt werden darf. Die Abgrenzung zu den Halluzinationen ist jedoch nicht immer einfach.

Illusion und Affektillusion

Im Gegensatz zu den Halluzinationen sind Illusionen an reale Sinneseindrücke gebunden. Dem Kranken erscheinen Wahrnehmungsgegenstände verändert, was hauptsächlich unter dem Einfluss starker Affekte der Fall ist (Affektillusion). Illusionen sind letztlich krankhaft verfälschte Wahrnehmungen, d. h. tatsächliche Sinneseindrücke werden fehlgedeutet. **Affektillusionen** begegnet man vorrangig bei Kindern mit Angstzuständen oder bei hohem Fieber. Illusionen können aber auch im normalpsychischen Bereich auftreten und sind hier nicht als krankhaft einzustufen.

Beispiel!

Im Gedicht „Der Erlkönig" von J. W. v. Goethe erscheinen dem kranken, fiebernden Kind die vorhandenen Erlen, Baumstümpfe und Büsche des nebeligen Moores als Geister und Hexen. Dies stellt ein typisches Beispiel einer Affektillusion dar. Auch kann ein am Boden liegender Bademantel von einem Kranken mit hohem Fieber als böser Wolf verkannt werden.

Einfache Wahrnehmungsveränderungen

Hierbei handelt es sich um Identitäts- und Qualitätsverschiebungen der verschiedenen Sinneseindrücke. Einfache Wahrnehmungsveränderungen können bei jedem Gesunden vorkommen. Man begegnet ihnen bei Übermüdung (Verschwommensehen), nach Überdosierungen von Medikamenten (z. B. bei Einnahme von Digitalispräparaten) und nach Vergiftungen. Gelegentlich erlebt der gesunde Mensch bei Übermüdung das Gefühl, eine momentane Situation schon einmal erlebt zu haben. Vielfach werden solche Sinnestäuschungen von bestimmten Gruppen als Seelenwanderung erklärt. Man spricht vom **Déjà-vu-Erlebnis.** Andererseits gibt es auch **Kryptomnesien** mit Erlebnissen, die der Erinnerungsrealität verloren gegangen sind und deshalb dem Patienten als Neugeschichte erscheinen. Letztlich handelt es sich bei den einfachen Wahrnehmungsveränderungen um Intensitäts- und Qualitätsverschiebung der Sinneswahrnehmung, was vorrangig am optischen und akustischen Sinn deutlich wird. Der Gebrauch von Mescalin, Marihuana, LSD und bestimmter Medikamente führt zum **Farbigsehen.** Medikamentenüberdosierungen- und Nebenwirkungen können Ursachen für akustische Wahrnehmungsänderungen sein (Lauthören, Leisehören). Ferner begegnet man gelegentlich der

- **Mikropsie** (kleiner Sehen von Gegenständen) bei Akkommodationskrämpfen, bei Retinopathia centralis serosa, bei Hysterie und Epilepsien, sowie der
- **Makropsie** (größer Sehen von Gegenständen) bei Schläfenlappentumoren, Netzhautablösungen, Netzhautentzündungen, Epilepsien und bestimmten psychischen Störungen.

Beim Verzerrtsehen von Gegenständen spricht man von **Metamorphopsie.** Diese Formen kommen beispielsweise als Entzugssymptomatik beim Benzodiazepinentzug vor.

2.2 Affektstörungen und Angst

Bei Affektstörungen liegt eine krankhafte Veränderung in Ansprechbarkeit und Äußerung der Affekte vor. Während man mit Affekt die augenblickliche Stimmungslage, oftmals nur kurzzeitige, allerdings manchmal überaus heftige Gefühlsausbrüche bezeichnet, beschreibt der Ausdruck „Affektivität" die Gesamtheit des Gefühlslebens (Grundstimmung, Trauer, Auslösbarkeit und Intensität). Quantität und Qualität eines Affektes sind von der jeweiligen Grundstimmung abhängig.

Inadäquater Affekt (Parathymie)

Dies bezeichnet einen einer Situation nicht entsprechenden Affekt bzw. Affektäußerung; d.h. Gefühlsausdruck und Gedankeninhalt, bzw. Erlebnisinhalt stimmen nicht überein. Ein inadäquater Affekt liegt beispielsweise vor, wenn eine Person auf einer Beerdigung plötzlich laut zu lachen beginnt.

Vorkommen: Schizophrenien, vor allem Sonderform Hebephrenie.

Affektive Verarmung

Hier überwiegen affektive Steifigkeit und/oder Modulationsarmut. Bei schweren Fällen zeigt sich vollkommene Gleichgültigkeit und Apathie. Man spricht von einem Zustand von Gemütsverödung oder **Athymie**. Bei **Apathie** besteht eine völlige Gefühllosigkeit und Teilnahmslosigkeit; die spontane Affektivität fehlt.

Vorkommen: Schizophrenien, organische Psychosyndrome.

Affektinkontinenz

Hier liegt eine verringerte Steuerungsfähigkeit der Gefühlsäußerung vor, d.h. es fehlt die Beherrschung von Affektäußerungen. Schon bei geringsten traurigen Eindrücken brechen solche Patienten in Tränen aus. Ebenso wie Freude und Trauer können auch Wut und zornige Verärgerung schon durch leichte auslösende Momente ein extremes Maß annehmen.

Vorkommen: organische Psychosen, Schizophrenien, Manie.

Affektlabilität

Hier besteht ein rascher und überschießender Stimmungswechsel, meist schon bei geringfügigen Anlässen. Vielfach sind Affektlabilität und Affektinkontinenz gleichzeitig vorhanden. Häufiger ist aber der rasche Wechsel von gegensätzlichen Affekten, weniger häufig der Wechsel zwischen Normalstimmung und affektiver Entäußerung. Affektlabilität liegt beispielsweise vor, wenn ein Patient aus dem Jammern und Weinen heraus plötzlich anfängt zu lachen, um dann nach einer gewissen Zeit wieder in seine negative Gefühlsäußerung zu verfallen.

Vorkommen: körperlich begründbare Psychosen, Manien, Oligophrenien, histrionische Persönlichkeiten.

Affektstarre

Affekte können nicht geäußert werden, obwohl sie vorhanden sind. In schweren Fällen zeigt sich die Affektstarre als Affektstupor (Emotionsstupor).

Vorkommen: Schizophrenien, schwere Depressionen, Zwangsneurosen.

Affektstupor

Syn.: Emotionsstupor

Fast vollständige Sperrung der Affektivität bei plötzlichen schweren seelischen Erschütterungen. Häufig besteht gleichzeitige mehr oder weniger starke Reduktion der Psychomotorik, während Denkvorgänge weiterlaufen.

Vorkommen: bei Katastropheerlebnissen, Soldaten im Kampf, bei schwerer akuter Belastungsreaktion.

Depressivität

Bei Depressivität besteht eine niedergedrückte und niedergeschlagene Stimmung. Depressivität kann als Symptom nicht nur bei Depressionen sondern auch bei anderen psychischen Erkrankungen auftreten. Depression wie auch Depressivität gehen einher mit Hoffnungslosigkeit, Insuffizienzgefühlen, Schuldgefühlen, Ratlosigkeit und einer Störung der Vitalgefühle. Besteht das Gefühl der Gefühllosigkeit, so wird die Gefühlsleere subjektiv erlebt. Der Patient leidet hierunter, erlebt sich selbst als gefühlsverarmt, leer, wie ausgebrannt, kann weder Freude noch Trauer empfinden.

Euphorie und Dysphorie

Während die Euphorie einen dauernden Zustand übersteigerten Wohlbefindens verbunden mit Freude und Heiterkeit beschreibt, bedeutet Dysphorie eine missmutige Verstimmtheit, bei der der Patient schlecht gelaunt, mürrisch, nörgelnd und unzufrieden erscheint. Euphorie und Dysphorie kommen gelegentlich auch im normalpsychologischen Bereich vor.

Affektstau

Affekte stauen sich an und werden subjektiv als Spannungs- und Unruhegefühl erlebt. Plötzlich kann sich dann dieser Affektstau in Form eines Affektsturms entladen.

Vorkommen: schwere Depressionen, Schizophrenien.

Angst als Affektstörung

Bei der Angst handelt es sich um ein im Gegensatz zur Furcht gegenstandsloses, qualvolles und unbestimmtes Gefühl der Beengung, Bedrohung und des Ausgeliefertseins. Während sich die Furcht auf reale Objekte bezieht, ist die Angst ungerichtet, unbestimmt und geht ebenso mit einer Reihe vegetativer Erscheinungen einher (Hitzegefühl, Magenschmerzen, Zittern, Herzklopfen, Schweißausbrüche, Herzschmerzen, Harndrang usw.). Angst kann sich als frei flottierende, unbestimmte Angst, aber auch als anfallsartig auftretende Panikattacke zeigen.

Vorkommen: gelegentlich beim psychisch Gesunden, z.B. bei Überforderung, im Examen oder in Erwartung unangenehmer Ereignisse. Häufig auch bei agitierten Depressionen, bei Angsterkrankungen sowie bei Zwangserkrankungen. Häufig auch bei Schizophrenien.

Paroxysmal auftretende Zustände elementarer Angst zeigen sich bei neurotisch bedingter Herzangst, bei der die Betroffenen von der extremen Angst erfüllt sind, ihr Herz könne jeden Moment aussetzen (Verhältnis Männer zu Frauen 3:2).

Phobien und Panikattacken

Bei einer Phobie handelt es sich um ein an bestimmte Vorstellungen oder Lebenssituationen gebundenes, inhaltlich grundloses Angstgefühl, das meist zu bestimmten Handlungen und Unterlassungen zwingt. Grundsätzlich ist die Phobie – im Gegensatz zur frei flottierenden, gegenstandslosen Angst – immer an bestimmte Situationen, an Räume, an Tiere, an Gegenstände oder Menschen gebunden. Die Phobien als Neuroseformen können in vielerlei Gestalt auftreten und über Jahre und Jahrzehnte hinweg existieren. Besonders häufig sind **Agoraphobie** (Platzangst), **Akrophobie** (Höhenangst), **Klaustrophobie** (Angst vor geschlossenen Räumen) und **Tierphobie.** Phobien breiten sich gelegentlich immer weiter und auf viele Lebensbereiche aus. Dies führt dann zu einem gewissen Vermeidungsverhalten mit mitunter erheblicher Einschränkung des Lebensbereiches und damit der Lebensqualität.

Eine Sonderform der Angsterkrankungen sind die Panikattacken, bei denen charakteristischerweise vier der nachfolgend genannten Symptome vorhanden sein sollten: Herzklopfen, Benommenheit, Atemnot, ausgeprägtes Schwitzen, Zittern, Luftnot, Übelkeit, Parästhesien, Hitze- und/oder Kälteschauer, Druck auf der Brust, Furcht zu sterben oder verrückt zu werden.

Panikattacken treten in Form von intensiver Angst oder intensivem Unbehagen auf, und dies grundsätzlich plötzlich und unerwartet. Bei Panikattacken bedarf es keiner Angst auslösenden Situation. Für die Betreffenden ist das Auftreten nicht greifbar und nicht nachvollziehbar.

Vorkommen: Phobien und Panikattacken treten als eigene Krankheitsform auf, sind allerdings auch häufig Begleitsymptome bei Depressionen.

2.3 Denkstörungen

Merke!

Die beiden wichtigsten Formen von Denkstörungen sind
- die **formalen** Denkstörungen und
- die **inhaltlichen** Denkstörungen.

Neben diesen beiden Denkstörungen wird vielfach noch eine dritte Gruppe aufgeführt, nämlich die **subjektive Störung des Denkens,** bei der ein Patient zwar richtig denkt, aber beim Denken „leidet". Man spricht auch vom Zwangsdenken.

Bei der formalen Denkstörung handelt es sich um eine **Störung des Denkablaufes,** bei der inhaltlichen Denkstörung um eine **Störung des Gedachten,** also um eine Verzerrung und „Verrücktheit" des Denkens.

2.3.1 Inhaltliche Denkstörungen !!!

▶ Maßgeblich ist hier der Inhalt des Gedachten, nicht Form und Art des Gedachten.

Dabei unterscheidet man bei inhaltlichen Denkstörungen zwischen
- nicht-wahnhaften inhaltlichen Denkstörungen und
- wahnhaften inhaltlichen Denkstörungen.

Nicht-wahnhafte inhaltliche Denkstörungen

Zu den nicht-wahnhaften inhaltlichen Denkstörungen rechnet man die
- **Zwänge,** die eine eigene Form psychopathologischer Erscheinungen darstellen (siehe 2.6)
- **die Hypochondrie**
- **überwertige Ideen.**

Bei den **Zwängen** drängen sich Ich-fremde Gedanken oder Handlungsimpulse immer wieder auf und können nicht unterdrückt oder verdrängt werden. Der Patient erlebt sie als unangenehm, unsinnig und quälend.

Bei der **Hypochondrie** besteht eine zum eigenen Körper ängstlich getönte Beziehung. Es besteht die unbegründete Befürchtung, an einer Erkrankung zu leiden, einen Tumor zu haben. Der Patient nimmt jede Missempfindung des Körpers übertrieben wahr und normalen Körperfunktionen werden übertriebene Bedeutungen beigemessen.

Bestehen emotional stark besetzte Erlebnisse oder Gedanken, so spricht man von **überwertigen Ideen.** Diese Gedanken sind meist negativer Form und beherrschen den Patienten massiv. Im Gegensatz zu den wahnhaften Ideen ist die Realitätskontrolle erhalten, so dass sie sich gelegentlich von ihren Ideen distanzieren können.

Wahnhafte inhaltliche Denkstörungen

Seit jeher nimmt der Wahn eine wichtige Stellung in der psychiatrischen Forschung ein, und lange Zeit galt er als die Geistesstörung schlechthin. Eine Definition für den Wahn zu finden, wirft jedoch Probleme auf. Eine mögliche Definition wäre: „Beim Wahn handelt es sich um eine krankhaft falsche Überzeugung, bei der ein Kranker trotz Unvereinbarkeit mit der Realität unkorrigierbar bleibt". Als besonders wichtiger Teilaspekt des Wahns muss die Urteilsstörung der Beziehung des Ichs zur Umwelt angesehen werden (krankhafter Ich-Bezug). Der völligen Unkorrigierbarkeit des Kranken begegnet man meist am Höhepunkt der Erkrankung, während zu Beginn des Wahns sich der Patient zumindest noch teilweise oder zeitweise von der Unwirklichkeit seines Wahns überzeugen lässt.

Auch der **Gesunde** misst gelegentlich Vorgestelltem und Wahrgenommenem eine überwertige, abnorme Bedeutung bei; eine eingehende Aufklärung wird ihn aber dann doch überzeugen und von seiner Idee meist rasch abbringen.

Beispiel!

Der Besitzer eines neuen Autos glaubt häufig, alle würden seinem Wagen nachsehen und diesen bewundern. Eine Verliebte deutet nicht selten belanglose Gesten und Worte des Verehrten als gewollte oder bewusste Zeichen der Zuneigung. Der Dieb dreht sich nach seiner Tat häufig um, im „wahnhaften" Glauben, er werde verfolgt, und er deutet harmlose Verhaltensweisen anderer Menschen als Hinweise dafür, dass man ihn durchschaut hat.

Ein Gesunder ist jederzeit in der Lage „umzuschalten"; meist beruhigt er sich selbst oder er versucht es zumindest, und nach einiger Zeit gelingt es ihm dann auch, von seiner „wahnartigen" Idee abzukommen. Der Gesunde ist in der Lage, das Bezugssystem zu wechseln, wie einer, der im Zug sitzt und erkennen kann, dass sich der Zug und nicht die Landschaft bewegt. Der Wahnkranke dagegen ist nicht mehr in der Lage zu erkennen, dass er nur ein Teil der Welt, der Gesellschaft ist; er meint, alles drehe sich um ihn. Meist bleibt aber die affektive Resonanz gemessen an der Ungeheuerlichkeit des Wahninhaltes relativ gering.

In den vielen Fällen bezieht sich der Wahn des Kranken nur auf einen schmalen Lebensbereich, während er ansonsten klar denkt, empfindet und sich erinnert, auf anderen Bereichen durchaus zu einem kritischen Urteil fähig ist und Kontakt im mitmenschlichen Bezug findet (z.B. bei wahnhaften Entwicklungen).

Die konkreten Wahninhalte werden häufig mitbestimmt durch Ausgangspersönlichkeit, Lebensgeschichte, soziale und psychodynamische Faktoren. Wahn finden wir in vielen Bereichen der Psychiatrie, und zwar bei fast allen Psychosen, aber auch bei akuten symptomatischen Psychosen sowie bei chronischen Folgezuständen organischer Hirnschädigung.

An Verfolgungswahn leidende Kranke suchen nicht selten Schutz und Hilfe bei der Polizei. Um dem im Wahn erlebten drohenden Schicksal zu entgehen, können Kranke mit Verfolgungs- oder Schuldwahn Suizidversuche unternehmen. In aktiven Stadien führen wahnhafte Erlebnisse fast immer zu auffälligen Verhaltensweisen des Kranken für seine Umgebung. Wahnähnliche Reaktionen können auch durch Verarbeitung nicht psychotischen Erlebens entstehen, aber auch aus motivierter angstvoller Erregung heraus. Gelegentlich kommt es **auch bei Schwerhörigen** zu wahnähnlichen Entwicklungen.

Um einen Wahn beurteilen und auch als solchen erkennen zu können ist die Kenntnis wichtiger Wahnkriterien erforderlich. **Wichtige Wahnkriterien** sind:

- **krankhaft falsche Überzeugung,** die mit einer subjektiven Gewissheit erlebt wird, die die Gewissheit normaler Überzeugungen übertrifft
- **unmittelbare Gewissheit** und Unkorrigierbarkeit auf dem Höhepunkt der Erkrankung trotz Unvereinbarkeit mit der Realität mit fehlendem Überstieg in andere Bezugssysteme
- **mangelhaftes Bedürfnis** nach Realitätsüberprüfung
- **Urteilsstörungen** über die Beziehung des eigenen Ichs zur Umwelt bei erhaltener Intelligenz
- Entstehung aus krankhafter Ursache
- im Gegensatz zum Irrtum ist trotz ausreichender Information eine Korrektur nicht möglich.

Wahnformen

Wahnstimmung

Man spricht auch von Wahnspannung oder Wahnbedürfnis. Diese geht als Vorstufe dem verbalisierten, festgefahrenen Wahn voraus, und in diesem Zustand erscheint die Welt dem Betroffenen unheimlich und bedrohlich verändert, ohne dass der Kranke den Zustand genau erklären kann. Aus der Wahnstimmung heraus bildet sich die Wahngewissheit, also der eigentliche manifeste Wahn.

Wahnwahrnehmung

Der Kranke misst einer objektiv wirklich vorhandenen Wahrnehmung eine abnorme Bedeutung bei. Er nimmt einen Gegenstand oder eine sich abspielende Szene wahr, kann sie meist auch richtig benennen; die Bedeutung der Szene oder eines Gegenstandes ist jedoch wahnhaft verzerrt und nur für den Kranken gültig.

Beispiel!

Ein Wahnkranker sieht eine Truppe Soldaten vorbeimarschieren und ist der festen Überzeugung, dass der Krieg ausgebrochen ist. Er lässt sich von dieser Überzeugung auch durch noch so intensive Bemühungen nicht abbringen.

Wahneinfall und Wahngedanken

Man spricht auch von **Wahnvorstellung** und **Wahnidee.** Während bei Wahnwahrnehmungen einer objektiv richtigen Wahrnehmung eine abnorme Bedeutung beigemessen wird, entstehen Wahneinfälle in der Vorstellung des Kranken. Nicht immer ist ein Wahneinfall von anderen Einfällen mit Sicherheit abzugrenzen und wird nur dann als Wahn erkennbar, wenn das Ausmaß des Unwahrscheinlichen und Unglaubwürdigen so groß ist, dass der Einfall offensichtlich ist. Wahneinfällen begegnet man bei fast allen Psychosen, häufig bei Manien und schweren Depressionen, aber auch bei körperlich begründbaren Psychosen (z.B. Alkoholdelir, Intoxikationen, Hirnatrophien).

Beispiel!

Um einen Wahneinfall handelt es sich, wenn ein Kranker der unkorrigierbaren Überzeugung ist, dass er von Napoleon abstammt oder wenn er meint, er sei der reichste Mann der Welt.

Wahnhafte Personenverkennung

Hier verkennen Wahnkranke Personen, die ihnen eigentlich bekannt sein müssten. Gelegentlich verkennen sie aber ihnen unbekannte Menschen und so wird beispielsweise der Nachbar für Karl den Großen gehalten oder der Mitreisende im Zug für den Bundeskanzler. ◀

Wahnerinnerung

Wahrerinnerung kann auch als „psychotische Rückdatierung“ bezeichnet werden. Erinnerungen an ein Lebensereignis aus einer ursprünglich gesunden Vergangenheit werden vom Kranken nachträglich umgedeutet oder verfälscht. Vereinzelt beobachtet man Wahnerinnerung auch in leichter Form bei Gesunden.

Wahnsystem und Wahnarbeit

Hier gestaltet der Wahnkranke seine diversen Wahnerlebnisse zu einem Wahnsystem oder einem Wahngebäude aus. Wahnerlebnisse werden somit also sekundär verarbeitet. Um die Erlebnisse zu verarbeiten und zu erklären, benützt der Kranke den Erklärungswahn. Dieser ist Hauptbestandteil der sekundären Bearbeitung (Wahnarbeit), die dann zu einem geschlossenen unangreifbaren Wahnsystem führt. Solch ein in sich geschlossenes folgerichtiges Wahnsystem ist beispielsweise der **Querulantenwahn.**

Symbiontischer Wahn (Folie à deux)

▶ Bei dieser Wahnform spricht man auch vom **induzierten Wahn,** wobei sich hier der Wahn des Patienten auf einen Mitmenschen (z.B. Familienangehörigen) ausbreitet. Werden Kranker und Familienangehöriger jedoch getrennt, so verschwindet der Wahn beim Gesunden rasch wieder, während er beim Kranken erhalten bleibt.

Merke!

Symbiontischer Wahn ist nicht zu verwechseln mit symbiotischer Psychose (siehe 12.4.1). ◀

Häufige Wahnthemen

Wahnform und inhaltliche Ausgestaltung sind von soziokulturellen Einflüssen abhängig. So wird beispielsweise ein religiöser Patient eher einen Schuld- oder Versündigungswahn entwickeln als ein Ungläubiger. Nachfolgend die häufigsten Wahnthemen.

Beziehungswahn

▶ Hierbei handelt es sich um die häufigste Form der Wahnentwicklung. Alles was sich in der Umgebung ereignet, bezieht der Kranke auf sich: Rundfunkdurchsagen, Zeitungsmitteilungen, Lachen, Husten oder Blicke der Mitmenschen. Es erscheint ihm nicht nur das verdächtig, was Menschen tun oder sagen, sondern auch das, was sie nicht tun oder nicht sagen. Sogar das Schweigen einer Person erscheint ihm verdächtig. Häufiges Vorkommen bei paranoid-halluzinatorischen Syndromen, so auch bei der Schizophrenie. Auslösend für den so genannten **sensitiven Beziehungswahn** sind oft Erfahrungen eigener psychischer Niederlagen. Diese Wahnform beginnt häufig im vierten Lebensjahrzehnt. Besonders häufig kommt der sensitive Beziehungswahn bei Schwerhörigen vor. ◀

Bedeutungswahn

Der Bedeutungswahn ist eine Unterform des Beziehungswahns. Vorgänge, Gegenstände und Gesprochenes erhalten für den Kranken eine neue und bisher meist unbekannte, oft die eigene Person betreffende Bedeutung. Oft können zu Beginn noch keine näheren Angaben über Art und Umfang der Bedeutung gemacht werden.

Querulantenwahn

Der Querulantenwahn wird dem sensitiven Beziehungswahn gegenübergestellt. Beim Querulantenwahn handelt es sich um eine expansive Wahnentwicklung, die ebenso wie der Beziehungswahn eine bestimmte psychische Struktur voraussetzt. Es handelt sich dabei um querulatorische Persönlichkeiten, meist um selbstbewusst wirkende aber außerordentlich empfindliche und verletzbare Menschen. Eine querulatorische Persönlichkeitsstörung geht bei einigen der Betroffenen fließend in einen Querulantenwahn über. Der Kranke fühlt sich übervorteilt, glaubt andere gegen sich aufgehetzt, fühlt sich unterdrückt. Der Betroffene beginnt einen mitunter aussichtslosen Kampf zunächst gegen einen einzelnen Gegner, später gegen alle um ihn lebenden Menschen sowie gegen Instanzen, letztendlich gegen die ganze Gesellschaft. Behörden und Gerichte werden belästigt und mit immer wieder neuen Klagen und Eingaben beschäftigt. Bei einem ausgeprägten Querulantenwahn ist der Patient als geschäftsunfähig einzuschätzen; eine rechtliche Betreuung wird oftmals notwendig. Über die Psychodynamik und Entstehungsbedingungen ist heute nur wenig bekannt. Nur unbürokratisches Begegnen kann das Fortschreiten aufhalten; eine psychotherapeutische Intervention kommt meist nicht zustande.

Beeinträchtigungswahn

Während der Kranke im Beziehungswahn freundliche und feindliche Handlungen auf sich bezieht, nimmt er im Beeinträchtigungswahn alles, was um ihn herum geschieht nicht nur für auf sich bezogen, sondern auch gegen sich gerichtet wahr. Er fühlt sich betrogen, bestohlen und verdächtigt, benachteiligt. Häufig beobachtet man diese Wahnform als Vorstufe des Verfolgungswahns.

Beispiel!

Ein Kranker klagt immer wieder darüber, dass während seiner Abwesenheit oder während seines Schlafes Menschen in seine Wohnung eindringen und Möbel umstellen, Teppiche verschieben oder nur den Milchtopf an einen anderen Platz stellen.

Verfolgungswahn

▶ Weitere Steigerung des Beeinträchtigungswahns. Selbst harmlose Vorkommnisse um den Kranken werden als Anzeichen massiver Bedrohung und Verfolgung angesehen.

Häufiges **Vorkommen:** Schizophrenie.

Beispiel!

Der Kranke wähnt sich von vorbeifliegenden Flugzeugen gejagt, und Polizisten hält er für Verfolger. Selbst vorbeifahrende Kraftfahrzeuge haben nur ein Ziel, nämlich ihn totzufahren. Kombiniert mit Geruchshalluzination riechen die Kranken Giftgas in der Wohnung, werfen ihre Lebensmittel weg, da diese ihnen vergiftet erscheinen und sie das Gift „eindeutig herausschmecken oder herausriechen". Der Nachbar wird zum Drahtzieher und Helfershelfer der Verfolger und deren Hintermänner. ◀

Eifersuchtswahn

Dieser ist besonders häufig bei Männern, weniger oft bei Frauen anzutreffen. Besonders findet man ihn bei organisch begründeten Psychosen, vor allem aber auch bei chronischem Alkoholismus mit bestehender Impotenz sowie gelegentlich auch bei Schizophrenien in Kombination mit anderen Wahnthemen. Der Kranke ist fest von der Untreue seines Ehepartners überzeugt, selbst wenn keinerlei Indizien dafür sprechen; er begründet seinen Verdacht zum Teil mit grotesken Behauptungen, verfolgt den Ehepartner und vernachlässigt dabei mitunter seinen Beruf. Jede Handlung und jede Bewegung des Partners kommen dem Kranken verdächtig vor, so z. B. wenn die Partnerin „lange beim Einkaufen ausbleibt" oder auch der „vielsagende Blick in der Trambahn".

Größenwahn (Megalomanie)

▶ Man spricht auch vom expansiven Wahn, bei dem der Kranke seine eigene Person, seine Fähigkeiten, Bedeutung und Leistungen überschätzt. Er fühlt sich ungeheuer mächtig, unermesslich reich und hält sich für ein großartiges Genie. Im Allgemeinen begegnet man allen Graden der Megalomanie, wobei die Wahninhalte im Bereich des Möglichen bleiben können, aber auch oft weit darüber hinausgehen. Häufig werden auch Mitpatienten bei stationären Kranken mit in den Wahn einbezogen und dann zu hohen Würdenträgern ernannt. Man begegnet den pathologischen Selbstübersteigerungen im Alkoholrausch, bei Rauschgiftabhängigen, sowie vor allem bei Manien, aber auch bei Schizophrenien und bestimmten symptomatischen Psychosen (Stirnhirnerkrankungen, progressive Paralyse, Dämmerzustände).

Eine Sonderform des Größenwahns ist der **Berufungswahn,** bei dem der Kranke sich zum Propheten berufen oder zum Retter der Menschheit auserwählt glaubt. Gelegentlich wird dieser Wahn mit Weisungen überirdischer Stimmen und Eingebungen begründet. ◀

Nichtigkeitswahn

Man spricht auch vom Kleinheitswahn als Gegenteil des Größenwahns. Der Kranke fühlt sich schwach, nichtig, bedeutungslos in der Gemeinschaft, glaubt sich verloren und ist der festen Ansicht, er lebe in Wirklichkeit gar nicht mehr, er lebe nur noch zum Schein. Stellt der Kranke sein Leben völlig in Zweifel, kann dies so weit führen, dass er seine Existenz völlig leugnet, gelegentlich auch die seiner Angehörigen und seiner Kinder, selbst die der Welt (nihilistischer Wahn). Solche Kranken sind ausgesprochen suizidgefährdet. Man begegnet dieser Wahnform bei schweren und schwersten Depressionen.

Versündigungswahn

▶ Der Kranke glaubt an allem Schuld zu haben. Seine Sünden hält er für den Grund großer Naturkatastrophen und für alles Unglück in der Welt. Bei leichteren Formen glauben die Patienten, nichts geleistet, aber viel versäumt zu haben. Gehäuft trat der Versündigungswahn, auch **Schuldwahn** genannt, nach der Explosion des Atomkraftwerks Tschernobyl im Jahr 1986 sowie während des Bosnien-Krieges auf.

Verarmungswahn

Der Kranke fühlt sich verarmt, hält seinen ganzen Besitz für verloren oder in Kürze verbraucht. Die Kranken haben panische Angst elendiglich verhungern zu müssen oder selbst die ganze Familie mit in das Unglück zu reißen.

Hypochondrischer Wahn

Die Kranken sind von ihrer „hoffnungslosen und qualvollen Krankheit, dem drohenden Siechtum und Tod" völlig überzeugt. Sie fühlen sich auch dementsprechend krank, laufen von Arzt zu Arzt, da man sie mit noch so plausiblen Erklärungen nicht überzeugen kann. Eine Krankheitseinsicht besteht bei hypochondrisch Kranken nicht. So gelingt es auch schwer, einen hypochondrisch Kranken einer psychiatrischen Behandlung zuzuführen. Man beobachtet diese Wahnform häufig bei schweren Depressionen sowie bei Schizophrenien. Abzugrenzen ist der hypochondrische Wahn von der nicht-wahnhaften inhaltlichen Denkstörung „Hypochondrie". Bei dieser besteht lediglich eine ängstlich getönte Beziehung zum eigenen Körper, wobei hier noch eine gewisse Korrektur möglich ist, bzw. der Patient die Störung seines inhaltlichen Denkens noch erkennen kann. Nimmt die Hypochondrie zu, so kann sich hieraus ein hypochondrischer Wahn entwickeln. ◀

Erklärungswahn

Der Wahnkranke versucht, wahnhafte und andere psychotische Primärerlebnisse rational zu erklären. Diese Wahnform tritt vor allem dann auf, wenn man versucht, einem Wahnkranken dessen Wahn auszureden. Durch den Erklärungswahn wird ein bestehender Wahn noch weiter verfestigt, weshalb das „Ausreden eines Wahns" grundsätzlich vermieden werden sollte.

Beispiel!

Ein Patient mit handlungsbegleitenden akustischen Halluzinationen vermutet, dass die Träger der Stimmen sein Verhalten mit einem im Raum befindlichen und wie eine Kamera funktionierenden Fernsehapparat beobachten. Wer dem Patienten seinen Wahn auszureden versucht, wird rasch zum Feind und Gegner und zum Helfershelfer seiner Verfolger.

Liebeswahn

Hier spricht man auch vom **erotischen Beziehungswahn** als Unterform des Beziehungswahns. Der Liebeswahn kommt deutlich häufiger bei Frauen als bei Männern vor und bereits Blicke und gelegentliche Gesten werden von einer Patientin dahingehend gedeutet, dass sie von einem bestimmten Mann geliebt wird. Gelegentlich kann ein Liebeswahn in einen Verfolgungswahn münden, wobei sich die Betreffende dann von einem Mann sexuell belästigt oder vergewaltigt glaubt.

Folgen wahnhafter Erlebnisse

Da der Wahnkranke keinerlei Versuche unternimmt, sein Wahnerleben zu überprüfen oder zu verstehen, andererseits jedoch durchaus bereit ist, seine Erlebnisse zu erklären, fehlt ihm auch die nötige Kontrolle über seine Tätigkeiten und Handlungen, die aus dem Wahnerleben heraus resultieren. Der Wahnkranke ist nur krank im Bezug auf einen ganz bestimmten Erlebnisbereich. Ein Patient mit Verfolgungswahn fühlt sich zwar verfolgt, kann aber oftmals noch seinen Beruf, solange dieser nicht durch den Wahn beeinträchtigt wird, sinnvoll und ohne Einschränkung weiter ausüben. Ein Mann mit Eifersuchtswahn ist auf allen anderen Bereichen des Lebens völlig normal, die Partnerbeziehung wird jedoch durch den Wahn sicherlich schwer beeinträchtigt.

Jede Wahnform hat ganz bestimmte, mehr oder minder schwere Folgen für den Kranken und seine Umwelt. Während beim Schuldwahn und beim Kleinheitswahn der Kranke selbst massiv gefährdet sein kann (Suizid!), ist nicht selten die unmittelbare Umgebung des Wahnkranken beim Verfolgungswahn, Eifersuchtswahn und Beeinträchtigungswahn bedroht (Fremdaggression!). Ein Wahn stellt immer eine Belastung für Partnerbeziehungen, Berufswelt und Familienleben dar. Der Kranke wird häufig von Arbeitskollegen, Freunden oder sogar von seiner eigenen Familie belächelt, verspottet und übervorteilt, was letztlich die Wahnsymptomatik verstärkt.

2.3.2 Formale Denkstörungen !!

▶ Bei der formalen Denkstörung handelt es sich um eine **Störung im Denkablauf.** Eine Unterhaltung mit dem Patienten, eine Exploration, kann je nach Schweregrad mehr oder minder erschwert sein. Manchmal werden formale Denkstörungen erst bei längerem Gesprächsverlauf erkannt. Aber auch emotional belastende Situationen können eine formale Denkstörung deutlich werden lassen.

Denkverlangsamung

Das Denken des Patienten ist mehr oder minder verlangsamt, der Denkablauf ist schleppend und wird bereits bei der Anamneseerhebung deutlich.

Denkhemmung

Hier erscheint dem Patienten der Denkablauf hinsichtlich Denkgeschwindigkeit, Inhalt und Zielsetzung erschwert. Der Patient ist nicht in der Lage, die Hemmung im Denken zu beseitigen und leidet erheblich darunter. Er empfindet sein Denken wie gegen einen inneren Widerstand.

Eingeengtes Denken

Beim eingeengten Denken ist das Denken auf einige wenige Themen beschränkt, bzw. auf wenige Zielvorstellungen fixiert. Auch wenn der inhaltliche Gedankenumfang eingeschränkt ist, so wird das eingeengte Denken dennoch zu den formalen Denkstörungen gerechnet. Sowohl für Patienten wie auch Untersucher ist ein eingeengtes Denken gleichermaßen belastend, da es dem Patienten kaum gelingt in einem Gespräch auf ein anderes Thema überzugehen. Gelegentlich spricht man auch von **„inhaltlicher Perseveration".** Besonders häufig beobachtet man eingeengtes Denken bei Depressiven, oftmals verbunden mit Gedankenkreisen. Eine Sonderform des eingeengten Denkens ist das Grübeln.

Umständliches Denken

Hier gelingt es dem Betroffenen nicht, Nebensächliches vom Wesentlichen zu trennen. Er bleibt an unbedeutenden Einzelheiten haften, was eine Exploration, bzw. eine Untersuchung erheblich erschwert und zeitlich aufwändig macht.

Perseveration

Hier liegt ein verlangsamtes, schwerfälliges, auf einzelne Themen eingeengtes Denken vor, wobei die Themen häufig und immer wieder aufs Neue wiederholt werden. Dem Kranken fällt es wie beim umständlichen Denken immer schwerer, das Wesentliche zu erkennen und im Auge zu behalten. Zunehmend führt dies bei der Perseveration zur röhrenförmigen Einengung des Denkfeldes auf Weniges und Althergebrachtes. Der Betroffene bleibt bei einem Wort oder einem Gedanken meist lange und konstant haften. Man begegnet der Perseveration beim organischen Psychosyndrom sowie bei epileptischer Wesensänderung. Streng genommen liegt bei der Perseveration eine inhaltliche Denkstörung vor, da die Betroffenen an einem Thema „haften" bleiben und die Umstellung auf neue Denkziele kaum möglich ist. Werden Worte oder Silben krankhaft wiederholt, so spricht man von **Verbigeration** (verbale Perseveration als sprachliche Form der Stereotypie).

Beispiel!

„Sie müssen wissen, ich bin ein Philosoph, Philosoph, bin ein Philosoph, der große Schriften verfasst hat. Diese Tätigkeit bei mir entstand aus Berufung, aus Berufung, Berufung, Berufung. Sie brauchen mir das ja nicht glauben, mir nicht glauben, nicht glauben, nicht glauben. Es ist mir völlig gleich, gleich, gleich, gleich, gleich." ◀

Neologismen

Im Rahmen einer Perseveration beobachtet man häufig **Wortneubildungen,** so genannte Neologismen. Diese können auch in eine ungestörte Ausdrucksweise eingebaut sein; manchmal aber besteht die ganze Sprache aus solchen Neologismen, womit die Sprache dann den Eindruck einer „Geheimsprache" bietet.

Beispiel!

Für einen Patienten war der Inbegriff aller Geschicklichkeit der Ausdruck „Doppelpolytechnikum".

Grübeln

Hier ist der Patient ununterbrochen mit meist unangenehmen Themen beschäftigt, kommt jedoch zu keiner Lösung, zu keinem Ziel. Dem Betroffenen gelingt es nicht „abzuschalten", unangenehme Gedanken wegzudrängen.

Gedankendrängen

Die Patienten sind hier einem erheblichen Druck von Einfällen und Gedanken ausgesetzt, und können sich dieser kaum erwehren. Verstärkt sich das Gedankendrängen, so entwickelt sich hieraus eine Ideenflucht.

Ideenflüchtiges Denken

▶ Bei der Ideenflucht reden Patienten viel und ununterbrochen, warten mit immer wieder neuen Einfällen auf, wobei diese mit dem Vorhergehenden oft durch lockere Wort- oder Klangassoziationen verknüpft sind.

Der Kranke spricht meist nur über das, was um ihn herum geschieht und springt von einem Thema zum anderen. Er verliert sich immer wieder im Unwesentlichen, und es gelingt ihm nicht, einen umfassenden und etwas längeren Gedankengang zu Ende zu führen. Bemerkenswert ist oft der **unstillbare Rededrang** und **Schreibdrang.** Denkfähigkeit und Gedächtnis sind im Allgemeinen erhalten, das Bewusstsein ist nicht getrübt.

Vorkommen: Manie.

Wird das manische Krankheitsbild ganz von der Ideenflucht beherrscht, spricht man von einer **verworrenen Manie.** Fehlt die Ideenflucht, liegt eine **geordnete Manie** vor.

Beispiel!

(nach G. Kloos): Auf die Frage nach seinen Erblichkeitsverhältnissen antwortet ein Maniker: „Erbtanten habe ich nicht, Inzucht liegt bei mir auch nicht vor, nicht einmal Unzucht, dafür aber stamme ich von Karl dem Großen, folglich auch von Karl Martell, dem „Hammer" ab. Im Hammer-Verlag sind seinerzeit sehr bedeutende politische Schriften erschienen. Der „Hexenhammer" allerdings nicht, der ist mindestens 500 Jahre älter. Meine „Alte" fällt auch darunter, die hätt' man damals mitverbrannt. Heirate oder heirate nicht, bereuen wirst du beides, sagt Kierkegaard. Die Axt im Haus erspart den Scheidungsrichter, sage ich; ich bin aber nicht gemeingefährlich, ich bin nur Gemeinen gefährlich! Ach, da kommt ja schon wieder die Straßenbahn mit ihrem saudummen Geklingel! Kennen Sie Max Klinger? Haben sie schon sein Beethovenstandbild gesehen? Oder besser gesagt: Sitzbild? Ich möchte übrigens heute wieder ein Sitzbad haben für meinen wunden Südpol, den weder bisher Amundsen noch Scott entdeckt haben. Schreiben sie das doch nicht hin, sie frisch laxierter Staatshämorrhoidarius! Nun lacht er auf allen vier Backen!"

Vorbeireden

Hier gehen die Patienten nicht auf die ihnen gestellte Frage ein, obwohl man aus deren Antwort und der augenblicklichen Situation erkennen kann, dass sie die Frage verstanden haben. Am Vorbeireden lässt sich eine zunehmende Auflösung und Destabilisierung der Ich-Struktur eines Patienten erkennen.

Vorkommen: Schizophrenie.

Zerfahrenes Denken

Das zerfahrene Denken ist eine typische Denkstörung des Schizophrenen. In der Vorstufe zeigt sich ein zusammenhangloses und alogisches Denken, das sich dann bis zum unverständlichen Gefasel und zum Wortsalat mit unzusammenhängenden Wörtern und Wortresten steigern kann. Das zerfahrene Denken erscheint nur dem Außenstehenden zerfahren; für den Schizophrenen ergibt es innerhalb des psychotischen Erlebens durchaus einen Sinn. Die leichtere Form des zerfahrenen Denkens ist das **sprunghafte Denken**, wobei der logische Zusammenhang des Gedankenganges durch alogische Sprünge unterbrochen wird.

Vorkommen: Schizophrenie.

Das Gedicht über das Tanzen für " die weißblaue Musikparade "

Ob in München oder Bombay,
in Rom und in Paris,
jeder Mensch der weiten Welt
lebt dem Kusse 'Paradies' ,
der gezeichnet frohem Äther
unter freiem Himmelszelt
traut dem Leben 'Holyday'
' Schmuck der Ära Zeit,
die für alle Künste bunter Freude
erwählet Takt den Herzen
im Glücke großer Melodei
zum Tanze lust's zu Zwein.

K. W. F. / Poet

Abb. 2.1 Beispiel eines zerfahrenen Denkens; Originalausschnitt aus dem Gebet eines schizophrenen Patienten.

Inkohärentes Denken

Hier ist das Denken **völlig zusammenhanglos** und die einzelnen Denkglieder zeigen keinerlei Beziehung zueinander. Pathologische Verknüpfungen, wie man sie bei einem schizophrenen zerfahrenen Denken beobachtet, werden hier nicht mehr beobachtet. Inkohärentem Denken begegnet man bei symptomatischen Psychosen mit Verwirrtheit. Von einigen Autoren wird diese formale Denkstörung auch bei endogenen Psychosen beschrieben (z.B. bei hochgradiger Ideenflucht). Wieder andere Autoren erkennen zwischen zerfahrenem Denken und inkohärentem Denken keinen Unterschied. ◀

Begriffszerfall und Kontaminationen

Beim Begriffszerfall geht die exakte Bedeutung bestimmter Begriffe verloren und ebenso deren scharfe Abgrenzung gegenüber anderen Begriffen. Bei Kontaminationen werden verschiedene Bedeutungen, die meist logisch nicht zusammengehören, miteinander verbunden. So entstehen für den Außenstehenden unlogische, nicht zusammengehörige Verbindungen. Zur Erfassung von Kontaminationen dient der Rorschach-Test.

Beispiel!

Zeigt man einem Schizophrenen auf Bildertafeln Gestalten mit Flügeln und andere Tafeln mit Bärenköpfen, so kontaminiert er diese womöglich zum Wort „Eisbärenengel".

Kontaminationen können sich auch im Schriftbild äußern: Dann erkennt man eigenwillige Buchstabenformen, Buchstabenneuschöpfungen und abstruse Schnörkeleien. Der Text enthält Wiederholungen von Worten und Buchstaben, mehrfache Unterstreichungen (schriftliche Verbigeration), Satzzeichen werden unterlassen und/oder in übertriebenem Maße angewendet. So weist häufig auch das Schriftbild auf ein u. U. vorhandenes zerfahrenes Denken hin.

Gedankenabreißen

▶ Bricht ein flüssiger Gedankengang eines Patienten **ohne erkennbaren Grund** plötzlich ab, so spricht man vom Gedankenabreißen. Meist erkennt auch der Patient selbst diese Störung. Nach einer mehr oder minder langen Pause nimmt der Patient das Gespräch wieder auf, meist mit dem gleichen, gelegentlich mit einem anderen Thema.

Vorkommen: Schizophrenie. ◀

München, heute, an Silvester – im Heiligen Jahr – Anno Domini

K. W. F.

26

[redacted]

An das Bundeskanzleramt
zu Händen des
Herrn Bundeskanzler Helmut Kohl
Postfach
5300 B o n m 1

Hochverehrter Herr Bundeskanzler Helmut Kohl, ich grüße Sie !!

Die Wohlfahrt des Jahres 1984 gebe Ihrem Amte das Blut der Geisteskraft im Erstreben der Feste 'Göttlichkeit' .
Ich, der H o m e r der Neuzeit, ein Poet der Wissenschaft am Schön der mythischen Größe wünsche Ihnen das Sold der ewigen Götter, das Ephos "Seele und Reinheit" als der Ruf "Phoebus", die Allmacht am Schicksal der ewigen Liebe Cyrie, als das Dankgebet der Götter an Jesus Christus, der Liebe + Gott + zu sagen, malend Kindheit und Vatertum zum Siege allen Lebens: Gemeinschaft völkischen Gelübdes, lohnend Gott und Engel, " mein " esse »Baldur« zu sagen, das Lied "Donar Maria", Kraft der gütigen Gemüter.
Es lebe Deutschland, das Europa meiner Seligkeit im Glücke aller guten "4" , der Raum die Seelenfreiheit Z e u s , was allen Völkern die Wahrheit der Jugendkraft bringen wird.
Euch, verehrter Herr Helmut Kohl, wünsche ich das Debüt 'Bundesschöne' am Wohle unseres deutschen Vaterlandes und verbleibe Ihnen

in Hochachtung als Ihr K. W. F.
(bitte betrachten Sie beiliegende Schriften aus meiner Werkstatt)

+ Karl W. F.

... " Die Kunst des Menschen
lebt der Freude
zum Staunen der Natur,
im Wildbach heller Seelenschau,
die Seele Deines W o d a n,
das Ephos ' T h e m p u s ' 'Allah del Sol
' Deus der Weisheit! "

K. W. F. / Poet.

Abb. 2.2 Brief eines schizophrenen Patienten mit zerfahrenem Denken an das Bundeskanzleramt.

BUNDESKANZLERAMT

[redacted]

(Bei Antwort bitte angeben)

5300 Bonn 1, den 13. Juni 1983

Postfach [redacted]
Fernruf [redacted]
oder 561 (Vermittlung)

BUNDESKANZLERAMT POSTFACH 5300 BONN 1

Herrn
K.W.F.

8000 München 5

Sehr geehrter Herr F.,

der Herr Bundeskanzler hat mich beauftragt, Ihnen für Ihr engagiertes Schreiben vom 1. Juni 1983 herzlich zu danken.

Er weiß, daß wir auf die Hilfe Gottes angewiesen sind und er kennt die Kraft des Gebetes. Daher freut er sich, daß Sie ihn und die Arbeit der Bundesregierung in Ihr Gebet einschließen. Er wünscht Ihnen und Ihrem religiösen Handeln in Ihrem Lebensbereich viel Erfolg und Gottes Segen.

Zu Ihren Ausführungen läßt Ihnen der Herr Bundeskanzler den anliegenden Wortlaut seiner Regierungserklärung vom 4. Mai 1983 übersenden.

Mit freundlichen Grüßen
Im Auftrag

[redacted]

Abb. 2.3 Originalantwort des Bundeskanzleramtes auf das Schreiben der vorstehenden Abbildung.

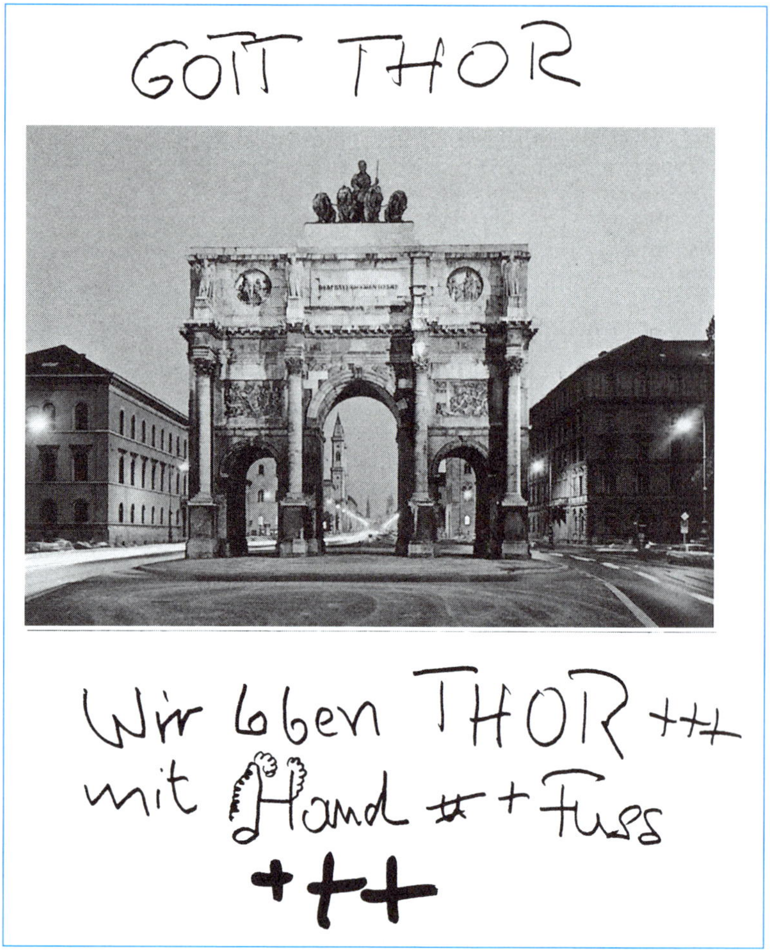

Abb. 2.4 Typisches Beispiel für einen Begriffszerfall bei einem Schizophrenen.

2.4 Gedächtnisstörungen, Aufmerksamkeitsstörungen, Auffassungsstörungen

Merke!

Man unterscheidet beim Gedächtnis zwischen

- **Ultrakurzzeitgedächtnis** mit einer Speicherung und Reproduktionsfähigkeit von Gedächtnisinhalten von zehn bis sechzig Sekunden und
- **Kurzzeitgedächtnis** mit einer Speicherung und Reproduktionsfähigkeit von ca. zwanzig Minuten, ferner
- **Langzeitgedächtnis** mit einer stabilen Speicherung.

Beim Aufbau des Gedächtnisses spielen drei verschiedene Mechanismen zusammen:

- Mechanismen zur sofortigen Erinnerung an augenblicklich ablaufende Vorkommnisse
- Mechanismen für die Erinnerung an Minuten bis Stunden zurückliegende Vorgänge
- Mechanismen für die Erinnerung an die entfernte Vergangenheit.

Bemerkenswert ist, dass bei vielen neurologischen Erkrankungen das „Kurzzeitgedächtnis" im Gegensatz zum „Langzeitgedächtnis" häufig gestört ist. Bei Erkrankungen des Gehirns schwinden in der Regel abstrakte Kenntnisse eher als konkrete Ereignisse aus dem Gedächtnis.

Unter Gedächtnis versteht man die Fähigkeit, Wahrnehmungen und psychische Erlebnisse zu merken (engraphieren) und sich zu erinnern (ekphorieren). Eigentlich lassen sich Gedächtnis und Merkfähigkeit nicht auseinanderhalten, da das Engraphieren durch das Ekphorieren kontrolliert wird. Gedächtnis besteht also aus Merkfähigkeit und Erinnerungsfähigkeit, wobei Letzteres das Erstere überprüft. Dennoch wird aber vielfach zwischen Merkfähigkeitsstörungen und Gedächtnisstörungen unterschieden.

Merkfähigkeitsstörungen

Hierunter versteht man die Minderung bis hin zur völligen Aufhebung der Fähigkeit, neue Eindrücke über einen Zeitraum von ca. zehn Minuten zu merken und in das Gedächtnis einzuprägen. Die Art der Merkfähigkeitsstörungen kann vielfältig sein und Zahlen, Wörter, Gegenstände, Personen usw. betreffen. Die Prüfung erfolgt entsprechend durch Zahlen nachsprechen, Prüfung des Wiedererkennens von Gegenständen und Sätzen. Dabei ist zu beachten, dass die Merkfähigkeit zum einen von der Affektlage abhängig ist, zum anderen aber auch recht unterschiedlich je nach Sinnesgebiet ausfallen kann.

Gedächtnisstörungen

Bei der Gedächtnisstörung liegt eine **Störung der Erinnerungsfähigkeit** mit Minderung oder Aufhebung der Fähigkeit vor, länger als zehn Minuten zurückliegende Eindrücke in das Gedächtnis aufzunehmen und abzurufen. Das Gedächtnis ist ein wesentliches Intelligenzmerkmal und zeigt sich in der Jugend häufig besser ausgebildet als im Alter. Dabei unterscheidet man zunächst zwischen

- Störung des Neugedächtnisses und
- Störung des Altgedächtnisses.

Gedächtnisstörungen lassen sich aber nicht nur nach der Zeit der Erinnerung differenzieren, sondern vielmehr auch nach der Form. So unterscheidet man bei Gedächtnisstörungen weiterhin

- Amnesie
- Hypermnesie
- Hypomnesie
- Paramnesie
- Zeitgitterstörung
- Ekmnesie.

Amnesien

Bei Amnesien handelt es sich um zeitlich oder inhaltlich begrenzte **Gedächtnislücken,** die entweder organisch oder emotional bedingt sein können. Bei Schädigung der Gehirnfunktionen oder der Hirnstrukturen kommt es zu zeitlich begrenzten Gedächtnislücken. Emotionale Wallungen, abnorme Erlebnisreaktionen und bestimmte Bedürfnisse sind hingegen oft Ursache für inhaltlich begrenzte Gedächtnislücken. Solche beobachtet man gelegentlich auch beim Gesunden.

Vorkommen: zeitlich begrenzt und organisch bedingt bei Schädelhirntraumata, nach einer Narkose, nach schweren Vergiftungen, nach Delir und Dämmerzuständen, nach epileptischen Anfällen sowie bei schweren affektiven Erschütterungen.

Unterschieden werden:

- **Retrograde Amnesien:** Hier ist der Betroffene nicht in der Lage, die letzten Ereignisse vor dem Unfall zu reproduzieren. Von Bedeutung ist, dass man zwar von der Dauer der retrograden Amnesie auf den Schweregrad eines Schädelhirntraumas schließen kann, die zeitliche Ausdehnung aber zu Schwere und Dauer der Bewusstseinsstörung nicht proportional ist. Trotz langer Bewusstlosigkeit kann eine nur kurze retrograde Amnesie vorliegen. Die Tatsache, dass eine retrograde Amnesie sich spontan aufhellen kann und dass beispielsweise durch Hypnose unter Umständen der Ablauf der Geschehnisse bis zum Unfall geschildert werden kann, ist ein Hinweis dafür, dass die Ereignisse vor dem Unfall nicht völlig aus der Erinnerung gelöscht, sondern lediglich nur momentan nicht verfügbar sind.
- **Kongrade Amnesie:** Hier besteht eine Gedächtnislücke für die Dauer der initialen Bewusstlosigkeit nach dem Schädelhirntrauma.
- **Anterograde Amnesie:** Da für die Bewusstlosigkeitsdauer nach dem Unfall eine „komplette" Amnesie besteht, jedoch meist nicht feststellbar ist, wann die Bewusstlosigkeit beendet war und wie lange sie gedauert hat, wird die nach der Bewusstlosigkeit folgende Amnesie und die Bewusstlosigkeit selbst vielfach zur anterograden Amnesie zusammengefasst. Streng genommen beginnt jedoch die anterograde Amnesie erst nach der „kompletten" Amnesie, also nach der Bewusstlosigkeit. Eigentlich darf der Begriff „anterograde Amnesie" nur dann verwendet werden, wenn eindeutig wieder eine normale Bewusstseinshelligkeit nach dem Trauma vorliegt und lediglich nur noch die Merkfähigkeit gestört ist.
- **Transitorische globale Amnesie:** Die transitorische globale Amnesie findet sich hauptsächlich bei älteren Menschen; sie zeigt sich in einer transitorischen vollständigen **Erinnerungsunfähigkeit.** Bei der transitorischen globalen Amnesie kommt es ohne scheinbaren Grund und schlag-

artig, aber ohne weitere Symptomatik zur Einschränkung der Erinnerungsfähigkeit für vorangegangene Tage oder Wochen. Örtlich und zur Person sind die Betroffenen jedoch noch gut orientiert. In der Regel kommt es zur Rückbildung der Amnesie innerhalb weniger Stunden, und es besteht dann lediglich noch eine bleibende amnestische Lücke. Zurückgeführt wird die transitorische globale Amnesie auf Zirkulationsstörungen im Bereich der Arteria basilaris.

Hypermnesie des Altgedächtnisses

Bei der Hypermnesie des Altgedächtnisses liegt ein abnorm oder krankhaft **gesteigertes Erinnerungsvermögen** vor, etwa in der Form, dass jemand sich überdurchschnittlich viele Einzeldaten (z. B. aus einem Kalender) mühelos merken kann. Ein solches „Kalendergedächtnis" ist von der Intelligenz unabhängig und tritt mitunter bei Schwachsinnigen oder auch bei Autisten auf. Eine nicht pathologische Sonderform der Hypermnesie ist die „Lebensbilderschau", bei der in Augenblicken akuter Lebensgefahr innerhalb kürzester Zeit wie in einem Zeitrafferfilm eine lange Serie von Erinnerungen abläuft.

Hypomnesie

Bei der Hypomnesie besteht eine krankhafte **Minderung von Gedächtnisinhalten** bzw. der Erinnerungen. Dabei ist dieser Ausdruck allgemeiner als „Amnesie". Amnesien bezeichnen eher zeitlich begrenzte Gedächtnisstörungen und stellen streng genommen eine Untergruppe der Hypomnesie dar.

Paramnesie

Bei den Paramnesien handelt es sich um **Gedächtnistäuschungen**, bzw. Trugerinnerungen. Erinnerungen können bereits im Normalfall durch Affekte umgedichtet werden. Eigentlich stellt aber auch das **Déjà-vu-Erlebnis** eine Paramnesie dar. Von einer einfachen **Paramnesie** spricht man, wenn die Gegenwart als Vergangenheit erlebt wird und die wirklichen Erlebnisse mit falschen Erinnerungen vermischt werden. Bei der **Ekmnesie** wird die Vergangenheit als Gegenwart erlebt. Zu dieser Gruppe der Gedächtnisstörungen muss auch das **Jamais-vu-Erlebnis** gerechnet werden, bei dem ein Gefühl der Fremdheit in einer bestimmten Situation besteht.

Zeitgitterstörung

Besteht eine Unfähigkeit, Gedächtnisinhalte in ein richtiges Netz von biographischen Daten einzugliedern, so spricht man von einer Zeitgitterstörung. Die Betroffenen haben zwar viele Einzelerinnerungen, können diese aber nicht einer entsprechenden Zeit zuordnen.

Beim amnestischen Korsakow-Syndrom wird von der Gedächtnisstörung vorrangig das Kurzzeitgedächtnis betroffen und die amnestischen Lücken werden durch Konfabulationen und Pseudoamnesien („erfundene" Begebenheiten) überbrückt. Bei **Konfabulationen** spricht man auch von wechselnden **Pseudoerinnerungen,** die eine Leere ausfüllen. Ein weiteres Fortschreiten führt letztlich zur Desorientiertheit.

Störungen, die mit Amnesien einhergehen

Beim **geordneten oder orientierten Dämmerzustand** (besonnener Dämmerzustand) als Bewusstseinsstörung (siehe Abschnitt 2.9) erscheinen die Betroffenen äußerlich geordnet und nicht desorientiert. Es kommt zu keiner erkennbaren Trübung des Bewusstseins, jedoch zu einer **Bewusstseinseinengung**. Es besteht also Besinnungsunfähigkeit. Das Verhalten des Patienten wird durch einige wenige Triebe und Strebungen bestimmt, die allerdings unkontrolliert ablaufen (Gewalt- und Sexualverbrechen!). Für Straftaten besteht **Amnesie** für die Dauer der Tat und davor. Geordnete Dämmerzustände gehören zu den **Durchgangssyndromen**. Man beobachtet sie beim pathologischen Rausch, bei Enzephalitiden und Epilepsien.

Beim **ungeordneten Dämmerzustand** erscheinen die Patienten nach innen gekehrt, der Kontakt zur Außenwelt erscheint unterbrochen. Gerade hier sind Gewalt- und Sexualverbrechen häufig.

Beispiel!

- Ein Epileptiker steckt im Dämmerzustand seine eigene Werkstatt in Brand, im Glauben, Feuer unter der Leimpfanne anzuzünden (ungeordneter Dämmerzustand).
- Ein anderer fährt an seinen weit entfernt gelegenen Heimatort, um seine bereits vor Jahren verstorbenen Eltern zu besuchen; er geht dabei aber planmäßig und voll orientiert vor, benutzt die entsprechenden Verkehrsmittel, hält sich an Uhrzeiten, wie jeder andere, normale Mensch auch (geordneter Dämmerzustand).

In beiden Fällen besteht Amnesie für die Zeit des Vorkommnisses, bzw. der Tat.

Beim Gesunden, häufiger jedoch beim psychisch Kranken, kommt es nach Wut- und Verzweiflungszuständen und anderen Affektausbrüchen zu **emotional begründeten Amnesien.** Diese sind inhaltlich umschrieben und betreffen solche Erinnerungen, die für Selbstbewusstsein und bewusste Tendenzen nicht tragbar sind. So wird vergessen, dass man früher einmal eine Prüfung oder ein Testat nicht bestanden hat, dass man einmal feige oder sehr unhöflich war, und der „Rentenneurotiker" vergisst, bereits vor einem entschädigungspflichtigen Unfall unter Kopfschmerzen gelitten zu haben.

Beispiel!

Ein Prokurist in einer Firma gerät in einen Dämmerzustand, nachdem ihm von seiner Firma die Kündigung ausgesprochen wurde, da durch seine Leichtfertigkeit der Firma größere Geldsummen verloren gegangen waren. Einen Teil seines Ehelebens, die Geburt seines zweiten Kindes und seine eigene Geburtstagsfeier waren diesem Mann nicht bewusst zu machen, eine Belehrung über seine Verhaltensweisen in der Firma war nicht möglich. Nach einiger Zeit jedoch kam es zu einer Aufklarung im Bewusstsein, und als die Firma die Kündigung zurückzog und der Mann damit rehabilitiert war, verschwand der Dämmerzustand und er erinnerte sich auch wieder an seine Verfehlungen, nicht jedoch an die Zeit des Dämmerzustandes.

Amnesien bestehen scheinbar bei den „**negativen Halluzinationen des Gedächtnisses**". Hier sind die Betroffenen völlig überzeugt davon, genau zu wissen, was in einer fraglichen Zeitphase abgelaufen ist, und sie meinen auch sicher zu wissen, dass tatsächliche Ereignisse nicht geschehen sind. Hier handelt es sich streng genommen aber um inhaltliche Denkstörungen, nicht um Amnesien im eigentlichen Sinne.

Beispiel!

Ein an Schizophrenie erkrankter Patient erhält zur Beschäftigungstherapie Farbkasten und Malpapier; nach etwa 15 Minuten Tätigkeit steht er auf, geht zwei Stockwerke nach unten zum Schwesternzimmer und beschwert sich darüber, dass alle anderen Patienten im Hause die Gelegenheit hätten, am Malen teilzunehmen, er jedoch ausgeschlossen sei und keine Farbe und Malpapier erhalten habe. Von der Wirklichkeit war der Patient nicht zu überzeugen.

Aufmerksamkeits-/ Konzentrationsstörungen

Bei einer **Aufmerksamkeitsstörung** ist der Betroffene unfähig, die Aufmerksamkeit über längere Zeit dem gleichen Gegenstand oder dem gleichen Sachverhalt zuzuwenden. Die Betroffenen können nicht „bei der Sache bleiben", sich einer bestimmten Tätigkeit oder einem Sachverhalt nicht ausdauernd aufmerksam zuwenden.

Vorkommen: bei der Schizophrenie sowie nach Hirnverletzungen.

Konzentrationsstörungen bzw. Konzentrationsschwäche zeigen sich in der Regel dadurch, dass störende Nebengedanken nicht ausgeblendet werden und Gedanken nicht auf einen Gegenstand fixiert werden können.

Vorkommen: bei Ermüdung, bei aufwühlenden Erlebnissen oder nach Überforderung, bei Intoxikationen und übermäßigem Kaffeegenuss, bei der Manie sowie bei den meisten Hirnkrankheiten und bei Schizophrenien.

Merke!

Konzentrations- und Aufmerksamkeitsstörungen lassen sich auf einfache Weise prüfen: Lässt man die Patienten von der Zahl Hundert rückwärts zählen oder jeweils die Zahl Drei oder Fünf abziehen, lassen sich solche Störungen erkennen. Aber auch beim Buchstabierenlassen längerer Worte können Aufmerksamkeits- und Konzentrationsstörungen erkennbar werden.

Auffassungsstörungen

Bei Auffassungsstörungen liegt eine Unfähigkeit vor, Wahrnehmungs- und Vorstellungsmaterial in das Bewusstsein aufzunehmen. Auffassungsstörungen führen häufig zu einer Falschbeurteilung der aktuellen Situation. Auffassungsstörungen zeigen sich je nach Erkrankung in unterschiedlicher Form: Bei Schwachsinn besteht eine geringe Auffassungsfähigkeit, bei Schizophrenie eine qualitative und inhaltliche Abwandlung der Auffassung. Depressive klagen über eine Auffassungserschwernis und bei Neurosen liegen mitunter komplexbedingte Auffassungsstörungen vor. Beim Korsakow-Syndrom besteht eine „Oberflächlichkeit" der Auffassung.

Diagnostik

Zur Prüfung von Gedächtnis, Merkfähigkeit, Aufmerksamkeit und Auffassung existieren zahlreiche Testverfahren. Auffassungsstörungen und Merkfähigkeitsstörungen lassen sich aber bereits erkennen, wenn man diesen Patienten kleine Geschichten nacherzählen lässt, bzw. den Sinn solcher Geschichten mit eigenen Worten wiedergeben lässt. Auffassungsstörungen können auch erkannt werden, wenn man den Patienten den Sinn von Sprichwörtern erklären lässt.

Das **Kurzzeitgedächtnis** überprüft man durch das Behalten von Testwörtern und Zahlen, das **Langzeitgedächtnis** durch Erfragen von biographischen Daten und Inhalten sowie aktuellen politischen Ereignissen, die Tage, Wochen oder Jahre zurückliegen. Zu beachten sind dabei auch immer die Gegebenheiten der jeweiligen Intelligenzleistung.

Die **Konzentrationsleistung** lässt sich durch laufendes Subtrahieren einer ungeraden Zahl von einer Ausgangszahl oder durch den Aufmerksamkeits-Belastungs-Test (d2-Test) prüfen.

2.5 Ich-Störung und Entfremdungserlebnisse

Beim **Ich-Erleben** handelt es sich um das Erleben der eigenen seelischen Vorgänge als dem eigenen Ich zugehörig, ohne dass darüber reflektiert würde. Bei der Ich-Störung handelt es sich um die Störung des Einheitserlebens des Ichs, also der „Meinhaftigkeit" im aktuellen Augenblick.

Ich-Störungen finden sich bei einer Reihe psychischer Erkrankungen, speziell bei Psychosen und bestimmten Neurosen. Besonders deutlich wird die Ich-Störung beim Schizophrenen; so gehören auch die Störungen des Ich-Erlebens zu den schizophrenen Symptomen 1. Ranges und bestehen darin, dass eigene seelische Vorgänge, Zustände und Akte als von außen her und von außen gemacht, gelenkt und beeinflusst erlebt werden. Schizophrene bringen alles Erlebte und Empfundene mit einer Beeinflussung von außen in Zusammenhang.

Aber auch bei Neurotikern beobachtet man ähnliche Ich-Störungen in Form von Depersonalisation, wobei einzelne Teile als nicht zum Ich gehörig erlebt werden. Dies wird jedoch nicht – wie bei der Schizophrenie – auf das Einwirken ich-fremder Instanzen zurückgeführt.

Ich-Störung bei Schizophrenie

Bei der schizophrenen Ich-Störung ist der **„Ich-Verlust"** kombiniert mit einer **„Ich-Beeinflussung".** Zur Trennung von Ich und Körper kommt die Beeinflussung von außen. Der Schizophrene erlebt die Fernbeeinflussung als Bedrohung, die mittels Hypnose, Magnetismus, Strahlen usw. durchgeführt zu werden scheint. Während der neurotische Patient die „Entfremdung" als scheinbar empfindet, fehlt dem Schizophrenen jegliche Einsicht: Für ihn ist es völlig sicher, dass sein Gehirn von außen gesteuert wird, nicht mehr ihm gehört, seine Gedanken von fremden Mächten beeinflusst werden und sein Herz ebenfalls von außen gesteuert wird. Er selbst ist nicht mehr Herr über seinen eigenen Körper und seine eigenen Gedanken.

Beim Schizophrenen ist das Ich-Erleben tiefgehend gestört. Es handelt sich um eine Desintegration, die sich überwiegend auf die persönliche Einheit erstreckt.

Man bezeichnet das Phänomen auch als **Persönlichkeitsspaltung.**

Beispiel!

Der Finanzbeamte Harald F. hält sich für eine hochgestellte Persönlichkeit, ist also offensichtlich zwei Personen zugleich. Er ist fest davon überzeugt nicht krank, sondern die Wiedergeburt eines römischen Kaisers zu sein. In eine psychiatrische Krankenabteilung eingeliefert, ordnet er sich wie jeder Patient in die Abteilung ein, wähnt sich trotzdem weiterhin als römischer Kaiser, verkehrt aber dann andererseits mit seinen Angehörigen wie immer.

Beherrscht die Ich-Störung das Denken mit dem gleichzeitigen Gefühl der Steuerung von außen und der Fremdbeeinflussung, dann zeigen sich die Ich-Störungen als
- Gedankenentzug
- Gedankeneingebung oder
- Gedankenausbreitung.

Werden die eigenen Antriebe und Handlungen und Bewegungen als von außen gelenkt oder gemacht erlebt, spricht man von **Willensbeeinflussung**. Besteht das Gefühl der körperlichen Beeinflussung von außen, spricht man von **leiblichen Beeinflussungserlebnissen.**

Beispiel!

Ein Kranker glaubt immer, dass er ständig hypnotisiert wird, dass er nicht so denken und fühlen kann wie er will und Handlungen ausführen muss, die er letztlich nicht beabsichtigt.

Merke!

Störungen des Ich-Erlebens und der Ich-Desintegration sind gekennzeichnet durch
- Gefühl der Fremdbeeinflussung
- Gespaltenheit der Person und Verlorengehen der Erlebenseinheit
- Loslösung psychischer Regungen oder Leibempfindungen vom eigenen Ich
- fehlende Einsicht (vor allem beim Schizophrenen)
- gelegentlich Projektion eigenen Krankseins auf andere (sog. Transitivismus).

Depersonalisation und Derealisation

▶ Bei der Depersonalisation und der Derealisation handelt es sich um **Entfremdungserlebnisse.** Der Kranke erlebt alles an sich fremdartig, sein Fühlen, Denken und Handeln. Für ihn sind sein Körper und sein Ich voneinander getrennt. Während die Depersonalisation die eigene Person betrifft, bezeichnet die Derealisation das Erlebnis einer abnorm veränderten Umwelt. Depersonalisations- und Derealisationserscheinungen kommen außer bei Schizophrenen auch bei Neurotikern häufig vor. Beim neurotischen Patienten bleibt aber die Einheit des Ich-Erlebens erhalten.

Entfremdungserlebnisse sind therapeutisch meist nur **schwer beeinflussbar.** Anders ist dies allerdings bei Depersonalisationsphänomenen in der Pubertät, die Symptome einer Reifungskrise sind. Die Prognose ist in diesem Fall sehr günstig, eine ambulante Psychotherapie Erfolg versprechend.

Entfremdungserlebnisse finden sich

- im normalpsychologischen Bereich: Erlebnisreaktionen, asthenische Persönlichkeiten, Adoleszentenkrisen, Übermüdung beim Gesunden
- im pathologischen Bereich: neurotische Entwicklungen, schizophrene Psychosen, schwere Depressionen, organische Hirnerkrankungen, Epilepsien, Einnahme von Halluzinogenen, Durchgangssyndrome.

Bei den Depersonalisationen unterscheidet man

- **Allopsychische Depersonalisation:** Diese entspricht der Derealisation; Entfremdung der Wahrnehmungswelt.
- **Autopsychische Depersonalisation:** Entfremdungserlebnisse eigener psychischer Akte, Handlungen und Gefühle.
- **Somatopsychische Depersonalisation:** Verfremdung und Veränderung des subjektiven Erlebens; Körper und einzelne Körperteile, aber auch eigene Bewegungen werden als fremd oder nicht vorhanden erlebt. ◀

2.6 Zwangsstörungen

Merke!

Ein Zwang liegt vor, wenn es nicht gelingt, sich immer wieder aufdrängende Denkinhalte oder Handlungsimpulse zu unterdrücken oder zu verdrängen, obwohl erkennbar ist, dass diese unsinnig oder unbegründet sind.

Werden sich aufdrängende Handlungsimpulse oder Denkinhalte nicht durchgeführt oder wird versucht, diese zu verdrängen, so resultiert daraus mitunter erhebliche Angst und Unbehagen. Nicht die Zwangsinhalte sind das Pathologische, sondern vielmehr der dominierende Charakter und die **Unfähigkeit des Verdrängens,** sowie die Tatsache, dass die Zwangsinhalte als unsinnig und persönlichkeitsfremd erlebt werden. Hier unterscheidet sich der Zwang insofern vom Wahn, als der Patient beim Zwang zwar auch nicht die Bewusstseinsinhalte verdrängen kann, diese aber gleichzeitig als unsinnig oder als ohne Grund beherrschend erkennt und beurteilt. Im Allgemeinen neigen Zwangserscheinungen zu **ständiger Wiederholung** und zur Ausbreitung auf andere Gebiete. Leichtere Zwangsphänomene, die noch nicht dem pathologischen Bereich zugeordnet werden können, finden sich auch beim Gesunden.

Beispiel!

Häufig beobachtet der Gesunde an sich, dass er von bestimmten Namen, Wortfolgen oder Melodien nicht loskommt; verlässt er seine Wohnung, hat er manchmal auch das starke Bedürfnis, wieder in diese zurückzukehren, um sich davon zu überzeugen, dass der Elektroherd oder das Licht ausgeschaltet sind.

Viele Menschen wiederholen bestimmte Handlungen mehrmals, um sich der Angelegenheit völlig sicher zu sein. Immer wieder begegnet man zwanghaften Ritualen beim Essen, Einschlafen, Waschen usw., ohne dass die Betreffenden diese fixierten Gewohnheiten als qualvoll empfinden. Der pathologische Zwang ist gegenüber diesen Zwangshandlungen des Alltags dem Inhalt nach nur graduell, der Intensität nach jedoch grundlegend zu unterscheiden.

Merke!

Der pathologische Zwang, auch **Anankasmus** genannt (anankastisches Syndrom), kann sich im Denken, Fühlen und Handeln äußern.

Zwänge können sich zeigen als:

- Zwangsvorstellungen, Zwangsbefürchtungen und Zwangseinfälle
- Zwangsimpulse
- Zwangshandlung
- Zwangszeremoniell
- Zwangsdenken.

Zwangsvorstellung, Zwangsbefürchtung und Zwangseinfall

Bei der **Zwangsvorstellung** drängen sich Vorstellungen, Zweifel, Befürchtungen dem Bewusstsein auf und können durch Willen nicht beseitigt werden. Es besteht ein Kampf zwischen den sich ständig aufdrängenden Ideen und Befürchtungen und dem vernunftmäßigen Denken.

Beispiel!

Während einer kirchlichen Veranstaltung musste sich eine Patientin immer den Pfarrer nackt und bei der Stuhlentleerung vorstellen.

Bei **Zwangsbefürchtungen** ängstigen sich die Betroffenen um Angehörige, wähnen diese in großer Gefahr, obwohl sie sich der Unsinnigkeit dieser Befürchtungen bewusst sind.

Zwangsimpulse

Hier handelt es sich bevorzugt um **Zwänge aggressiver Art,** wobei die Patienten in ständiger Angst leben, den Mitmenschen oder einen nahen Angehörigen impulsiv zu verletzen oder sonst irgendwie zu schädigen. Gewöhnlich geben die Kranken dem Zwangsimpuls aber nicht nach, eine ausführende Handlung erfolgt in der Regel nicht.

Beispiel!

Eine zwangsimpulsive Mutter ist unfähig, mit ihrem Kind auf dem Arm über die Brücke zu gehen, da sie befürchtet, auf der Brücke „den Kopf zu verlieren" und ihr Kind in das Wasser zu werfen.

Beispiel!

Einem zwangsimpulsiven Mann ist es nur unter schwerer Angst möglich, ein Messer in die Hand zu nehmen, da er befürchtet, einen Menschen impulsiv damit zu verletzen.

Zwangsimpulse werden vorübergehend auch bei Gesunden beobachtet: z. B. der Impuls, sich beim Blick von einem Turm in die Tiefe zu stürzen.

Patienten, die aus Angst, ihre Mitmenschen zu verletzen, kein Messer mehr zur Hand nehmen können, werden auch bald keinen spitzen Gegenstand mehr gebrauchen, keinen Bleistift, keinen Kugelschreiber, keine Gabel. Die Einschränkung im alltäglichen Leben nimmt dann stetig zu.

Zwangshandlungen

Hier besteht der unwiderstehliche Drang, gegen oder **ohne den eigenen Willen** Handlungen ausführen zu müssen. Man begegnet hier zahlreichen Varianten: Zählzwang, Kontrollzwang, Ordnungszwang, Waschzwang usw.

Besonders häufig ist der **Kontrollzwang**, bei dem wiederholt überprüft wird, ob der Elektroherd und das Licht ausgeschaltet sind, die Türe zugesperrt und der Brief auch richtig eingeworfen ist. In schweren Fällen sind Patienten mit Kontrollzwang nahezu unfähig ihre Wohnung zu verlassen, kommen meist nur bis zur Wohnungstür, um dann wieder umzukehren und erneut die bereits erfolgten Kontrollen durchzuführen. Beim **Ordnungszwang** muss eine festgefahrene und bestimmte Ordnung immer wieder aufs Neue hergestellt werden, beim **Waschzwang** werden Hände und andere Körperteile abnorm häufig, gelegentlich bis hin zu schweren Hautschäden gewaschen und gereinigt.

Zwangshandlungen sind häufig progredient und nehmen an Intensität zu. Aus einem Zwangssymptom kann sich eine **Zwangskrankheit** (malignes Zwangssyndrom) entwickeln. Für einige Autoren wird zu den Zwangshandlungen auch die **Kleptomanie** gezählt, bei der der unwiderstehliche Drang verspürt wird, alle möglichen Dinge, auch nicht benötigte Gegenstände zu entwenden. Andere Autoren wiederum rechnen die Kleptomanie zu den Impulsstörungen.

Zwangszeremoniell (Zwangsritual)

Das Zwangszeremoniell gehört zu den Zwangshandlungen, wobei es sich hier um eine **komplexere Handlung**, also um eine Zeremonie handelt. Der Betroffene muss eine ganz bestimmte Folge häufig wiederkehrender Verrichtungen ständig wiederholen; unterlässt er dies, entsteht massive Angst

Beispiel!

Eine Frau mit Anziehzwang zieht sich ununterbrochen aus und an; dabei kann es durchaus vorkommen, dass mehrere Lagen von Kleidungsstücken übereinander angezogen werden. Das Anziehen erfolgt in einer ganz bestimmten Reihenfolge. Erst wenn ein weiteres Ankleiden in Folge „Stoffmangels" nicht mehr möglich ist, zieht sie sich wieder aus und beginnt von neuem.

Zwangsdenken

Hier drängen sich dem Patienten quälende Gedanken immer wieder auf und er kann sich von diesen

Gedanken nicht frei machen. Mitunter handelt es sich um ein zwanghaftes Aufdrängen gotteslästerlicher Worte, beispielsweise in der Kirche. Zwangsdenken wird auch als „Kreisdenken“ oder als „Zwangsgrübeln“ bezeichnet.

Vorkommen von Zwängen

Zwänge können als unspezifische Phänomene bei verschiedensten Erkrankungen auftreten:

- **zwanghafte (anankastische) Persönlichkeiten:** Hier begegnet man meist leichteren Ausprägungen mit gelegentlicher Verstärkung in der Gravidität, aber auch im Klimakterium oder bei Erschöpfungszuständen.
- **selbstunsichere Persönlichkeitsstrukturen:** Auch hier zeigen sich Zwänge bei ständig bestehenden Insuffizienz- und Schuldgefühlen des Selbstunsicheren, der ständig in der Angst lebt, etwas versäumt oder etwas Schlimmes verbrochen zu haben.
- **Zwangsneurose:** Hier finden sich Zwangserscheinungen in allen Variationen, von leichter bis zu schwerster Form. Manifestation im Allgemeinen während oder kurz nach der Pubertät. Gelegentlich Vorkommen von Zwangslachen, d. h. einem gegen den Willen auftretendes und vom Kranken als wesensfremd empfundenes Lachen.
- **depressive Phase bei schweren Depressionen:** Gelegentlich kann bei depressiven Phasen im Rahmen einer Zyklothymie die Zwangssymptomatik ganz im Vordergrund stehen. Man spricht dann von anankastischer Depression, die häufig auch mit starken Schuldgefühlen einhergeht. Häufiges Zwangsphänomen bei Depressiven ist das Zwangsdenken (Zwangsgrübeln, Gedankenkreisen).
- **Schizophrenie:** Hier finden sich Zwangssymptome meist zu Beginn der Erkrankung. Zwänge sind häufig ein Frühsymptom der Schizophrenie. Im weiteren Verlauf nimmt dann die Zwangssymptomatik mehr wahnhaften Charakter an, und gerade hier besteht dann der Unterschied zur echten Zwangssymptomatik: Wahnhafte Patienten empfinden ihre Vorstellungen keinesfalls als unsinnig. Ihnen fehlt beispielsweise im Gegensatz zum Zwangsneurotiker die Einsicht in die Krankhaftigkeit.
- **Hirnerkrankungen:** Speziell bei Erkrankungen des Stammhirns begegnet man Zwangssyndromen; aber auch bei der Multiplen Sklerose, bei den vaskulären Demenzen, bei Epilepsien, bei Morbus Wilson, bei verschiedenen neurologischen Erkrankungen wie dem Gilles-de-la-Tourette-Syndrom.

Zwangserscheinungen beobachtet man letztlich bei den verschiedensten psychischen Krankheiten; es handelt sich um die häufigsten und letztlich unspezifischen psychischen Reaktionsweisen des Menschen. Zwangsphänomene sind multifaktoriell bedingt und lassen sich wohl kaum auf eine einzige Entstehungsursache zurückführen. Das therapeutische Vorgehen wird von der Grundkrankheit bestimmt.

2.7 Antriebsstörungen und Störung der Psychomotorik

Bei der Störung des Antriebs ist eine psychische Grundfunktion gestört, die die Voraussetzung für die normale Funktion anderer höherer psychischer Leistungen ist. Dabei liegt eine Veränderung vor, die vom Willen nicht zu steuern ist, und die sich als **Hemmung** oder als **Steigerung,** also in herabgesetztem oder enthemmtem Antrieb zeigen kann. Wenn also die Grundaktivität „Antrieb“ gestört ist, sind auch andere psychische und physische Leistungen gestört. Antrieb entsteht durch Motivation, durch Willen auf ein bestimmtes Ziel oder durch Bedürfnisse. Dies führt entsprechend zu Aufmerksamkeit, Initiative, Tatkraft, Lebendigkeit. Der Antrieb hängt vom Individuum aber auch von der Umwelt ab und zeigt sich vorrangig am Ausdrucksverhalten des Patienten, in der **Psychomotorik.** Ist der Antrieb gestört, so führt es entsprechend zur Störung der Psychomotorik.

2.7.1 Formen des herabgesetzten Antriebs

Antriebsminderung oder Antriebsmangel

Der Spontanantrieb fehlt oder ist deutlich herabgesetzt. Dies zeigt sich klinisch in Trägheit, Interesselosigkeit, oft verbunden mit reaktiver Verstimmung, in fortgeschrittenen Fällen auch mit affektiver Gleichgültigkeit und Stumpfheit, Schwerfälligkeit bis hin zur Apathie. Antriebsminderung kann häufig durch Fremdantrieb verbessert werden.

Vorkommen: Störungen im Frontalhirn, Hypophysentumoren, Hypothyreose, Enzephalitis, Hirntumoren, verschiedene Schwachsinnsformen, affektive Störungen, Schizophrenien, gelegentlich auch bei schweren Persönlichkeitsstörungen.

Antriebsverarmung

Ursprünglich vorhandene Antriebe sind geschwunden. Der Antrieb kann weder durch eigene Anstrengung noch durch Fremdantrieb verbessert werden.

Vorkommen: organische Hirnschädigung, schizophrene Residuen.

Antriebsschwäche

Gelegentlich wird diese der Antriebsminderung (Antriebsmangel) gleichgesetzt. Mitunter differenziert man dahingehend, dass bei Antriebsschwäche ein zunächst vorhandener **Antrieb rasch erlahmt** oder aber bei genügender Anstrengung des Patienten der Antrieb einigermaßen aufrechterhalten werden kann, während bei der Antriebsminderung der eigene Antrieb von Anfang an geschwächt ist und nur durch Fremdantrieb – meist nur mangelhaft – verbessert werden kann.

Vorkommen: Stirnhirnerkrankungen.

Antriebshemmung

Hier ist der Antrieb mehr oder weniger **stark herabgesetzt,** wobei der Betroffene darunter leidet und gerne einen stärkeren Antrieb hätte. Durch Willensanstrengung ist der Antrieb nicht steigerbar. Es besteht also eine Unfähigkeit zur Durchführung beabsichtigter Handlungen. Häufig liegt eine nach außen hin nicht feststellbare innere Unruhe und Getriebenheit vor. Antriebshemmung äußert sich in einer Verlangsamung der Bewegungsabläufe und in einer mehr oder weniger ausgeprägten Minderung der Entschluss- und Handlungsfähigkeit. Das Spektrum kann hin bis zum so genannten „depressiven Stupor" reichen, wobei dann der Kranke nahezu völlig bewegungslos ist und kaum mehr auf Aufforderungen und Fragen reagiert.

Vorkommen: schwere Depressionen.

Antriebssperre

Hier halten Patienten schlagartig und spontan in einer momentanen Tätigkeit inne, d.h. der Antrieb wird spontan „gesperrt". Ist der Zustand aufgehoben – was unter Umständen plötzlich geschehen kann – so findet sich normaler Antrieb.

Vorkommen: katatone Form der Schizophrenie.

2.7.2 Formen des gesteigerten Antriebs

Antriebsenthemmung, Antriebssteigerung

Hier handelt es sich um eine Vermehrung des spontanen Antriebs bis hin zum unkontrolliert gesteigerten Antrieb. Dies äußert sich in allgemeiner Unruhe, Rastlosigkeit, Triebhaftigkeit, ständigem Sprechen, und in schweren Fällen auch in plötzlich einschießenden Impulshandlungen.

Vorkommen: sowohl normalpsychologisch bei affektiver Erregung als auch als Krankheitssymptom bei Manie, Enzephalitiden, agitierten Depressionen, Rauschzuständen, Durchgangssyndromen, bei organischer Wesensänderung und bei katatoner Erregung (katatone Form der Schizophrenie).

Beschäftigungszwang

Häufig als quälend empfundener Zwang zu ununterbrochener und meist unproduktiver Beschäftigung. Vorkommen gelegentlich auch als rastloser Tätigkeitsdrang als neurotisches Symptom.

Vorkommen: Zwangsneurose, Anorexia nervosa.

2.7.3 Weitere psychomotorische Störungen durch Störungen des Antriebs

Mutismus

Trotz organisch intakter Sprechorgane **schweigen** die Patienten beharrlich, wobei das Schweigen einer Absicht entsprechen kann oder mit einer krankhaften Störung in Zusammenhang steht.

Vorkommen: Neurosen, psychogener Stupor, Schrecklähmung, heftige Gemütsbewegungen, Katatonie, Wahnerkrankungen.

Abzugrenzen davon ist der **akinetische Mutismus** als unspezifisches klinisches Syndrom mit Hemmung aller motorischen Funktionen einschließlich Sprache, Mimik und Gestik. Die Patienten bewegen und sprechen nicht spontan, folgen Aufforderungen nur zögerlich und stark verlangsamt. Dennoch besteht volle Wachheit und volles Bewusstsein. Eine Sonderform stellt der **elektive Mutismus** dar, als seltene Störung im Kindesalter, bei der ein Kind nicht oder kaum spricht, obwohl ausreichende Sprachfähigkeiten vorliegen.

Hypokinese und Akinese

Hierunter versteht man einen **Mangel an Bewegung**, bzw. eine **Bewegungslosigkeit.**

Vorkommen: Stupor, Schrecklähmung und weitere seelische Ursachen, ferner bei schwerem Parkinsonsyndrom.

Katalepsie

Hier verharren Patienten in einer einmal eingenommenen Körperhaltung mit **Muskeltonuserhöhung** und **Willensstörung** über einen längeren Zeitraum hinweg. Hierbei handelt es sich um ein Einzelsymptom der katatonen Form der Schizophrenie. Der Begriff wird uneinheitlich gebraucht, gelegentlich mit der **Flexibilitas cerea** gleichgesetzt, mitunter aber auch zur Beschreibung einer absoluten Passivität mit Unfähigkeit zu Spontanbewegungen angewendet.

Das ständige Einnehmen einer unbequemen Haltung über einen längeren Zeitraum hinweg führte früher häufig zu schweren organischen Schäden, da solche unbequemen Stellungen gelegentlich Monate beibehalten wurden. Kataleptische Dauerzustände sind heute selten.

Vorkommen: künstlich erzeugt durch Hypnose, Hysterie, katatone Form der Schizophrenie.

Stupor

Beim Stupor fehlt jegliche körperliche oder psychische Aktivität, obwohl der Betroffene bewusstseinsklar ist, dennoch aber in keiner Weise in Beziehung mit dem ihn Ansprechenden tritt. Spontane Bewegungen fehlen, und es besteht **Amimie** mit starrem Gesicht und ausdruckslosem Blick. Auch auf Schmerzreize folgt meist keine Reaktion und es liegt ein Nichtsprechen (Mutismus) vor. Je nach Schwere ist künstliche Ernährung erforderlich.

Vorkommen: Psychogen, gehemmt-depressives Krankheitsbild in schwerer Ausprägung, schwere affektive Psychosen, postepileptischer Stupor, katatone Form der Schizophrenie (sog. negativistischer Stupor).

Negativismus

Der Kranke weigert sich, auf Außenreize aktiv oder passiv in adäquater Weise zu reagieren. Häufig tut er auch genau das Gegenteil von dem, was er tun soll. Man unterscheidet zwischen **äußerem** und **innerem Negativismus**. Zum äußeren Negativismus gehört der passive Negativismus (Widerstand gegen passive Bewegungen) und der aktive Negativismus (Befehlsnegativismus). Zum inneren Negativismus rechnet man den Willensnegativismus und den intellektuellen Negativismus.

Vorkommen: katatone Form der Schizophrenie. Gelegentlich ist Negativismus auch die Ursache von Aggressionen oder gar Wutanfällen.

> **Beispiel!**
>
> Der Patient isst seine Suppe mit der Gabel und den Nachtisch mit dem Suppenlöffel. Andere Patienten sagen wiederum bei einer jeden Äußerung immer das Gegenteil: „Ich bin beim Arzt, ich bin nicht beim Arzt" (intellektueller Negativismus).

Kataplexie

Hier zeigt sich eine psychomotorische Störung in schlagartigem **Nachlassen des Muskeltonus** bei Affekten wie Schreckerlebnisse, Freude, Lachen.

Vorkommen: Narkolepsie.

Kataplexie kann sich aber auch durch plötzliche Erhöhung der Muskelspannung am ganzen Körper zeigen.

Vorkommen: heftige Schreckreaktionen.

Stereotypie

Die Patienten wiederholen ständig die gleichen Bewegungen, laufen ständig mit gleicher Schrittzahl im Zimmer auf und ab. Stereotypien als Störung der Psychomotorik können sich als rhythmisch ablaufende **Bewegungsstereotypien** oder als **sprachliche Stereotypien** zeigen. Sprachstereotypien haben zwanghaften Charakter und können vom Zwang oftmals nur schwer unterschieden werden. Auch **Manieriertheit** kann den Stereotypien zugeordnet werden.

> **Beispiel!**
>
> Ein Patient murmelt ununterbrochen: „Ich kann mir dies vorstellen, ich kann mir dies nicht vorstellen, ich kann mir dies vorstellen, ich kann mir dies nicht vorstellen, ich kann…".

Raptus

Hierbei handelt es sich um eine **extreme psychomotorische Störung** mit oft ungeordnetem Bewegungssturm, kombiniert mit gewaltsamen Handlungen, die aus einem Zustand der Ruhe heraus auftreten.

Vorkommen: als Raptus melancholicus aus schwerer depressiver Hemmung heraus und als Raptus hystericus als plötzlicher hysterischer psychogener Erregungszustand mit Gewalthandlungen, Tötungsdelikten und Fortlaufen. Ferner bei Manien und Schizophrenien.

Befehlsautomatie

Zwanghaftes Befolgen von Befehlen gegen den eigenen Willen. Der Kranke führt alles aus, was man ihm befiehlt; der eigene Antrieb ist erheblich gemindert.

Vorkommen: Schizophrenie.

Echopraxie und Echolalie

Bei der Echopraxie ahmen die Patienten vorgemachte Bewegungen nach, bei der Echolalie sprechen sie vorgesprochene Sätze oder Worte mechanisch nach. Es besteht Verwandtschaft zum Zwang.

Vorkommen: Schizophrenie.

Erregung

Erregung kann sich psychomotorisch und sprachlich äußern: Die Kranken schreien, lärmen, schlagen Purzelbäume, hüpfen über die Betten und schaukeln an der Deckenlampe. Letztlich bezeichnet der Ausdruck „Erregung" in der Psychiatrie einen Zustand gesteigerter psychischer und motorischer Funktionen.

Vorkommen: Manie, agitierte Depression, katatone Form der Schizophrenie, Dämmerzustände, symptomatische Psychosen, Drogenrausch, aufwühlende und belastende Erlebnisse.

Erregung geht häufig einher mit **Hyperkinese,** einer Bewegungsunruhe von impulsivem Charakter mit Steigerung der Motorik. Hyperkinese beobachtet man bei hirngeschädigten Kindern sowie bei Psychosen.

2.8 Kontaktstörungen

Merke!

Unter Kontaktstörungen versteht man die Unfähigkeit, Isolation zu überwinden und die soziale Distanz zum Mitmenschen zu verringern.

Die Beeinträchtigung des emotionalen Kontaktes ist für die Frühdiagnose von Psychosen ein wichtiges Symptom, vor allem bei Verläufen mit blandem Wesenswandel. Dabei ist aber zu beachten, dass wirklich nur bei deutlicher bis sehr deutlicher Ausprägung die Symptomatik diagnostisch brauchbar und der Subjektivität des Eindrucks enthoben ist.

Mit Kontaktstörungen, die letztlich bei allen Arten psychischer Erkrankungen vorkommen, sind häufig Sexual- und Antriebsstörungen vergesellschaftet. Häufig sind auch Ersatzbefriedigungen wie Alkoholismus, Medikamenten- und Drogensucht Begleitstörungen kontaktgestörter Menschen („Flucht in die Sucht"). Während die genannten Ersatzbefriedigungen nahezu immer aus Kontaktstörungen resultieren, können Kontaktstörungen auch Folge primär vorhandener Sexualstörungen sein. Die Kontaktfähigkeit des Menschen kann quantitativ und/oder qualitativ gestört sein.

Quantitative Kontaktstörung

Hier findet sich ein fließender Übergang von **totaler Distanzlosigkeit** bis hin zur völligen **Kontaktunfähigkeit.** Distanzlose und „kontaktsüchtige" Menschen finden aufgrund ihrer mangelhaften Erlebnistiefe häufig zeitlebens keinen Menschen, dem sie vertrauen und der sie versteht. Eine mehr oder minder starke Distanzlosigkeit beobachtet man beim Alkoholiker, bei manischen Syndromen, bei Morbus Pick, bei Frontalhirnschäden, bei Minderbegabung und bei abnormen Persönlichkeiten (geltungssüchtige, hysterische und hyperthyme Persönlichkeiten). Kontaktunfähigkeit bzw. Kontaktschwäche begegnet man bei selbstunsicheren Persönlichkeiten, aber auch bei Schizophrenien und schizoiden Persönlichkeiten sowie bei allen Formen der Depression. Ein anhaltender Kontaktmangel führt gelegentlich auch zu paranoiden Symptomen; man spricht vom sog. **Kontaktmangelparanoid.**

Qualitative Kontaktstörung

Diese gehen in der Regel mit quantitativen Kontaktstörungen einher. Die qualitative Form kann sich in Misstrauen, Aggressivität, Ängstlichkeit und Oberflächlichkeit äußern. So sind beispielsweise Hysteriker zwar leicht kontaktfähig aber im Kontakt oberflächlich; quantitativ ist also die Kontaktfähigkeit gesteigert jedoch qualitativ oberflächlich.

2.9. Bewusstseinsstörungen

Merke!

Die Bezeichnung „Bewusstseinsstörung" steht für alle wichtigen krankhaften Veränderungen des Bewusstseins. Dabei kann das Bewusstsein

- **vermindert** (quantitative Bewusstseinsstörung) oder
- **verändert** (qualitative Bewusstseinsstörung) sein.

Während es sich bei der **quantitativen Bewusstseinsstörung** um eine graduelle Abstufung von Wachheit oder Somnolenz handelt, sind bei der **qualitativen Bewusstseinsstörung** Bewusstseinstiefe oder Bewusstseinsklarheit vermindert, wie dies beim Delir, beim einfachen Verwirrtheitszustand oder beim Dämmerzustand der Fall ist.

Quantitative Bewusstseinsstörung

Hier ist die Wachheit abgestuft vermindert. Jede quantitative Bewusstseinsstörung zeigt eine akute

Gefährdung des Patienten an. Man teilt die quantitative Bewusstseinsstörung ein in

Somnolenz

Verlangsamung aller psychomotorischen Funktionen und vermehrte Schlafneigung. Patienten wirken abwesend, apathisch-stumpf, zeigen stark herabgesetzte Konzentration und Aufmerksamkeit und in schwereren Fällen auch bereits Orientierungsstörungen. Nur durch lautes Ansprechen oder Anfassen sind Patienten erweckbar. Sie sind dann noch orientiert, oft sehr überrascht. Der Muskeltonus ist gemindert, die Reflexe sind aber erhalten und die Reaktion auf Schmerzreize erfolgt adäquat.

Sopor

Schlafähnlicher Zustand, aus dem der Patient nur noch durch stärkste Reize zu wecken ist. Hier ist der Patient nicht mehr orientiert, zeigt keine sprachlichen Äußerungen. Schmerzreize führen zu ungezielten Abwehrbewegungen; die Reflexe sind erhalten, der Muskeltonus ist gemindert.

Präkoma und Koma

Der Kranke führt im Präkoma nur noch auf Schmerzreize koordinierte Bewegungen aus und reagiert im schweren Koma nicht mehr auf Schmerzreize. Abwehrbewegungen werden nicht mehr beobachtet. Auch sind die physiologischen Reflexe erloschen und es treten pathologische Reflexe auf. Gestört sind ferner zentrale vegetative Funktionen wie Atmung, Temperaturregulation und Kreislauf.

Qualitative Bewusstseinsstörung

Bei der qualitativen Bewusstseinsstörung ist die Bewusstseinsklarheit vermindert. Meist liegen hier produktiv-psychotische Symptome vor wie Wahn oder Halluzinationen. Eingeteilt wird die qualitative Bewusstseinsstörung wie folgt:

Delir

Es besteht zeitliche, örtliche und situative **Desorientiertheit,** meist verbunden mit Halluzinationen, starker Suggestibilität, amnestischen Lücken und vegetativen Symptomen. Ein Delir tritt **meist akut** auf und zeigt einen **fluktuierenden Verlauf.** Typisch für das Delir sind Störungen des Bewusstseins, der Konzentration, der Auffassung und des Gedächtnisses, mit ferner psychomotorischen Störungen in Form von Agitiertheit, mitunter auch Wahrnehmungsstörungen in Form optischer Halluzinationen. Man begegnet Wahnerleben, Störung des Schlaf-Wach-Rhythmus sowie einer ausgesprochenen Ängstlichkeit und Reizbarkeit. Risikofaktor für delirante Zustände sind ein hohes Alter sowie zerebrale Vorschädigung. Besonders oft begegnet man einem Delir bei chronischem Alkoholismus, vor allem als **Alkoholentzugsdelir,** seltener als Kontinuitätsdelir bei hohen Alkoholspiegeln. Auch bei Absetzen von Sedativa und Hypnotika treten Entzugsdelirien auf, ebenso bei Medikamentenintoxikationen, z. B. mit Anticholinergika, Sedativa, Hypnotika, Antibiotika und Lithium. Weiterhin beobachtet man ein Delir bei Enzephalitiden, metabolischen Erkrankungen, Tumoren und Schädel-Hirn-Traumata.

Dämmerzustand

Hier sind die einzelnen psychomotorischen Funktionen **eingeschränkt und verzögert** und die Patienten bewegen sich „traumwandlerisch". Halluzinationen und illusionäre Verkennungen kommen vor. Rede und Gedankengang sind verlangsamt und eingeengt, gelegentlich besteht aber auch ein ungezügelter Rededrang. Das Denken verläuft ungeordnet (ungeordneter Dämmerzustand) oder aber lediglich verlangsamt und geordnet (orientierter oder geordneter Dämmerzustand). Gelegentlich kommt es zu plötzlichen Veränderungen von Affektivität, Stimmung und Antrieb und es setzen heftige Erregungszustände, Angstanfälle, Zorn und Wutausbrüche ein, die ebenso rasch wieder durch Apathie und stuporös-somnolentes Verhalten ersetzt werden können. Für die Zeit des Dämmerzustandes besteht Amnesie.

Vorkommen: als postparoxysmale Dämmerzustände, bei Epilepsien sowie bei seltenen psychogenen Dämmerzuständen. Typisch für den Dämmerzustand sind der rasche Beginn sowie die ebenso rasche Beendigung. Meist geht ein Dämmerzustand in einen Schlafzustand über und hinterlässt eine partielle oder komplette Amnesie. Charakteristisch sind also: eingeengte Aufmerksamkeit, verschobene Bewusstseinslage und Amnesie.

Einfacher Verwirrtheitszustand

Hier stehen Denkstörungen im Vordergrund wie Ideenflucht, Weitschweifigkeit oder Umständlichkeit des Denkens, Verlust der Zielvorstellung, sprunghaftes oder inkohärentes Denken. Die Patienten reagieren auf Fragen nicht adäquat, wechseln rasch das Thema und führen oftmals Selbstgespräche. Häufig bestehen örtliche und zeitliche, seltener aber situative Desorientiertheit.

Vorkommen: Verwirrtheitszuständen begegnet man bei organischen Psychosyndromen, gelegentlich auch bei schweren grippalen Infekten, Lebererkrankungen, Diabetes mellitus sowie bei schleichenden Infektionen des Urogenitalsystems.

2.10. Orientierungsstörungen

Bei Orientierungsstörungen ist die Orientierung mangelhaft, unsicher oder gänzlich aufgehoben. Orientierungsstörungen können Ort und Raum, die Situation, das Zeitgefühl oder die eigene Person betreffen. Man unterscheidet verschiedene Formen der Orientierungsstörung.

Zeitliche Orientierungsstörung

Unfähigkeit zur Bestimmung der Zeit und mehr oder weniger gestörtes Zeitgefühl. Schon bei geringer Bewusstseinstrübung oder Gedächtnisstörung ist die zeitliche Orientierung gestört, vor allem die Orientierung über Tag und Tageszeit wegen des relativ häufigen Wechsels.

Räumliche und örtliche Orientierungsstörung

Hier besteht die Unfähigkeit zur Orientierung innerhalb eines Raumes (Wohnung, Ortschaft usw.) oder die Unfähigkeit zur Bestimmung des gegenwärtigen Aufenthaltsortes. An vertrauten Orten ist die Orientierung meist relativ stabil, während sie in einer neuen Umgebung erst erworben werden muss. Ursache ist eine **Merkfähigkeitsstörung,** d. h. der Betreffende ist nicht in der Lage, markante Punkte abzuspeichern.

Vorkommen: bei allen Demenzformen sowie bei Hirnschädigung in der Parieto-Occipital-Region; örtliche Orientierungsstörungen auch bei Bewusstseinstrübung.

Autopsychische Orientierungsstörung

Es handelt sich um die **Desorientiertheit zur eigenen Person.** Hier besteht die Unfähigkeit, über die eigene Person richtige Angaben zu machen. Der Betreffende weiß nicht mehr, wer und was er ist, kennt nicht mehr seinen Namen, sein Geburtsdatum, seine Abstammung und seinen Beruf.

Vorkommen: bei schweren organischen Hirnkrankheiten.

Merke!

Die Form der Orientierungsstörung hängt vom Grad der Funktionsstörung des Gehirns ab. Anfangs sind meist nur zeitliche und situative Orientierung betroffen, während fortschreitend dann auch die Orientierungsstörung zum Ort und zur eigenen Person besteht.

3 Nosologie und Klassifikation

3.1 Nosologie

Von jeher stieß man in der Psychiatrie bei der Erstellung einer sinnvollen Systematik auf Probleme. Zahlreiche systematische Einteilungen der psychischen Krankheiten wurden aufgestellt und wieder verworfen, z.B. eine topologische Gliederung, d.h. eine Einteilung der Krankheiten nach Einzelsyndromen oder nach bestimmten körperlichen Ursachen. Auch eine ätiologisch orientierte Systematik konnte nicht befriedigen. Gleiches gilt auch für ein morphologisches System aus den Begriffen „endogen, organisch und psychoreaktiv“. Endogene Psychosen sind von Lebensgeschichte und Situation ebenso beeinflusst wie Neurosen von konstitutionellen bzw. somatischen Voraussetzungen. Situative Zusammenhänge sind aber auch für organische Psychosen von Bedeutung und wiederum sind bestimmte organische Psychosen anlagebedingt bzw. mitbedingt. Auch würden bestimmte Erkrankungen (z.B. Anorexie, Sucht) sich in eine Einteilung der psychischen Krankheiten nach „endogen, organisch oder psychoreaktiv“ nicht einordnen lassen.

Auch die Einteilung nach Verläufen erschien nicht sinnvoll, so auch nicht eine Systematik nach schizophrenen und affektiven Psychosen einerseits und symptomatischen, exogenen oder organischen Psychosen andererseits.

Um zu einer Diagnose zu kommen, benötigt man die Symptomatikerfassung sowie eine weitestgehende Abklärung der Entstehungsbedingungen. Erst hieraus ergibt sich möglicherweise die Notwendigkeit zur Behandlung. Dazu ist eine Morphologie, wie sie einzelne psychiatrische Schulen aufzustellen versuchten, von relativ geringer Bedeutung.

Ungeachtet dessen benötigt man aber eine gültige diagnostische Einteilung zur klinischen Dokumentation und für wissenschaftliche Verständigung, die letztlich auch der Orientierungshilfe dient – das tetradische System durch die vier Gruppen:

- körperlich begründbare psychische Störungen
- endogene Psychosen
- psychogene Störungen
- Persönlichkeitsstörungen und Intelligenzminderungen.

3.2 Klassifikation

Eine Klassifikation von Krankheiten beginnt zunächst mit einer Aufstellung von Krankheitsbezeichnungen, auf die man sich geeinigt hat. Dabei hat jede Krankheit nur eine Bezeichnung. Eine solche Aufstellung wird als **Nomenklatur** bezeichnet.

Psychiatrische Klassifikationen sind bemüht, Krankheiten auf der Syndromebene zu beschreiben, nicht jedoch sie zu definieren. Selbstverständlich kann ein solches Diagnosenschema nicht allen praktischen und wissenschaftlichen Erfordernissen gerecht werden, ist aber eine wertvolle Hilfe zur Diagnosefindung.

Bekannt und brauchbar sind heute zwei verschiedene internationale Klassifikations- bzw. Diagnosesysteme:

- **ICD** (International Classification of Diseases), entwickelt von der Weltgesundheitsorganisation

(WHO). Gültig ist zurzeit die zehnte Revision (ICD 10). (siehe Anhang).

- **DSM-IV** (Diagnostic and Statistical Manual) der amerikanischen Psychiatrie. Dieses System wird von der ICD 10 berücksichtigt.

Die beiden genannten Klassifikationssysteme sind derzeit weltweit gültig.

Die ICD 10 verfolgt einen deskriptiven, atheoretischen Ansatz. Störungen werden vorrangig nach phänomenologischen Kriterien wie Symptomatik, Verlauf usw. eingeteilt, weniger nach ätiologischen Kriterien. So wurden auch die seinerzeit in der ICD-9 üblichen Begriffe „endogene" und „psychogene/reaktive" Depressionen im neuen ICD 10 gänzlich verlassen. In der ICD-9 wurden die Krankheitsbilder verhältnismäßig unscharf beschrieben; in der ICD 10 finden sich genaue Diagnosekriterien. Für jede Krankheit wurde in der ICD 10 allgemein der Begriff „Störung" verwendet. Da in der ICD 10 ein offenes alphanumerisches System Anwendung findet, kann dieses jederzeit ergänzt werden, ohne dass man das ganze System reformieren müsste.

Seit dem 1. Januar 2000 gilt für das Gesundheitswesen die gesetzliche Pflicht, nach der ICD- 10 zu klassifizieren. Ein Überblick über die ICD 10 findet sich im Anhang dieses Buches.

Zweiter Teil

Spezielle Psychiatrie

4 Körperlich begründbare psychische Krankheitsbilder

Viele körperliche Erkrankungen können zu psychopathologisch unterschiedlichen Syndromen führen. Für den Begriff der „körperlich begründbaren psychischen Krankheitsbilder" werden vielfach weitere Begriffe **synonym** verwendet:

- körperlich begründbare Psychosen
- organische Psychosen
- symptomatische Psychosen
- exogene Psychosen
- organische Psychosyndrome.

Unabhängig von der Bezeichnung handelt es sich um Krankheitsbilder, die auf fassbare, pathologisch-anatomisch oder pathophysiologisch definierbare Hirnkrankheiten zurückzuführen sind. Ursache für ein organisch begründbares Krankheitsbild ist eine **direkte** oder **indirekte Hirnerkrankung** oder **Hirnschädigung.**

Beobachtet man produktive Symptome **(Plussymptome)** mit Wahn oder Halluzinationen oder/und **Minussymptome** (z.B. Gedächtnisstörungen, Antriebsverlust) so spricht man von körperlich begründbaren (organischen, symptomatischen) Psychosen. Der hirnorganische Faktor ist die wesentliche Bedingung für das Auftreten einer solchen Psychose, muss aber nicht die einzige Bedingung sein.

Man findet heute die verschiedensten Bezeichnungen und Begriffe für körperlich begründbare Psychosen: **Exogene Reaktionstypen, symptomatische Psychosen, körperlich begründbare Psychosen, exogene Psychosen, somatogene Psychosen, organisches Psychosyndrom.**

Dabei werden die Begriffe „organische Psychosen" und „organische Psychosyndrome" am häufigsten verwendet. Das „akute organische Psychosyndrom" steht für den „akuten exogenen Reaktionstyp". Dem gegenüber steht das „chronisch-organische Psychosyndrom".

Organische Psychosen zeigen verschiedenste psychopathologische Syndrome, wobei hier zum einen die spezielle Art der Noxe oder die Grundkrankheit eine Rolle spielen, zum anderen aber auch Schwere, Entwicklungsgeschwindigkeit, Ausbreitung und Ort des Krankheitsherdes, Lebensalter, situative und biographische Faktoren, individuelle psychische Konstitution.

Körperlich begründbare (organische) Psychosen lassen sich in **zwei Hauptgruppen** einteilen:

- Psychosyndrome der akuten (reversiblen) Form
- Psychosyndrome der chronischen (irreversiblen) Form.

Entsprechend der ICD 10 werden die **dominierenden Symptome** in zwei Gruppen organischer psychischer Störungen eingeteilt:

- organische psychische Störungen ersten Ranges
- organische psychische Störungen zweiten Ranges.

Bei den organischen psychischen **Störungen ersten Ranges** lässt sich die Verdachtdiagnose anhand der klinischen Symptomatik stellen: Hierzu gehören Demenzen, organisch amnestisches Syndrom (Korsakow-Syndrom), delirante Zustände und Verwirrtheitszustand.

Die Symptomatik der organisch psychischen **Störungen zweiten Ranges** kann meist nicht vom Bild anderer nicht organischer psychischer Erkrankungen abgegrenzt werden. Aus diesem Grund werden die Bezeichnungen mit dem Begriff „organisch" versehen um Klarheit zu schaffen, falls eine organische Ursache vorliegt: z.B. organische Halluzinose, organische katatone Störung, organische Angststörung, organische affektive Störung, organische Persönlichkeitsstörung, usw.

4.1 Akute organische (symptomatische) Psychosen, Durchgangssyndrome

Unter einer organischen Psychose versteht man einen psychotischen Zustand als Folge einer akuten, schweren Allgemeinerkrankung oder einer Hirnerkrankung, bzw. Hirnschädigung. Bei den organischen Psychosen wirken Noxen direkt oder indirekt auf das Gehirn ein und veranlassen dieses zu akuten Reaktionen. Man spricht bei organischen Psychosen gelegentlich auch von **exogenen** Psychosen, körperlich begründbaren Psychosen oder von akuten exogenen Reaktionstypen (nach BONHOEFFER) und gelegentlich auch von Funktionspsychosen.

Akute organische Psychosen beobachtet man bei fast allen Hirnerkrankungen und bei vielen allgemein-körperlichen Erkrankungen. Grundleiden sind Nieren- und Leberinsuffizienz, Tumoren und andere raumfordernde Prozesse, entzündliche Prozesse, Traumata, Gefäßprozesse im Gehirn, Anämien, Epilepsien, schwere Infektionskrankheiten, Intoxikationen (z.B. Alkohol, Pharmaka), akute intermittierende Porphyrie, Vitaminmangelsyndrome.

Nahezu jeder Mensch erleidet im Zusammenhang mit körperlichen Erkrankungen (Fieber, Operationen, Unfälle, Intoxikationen) im Laufe seines Lebens körperlich begründbare psychische Störungen. Im höheren Alter kommen diese gehäuft vor.

Ätiologisch sind organische Psychosen unspezifisch, d.h. das äußere Erscheinungsbild der Psychose hängt nicht von der zugrunde liegenden körperlichen Erkrankung ab. Das Gehirn reagiert verhältnismäßig gleichförmig, weitgehend unabhängig vom ursächlichen Leiden.

Organische Psychosen unterscheiden sich von „endogenen" Psychosen zum einen durch Vorgeschichte und körperlichen Befund, zum anderen durch den psychopathologischen Befund. Wichtiges Kriterium für eine organische Psychose ist die **Bewusstseinstrübung**. Das Fehlen einer Bewusstseinstrübung schließt eine körperlich begründbare Psychose allerdings nicht aus, so dass man deshalb bei den **reversiblen organischen Psychosen** Formen mit Bewusstseinstrübung (die eigentliche organische Psychose) und solche ohne Bewusstseinstrübung, die so genannten **Durchgangssyndrome** (nach WIECK), unterscheidet.

Klinisch lassen dich **Durchgangssyndrome** und **Bewusstseinstrübung** organischer Psychosen mittels psychopathometrischer Verfahren genauer differenzieren.

Bei Bewusstseinstrübungen kann der Patient dem Gespräch mehrerer Personen am Bett gewöhnlich nicht mehr mit Augenbewegungen folgen, während er dazu bei vorliegendem Durchgangssyndrom noch in der Lage ist.

Im Allgemeinen klingen organische Psychosen rasch ab und remittieren meist vollständig; dauerhafte Strukturschäden des Gehirns liegen dann nicht vor. Allerdings können organische Psychosen über das Durchgangssyndrom ohne Bewusstseinsstörung in ein residuales organisches Psychosyndrom übergeben. Beim Durchgangssyndrom zeigen sich dann Orientierungs- und Gedächtnisstörungen, Reduktion von Antrieb und Affektivität, gelegentlich kombiniert mit Wahneinfällen und Trugwahrnehmungen, jedoch ohne Bewusstseinstrübung.

Organische Psychosen gehen oft mit optischen Halluzinationen einher (z.B. Alkoholhalluzinose). Das **Delir** ist das häufigste und somit diagnostisch ausschlaggebende Merkmal organischer Psychosen.

Auch wenn sich die organischen Psychosen meist deutlich von den endogenen und schizophrenen Psychosen abheben, gibt es dennoch Überschneidungen. Auch bei körperlich begründbaren Psychosen kommen Syndrome vor, die der schizophrenen Psychose, der endogen-depressiven Psychose und den manischen Psychosen gleichen; in solchen Fällen müsste man streng genommen von „symptomatischen Schizophrenien" bzw. von „symptomatischen Zyklothymien" sprechen. Mit der Anwendung dieser Diagnosen sollte man aber sehr vorsichtig umgehen; einige Autoren lehnen diese Diagnosen sogar ab, obwohl im ICD 10 die „symptomatischen Schizophrenien" und die „symptomatischen Zyklothymien" aufgenommen sind.

4.2 Chronisches organisches Psychosyndrom, organische Wesensänderung und Demenz !!!

Das chronische organische Psychosyndrom ist ätiologisch unspezifisch und kann die unterschiedlichsten Ursachen haben. Die psychopathologische Symptomatik wird aber vom Ausmaß und der Geschwindigkeit der Schädigung bestimmt; so tritt das chronische organische Psychosyndrom hauptsächlich **bei allmählich einsetzender** und **chronisch voranschreitender Hirnschädigung** auf. Während die akuten organischen Psychosyndrome eine relativ kurze Krankheitsgeschichte von Stunden bis Wochen aufweisen, zeigen chronische organische Psychosyndrome eine lange Krankheitsgeschichte von Monaten bis Jahren mit meist schleichendem Beginn. Während bei akuten organischen Krankheitssyndromen meist körperliche Erkrankungen vorliegen, die das Gehirn sekundär in Mitleidenschaft ziehen, liegen den chronischen organischen Psychosyndromen meist primäre, seltener sekundäre Hirnerkrankungen zugrunde, die meist zu irreversiblen Störungen mit den Leitsymptomen **organische Wesensänderung** und **Demenz** führen. Eine Bewusstseinsstörung liegt bei den chronischen organischen Psychosyndromen nicht vor, wie es hingegen als Leitsymptom bei den akuten organischen Psychosyndromen besteht, mit der Ausnahme des Durchgangssyndroms nach WIECK mit fehlender Bewusstseinsstörung.

Merke!

Ein chronisches organisches Psychosyndrom muss angenommen werden und bedarf weiterer Abklärung, wenn nachfolgende Verhaltensweisen auftreten, die zuvor nicht beobachtet wurden:

- Verhaltensabweichungen (Wutausbrüche, Exhibitionismus usw.)
- Veränderungen im emotionalen Verhalten
- Nachlassen von Gedächtnisleistungen
- Gefühlsverarmung
- Interesselosigkeit (z. B. Aufgabe von Hobbys)
- Verlust schöpferischer Leistung
- Vernachlässigung der eigenen Person (Körperpflege, Essen, Beruf)
- Hemmungslosigkeit, Gleichgültigkeit
- Versagen beim Ausführen gewohnter Tätigkeiten.

Wenn eine Hirnfunktionsstörung mit affektiver Störung insbesondere mit Einschränkung der intellektuellen Leistungsfähigkeit einhergeht, wird sie als Demenz bezeichnet. Die charakteristischen Erscheinungen dieser Störungen werden – wie mehrfach erwähnt – zum „chronischen organischen Psychosyndrom" zusammengefasst, wofür eine Vielzahl pathologischer Prozesse als Auslöser oder Ursache in Frage kommt.

Chronisches pseudoneurasthenisches Syndrom (sog. Hirnleistungsschwäche)

Typische Symptome sind Veränderungen der affektiven Reaktivität mit z. B. gesteigerter Erregbarkeit oder „Asthenie", wobei sich letzteres in Konzentrationsschwäche und abnormer Ermüdbarkeit zeigen kann.

Chronische organische Persönlichkeitsveränderung

▶ Diese zeigt sich in Abschwächung differenzierter Züge, Veränderung der Grundstimmung und Änderung des Antriebs, mitunter Verlangsamung oder „Haften". Man beobachtet apathisch-antriebsarme oder euphorisch-umständliche Typen, mitunter auch reizbar-unbeherrschte und enthemmte Formen.

Demenz

Hier zeigt sich die Gedächtnisstörung mit Minderung der Merkfähigkeit und des Frischgedächtnisses neben intellektuellem Abbau mit Minderung der Kritikfähigkeit, Reduktion von Logik und Kombinationsfähigkeit und Auffassungsstörungen. Eine Sonderform stellt das chronische Korsakow-Syndrom dar. ◀

Merke!

Entsprechend der ICD 10 umfasst das dementielle Syndrom

- eine Störung des Altgedächtnisses
- eine Beeinträchtigung eines neuropsychologischen Teilbereichs
- eine alltagsrelevante Einschränkung der Lebensführung
- eine Dauer der Symptomatik von wenigstens sechs Monaten.

Merke!

Während bei der Demenz ein **Verlust** der ursprünglich erreichten kognitiven Fähigkeit besteht, handelt es sich bei den **Minderbegabungen (Oligophrenien)** um Störungen, die seit Geburt bestehen.

Formen der Demenz

- ▶ **Demenz vom Alzheimer Typ (DAT)**
  Bei der Alzheimerschen Demenz handelt es sich um die häufigste Ursache einer kognitiven Leistungsabnahme im Alter, wobei etwa fünf Prozent der über 65-jährigen Menschen betroffen sind. Ferner stellt sie über fünfzig Prozent aller dementiellen Erkrankungen beim alten Menschen dar. ◀

- **Vaskuläre Demenz (Demenz vom Multiinfarkt-Typ, MID)**
  Hier handelt es sich um die zweithäufigste Erscheinungsform der Demenzen. Multiinfarktdemenz ist der Ausdruck einer auf vaskulärer Ursache beruhenden Demenz (z.B. bei chronischem arteriellen Hypertonus). Früher sprach man auch von arteriosklerotischer Demenz und von „Verkalkung"; dabei beruht diese Form der Demenz nicht auf einer arteriosklerotischen Gefäßveränderung allein sondern auf den daraus resultierenden Miniinfarkten (siehe 4.3.).
- **Sekundäre Demenzen**
  Es handelt sich um Demenzen extrazerebralen Ursprungs; sie können als Sekundärsymptomatik anderer Grundkrankheiten, speziell internistischer Erkrankungen entstehen. Bekannt sind hier dementielle Syndrome im Rahmen infektiös-entzündlicher Erkrankungen (z.B. progressive Paralyse, Multiple Sklerose), metabolische endokrinologische Erkrankungen (z.B. Schilddrüsenerkrankungen, Hypoglykämie, Hyperkalzämie), nutritiv toxische Erkrankungen (z.B. Vitamin-B12-Mangel, Kohlenmonoxydvergiftungen, sonstige Intoxikationen), traumatische Erkrankungen (z.B. Schädel-Hirn-Traumata, „Boxer-Demenz"), neoplasmatische Erkrankungen, genetische Erkrankungen (z.B. zerebrale Lipidstoffwechselstörungen, Morbus Wilson).

Viele Patienten werden trotz erheblicher organischer Veränderungen am Gehirn nicht auffällig, wenn ihr soziales Umfeld stabil ist. Emotional stark belastende Veränderungen im psychischen bzw. sozialen Bereich können jedoch zu einer Dekompensation und damit zu einem organischen Psychosyndrom führen. Entsprechende Auslöser sind:

- Ortswechsel
- Vereinsamung
- operative Eingriffe.

Typische Symptomatik des chronischen organischen Psychosyndroms

- ▶ Beeinträchtigung des Kurzzeitgedächtnisses, später des Langzeitgedächtnisses
- Störungen des Auffassungsvermögens und der Konzentrationsfähigkeit
- Verlust der Abstraktionsfähigkeit
- Einschränkung der Kritik- und Urteilsfähigkeit
- Orientierungsstörung in Zeit und Raum
- Störungen des Nacht-Tag-Rhythmus
- psychomotorische Unruhe und depressive Verstimmung
- Affektlabilität und Affektinkontinenz
- Halluzinationen und Wahnideen
- Persönlichkeitswandel.

> **Merke!**
> Organische Wesensänderung und Demenz sind Leitsyndrome chronischer körperlich begründbarer Psychosen.

Die **organische Wesensänderung** äußert sich insbesondere in Affekt- und Antriebsstörungen mit erhöhter Reizbarkeit, Verstimmbarkeit, Minderung der schöpferischen Fähigkeiten und in einer möglichen Entdifferenzierung des Charakters. Ehemalige Persönlichkeitseigenschaften werden oftmals deutlich zugespitzt, während andererseits differenzierte Persönlichkeitszüge abgeschwächt werden können. Letzteres äußert sich in Abnahme von Anstand und Takt, in Rücksichtslosigkeit, Beeinträchtigung ethischer Gefühle und Wertungen sowie in Verlust des Schamgefühls.

Erfasst werden organische Wesensänderungen am besten durch Verhaltensbeobachtungen und Fremdanamnesen.

Die Feststellung kognitiver Defizite erfolgt aber nicht nur durch die genaue Erhebung des psychischen Befundes sondern auch durch die Anwendung standardisierter, reproduzierbarer Tests. Beobachtet man stärkere Einschränkungen bei der Prüfung von Gedächtnis, Schnelligkeit oder Lernfähigkeit als bei Tests, mit denen Wortschatz und Allgemeinwissen geprüft werden, so mag dies ein Hinweis auf eine Verschlechterung intellektueller Leistungsfähigkeit sein. Gerade Patienten mit organischen Erkrankungen und konsekutiv eingeschränkter Hirnleistungsfähigkeit zeigen eine Tendenz zur Stereotypie. Häufig bleiben solche Menschen in ihren Gedankengängen am Konkreten haften. Aufgrund der Anamnese und der übrigen Untersuchungsergebnisse ergibt sich der Einsatz von psychometrischen Untersuchungen (Testverfahren). Einfache Prüfungen intellektueller Leistungsfähigkeit offenbaren Gedächtnisausfälle, fehlerhafte situative Einschätzung, Lücken im Allgemeinwissen und Rechenschwierigkeiten. Bei **psychometrischen Tests** bedient man sich

- objektiver Testverfahren sowie
- projektiver Testverfahren. ◀

Die wichtigsten Testverfahren sind folgende:

- **Mini-Mental-Status-Test** (MMST) zur Prüfung von Aufmerksamkeit, Orientierungswissen und Sprache mit einem Zeitbedarf von etwa drei bis zehn Minuten

- **DemTect** zur Prüfung des verbalen Gedächtnisses, der Wortflüssigkeit, der Aufmerksamkeit und der intellektuellen Flexibilität mit einem Zeitbedarf von etwa sechs Minuten
- **Uhren-Zeichen-Test** zur Prüfung von Visuokonstruktion und Problemlösung mit einem Zeitbedarf von etwa fünf Minuten
- **TFDD** zur Prüfung des verbalen Gedächtnisses, der zeitlichen Orientierung, des Sprachverständnisses, der Stimmungslage und Wortflüssigkeit mit einem Zeitbedarf von etwa sechs Minuten.

Das **differentialdiagnostische Programm der Demenzen** umfasst jedoch nicht nur die genannten psychometrischen Testverfahren; ebenso wichtig sind Anamneseerhebung (einschließlich Fremdanamnese), die Erhebung des psychischen Befundes, die internistische, neurologische und laborchemische Untersuchung sowie die apparative Zusatzdiagnostik (EKG, EEG, CT, NMR).

4.3 Einige wichtige Krankheitsbilder !!!

Delir

▶ Beim Delir handelt es sich um eine **akute reversible (exogene) Psychose** mit Bewusstseinstrübung und Sinnestäuschungen. Es finden sich Verwirrtheit, Angst und Erregung im Sinne einer Beschäftigungsunruhe neben Akoasmen (akustische Halluzinationen mit Knallen, Zischen, Rascheln) und optischen Halluzinationen (Szenen mit kleinen Figuren). Meist finden sich auch körperliche Symptome wie Tremor, vegetative Störungen und Kreislaufinsuffizienz. Häufig beobachtet man Greif- und Zupfbewegungen auf der Bettdecke (sog. Flockenlesen als Hinweis auf optische Halluzinationen) sowie Greifen nach halluzinierten Gegenständen und Tieren. Ferner kommt es zu sinn- und zweckloser stereotyper Leerlaufmotorik mit kleinen Bewegungsexkursionen. ◀

Manchmal werden fantastische traumähnliche Bilder von szenischem Charakter erlebt, was man als **Oneiroid** bezeichnet. Das Bewusstsein ist im Allgemeinen nur schwach getrübt, eine Amnesie besteht selten. Ebenso wie bei anderen Syndromen ist das Delir eine unspezifische Reaktion des Gehirns auf Noxen unterschiedlicher Art. Man beobachtet diese Reaktion bei chronischen Alkoholintoxikationen, hauptsächlich aber beim Alkoholentzug, ferner in allen Gradausprägungen bei Fieber, Hyperthyreosen und anderen inneren Erkrankungen sowie nach Anwendung verschiedener Pharmaka (z.B. trizyklische Antidepressiva in hoher Dosierung). Auch Entzüge von Benzodiazepinen und Barbituraten zeigen gelegentlich delirante Zustände.

Da das amentielle Syndrom und das Delir häufig ineinander übergehen, fasst man beide zum **amentiell-deliranten Syndrom** zusammen. Entsprechend dem ICD 10 sollen beim Delir folgende Symptome vorliegen:

- Bewusstseinsstörung und Aufmerksamkeitsstörung
- Wahrnehmungsstörung (Illusionen und optische Halluzinationen)
- Beeinträchtigung des abstrakten Denkens und Auffassungsstörungen
- ▶ Wahnideen
- Inkohärentes Denken
- Beeinträchtigung des Kurzzeitgedächtnisses bei verhältnismäßig gutem Langzeitgedächtnis
- zeitliche und in schweren Fällen auch örtliche Desorientiertheit
- psychomotorische Störungen mit Hypo- oder Hyperaktivität
- Schlafstörungen mit Schlaflosigkeit, gestörtem Schlaf-Wach-Rhythmus und Schläfrigkeit am Tage
- Störung der Affektivität mit Depressionen, Angst, Reizbarkeit, Apathie. ◀

In der Regel beginnt das Delir **akut** und wechselt auffällig in Symptomatik und Tagesverlauf.

Besonders häufig begegnet man einem Delir bei fortgesetzter Alkoholabhängigkeit, bei Alkohol- und Medikamentenentzügen (vor allem Benzodiazepine) sowie bei Fieber und auch bei Medikamentenüberdosierungen. Bei bestimmten Erkrankungen kommen Delire ebenfalls häufig vor, so bei Verbrennungen (30%), Kardiotomien (70%), AIDS (30%) und bei Diabetes mellitus.

Jedoch nicht nur bei Medikamentenentzügen und Medikamentenüberdosierungen sondern auch bei Gabe von Medikamenten in normaler Dosierung können Delire auftreten, so z.B. bei trizyklischen Antidepressiva, Neuroleptika, Antiepileptika, Digitalis, Kortison-Präparaten, Antibiotika und Parkinson-Medikamenten.

Dämmerzustand

Hier ist das Bewusstsein vorrangig verschoben, weniger getrübt oder eingeengt. Bemerkenswert ist, dass sich die Patienten meist gut zurechtfinden, jedoch sich in einem gewissen traumwandlerischen Zustand befinden. Die Patienten können dann die momentane Situation nicht verstehen, verkennen zumindest Zeit, gelegentlich auch Ort und Personen in ihrer Umgebung. Dämmerzustände werden häufig nicht erkannt, da der Patient sich nach außen hin klar und besonnen zu verhalten scheint. Dennoch ist das Verhalten bezüglich einzelner Strebungen und Triebe unkontrolliert, weshalb im Dämmerzustand Gewalt- und Sexualverbrechen vorkommen.

Findet man keine quantitative Bewusstseinsstörung vor, spricht man von **geordnetem** oder **orientiertem** Dämmerzustand.

Merke!

Somit lassen sich drei wichtige Merkmale zusammenfassen:
- Amnesie
- verschobene Bewusstseinslage
- reduzierte Aufmerksamkeit.

Vorkommen: Dämmerzuständen begegnet man bei Epilepsien, vor allem nach einem schweren Anfall, ferner bei pathologischen Rauschzuständen, Intoxikationen sowie bei psychogenen Störungen (z. B. Hysterie).

Verwirrtheitszustand (amentielles Syndrom)

Dieser Zustand geht einher mit Trübung des Bewusstseins, Verwirrtheit, Ratlosigkeit und Inkohärenz des Denkens. Halluzinationen stehen hier im Hintergrund. Im Gegensatz zum zerfahrenen Denken des Schizophrenen fehlt beim amentiellen Syndrom die Sprunghaftigkeit; vielmehr haften solche Personen „an aufgetauchten Gedanken" und zeigen außerdem eine gewisse Einbuße an kritischer Einschätzung. Häufig fehlt die vollständige Orientierung über Zeit und Raum und die eigene Person, was zu Angst, Aggressivität und Ratlosigkeit führt. Nach Beendigung des Verwirrtheitszustandes besteht Amnesie für diesen Zeitraum.

Vorkommen: Man begegnet dem Verwirrtheitszustand bei akuten organischen Psychosen, Hirntraumata, bei allgemeiner Hypotonie und bei allen Formen zerebraler Minderperfusion. Weiterhin begegnet man ihm als Medikamenteneffekt, bei Epilepsien, vaskulärer Enzephalopathie, intrakraniellen Blutungen, Enzephalitis, Demenz, Hypoglykämien, Hirntumoren, Lues, Intoxikationen und besonders bei Exsikkose.

Halluzinosen

▶ Hier stehen Halluzinationen auf einem Sinnesgebiet im Vordergrund des psychopathologischen Bildes; es bestehen keine Bewusstseinsstörungen.

Die häufigsten Halluzinosen sind
- **akustische Halluzinose:** vorwiegend bei chronischem Alkoholismus, wobei die Patienten Stimmen nicht anwesender Personen hören, die sie entweder beschimpfen oder die über sie sprechen. Die Patienten reagieren überängstlich, versuchen zu fliehen und verstecken sich.
- **optische Halluzinose:** Auftreten meist bei Missbrauch von Halluzinogenen (z. B. LSD, Mescalin)
- **taktile Halluzinose:** häufig bei Amphetamin-Abusus sowie bei älteren Menschen mit zerebraler Durchblutungsstörung, aber auch bei körperlich begründbaren Psychosen. Die Patienten sind unkorrigierbar davon überzeugt, dass auf ihrer Haut Ungeziefer, kleine Parasiten oder anderes Getier herumkrabbelt. Es kommt zu einer raschen Steigerung der Symptomatik; die Patienten klagen über Juckreiz und versuchen dem vermeintlichen Ungeziefer durch starke Desinfektionsmittel oder durch Einfangen Herr zu werden. Bei Halluzinosen besteht keine Bewusstseinsstörung. ◀

Hirnlokales Psychosyndrom

Man spricht hier auch vom **psychoorganischen Syndrom (POS).** Es handelt sich um eine Sonderform einer (isolierten) organischen Persönlichkeitsveränderung mit
- Änderung der Stimmung
- Änderung des Antriebs
- Änderung der vitalen Einzeltriebe.

Das hirnlokale Psychosyndrom ist erscheinungsbildlich nahezu identisch mit dem „endokrinen Psychosyndrom", das bei verschiedenen Endokrinopathien beobachtet wird. Ebenso wie dieses ist das hirnlokale Psychosyndrom leicht mit psychoreaktiven und psychopathischen Störungen zu verwechseln.

Die lang dauernden oder episodischen Antriebsstörungen können sich in Steigerung oder Herabsetzung des Antriebs äußern. Meist kommt es zur Verschiebung der Stimmungslagen, entweder hin zur Heiterkeit oder zur Gereiztheit. Elementare Einzeltriebe wie Hunger, Durst, Libido und Schlaf sind ebenfalls gestört. Allerdings kommt es beim hirnlokalen Psychosyndrom nicht zu mnestischen und intellektuellen Ausfällen, wie sie sich bei der typischen organischen Wesensänderung zeigen.

Häufig ist die Fassade noch längere Zeit gut erhalten, ebenso wie der affektive Rapport. Notwendig sind deshalb gezielte Fragen, psychologische Testungen, ferner die neurologische Untersuchung und apparative Untersuchungen wie CCT (zerebrale Computertomographie) und NMR (Kernspintomographie).

Zusammenfassend ergibt sich folgende **Symptomatik:**

- relativ früh erhöhte Ermüdbarkeit
- Antriebs- und Affektstörungen (vor allem Affektlabilität und Affektinkontinenz)
- Verminderung der Kritikfähigkeit
- Abulie (Antriebsstörung, Mangel an Eigeninitiative, Verminderung der Spontaneität und Erlahmung früherer Interessen)
- gestörte Psychomotorik (Mimik, Gestik, Sprachmodulation)
- Persönlichkeitsveränderungen (Taktgefühl, Rücksichtnahme, akzentuierte und karikaturierte Eigenschaften)
- häufig Anosognosie (Unfähigkeit die vorhandene Erkrankung zu erkennen)
- erhöhte Reizbarkeit und gelegentlich Euphorie.

▶ **Vorkommen:** Häufige Grundkrankheiten sind Hirntumoren, postenzephalitische Zustände, Chorea Huntington, Hirntumoren bei Stammhirnsyndromen oder Stirnhirnsyndromen, Enzephalomyelitis disseminata.

Organisches amnestisches Syndrom (Korsakow-Syndrom)

Alle nicht durch Alkohol oder sonstige psychotrope Substanzen bedingten organischen amnestischen Syndrome werden hier zusammengefasst. Hier sind Kurz- und Langzeitgedächtnis schwer beeinträchtigt. Es besteht

- eine ausgeprägte anterograde Amnesie
- eine zeitliche Desorientiertheit und
- eine Konfabulation.

Hinzu kommen Auffassungsstörungen, Euphorie, Kritiklosigkeit aber auch gelegentlich Passivität.

Das organische amnestische Syndrom (Korsakow-Syndrom) muss als **reversibles** Psychosyndrom vom **irreversiblen** Korsakow-Syndrom unterschieden werden. Das **alkoholbedingte Korsakow-Syndrom** entwickelt sich seltener langsam, hingegen häufiger im Anschluss an ein Alkoholdelir. Ist es in gewissem Maße rückbildungsfähig, liegt ein akutes Korsakow-Syndrom vor. In den meisten Fällen kommt es aber bei Alkoholismus zu chronischen Verläufen (chronisches Korsakow-Syndrom). In der Symptomatik hingegen unterscheiden sich beide nicht.

Vorkommen: Beide Formen, die akute und die chronische Form des Korsakow-Syndroms findet man bei chronischem Alkoholismus, nach einer Wernicke-Enzephalopathie, nach Kohlenmonoxidvergiftungen und nach schweren Schädel-Hirn-Traumata.

> **Merke!**
>
> Das Korsakow-Syndrom ist ein in der Regel reversibles Psychosyndrom. Das alkoholbedingte Korsakow-Syndrom hingegen ist irreversibel. Es kann in akuter und chronischer Form auftreten.

Demenz vom Alzheimer Typ (DAT)

Die Demenz vom Alzheimer-Typ (DAT) ist zahlenmäßig die bedeutendste Demenzform und nach epidemiologischen und pathologischen Studien die häufigste Ursache einer kognitiven Leistungsabnahme im Alter. Man spricht auch von der **Alzheimerschen Erkrankung** oder vom **Morbus Alzheimer**.

Der Gipfel des Erkrankungsbeginns liegt zwischen dem 55. und 65. Lebensjahr. Selten ist der Beginn bei jüngeren Personen. Frauen sind häufiger betroffen als Männer und die Dauer der Erkrankung beträgt etwa 2–10 Jahre. In Deutschland leiden derzeit etwa 1 Million Menschen an dieser Erkrankung.

Erstmals wurde im Jahr 1906 von Alois Alzheimer das Krankheitsbild beschrieben. Dieser entdeckte extrazelluläre kortikale Plaques sowie neurofibrilläre Degenerationen innerhalb von Nervenzellen, sog. Alzheimersche Fibrillenveränderungen.

Früher unterschied man zwischen präsenilen Demenzen (vor dem 65. Lebensjahr) und senilen Demenzen (nach dem 65. Lebensjahr). Mit der Alzheimer-Krankheit wurden nur die präsenilen Demenzen bezeichnet. In der Folgezeit wurde jedoch deutlich, dass sich präsenile und senile Formen kaum voneinander unterscheiden, so dass sich heute der Begriff Alzheimer-Demenz durchsetzte, letztlich unabhängig vom Eintrittsalter. Entsprechend der ICD 10 wurden doch eine Form „mit frühem Beginn“ (vor dem 65. Lebensjahr) sowie eine Form „mit spätem Beginn“ (nach dem 65. Lebensjahr) unterschieden. Außerdem unterscheidet man zwischen sporadisch auftretenden Fällen (circa 93 %) und familiär auftretenden Fällen (etwa 7 %). Bei den familiär gehäuft auftretenden Fällen finden sich Mutationen in den Genen des Amyloidvorläuferproteins und der präsenilen Gene. Unterschiede zwischen diesen beiden Fällen bestehen jedoch kaum, was Symptomatik und Verlauf angeht.

Allerdings liegt der Beginn der familiär gehäuft auftretenden Fälle fast immer vor dem 55. Lebensjahr.

Meist sind Patienten in den letzten zwei Jahren der Erkrankung schwer pflegebedürftig. Diese Pflegebedürftigkeit resultiert weniger aus den kognitiven Defiziten, vielmehr aber durch die Unfähigkeit zu den einfachsten Handlungen des täglichen Lebens (Essen, Trinken, Waschen, Toilette). Zudem zeigen sich häufig nächtliche Unruhezustände neben Verwirrtheit und Fremdaggressivität.

Merke!

Risikofaktoren der Alzheimer-Demenz sind
- zunehmendes Alter
- familiäre Häufung
- Schädel-Hirn-Traumata
- niedrige Intelligenzleistung und Schulbildung
- weibliches Geschlecht
- Homozygotie für das ApoE4-Gen.

Klinische Kriterien zur Diagnose eines wahrscheinlichen Morbus Alzheimer:
- Vorliegen einer Demenz nach klinischen Kriterien, zusätzlich dokumentiert durch Testverfahren und bestätigt durch neuro-psychologische Tests
- Defizite in zwei oder mehr kognitiven Bereichen
- progrediente Verschlechterung von Gedächtnis und anderen kognitiven Funktionen
- keine Bewusstseinsstörung
- Beginn zwischen dem 40. und 90. Lebensjahr, gehäuft nach dem 65. Lebensjahr
- Fehlen systemischer Störungen oder anderer Hirnerkrankungen, die progrediente Störungen von Gedächtnis und Kognition erklären könnten.

Die Diagnose eines wahrscheinlichen Morbus Alzheimer wird gestützt durch
- progrediente Verschlechterung spezifischer kognitiver Leistungen (Sprache, motorische Fähigkeiten, Wahrnehmung, Funktionalität im Alltag, Veränderung von Verhaltensmustern)
- positive Familienanamnese für ähnliche Erkrankungen
- Zusatzuntersuchungen (normaler Liquor, normales oder unspezifisch verändertes EEG, Hinweis auf Hirnatrophie im CCT mit Zunahme bei Kontrolluntersuchungen).

Kriterien, die die Diagnose eines wahrscheinlichen Morbus Alzheimer unsicher oder unwahrscheinlich machen:
- plötzlicher Beginn
- fokale neurologische Symptome (z.B. Hemiparalyse, Sensibilitätsstörungen, Koordinationsstörungen und Gesichtsausfälle, vor allem im Frühstadium)
- Epileptische Anfälle oder Gangstörungen zu Beginn oder im Initialstadium der Erkrankung.

Frühe Kennzeichen und charakteristische Symptomatik

Meist entwickeln sich die Symptome der Demenz vom Alzheimer-Typ langsam und allmählich und sind zunächst leicht aber doch konstant vorhanden. Die Demenz vom Alzheimer-Typ zeigt daher in der prä- bzw. subklinischen Phase zunächst diskrete Symptome wie
- nachlassende Aufmerksamkeit
- zunehmende Abneigung gegen Neues
- allmähliches, doch zunehmendes Nachlassen der Alltagsaktivitäten
- soziales Desinteresse
- Verarmung der intellektuellen Fähigkeiten und Leistungen
- Bagatellisierung des Leitsymptoms Gedächtnisstörung.

Auf präzise Fragen wird oft nicht mehr adäquat geantwortet. Später folgen mehr psychiatrische Syndrome des organischen Psychosyndroms wie Gedächtnis-, Konzentrations- und Aufmerksamkeitsstörungen, Denkstörungen, Desorientiertheit, depressive Verstimmung, affektive Labilität, Wesensänderungen und Störungen im sozialen Verhalten. Im weiteren Verlauf zeigen sich Apraxie, Aphasie, Agnosie, Verlust der Krankheitseinsicht, gepaart mit Ruhelosigkeit und Agitiertheit, oder auch ausgeprägten depressiven Verstimmungen. Die körperlichen Syndrome sind zunächst hintergründig; später sieht man aber einen verlangsamten Gang (Frontalhirnzeichen) und u.U. leicht ausgeprägte extrapyramidale Symptome, wobei das Sensorium (Sehen, Hören und Fühlen) bis auf die Agnosie, normal bleiben kann. Die genannten aufgezählten Symptome im prä- und subklinischen Bereich zählen zu den wichtigsten Merkmalen der Früherkennung.

Diagnostik

Für die Alzheimer-Diagnose gibt es keinen allein beweisenden neuroradiologischen oder laborchemischen Befund. Aus diesem Grund wird die Diagnose immer klinisch gestellt; neuropsychologische

Tests und apparative Zusatzbefunde werden miteinbezogen. Dabei ist die Diagnose „Alzheimer-Demenz“ letztlich eine **Ausschlussdiagnose** d.h. andere Demenzursachen müssen im Rahmen einer umfangreichen Diagnostik ausgeschlossen werden.

Wie bei jeder anderen psychischen Erkrankung kommt bei der Alzheimer-Demenz auch der **Fremdanamnese** eine erhebliche Bedeutung zu, da die Betroffenen oftmals ihre Defizite selbst nicht mehr erkennen können.

An **neuropsychologischer Diagnostik** kommt dem MMST (Mini-Mental-Status-Test) als Teil des SIDAM-Interviews (Strukturiertes Interview für die Diagnose einer Demenz vom Alzheimer-Typ, Multiinfarktdemenz und Demenzen anderer Ätiologie) besondere Bedeutung zu. Weitere Testverfahren sind die CERAD-Testbatterie zur genaueren Erfassung kognitiver Defizite und die ADAS (Alzheimer Disease Assessment Scale).

Eindeutig beweisende Laboruntersuchungen zur Festigung der Diagnose einer Alzheimer-Demenz existieren bis heute nicht.

Bei den **zerebralen Bildgebungsverfahren** zeigen sich in der Kernspintomographie

- eine Atrophie des Hypocampus
- eine temporo-parietal lokalisierte Atrophie.

Die Symptomatik lässt sich – wenn auch weniger deutlich – bei der Computer-Tomographie des Schädels erkennen.

Mittels Bildgebung lässt sich eine Alzheimer-Demenz nicht sicher diagnostizieren, auch nicht mittels Positronenemissionstomographie (PET), weshalb diese aufwändige Diagnostik nur bei diagnostischer Unsicherheit erfolgen sollte.

Die **pathologisch wichtigsten Merkmale** sind pathologische Ablagerungen von Proteinen (extrazelluläre Plaquebildungen von Amyloid-β-Peptiden) sowie die intrazellulären Ablagerungen von Neurofibrillen. Dies führt zur Degeneration von Nervenzellen, vor allem im Hypocampus, im Temporallappen und im basalen Vorderhirn mit den daraus resultierenden typischen Störungen: Störung des Gedächtnisses, Benennstörung, visuell-räumliche Störung. Besonders früh sind pathologische Veränderungen im limbischen und im paralimbischen Bereich sowie im basalen Vorderhirn zu erkennen. Aber nicht nur die cholinergen Projektionsneuronen sondern auch andere Neurotransmitter-Systeme sind von der Degeneration betroffen. Man nimmt eine synaptische Schädigung an, da die kortikale Synapsendichte abnimmt.

Merke!

Zusammengefasst ergeben sich folgende **pathogenetische Mechanismen** der Alzheimer-Demenz: Die Alzheimer-Demenz entsteht durch

- Abnahme der kortikalen Synapsendichte
- Degeneration von Neurotransmitter-Systemen
- zerebrale Atrophie.

Ursachen hierfür sind

- pathologische Ablagerungen von β-Amyloid
- intrazelluläre Ablagerung von Neurofibrillen
- inflammatorische Prozesse in Form einer Mikroglia-Aktivierung
- genetische Disposition und Alterung
- zerebro-vaskuläre Dysfunktion (fraglich).

Therapie

Die Alzheimer-Demenz kann – wenn auch nur unbefriedigend – medikamentös therapiert werden. Ziel ist dabei mehr eine Stabilisierung und Verlangsamung des Krankheitsprozesses als eine Heilung. Lässt sich eine Verschlechterung verhindern, so ist dies bereits der Nachweis dafür, dass die Therapie wirksam ist. Bis zum heutigen Tag ist eine Heilung nicht möglich.

Die vor allem früher im Einsatz befindlichen Nootropika zeigten kaum eine wesentliche Wirkung. Im Vordergrund stehen heute Acetylcholinesterasehemmer. Bekannteste sind

- Donepezil (Aricept®)
- Rivastigmin (Exelon®)
- Galantamin (Reminyl®).

Neben den Acetylcholinesterasehemmern finden auch Glutamat-Modulatoren (Memantin) Anwendung, die zu einer Besserung der Symptomatik in mittleren und schweren Stadien der Alzheimer-Demenz führen.

Neben der spezifischen Alzheimer-Behandlung müssen auch psychische Begleitsymptome adäquat behandelt werden. So werden depressive Verstimmungen mit Antidepressiva, psychische Störungen wie Wahn, Agitiertheit, Ängste und Erregungen mit Neuroleptika und Schlafstörungen mit entsprechenden Schlafpräparaten behandelt. Dabei ist zu beachten, dass oftmals Medikamente bei Alzheimer-Patienten paradox wirken können. Bei Schlafstörungen werden niederpotente Neuroleptika wie Melperon (Eunerpan®) oder Pipamperon (Dipiperon®) empfohlen. Ungünstig erscheinen Benzodiazepine, da diese die Gedächtnisleistung beeinträchtigen und – wie oben erwähnt – eine paradoxe Wirkung zeigen können.

Neben der genannten therapeutischen Vorgehensweise beschränkt sich die Therapie aber vorrangig auf körperliche Pflege, Aufklärung und Beratung der Angehörigen sowie leichte Sedierung der Patienten bei Unruhe. Vorrangiges Ziel ist der Schutz des Patienten vor sich selbst, ferner eine gezielte und nicht überlastende Beschäftigungstherapie sowie die Vermeidung von frühzeitiger Bettlägerigkeit. ◀

Vaskuläre Demenz

Bei den vaskulären Demenzen liegt eine zerebrale vaskuläre Störung vor. Die früheren Begriffe „Verkalkung“ oder „zerebro-vaskuläre Insuffizienz“ wurden verlassen. Häufigste vaskuläre Demenz ist die **Multiinfarktdemenz.**

Typische Symptomatik

Charakteristisch für vaskuläre Demenzen und speziell für die Multiinfarktdemenz sind:

- plötzlicher Beginn und fluktuierender Verlauf
- in der Vorgeschichte häufig vaskuläre Risikofaktoren wie arterieller Hypertonus, Nikotinmissbrauch, Adipositas, Diabetes Mellitus, Hypercholesterinämie usw.
- in der Vorgeschichte häufig transitorische ischämische Attacke (TIA) oder PRIND (prolongiertes ischämisches neurologisches Defizit)
- relativ lange unverändertes Gedächtnis
- über lange Zeit hinweg unverändert bestehende Persönlichkeit
- häufig emotionale Störungen mit Affektlabilität und Affektinkontinenz
- häufig Gefäßstenosen, Thrombosen und Embolien an hirnversorgenden Gefäßen
- im CCT entweder keine, geringe oder diffus verteilte Hirnatrophie
- häufiger Wahnideen, vor allem paranoide Vorstellungen
- meist im fortgeschrittenen Stadium zunehmende Zuspitzung der Persönlichkeit
- relativ häufig Episoden von Bewusstseinstrübung (oft delirante Zustände)
- typische nächtliche Verwirrtheitszustände
- häufig gleichzeitig bestehende neurologische Defizite
- Einengung des schöpferischen Denkens und der Urteilskraft.

Einteilung

In der ICD 10 werden die vaskulären Demenzen eingeteilt in

- **vaskuläre Demenz mit akutem Beginn,** die sich plötzlich und rasch nach vorangegangenen Schlaganfällen entwickelt, seltener nach einer Gehirnblutung.
- **Multiinfarktdemenz,** die durch das Auftreten zahlreicher kleiner und meist neurologisch stummer Erweichungsherde im Gehirn verursacht wird, wobei das Gesamtvolumen dieser vielen kleinen Infarkte den Schweregrad bestimmt.
- **subkortikale vaskuläre Demenz** mit typischen ischämischen Herden im Marklager der Hemisphären (Mikroangiopathie) auf der Basis einer arteriellen Hypertonie. Die graue Substanz der Hirnrinde ist meist intakt und man beobachtet typischerweise eine diffuse Entmarkung der weißen Substanz.
- **gemischte vaskuläre Demenz** mit subkortikalen und kortikalen Atrophiezeichen mit dem klinischen Bild einer Kombination aus vaskulärer Demenz und Alzheimer-Demenz.

Vaskuläre Demenzen sind mit 15 % Anteil aller Demenzen weniger häufig als die Alzheimer-Demenzformen. Eine Kombination aus vaskulärer Demenz und Alzheimer-Demenz findet sich in 15 % der Demenzen. Die **Mortalität** der vaskulären Demenz ist bei einer mittleren Lebenserwartung von vier Jahren höher als die der Alzheimer-Demenz. Die **kognitive Beeinträchtigung** verschiedener Teilleistungen zeigt sich bei der vaskulären Demenz weniger gleichmäßig als bei der reinen Alzheimer-Demenz.

Diagnostisch finden apparative Methoden wie Computertomographie oder Kernspintomographie Anwendung; beide zeigen vaskuläre Läsionen. Allerdings sind ischämische Infarkte und Blutungen **nicht allein beweisend** für das Vorliegen einer ausschließlichen vaskulären Demenz. Auch die Positronenemissionstomographie (PET) zeigt Veränderungen mit meist diffuser Verteilung der Herde.

Wie auch bei der Alzheimer-Demenz finden medikamentös der Acetylcholinesterasehemmer Galantamin und der Glutamat-Modulator Memantin Anwendung. Weitaus wichtiger ist jedoch die **Prävention,** d.h. die Beseitigung von Risikofaktoren. Im Vordergrund der Therapie stehen dabei Herz- und Kreislaufbehandlung, die Einstellung des Blutdrucks (Erfordernishochdruck!), sowie die aktivierende Behandlung mit Beschäftigungs- und Physiotherapie. Treten wiederholt zerebrale Ischämien auf, so sollte eine Rezidivprophylaxe erfolgen, z.B. mit Acetylsalicylsäure.

Morbus Pick

▶ Wie die Alzheimer-Krankheit verläuft auch die Pick-Krankheit schleichend progredient ohne

Fluktuationen. Es handelt sich um eine Systematrophie des Hirns, und zwar ganz bevorzugt des Frontallappens. Die Erkrankungen treten meist sporadisch, nicht familiär auf. Bei einem Teil der Erkrankungen wird allerdings eine autosomal-dominante Vererbung vermutet; ansonsten ist die Ursache unbekannt.

Diese degenerative Erkrankung als **frontotemporale Demenz** ist wesentlich seltener als die Alzheimer-Demenz.

Der Gipfel des Beginns der Erkrankung liegt zwischen dem 50. und 60. Lebensjahr; gelegentlich wird auch ein früherer Beginn beobachtet. Der Krankheitsverlauf beträgt drei bis zwölf Jahre wobei gewöhnlich durch interkurrente Krankheiten in etwa fünf Jahren die Erkrankung zum Tod führt.

Im Vordergrund stehen frühzeitig progrediente Persönlichkeitsveränderungen mit Verlust des Taktgefühls bei zunehmender Distanzlosigkeit, während die kognitiven Funktionen noch verhältnismäßig lange erhalten bleiben. Je nach Lokalisation der Hirnatrophie zeigt sich eine unterschiedliche Symptomatik. Ist der Orbitalbereich betroffen, so zeigt sich Enthemmung, Distanzlosigkeit, Reizbarkeit, Witzelsucht und Kritiklosigkeit. Solche Patienten fallen vor allem durch Enthemmung und Triebhaftigkeit mit Tendenz zur Kriminalität auf. Ist hingegen die Konvexität betroffen, so zeigt sich dies in Apathie bis hin zur völligen Antriebslosigkeit.

Typische Symptome des Morbus Pick sind

- relativ langsam voranschreitende Persönlichkeitsveränderungen mit Affektlabilität, Schlafstörungen, zunehmender Kritiklosigkeit und Distanzlosigkeit
- erst in späteren Stadien auch Zunahme kognitiver Störungen mit Handlungs- und Sprachstereotypien, Teilnahms- und Antriebslosigkeit
- im weiteren Verlauf Gedächtnis- und Orientierungsstörungen neben neuropsychologischen Ausfällen, gelegentlich extrapyramidale Störungen mit Akinese oder spastischen Lähmungen
- gelegentlich motorische Enthemmung, Dyspraxie oder Apraxie
- oft nur geringe neurologische Defizite
- zunehmende Vernachlässigung von Haushalt, Freundeskreis und Beruf
- häufig Verlust moralischer Wertvorstellung und soziale Entgleisungen
- gelegentlich an eine Hebephrenie erinnernde Verhaltensstörungen
- manchmal Abneigung gegen geordnete Tätigkeiten und Sammeltrieb

Histologisch zeigt sich eine frontotemporale Gliose mit Nervenzellverlusten; gelegentlich findet man so genannte Pick-Körper in den Neuronen.

Auch hier stehen wie bei den anderen Demenzformen **bildgebende Verfahren** im Vordergrund (CCT, Kernspintomographie).

Die therapeutischen Möglichkeiten sind unbefriedigend, die Wirkung von Acetylcholinesterasehemmern und anderen Präparaten können die Krankheit nur sehr unzureichend beeinflussen. Pflegerische Maßnahmen stehen im Vordergrund. ◀

Creutzfeldt-Jakob-Erkrankung

Auch die Creutzfeldt-Jakob-Erkrankung führt zu einer Demenz, tritt meist sporadisch auf und gehört zur Gruppe der **Prionen-Erkrankungen** und nicht – wie man früher vermutete – zu den Slow-Virus-Erkrankungen.

Diese Erkrankung schreitet rasch voran mit Verläufen von wenigen Monaten bis zu zwei Jahren und zeigt sich durch zahlreiche neurologische Symptome. Die Patienten zeigen extrapyramidale Zeichen, voranschreitende spastische Lähmungen der Extremitäten, Ataxie, Visus-Störungen und gelegentlich choreatisch-athetotische Bewegungen.

Merke!

Eine Creutzfeldt-Jakob-Erkrankung ist anzunehmen bei

- typischem EEG mit tribasischen Wellen
- pyramidalen und extrapyramidalen Zeichen
- rasch zunehmender schwerer Demenz.

Die Erkrankung zeigt also einen typischen klinischen Befund und kann durch weitere **Diagnostik** gesichert werden, so z.B. durch EEG und durch den Nachweis des 14-3-3-Proteins im Liquor neben einem Anstieg weiterer neuronspezifischer Marker.

Expansiv-maniformes Syndrom bei progressiver Paralyse

Bei der progressiven Paralyse handelt es sich um eine **chronisch entzündliche Erkrankung** im Spätstadium einer nicht ausreichend behandelten Lues. Die progressive Paralyse zeigt sich vorwiegend in psychiatrischen Symptomen und tritt etwa 10 bis 20 Jahre nach erfolgter Infektion in Erscheinung. Etwa 5 bis 10 % der mit Lues Infizierten erkranken an einer progressiven Paralyse, wobei Männer überrepräsentiert sind. Es besteht eine **Panenzephalitis des Großhirns** mit konsekutiver Hirnatrophie und gleichzeitiger Stammganglienatrophie.

Das expansiv-maniforme Syndrom zeigt sich als Megalomanie mit extremer Selbstüberschätzung und zum Teil äußerst abstrusen und **übertriebenen Größenideen** (die Patienten besitzen „Billionen Euro“, sind „Milliarden Jahre alt“, usw.). Gerade in dieser Übertreibung unterscheidet sich das expansiv-maniforme Syndrom der progressiven Paralyse von der Manie. Eine ähnliche Symptomatik zeigt sich auch bei fieberhaften Infekten sowie bei Fleckfieber nach der Entfieberung.

Die progressive Paralyse beginnt zunächst mit einem pseudoneurasthenischen Vorstadium mit Verlust an Merkfähigkeit, Kopfschmerzen, Konzentrationsstörungen und Nachlassen der körperlichen Leistungsfähigkeit, verbunden mit Schlafstörungen. Es kommt dann entweder zu einer Verflachung der Persönlichkeit und zu affektiver Labilität bis hin zu einer stumpf-dementen oder euphorisch-dementen Form oder aber zu einer expansiven Form mit Größenwahn und Umtriebigkeit. Seltener sind depressive oder paranoide Formen. Jedenfalls entwickelt sich ohne Behandlung stets eine Demenz.

Demenz bei Huntington-Krankheit

▶ Hierbei handelt es sich um eine Demenz mit ausgeprägter Hirndegeneration und **autosomal-dominanter Erblichkeit.** Die Krankheit beginnt meist zwischen dem 30. und 40. Lebensjahr und führt innerhalb von 15 Jahren zum Tod.

Im Frühstadium finden sich choreiforme Bewegungen vorwiegend im Gesicht, an Händen und Schultern und beim Gehen. Erst im Gefolge dieser Symptomatik entwickelt sich dann eine Demenz, wobei vorwiegend das Frontalhirn betroffen ist. Das Gedächtnis bleibt noch länger erhalten.

Im Frühstadium findet man paranoide Ideen, Depressionen, Aggressivität oder Apathie. Diese Symptome beginnen schleichend und erst im weiteren Verlauf treten dann die typischen hyperkinetischen Phänomene auf.

Bei der apparativen Diagnostik zeigt sich im CCT und bei der Kernspintomographie eine Atrophie des Caudatum.

Die psychische Symptomatik lässt sich nur symptomatisch mit Antidepressiva oder Neuroleptika behandeln.

Demenz bei Morbus Parkinson

Eine Demenz entwickelt sich bei der Parkinson-Krankheit vor allem bei den schweren Verlaufsformen, dann aber auch erst im späteren Verlauf. Etwa 30 % der Patienten leiden an leichten kognitiven Störungen, die sich in der Regel unter entsprechender Parkinson-Behandlung mit L-Dopa bessern.

Charakteristisch für die Parkinson-Erkrankung ist die **Bradyphrenie,** eine Verlangsamung der kognitiven Funktionen, bei der noch keine Demenz im eigentlichen Sinn vorliegt. Auch die typischen Parkinson-Syndrome (z. B. medikamentenbedingt) können eine Demenz vortäuschen (Akinese, Amimie, monotone Stimme, kleinschrittiger Gang, Verlangsamung der Bewegungen). ◀

Psychosyndrome bei Enzephalitiden

Unterschiedlichste, akute wie auch chronische klinische Bilder können durch Entzündungen des Gehirns unterschiedlicher Ätiologie hervorgerufen werden. Typisches Beispiel einer chronischen Enzephalitis ist AIDS. Nach den Beobachtungen in den letzten Jahren ist eine häufige und frühe Beteiligung des Nervensystems und damit auch der Psyche bei dem erworbenen Immundefektsyndrom gegeben. Bei dem so genannten **AIDS-Demenz-Komplex** ist eine progressive Demenz gekoppelt mit motorischen Funktionsstörungen und Verhaltensstörungen. In den meisten Fällen stellt sich die Demenz erst Monate nach der Diagnose von AIDS ein, nachdem es bereits zu opportunistischen Infektionen oder Neoplasien gekommen ist.

Die Symptomatik zeigt sich zuerst in Allgemeinsyndromen wie Müdigkeit, Leistungsabfall und verschiedenen körperlichen Symptomen. Zunehmend treten dann neurologische Ausfälle auf sowie häufig ein depressives Syndrom, ferner Gedächtnis-, Konzentrations- und Antriebsschwäche.

Merke!

Demenzen finden sich auch bei weiteren infektiös-entzündlichen Erkrankungen wie bei Multipler Sklerose, systemischem Lupus erythematodes, Periarteriitis nodosa, paraneoplastischer Enzephalitis.

Postoperatives Durchgangssyndrom

▶ Das postoperative Durchgangssyndrom stellt die leichteste Form einer psychopathologischen Auffälligkeit dar. Ein zunächst nur leichtes postoperatives Durchgangssyndrom kann zu schwerwiegenden psychischen Störungen mit Bewusstseinstrübung und den sich hieraus ergebenden ernsthaften Komplikationen fortschreiten. Psychopathologisch ist das postoperative Durchgangssyndrom charakterisiert durch Aspontaneität, Affektstörungen,

Amnesie sowie durch produktive Erscheinungsbilder.

Beim postoperativen Durchgangssyndrom handelt es sich in der Regel um eine reversible psychische Störung ohne Bewusstseinstrübung und ohne dementielle Symptomatik. Dabei gibt es einen fließenden Übergang zwischen Normalität und Bewusstseinsstörung, d.h. es kann in eine akute körperlich begründbare Psychose mit Bewusstseinstrübung übergehen. Von erheblicher Bedeutung sind deshalb die sorgfältige Überwachung sowie eine psychopharmakologische Behandlung nach psychiatrischen Zielsymptomen.

Sonderform „Pseudodemenz und Scheindemenz"

Bei der **Pseudodemenz** handelt es sich um eine absichtlich oder unabsichtlich vorgetäuschte Intelligenzminderung. Manche hirnorganisch Kranke neigen dazu, ihre Intelligenzminderung noch zu übertreiben. Dies kann so weit führen, dass die Patienten behaupten, nicht lesen, schreiben oder rechnen zu können. Die Patienten können jedoch diese „Vortäuschung falscher Tatsachen" längere Zeit nicht durchstehen.

Häufig begegnet man der Pseudodemenz aber auch **bei schweren Depressionen**, wobei dann diese Demenz nicht vom Kranken bewusst vorgetäuscht wird, sondern durch starke motorische Hemmung und Denkhemmung entsteht. Bei Depressionen ergibt sich somit das scheinbare Bild einer Demenz. Psychologische Testungen sind in diesem Fall wertlos, da bei schweren Depressionen und der damit verbundenen Denkhemmung die Kranken letztlich versagen müssen.

Unter **Scheindemenz** versteht man eine reversible „Demenz". Eine solche beobachtet man toxisch-medikamentös bedingt (z.B. bei Barbituraten, Primidon).

Beim so genannten **GANSER-Syndrom** versuchen die Betroffenen geisteskrank bzw. unzurechnungsfähig zu erscheinen. Man begegnet diesem keineswegs seltenen Syndrom bei Häftlingen, hysterischen Persönlichkeiten und geistig Behinderten. Das Ganser-Syndrom wird von einigen Autoren mit der Pseudodemenz gleichgesetzt. Die Kranken machen gezielt alles falsch, versuchen beispielsweise den Schlüssel umgekehrt in das Schlüsselloch zu stecken oder reiben ein Zündholz mit der Holzseite an der Reibfläche. Verwandt mit diesem Syndrom ist der **hysterische Puerilismus,** bei dem ein Erwachsener ein kleines Kind spielt, dies aber meist nur inkonsequent und unvollständig. ◀

Tab.4.1 Gegenüberstellung von Demenz und Pseudodemenz

Demenz	Pseudodemenz
Beginn schleichend	Beginn plötzlich
Neigung zur Bagatellisierung	Neigung zur Aggravation
Verhalten fordernd	Verhalten passiv
sucht Behinderungsursache bei anderen	sucht Behinderungsursachen bei sich
Diskrepanz zwischen Stimmung und Denkinhalt	Übereinstimmung von Stimmung und Denkinhalt
wechselnder Befund in affektiver Hinsicht	Konstanz im Affekt
häufig nächtliche Unruhe und Verwirrtheit	selten Unruhe und sehr selten „psychogene" Verwirrtheit
oft familiäre Belastung mit Demenz	oft familiäre Belastung mit Depressionen
häufig zusätzliche neurologische Befunde	meist depressives Bild ohne organisches Korrelat

4

5 Affektive Störungen, Affektive Psychosen

5.1 Allgemeines und Formen, Klassifikation

▶ Von den körperlich begründbaren Psychosen muss man die körperlich nicht begründbaren, so genannten endogenen Psychosen abgrenzen. Zu den endogenen Psychosen rechnet man die Schizophrenien und die Zyklothymien (= manisch-depressives Kranksein). **Schizophrenien** und **Zyklothymien** werden heute als „endogene Psychosen" zusammengefasst. Den endogenen Psychosen gegenüber stehen die exogenen, d.h. organischen Psychosen. Letztere sind körperlich begründbar, während die Ursachen der endogenen Psychosen bis heute noch nicht vollständig geklärt sind.

Die affektiven Psychosen gehören neben den schizophrenen Psychosen zu den endogenen Psychosen. Entsprechend dem neuen Klassifikationssystem ICD 10 wird auch von **affektiven Störungen** gesprochen. In der Literatur werden die Begriffe „affektive Psychosen" und „ affektive Störungen" je nach Autor verwendet. In den neuen Klassifikationssystemen der ICD 10 und DSM-IV wurde der Begriff „endogen" aufgegeben. So spricht der ICD 10 auch nicht von einer „endogenen" Depression sondern vom „melancholischen Subtyp" der Depression. ◀

Merke!

Bei den affektiven Psychosen handelt es sich um Erkrankungen mit Störungen der Affektivität, die sich in zwei entgegengesetzten Richtungen äußern können: als **Manie** oder als (endogene) **Depression** (Melancholie). Beide Formen verlaufen meist in Phasen und zeigen vollständige Remissionen sowie gesunde Intervalle. Residualzustände treten nicht oder nur sehr selten auf.

Weitere, mehr oder weniger häufig **verwendete Begriffe** sind: Zyklothymie, manisch-depressive Erkrankung, affective disorder, endomorphe Depression, major depression, periodische Depression, primäre Depression, psychotische Depression, zirkuläre Depression, Zyklophrenie.

Affective disorders und major depression sind Ausdrücke des Diagnostischen und Statistischen Manuals psychischer Störungen (DSM). Der Begriff affektive Störungen entstammt der ICD 10.

5.2 Geschlechtsverteilung, Erkrankungsrisiko und Erkrankungsalter

Bei den Zyklothymien handelt es sich um relativ häufige Erkrankungen mit einer Krankheitserwartung für die Durchschnittsbevölkerung von etwa 0,4 %. Depressive Phasen kommen häufiger vor als manische. Bei Frauen besteht ein größeres Erkrankungsrisiko für depressive Phasen als bei Männern.

(Frauen 62 %, Männer 38 %). Bei den manischen Phasen ist die Geschlechtsdifferenz weniger deutlich ausgeprägt. Zudem besteht ein **regionaler Unterschied** bezüglich Erkrankungstypenverteilung, Geschlechtsverteilung und Gesamthäufigkeit. Oben genannte Zahlen gelten für Mitteleuropa. In den skandinavischen Ländern und den Mittelmeerländern liegt die Erkrankungswahrscheinlichkeit beispielsweise bei 1 %. Der Häufigkeitsgipfel für eine **Ersterkrankung** liegt zwischen dem 3. und 4. Lebensjahrzehnt, wenngleich zyklothyme Depressionen und Manien von der Pubertät bis hin in das Greisenalter beobachtet werden. Nach dem 45. Lebensjahr wird gelegentlich von „Involutionsdepression" oder von „Spätmelancholie" gesprochen, nach dem 60. Lebensjahr hingegen von „Altersdepression".

Die **Morbidität** ist für Familienangehörige deutlich höher, wenn in der Familie bereits eine Zyklothymie aufgetreten ist. Die höchste Morbiditätsrate besteht bei Geschwistern, deren beide Elternteile Zyklothymiepatienten sind. Besonders häufig begegnet man Zyklothymien in Familien, bei denen bipolare Verlaufsformen auftreten.

Aufschlussreich bezüglich der Heredität sind Zwillingsuntersuchungen. Sie ergaben, dass bei Auftreten einer Zyklothymie bei einem eineiigen Zwilling die Erkrankungswahrscheinlichkeit für den anderen Zwillingspartner besonders hoch ist. Bei zweieiigen Zwillingen ist die Erkrankungswahrscheinlichkeit nicht wesentlich höher als bei gewöhnlichen Geschwistern.

Der **Erbgang** der manisch-depressiven Psychosen konnte noch nicht geklärt, die Annahme eines dominanten Erbganges mit unterschiedlicher Penetranz nicht bewiesen werden. Zu denken wäre an einen geschlechtsgebundenen Erbgang, da Frauen ungleich häufiger erkranken als Männer.

Die meisten zyklothymen Depressionen sind weder an eine spezifische prämorbide Persönlichkeitsstruktur noch an eine typische prädepressive Situation gebunden. Dennoch fallen aber immer wieder **bestimmte Charakterzüge** bei Patienten mit Zyklothymie auf: Sie sind häufig sehr gewissenhaft und korrekt, pflichtbewusst, mitunter sogar zwanghaft und pedantisch. Gelegentlich finden sich grüblerische, empfindsam-launische Charaktere. Die geschilderte Persönlichkeitsstruktur wurde früher als **Typus Melancholicus TELLENBACH** bezeichnet.

Fast immer treten melancholische und manische Phasen **ohne ersichtlichen Anlass** auf. Beobachtet man aber dennoch zugleich körperliche Erkrankungen oder gingen seelische Erschütterungen und Spannungen voraus, so muss die Frage gestellt werden, ob die zyklothymen Phasen durch exogene Faktoren verursacht oder ausgelöst worden sind.

Bei Psychosen während der **Schwangerschaft oder im Wochenbett** handelt es sich um überwiegend depressive Psychosen. Während der Schwangerschaft lässt sich eine Häufung zyklothymer Psychosen nicht feststellen; im Wochenbett hingegen werden sie häufiger beobachtet (hormonelle Auslösung? Situative Ursache?)

Depressive Verstimmungszustände treten im **Klimakterium** der Frau gehäuft auf, was mit der erlebnismäßigen Umstellung dieses Lebensabschnittes in Zusammenhang gebracht werden muss. Depressive Verstimmungszustände im Klimakterium können nicht unmittelbar der Melancholie zugeordnet werden. Treten dennoch zyklothyme Depressionen während des Klimakteriums auf, so dürfte es sich dann um Spätmelancholien handeln, die sich gerade zufällig zu dieser Zeit erstmalig manifestieren. Eine Häufung zyklothymer Depressionen im Klimakterium ist nicht erwiesen.

Eine Rolle bei der **Auslösung** von Zyklothymien (siehe auch 5.3.) spielen gelegentlich psychische Faktoren. Anstrengungen und zielgerichtete Anspannungen spielen vermutlich nur eine sehr geringe Rolle; Kriegszeiten sowie Notlagen stellen kaum Auslöser von affektiven Psychosen dar. In solchen Zeiten wird keine Zunahme, eher eine Abnahme der Erkrankung beobachtet.

Eine besondere Anfälligkeit besteht für den **Wechsel gewohnter Situationen** oder den **Verlust wichtiger Bezugspersonen.** So beginnen depressive oder manische Phasen häufig mit einer Urlaubsreise oder mit dem Beginn eines Kuraufenthaltes.

Neben aktuellen Belastungen (Todesfälle, Isolierungen, berufliche oder soziale Enttäuschung) sind auch Konflikte und Belastungen der früheren Lebensabschnitte und der Kindheit zu berücksichtigen.

Für die **Entstehung** affektiver Psychosen müssen auch **sozialpsychiatrische Aspekte** herangezogen werden. Die Melancholie lässt sich – wenn auch vielfach angenommen – in sozial und wirtschaftlich höher gestellten Schichten nicht häufiger beobachten. Die Abhängigkeit der Zyklothymieerkrankung von soziokulturellen Bedingungen ist bis heute kaum geklärt.

Die **chronobiologische Forschung** im Bereich der Depression beschäftigte sich mit der Störung von Zeitstrukturen. Man beschrieb die Depression als **chronobiologische Desynchronisation.** Die Annahme, dass bei einem zyklothym-depressiven Kran-

5

ken die Biorhythmik beeinträchtigt ist, wird insofern untermauert, als die zyklothyme Depression periodisch und phasenhaft verläuft, häufig Tagesschwankungen (Morgentief) zeigt und mit typischen Durchschlafstörungen einhergeht. Immer wieder finden sich auch Zusammenhänge mit Jahreszeiten (Frühjahr und Herbst) sowie mit meteorologischen Bedingungen. Der Therapieerfolg durch Schlafentzug, wie er in den früheren Jahren häufig Anwendung fand, ist mit einer Resynchronisation des inneren Zeitgebers zu erklären. Im Rahmen chronobiologischer Forschungen und der Schlafforschung stellte man fest, dass die REM-Latenz (Zeit vom Einschlafen bis zur REM-Phase) bei zyklothym Depressiven verkürzt ist. Die so genannten **R**apid-**E**ye-**M**ovement-Phasen (REM-Phasen) treten zu früh auf und möglicherweise auch häufiger als beim Gesunden. Man nimmt an, dass im Rahmen der REM-Phasen vermehrt biogene Transmitter verbraucht werden. Der Depressive wacht deshalb sehr früh morgens auf und hat zu diesem Zeitpunkt sein größtes Tief. Die Verkürzung der REM-Latenz bildet sich mit der Remission der Depression zurück und im gesunden Intervall besteht kein Unterschied zum Gesunden. Die Hypothese, dass die REM-Phasen zu früh und gehäuft auftreten und dadurch in größeren Mengen biogene Transmitter verbraucht werden, wird dadurch unterstützt, dass durch antidepressive Medikamente neben anderen Folgen der REM-Schlaf reduziert wird. Durch Schlafentzug werden die REM-Phasen ebenfalls reduziert, somit auch der Verlust an biogenen Transmittern. Gleiches gilt vermutlich auch für die Elektrokrampfbehandlung.

Merke!

Insgesamt lässt sich feststellen, dass melancholische und manische Phasen überwiegend spontan auftreten, gelegentlich aber auch durch körperliche, seelische, soziale und peristatische Faktoren ausgelöst werden, jedoch nicht mit verursacht werden können.

5.3 Ätiologie

Bis heute ist die Ätiopathogenese affektiver Störungen nicht vollständig geklärt. Die Entstehungsbedingungen sind – wie bereits im Abschnitt 5.2 erkennbar – mehrdimensional zu sehen. Hieraus ergaben sich auch integrative bio-psycho-soziale Modelle, bei denen sowohl biochemische wie auch psychologische und soziale Aspekte Berücksichtigung finden.

Wie bereits im Abschnitt 5.2 dargestellt, sind somit verschiedene Faktoren zu berücksichtigen:

- genetische Basis
- biographische Belastung
- exogene Stressoren
- körperliche Erkrankungen
- psychosoziale Stressoren
- intrapsychische Konflikte
- neurobiologische Entgleisungen.

Grundsätzlich ist dabei zu berücksichtigen, dass die genannten Faktoren sich durch Wechselwirkung gegenseitig beeinflussen. Somit muss auch das therapeutische Vorgehen mehrdimensional sein, d.h. neben entsprechender medikamentöser Behandlung müssen auch psychotherapeutische Verfahren eingesetzt werden um psychosoziale Stressoren zu beseitigen und interpsychische Konflikte zu bearbeiten.

5.3.1 Neurobiologische Befunde

Um das Jahr 1960 wurde von mehreren Arbeitsgruppen festgestellt, dass bei Behandlung der arteriellen Hypertonie mit Reserpin dosisabhängig bei etwa 10 % der Patienten eine depressive Verstimmung auftritt. Darüber hinaus konnte festgestellt werden, dass es durch die Verabreichung von Reserpin zunehmend zu einer Senkung der Konzentration verschiedener biogener Amine im Gehirn kommt. Bereits seinerzeit gelang der Nachweis, dass die damals bekannten trizyklischen Antidepressiva sowie die MAO-Hemmer (MAO = Monoaminooxidase) die Neurotransmitterkonzentration von Noradrenalin und Serotonin im synaptischen Spalt erhöhen; die trizyklischen Antidepressiva durch Hemmung der Rückaufnahme (sog. Reuptake-Hemmung) und die MAO-Hemmer durch Hemmung des enzymatischen Abbaus. So stellte 1965 Schildkraut seine **Katecholamin-Hypothese** der Depression auf, nach der die Erkrankung durch einen Transmittermangel an noradrenergen Synapsen hervorgerufen werden sollte. 1967 formulierte dann Coppen entsprechend seine **Serotonin-Hypothese** der Depression.

Die über lange Zeit favorisierte Monoaminmangel-Hypothese als Ursache der zyklothymen Depression konnte den Mangel von Serotonin und/oder von Noradrenalin insofern belegen, als bei ängstlich-agitierten, vor allem aber unter Schlafstörungen leidenden depressiven Patienten niedrige

5-HIES-Werte (5-Hydroxyindolessigsäure, Hauptmetabolit des Serotonin) im Liquor, d.h. verminderte Mengen an Abbauprodukt von Serotonin gefunden wurden. Deshalb versuchte man, die zyklothymen Depressionen mit Medikamenten zu behandeln, die den Synapsen vermehrt Serotonin zur Verfügung stellen. Entsprechend gibt es eine weitere Gruppe, vorwiegend psychomotorisch verlangsamter und antriebsgeminderter depressiver Patienten mit normalen 5-HIES-Werten im Liquor, bei denen MHPG (3-Methoxy-4-hydroxyphenylglykol) als Abbauprodukt von Noradrenalin in verminderten Mengen mit dem Urin ausgeschieden wird. Diese Form einer Depression wird als „noradrenalinempfindlich“ angesehen. Diesen beiden Formen stellt man eine atypische Depression mit Neigung zu Chronifizierung gegenüber, die jedoch MAO-Hemmer-empfindlich ist.

Die Tatsache, dass der antidepressive Effekt der klassischen Antidepressiva, einzelne oder mehrere Monoamine im Gehirn zu vermehren, erst nach ein bis zwei Wochen oder später einsetzt, hat dazu geführt, nicht mehr die Hemmung der Monoamin-Reuptake als das alleinige typische antidepressive Moment anzusehen. In diesem Zusammenhang entstanden in der Depressionsforschung weitere Modelle: So spricht auch heute vieles für eine Veränderung der Rezeptoren, d.h. der **Rezeptor-Empfindlichkeit** und der **Rezeptor-Dichte**. So führt auch eine langfristige Applikation von Antidepressiva zu einer Veränderung der Rezeptorempfindlichkeit und der Rezeptordichte im noradrenergen System, auch im serotoninergen System und möglicherweise im dopaminergen System. Ganz entscheidend ist aber auch die Wirkung der Antidepressiva auf das GABAerge System (GABA = Gammaaminobuttersäure, bzw. **G**amma**a**mino**b**utter**a**cid). So wird auch die GABAerge Wirkung antidepressiver Medikamente ein **GABAerges Defizit** im Rahmen einer Depression impliziert. Es wurde mehrfach von niedrigen GABA-Spiegeln im Liquor bei Depressiven berichtet, und Hemmsubstanzen zur GABA-Synthese, wie etwa Cycloserin führen zu erheblichen Stimmungseinbrüchen bis hin zum Suizid. So wurde als weitere Hypothese die **GABA-Hypothese** aufgestellt.

Eine Modifikation der Monoaminmangel-Hypothese ist die Theorie, dass bei zyklothym depressiven Personen nicht nur ein Mangel einzelner biogener Amine im ZNS vorliegt, sondern zudem auch Balancestörungen der Monoamine zueinander. So wird durch die **cholinerg-aminerge Imbalance-Hypothese** ein relatives Überwiegen des cholinergen Systems während der Depression postuliert sowie ein Überwiegen des noradrenergen Systems während der Manie.

Eine weitere wichtige biochemisch-neurobiologische Hypothese ist die Annahme, dass eine Supersensitivität der noradrenergen Betarezeptoren vorliegt. Eine Verabreichung von Antidepressiva kann eine Reduktion der Empfindlichkeit der Betarezeptoren bewirken (sog. β-Downregulation).

Aus den USA sind Berichte bekannt, nach denen schwere Depressionen auch mit einer chronischen **Virusinfektion** in Zusammenhang stehen könnten. So fand man bei 89 % zyklothym-depressiv Kranker abnormale Antikörper-Titer gegen das Epstein-Barr-Virus (EBV). Diese Befunde folgen einem noch recht neuen Trend in der Psychiatrie, der die gegenseitige Beeinflussung von Immunsystem und Gehirn beschreibt.

Bei schweren und psychotischen Depressionen beobachtete man regelmäßig eine Überaktivität der Hypothalamus-Hypophysen-Nebennierenrinden-Achse. Gesichert ist ein **Hypokortisolismus** und dabei ein sehr häufiger pathologischer Ausfall des Dexamethason-Suppression-Tests (DST), d.h. die bei Provokation erwartete Hemmung der Kortisolsekretion tritt nicht ein. Allerdings ist dieser Befund differenzial-diagnostisch nicht verwertbar. Man geht von einer gestörten Regulation der Hypothalamus-Hypophysen-Nebennierenrinde-Achse (HHN) aus, ohne die pathogenetische Relevanz beurteilen zu können.

5.3.2 Lerntheoretische und kognitive Aspekte, psychodynamische Aspekte und Persönlichkeitsstruktur

Wie bereits im Abschnitt 5.2 erwähnt, können schwere psychische Belastungen und Konflikte zum Ausbruch einer melancholisch-depressiven oder manischen Phase beitragen. Diese **psychoreaktive Auslösung** stellt jedoch keinesfalls die Regel dar und findet sich im Allgemeinen nur bei einem kleineren Teil der Erkrankungen. Die meisten zyklothymen Depressionen und Manien beginnen scheinbar völlig unabhängig von Umwelteinflüssen. Andererseits kann man im Falle einer exogenen Auslösung eine „endogene Depression“ nicht ausschließen. Man nimmt an, dass depressive Episoden in 10–35 % der Fälle psychoreaktiv ausgelöst werden; bei Manien etwa in 7 bis 15 % der Fälle.

Nach der **kognitiven Theorie** von A.T. Beck liegt bei Depressiven eine Grundeinstellung vor, die durch negative Beurteilungen der eigenen Person, der Umwelt und der Zukunft gekennzeichnet ist (kognitive Triade). Es kommt in diesen Fällen zum Kurzschluss-Denken, zum Tunnelblick, zum Verallgemeinern einzelner negativer Erfahrungen, zu Schuldzuweisungen auf die eigene Person und zum „Schwarz-Weiß-Denken" (Alles-oder-Nichts-Denken). Es liegt eine verzerrte Selbstwahrnehmung und eine negative Interpretation von Umwelterfahrungen vor, was letztlich zu permanenten Enttäuschungen und Ablehnungen führt.

Neben dem **kognitiven Depressionsmodell** nach BECK sei auch das von SELIGMAN beschriebene **Modell der gelernten Hilflosigkeit** erwähnt, nach dem ein Mensch in bestimmten Situationen die Erfahrung macht, dass bestimmte negative Erfahrungen unkontrollierbar sind und sich unbeeinflussbar vom eigenen Verhalten wiederholen. Das Individuum erlebt die Unkontrollierbarkeit nur für die eigene Person, ist aber davon überzeugt, dass andere die jeweilige Situation sehr wohl kontrollieren können, was zum Gefühl des persönlichen, selbstverschuldeten Versagens und damit zur Hilflosigkeit führt, und was wiederum die Entwicklung einer Depression fördern kann.

Was bei einem zyklothym Depressiven psychoanalytisch zu ermitteln ist, lässt sich weniger auf die Krankheit als auf die Persönlichkeit und ihre Entwicklung **vor** der Krankheit zurückführen. Zur Klärung der Krankheitsentstehung trägt dies nicht bei, ist aber bei der Behandlung zu berücksichtigen. Unbewiesen und ohne therapeutische Konsequenzen sind auch **psychoanalytische Theorien**, die für die Manie entwickelt wurden (z.B. „Flucht vor der Melancholie", „Abwehr des zugrunde liegenden Konfliktes").

Bereits erwähnt wurde, dass zwar bei zyklothym Depressiven immer wieder bestimmte Charakterzüge auffallen, dies jedoch keinesfalls begründet, eine spezifische prämorbide Persönlichkeitsstruktur anzunehmen. Eine typische prämorbide Persönlichkeitsstruktur gibt es weder bei der melancholischen Depression noch bei der Manie.

5.4 Phasenauslösung

Wie bereits mehrfach erwähnt, tritt die Mehrzahl der Fälle depressiver und manischer Phasen ohne ersichtlichen äußeren Anlass auf. Bekannte, jedoch nicht immer nachweisbare Auslösefaktoren sind psychische und psychosoziale Auslöser sowie somatische Auslöser. Statt von „Phasenauslösung" wird heute oft auch von „Episodenauslösung" gesprochen.

Psychische und psychosoziale Auslöser

- über einen längeren Zeitraum hinweg dauernde affektive Spannungen mit vegetativen Störungen und Schlafstörungen
- Wohnungswechsel
- Verlust einer wichtigen Person
- Störungen in der familiär-häuslichen Sphäre (Erkrankung, Heirat der Kinder, Familienkonflikte usw.)
- Arbeitsplatzwechsel oder Arbeitsplatzverlust
- Zurückstufung oder auch Beförderung an der Arbeitsstelle
- plötzliche Entlastung nach lang dauerndem psychologischen Stress
- Partnerproblematik (z.B. sexuelle Probleme)
- neue Rollenverpflichtungen, die schwer zu integrieren sind
- soziale Veränderungen (sozialer Abstieg oder sozialer Aufstieg)
- Umzüge (Wohnungswechsel).

Somatische Auslöser

- Erkrankungen: grippale Infekte, hormonelle Störungen, schwere Operationen
- Kur- und Erholungsaufenthalte mit entsprechenden medizinischen Anwendungen
- Urlaubsreisen mit Klimawechsel, Stresssituationen im Rahmen einer Urlaubsreise, Zeitverschiebungen bei Flügen
- Abmagerungskuren und Diäten (vor allem auch bei Einnahme von Appetitzüglern)
- Wochenbett, seltener Schwangerschaft.

Eine somatische Auslösung wird dann angenommen, wenn die depressive Episode im zeitlichen Zusammenhang mit einer körperlichen Erkrankung beginnt, dann aber in typischer Weise mit einer gewissen Eigendynamik weiter verläuft. Dabei ist es nur schwer zu ermitteln, wie häufig dies vorkommt, weil die Einstufung auch vom Ermessen des Untersuchers abhängig ist.

Bei älteren Patienten sind psychoreaktive Auslöser häufiger zu beobachten. Mehr Aufschluss ergaben hier life-event-Untersuchungen. So fand man bei Depressiven in den Monaten vor Ausbruch einer Depression dreimal häufiger schwer belastende Ereignisse als bei einer Kontrollgruppe.

5.5 Klinik der affektiven Störungen

5.5.1 Dysthymie !!

▶ Bei Dysthymien handelt es sich um **leichtere depressive Störungen,** die allerdings über einen längeren Zeitraum hinweg chronisch verlaufen. Man hat die Verlaufsdauer auf mindestens zwei Jahre festgelegt, wobei aber die depressive Symptomatik kaum jemals die Kriterien einer depressiven Episode erreicht. Typisch für Dysthymien ist aber eine gewisse **Chronifizierung,** die umso wahrscheinlicher ist und ein umso schwereres depressives Erscheinungsbild zeigt, je früher die Krankheit beginnt. Im Verlauf von fünf Jahren entwickeln ¾ dieser Patienten eine ausgeprägte depressive Episode.

In der ICD 10 wird unter F 34.1 dieser Begriff eingebracht; dieser Begriff bezeichnet heute den früheren Begriff der „neurotischen Depression"; die im ICD 10 aufgeführten Kriterien treffen im Einzelnen eindeutig auf die **neurotische Depression** zu. Diese bislang häufige Diagnose der „neurotischen Depression" ist heute umstritten. Nach Tölle und Windgassen allerdings sollte diese bisher bewährte Diagnose nicht aufgegeben werden.

Merke!

Vor langer Zeit wurde der Begriff „Dysthymia" für eine akute psychotische Depression verwendet und steht heute für ein ganz anderes Krankheitsbild, nämlich für das der „neurotischen Depression".

5.5.2 Zyklothyme Depression !

Bei den Zyklothymien findet sich in der Affektivität ein Wechsel von depressiver und gehobener Stimmung. Zyklothymien sind chronische Erkrankungen, mit einer Dauer von mindestens zwei Jahren.

Merke!

Die Begriffe „Zyklothymie" und **„manisch-depressive Erkrankungen"** werden heute meist als **bipolare affektive Störungen** bezeichnet. Da der Begriff „zyklothyme Depression" heute noch weit verbreitet ist, soll dieser auch hier beibehalten werden. Der Begriff **„endogene Depression"**, der ebenfalls hierfür steht, wird heute seltener verwendet.

Psychische Symptomatik der zyklothymen Depression

- Depressive Verstimmung
- Denkhemmung
- Angstsymptomatik
- Antriebsstörung
- leibliche Missempfindungen
- innere Unruhe
- depressive Wahneinfälle
- Zwangssymptome
- Entfremdungserlebnisse
- Zwangsphänomene, Zwangsdenken.

Vegetative Symptome der zyklothymen Depression

- Schlafstörungen
- Appetitlosigkeit
- Obstipation
- Gewichtsabnahme (seltener Gewichtszunahme)
- Libido- und Potenzverlust
- Amenorrhoe
- Störung der Tränen-, Speichel- und Schweißdrüsensekretion
- Herzrhythmusstörungen
- Muskeltonusabnahme.

Darstellung der wichtigsten klinischen Symptome

Depressive Verstimmung

Diese ist immer unmotiviert und das **Leitsymptom** der zyklothymen Depression. Der Gesichtsausdruck des Patienten ist ernst, jede freudige Erregung der Mimik ist verloren, der Blick verrät häufig ängstliche Beunruhigung, eine eigentümliche Unberührtheit und Ferne von allem, was um den Kranken herum geschieht. Jegliche freudige Erregung fehlt und schwere Insuffizienzgefühle mit Selbstentwertungstendenzen herrschen vor. Es handelt sich dabei nicht um eine Trauer im herkömmlichen Sinne; die Kranken betonen sogar, sie hätten verlernt traurig zu sein, seien auch nicht im Stande zu weinen. Da auch die Tränensekretion häufig versiegt, kommt es zum so genannten **tränenlosen Weinen.** Dem Kranken erscheint der eigene Zustand völlig aussichtslos; für ihn ist das Weiterleben sinnlos und der Selbstmord der einzige und letzte Ausweg.

Man beobachtet das typische **Gefühl der Gefühllosigkeit,** wobei Unglücksfälle in der Familie den Kranken nicht traurig stimmen und freudige Ereignisse in ihm keine Freude erwecken. Der Gefühlsverlust wird vom Patienten als besonders quälend empfunden. Die Kranken fühlen sich „wie ausgebrannt, wie tot, nur noch körperlich am Leben".

Denkhemmung
Gelegentlich kann dieses Symptom fehlen, bzw. in weniger ausgeprägten Fällen für den Arzt nicht erkennbar sein. Das gehemmte Denken ist keinesfalls eine Denkinhaltsstörung wie bei den Wahnerlebnissen, sondern vielmehr eine formale Störung des Denkablaufes. Das Denken ist verlangsamt und einfallsarm und bleibt auf einige wenige Themen eingeengt. Die Patienten sind wortkarg und einsilbig, wobei man den Eindruck gewinnt, dass der Kranke durchaus den Wunsch verspürt, etwas zu erzählen, dies aber trotz aller Anstrengung nicht kann. Die verminderte Konzentrations- und Aufnahmefähigkeit, ferner die Merkfähigkeitsstörungen erwecken häufig den Eindruck einer Störung intellektueller Funktionen, was zum Bild einer Pseudodemenz führt.

Störungen des Antriebs
Je nachdem, ob es sich um eine gehemmte Depression oder um eine agitierte Depression handelt, beobachtet man **Antriebshemmung** oder **Antriebssteigerung.**

Bei der Antriebshemmung beobachtet man eine Verlangsamung der Bewegungsabläufe und eine Minderung der Entschluss- und Handlungsfähigkeit. Am auffälligsten ist jedoch die Bewegungsarmut, die fast immer mit einer inneren Unruhe einhergeht. Gestik, Mimik und Sprache erwecken den Anschein von Entschlusslosigkeit, Hoffnungslosigkeit und Abgespanntheit. In besonders schweren seltenen Fällen besteht ein **depressiver Stupor,** bei dem der Kranke regungslos und teilnahmslos ist, kaum noch spricht.

> **Merke!**
>
> Meist ist die psychomotorische Hemmung zusammen mit der depressiven Verstimmung in den Morgenstunden besonders stark ausgeprägt **(Morgentief).** Im Laufe des Tages nehmen die Symptome oftmals an Stärke deutlich ab und die Patienten können am Abend völlig unauffällig sein **(Abendhoch).**

Bei der agitierten Form kommt es zu einer Antriebssteigerung mit zum Teil erheblicher innerer und/oder äußerer Unruhe. Diese Unruhe wird aber nicht immer deutlich sichtbar. Tritt sie jedoch nach außen in Erscheinung, so zeigt sie sich in unproduktiven hektischen Bewegungen oder durch ununterbrochenes „Auf-der-Stelle-Treten". Die Agitiertheit kann sich aber auch in lautem Klagen, monotonen Bewegungen, Schreien und Lamentieren äußern, wobei man dann auch von **Jammerdepression** spricht.

Leibliche Missempfindungen (Vitalstörung)
Die so genannten Vitalstörungen gehen einher mit Verlust der vitalen Spannkraft. Sie treten häufig zusammen mit vegetativen Störungen auf, wobei die depressiven Verstimmungen zurücktreten. Im Fall einer vegetativen Depression (siehe 5.5.3) mit nahezu fehlender depressiver Verstimmung spricht man von **larvierter Depression,** die oft als eigenes Krankheitsbild angeführt wird.

Depressives Wahnerleben
Oftmals fehlt dem Patienten jegliche Krankheitseinsicht und er glaubt seinen Zustand als Folge seines persönlichen Verschuldens, Versagens und Versäumens. Der Patient macht dann kleine und lange Zeit zurückliegende Verfehlungen (kleiner Betrug, Schwangerschaftsabbruch, Versäumnisse) für seinen Zustand verantwortlich. In schweren Fällen glaubt er sich schuldig an Kriegsereignissen und Hungersnöten. Man spricht vom melancholischen **Schuld- oder Versündigungswahn.**

Gelegentlich spüren Kranke auch ihre leibliche Gesundheit zerstört, ihren Körper ausgebrannt, ausgehöhlt. Sie glauben dann, nichts könne ihnen helfen. Dabei bleibt auch der Versuch, den Patienten von der Unrichtigkeit seiner Vorstellungen zu überzeugen, ohne Erfolg. Er glaubt sich körperlich unheilbar krank oder todgeweiht. In solchen Fällen spricht man vom **hypochondrischen depressiven Wahn.** Im hypochondrischen Wahn schwerer Ausprägung besteht ein starkes Krankheitsgefühl bei gleichzeitig fehlender Einsicht, dass es sich um eine psychische Erkrankung handelt.

Glaubt sich der Kranke schwach, nichtig, völlig verloren, zweifelt er sogar seine eigene Existenz an, so spricht man vom **nihilistischen Wahn.** In solchen Fällen äußern die Kranken, dass sie eigentlich nicht mehr leben, dass sie nur noch eine „menschliche Hülle" darstellen.

Etwas häufiger ist der **Verarmungswahn,** bei dem die Patienten unverrückbar der Ansicht sind, ihren Lebensunterhalt nicht mehr erwerben zu können und alles verloren zu haben. Sie glauben sich völlig verarmt, halten sich und ihre Angehörige für Bettler und äußern die Befürchtung, mit ihrer Familie verhungern zu müssen. Noch so große Bankguthaben, Rentenansprüche oder Versicherungen bringen sie nicht von diesem Wahn ab. Vor allem bei Spätdepressionen wird der Verarmungswahn häufiger beobachtet.

Zwangssymptomatik

Zwangsphänomene sind bei zyklothymen Depressiven häufig, vor allem bei älteren Patienten und zeigen sich vorwiegend in Form von **Zwangsdenken** (Gedankenkreisen), seltener als Zwangshandlungen.

5.5.3 Vegetative Depression

Hierbei handelt es sich um Depressionen, bei denen Vital-, Gemein- oder Leibgefühlstörungen ganz im Vordergrund stehen. Die Patienten äußern Druck-, Schwere- und Schmerzempfindungen im Herz-, Brust-, Magen- und Kopfregion. Relativ häufig beobachtet man eine verminderte Speichelsekretion. Bestehen qualitativ eigenartige Körpermissempfindungen, so spricht man von **zönästhetischen Depressionen.** Die vom Kranken geäußerten Klagen sind fremd und uneinfühlbar, so dass sich nur selten differenzialdiagnostische Schwierigkeiten gegenüber Konversions- und Organneurosen ergeben. Typisch für die vegetative Depression ist das gleichzeitige Auftreten von vegetativen Störungen und Depressivität. Stehen vegetative Symptome und leibliche Missempfindungen im Vordergrund, tritt hingegen die depressive Verstimmung in den Hintergrund oder fehlt völlig, so spricht man von **larvierter Depression.** Der Begriff „larvierte Depression" wird heute, wenn auch nicht korrekt, bei körperlichen Störungen verwendet, die im Rahmen von neurotischen Erkrankungen auftreten. Der Wert des Begriffs der larvierten Depression liegt aber darin, dass zyklothyme Depressionen sich wegen im Vordergrund stehender körperlicher Störungen bei oberflächlicher Betrachtung nicht als solche erkennen lassen. So ist es notwendig, durch gezielte Exploration das hintergründige depressive Syndrom und den phasischen Verlauf zu erfassen und einer adäquaten Therapie zuzuführen.

Bei der **Entfremdungsdepression** im Rahmen einer Zyklothymie beobachtet man körperliche Missempfindungen mit Entfremdungserlebnissen am eigenen Körper und zur Wahrnehmungswelt.

An Vitalsymptomatik wird bei der vegetativen Depression häufig beobachtet:

- allgemeines Abgeschlagensein
- andauernde Müdigkeit und fehlende Erholung durch Schlaf
- Einschlafstörungen, Durchschlafstörungen oder beide Formen
- Obstipation, seltener Diarrhoe
- Druckgefühl auf der Brust oder im Bauchraum
- zugeschnürte Kehle und „Kloß im Hals"
- schwerer Kopf und Gefühl, „als wenn ein Reifen um den Kopf liegt"
- Beklemmungsgefühl und Unruhegefühl in Brust und Bauchraum
- Schwindel und Gleichgewichtsstörungen
- Übelkeit bis hin zum Erbrechen
- Kopfschmerzen und Muskelverspannungen. ◀

5.5.4 Wochenbettdepression

Man spricht hier auch von einer **postpartalen Depression.** Diese tritt während der ersten sechs Wochen post partum auf und kann eine besonders ausgeprägte depressive Symptomatik zeigen.

Wochenbettdepressionen treten mit einer **Häufigkeit** von etwa 0,4–2 Promille bei Wochenbettpsychosen auf. Nahezu 50 % aller Wöchnerinnen leiden jedoch unter mehr oder weniger starken reaktiven Verstimmungen. Bei ebenfalls etwa 50 % aller Wöchnerinnen kommt es am 3. Tag post partum zu einem so genannten „Heultag", wobei dann die Frauen energielos sind, unter Konzentrationsstörungen leiden, überaus empfindlich und weinerlich reagieren. Die der zyklothymen Depression zuzurechnende Wochenbettdepression zeigt sich oft in sehr ausgeprägter Form, und manchmal kommt es auch zu psychomotorischer Reduktion sowie zu Wahnsymptomen (Schuldwahn, Versündigungswahn). Gelegentlich beobachtet man paranoide Anteile. Die Suizidgefährdung sowie die Gefahr eines erweiterten Suizids sind im Rahmen einer Wochenbettdepression relativ hoch einzuschätzen.

Als **Ursache** einer Wochenbettdepression wird eine fundamentale Umstellung des Hormonhaushaltes in den ersten Tagen post partum diskutiert. Entsprechend der Statistik ist eine Psychose als Ursache sehr wahrscheinlich, vor allem bei ausgeprägter Symptomatik. Psychodynamische Ursachen (Umstellung im Leben der Wöchnerin, starkes Verantwortungsbewusstsein für das Kind) spielen aber sicher mit eine erhebliche Rolle.

5.5.5 Klimakterische Depression

Ob es sich bei der klimakterischen Depression um einen selbstständigen zyklothymen Depressionstyp oder um eine körperlich begründbare depressive Psychose, eventuell aber auch um eine vorwiegend reaktiv bedingte Depression handelt, ist bis heute noch nicht eindeutig geklärt. Eine Beteiligung hormonaler Ursachen ist aber sehr wahrscheinlich. Bei einer Vielzahl klimakterischer Depressionen lassen sich anamnestisch oft vorangegangene, bereits vor Jahren abgelaufene depressive Episoden in Erfahrung bringen.

Letztlich findet sich bei der Depression im Klimakterium ein Spektrum von depressiven Reaktionen (z. B. bei Auszug der Kinder, Ehekrisen, Libidominderung, äußerliche körperliche Veränderungen usw.) bis hin zur zyklothymen Depression.

5.5.6 Erschöpfungsdepression

Hierbei handelt es sich um eine nach Spitzenbelastung und Dauerbelastung auftretende Depression, besonders häufig bei neurotischen Persönlichkeitsstrukturen. Man beobachtet Erschöpfungsdepressionen häufig bei pedantischen, ehrgeizigen und aggressionsgehemmten Personen mit geringer Frustrationstoleranz. Der Erkrankungsgipfel liegt zwischen dem 30. und 50. Lebensjahr, wobei das weibliche Geschlecht überrepräsentiert ist.

Diese Depression beginnt zunächst mit einer hyperästhetisch-asthenischen Prodromalphase (Überempfindlichkeit, Reizbarkeit und Nervosität über Monate und Jahre hinweg), gefolgt von einer psychosomatischen Phase (mit wechselnden vegetativen und funktionellen Symptomen). Es folgt dann die eigentliche depressive Phase mit ängstlich-depressiven Zügen, Entschlussunfähigkeit, innerer Unruhe, Versagens- und Insuffizienzgefühlen, Konzentrationsschwäche, Schlafstörungen, Lärm- und Schmerzempfindlichkeit. Die zyklothymen (endogenen) Anteile sind bei der Erschöpfungsdepression oft nur gering ausgeprägt.

5.5.7 Mehrschichtige Depression

Es ist nicht immer möglich, ein depressives Syndrom eindeutig und exakt einzuordnen. In diesen Fällen sollte eine „gewaltsame" Einteilung unterlassen und auf die Diagnose mehrschichtige Depression zurückgegriffen werden. Noch gebräuchlich sind ältere Begriffe

- **endo-reaktive Depression** (endogen/reaktiv)
- **endo-neurotische Depression** (endogen/neurotisch).

Die Einführung des Begriffs der mehrschichtigen Depression hatte auch Konsequenzen für die Therapie; denn eine mehrschichtige Depression verlangt eine mehrschichtige Therapie, also eine Kombinationsbehandlung mit entsprechender Anpassung an die individuelle Situation des Patienten (medikamentöse, psychotherapeutische und soziotherapeutische Kombinationsbehandlung).

> **Merke!**
>
> Überwiegt bei einer Depression entweder die „endogene" oder die reaktive Komponente, so wird vielfach eine beschreibende Diagnose gestellt, so z. B. „zyklothyme Depression mit reaktiver Komponente" oder aber „reaktive Depression mit zyklothymer Komponente". Dieses Vorgehen erscheint durchaus sinnvoll, wenngleich es von einigen Autoren abgelehnt wird.

5.5.8 Spätdepression und Altersdepression

Hierbei handelt es sich um depressive Syndrome mit Erstmanifestation zwischen dem 45. und 65. Lebensjahr. Häufig findet sich eine psycho- oder auch somatogene Auslösung. Eine große Rolle spielen somatische Erkrankungen sowie ein bevorstehendes Aussteigen aus dem Berufsleben. Von einer **Involutionsdepression** wird vielfach dann gesprochen, wenn eine zyklothyme Depression im Rückbildungsalter mit ausschließlich depressiven Phasen auftritt. Dabei müssen nicht unbedingt depressive oder manische Phasen in der Vorgeschichte vorhanden sein. Den Gipfel der Involutionsdepression findet man bei Frauen zwischen dem 50. und 60. und bei Männern zwischen dem 60. und 65. Lebensjahr. Bei Frauen sind vermutlich auch hormonelle Einflüsse beteiligt.

Tritt eine Depression mit typischen endogenen Symptomen erstmals **nach** dem 60. Lebensjahr auf, so spricht man von **Altersdepression** oder von **Depression im Senium.**

5.5.9 Rezidivierende kurz dauernde Depression

Rezidivierende kurz dauernde Depressionen sind intensive und klinisch relevante Verstimmungsphasen, die in der Regel kürzer als zwei Wochen andauern. Allerdings finden sich alle Diagnosekriterien, die eine depressive Episode aufzuweisen hat. Die Diagnose „rezidivierende kurz dauernde Depression" wird gestellt, wenn die Depression zwischen zwei Tagen und zwei Wochen besteht und mindestens einmal pro Monat über die Dauer von einem Jahr hinweg auftritt. Charakteristisch für diese Form ist, dass die Depression überaus rasch aus einer normalen Stimmungslage heraus auftritt und eine auffällige hohe Rate an Suiziden aufweist.

Es wird behauptet, dass in den Allgemeinpraxen etwa 5 % der Patienten eine solche Depression zeigt.

5.5.10 Reaktive Depression und depressive Reaktion !!!

▶ Bei schweren Belastungen kommt es gelegentlich zu psychischen und psychosomatischen Störungen. Diese sind allerdings auch abhängig von der Grundpersönlichkeit, von der Belastbarkeit, also von der Vulnerabilität der jeweiligen Person, aber auch vom Belastungsereignis.

Naturkatastrophen, Kriegshandlungen, schwere Unfälle und Vergewaltigungen sowie andere Ereignisse führen zur **akuten Belastungsreaktion** (ICD 10: F 43.0). Neben depressiver Symptomatik zeigen sich auch vegetative Symptome; diese klingen meist in einigen Stunden oder Tagen ab, können oft auch nur Minuten andauern. Auf die gleiche schwere Belastung tritt jedoch nicht bei jedem Menschen eine entsprechende Reaktion auf.

Vielfach wird bei **akuter Belastungsreaktion** auch der Begriff „posttraumatische Belastungsstörung" gebraucht.

Bei der **posttraumatischen Belastungsstörung** (ICD 10: F 43.1) versteht man lang anhaltende Reaktionen auf schwere Belastungen und Bedrohungen. Wie bei der akuten Belastungsreaktion sind auch hier die schweren Belastungen meist Naturereignisse, Kriege und andere Katastrophensituationen, ferner Vergewaltigungen und Misshandlungen. Allerdings sind die Belastungen bei der posttraumatischen Belastungsstörung im Gegensatz zur akuten Belastungsreaktion von katastrophalem Ausmaß mit entsprechend **langer Krankheitsdauer.** Dabei hängen die Erkrankungsdauer selbst sowie der Schweregrad von der Belastbarkeit der jeweiligen Person ab.

Bei der posttraumatischen Belastungsreaktion zeigt sich neben depressiver Stimmungslage mit Schlaflosigkeit auch eine Angstsymptomatik. Gelegentlich neigen die Betroffenen im Sinne eines Selbstbehandlungsversuches zu Alkohol- und Medikamentenmissbrauch. In schweren Fällen kann die posttraumatische Belastungsreaktion viele Monate bis Jahre, ja sogar zeitlebens bestehen bleiben. Letzteres beobachtet man bei rassistisch Verfolgten sowie nach sexuellem Missbrauch.

Eine andere Form der Belastungsreaktion ist die **Anpassungsstörung** (ICD 10: F 43.2). Hier gelingen dem Betroffenen nicht die Bewältigung und die Anpassung an eine neue Situation nach schwerer Belastung. Man findet Anpassungsstörungen bei Todesfällen im Sinne einer **Trauerreaktion** sowie bei Auswanderern. Hier zeigen sich neben Depressionssymptomatik und Ängsten meist eine ausgeprägte Selbstmordtendenz, eine Hilflosigkeit und Unsicherheit bis hin zu eingeschränkter Lebenstüchtigkeit im Alltag. Bei Kindern beobachtet man Regressionstendenzen mit Bettnässen und anderen kleinkindlichen Verhaltensweisen. Bei Jugendlichen sind dissoziale Störungen nicht selten.

Merke!

Die **Anpassungsstörung** entspricht weitestgehend dem ursprünglichen Begriff der **reaktiven Depression** mit einem Auftreten einschneidender Veränderungen der Lebensverhältnisse, bei Verlust des gewohnten Lebensraumes oder des Berufes, nach Umzügen, Pensionierungen, aber auch nach schweren Kränkungen. Selbst nach Wohnungsumbauten und Wohnungsrenovierungen können solche Reaktionen auftreten.

Reaktive Depressionen scheinen gelegentlich eigengesetzlich einer endogenen Phase voranzuschreiten; bei **Umzugsdepressionen** finden sich im weiteren Verlauf oftmals charakteristische endogene Verläufe.

Letztlich stellt die **Trauerreaktion** eine Sonderform der Anpassungsstörung dar. Dabei wird von **abnormer Trauerreaktion** gesprochen, wenn eine normale Trauerreaktion im Ablauf gestört oder verzögert ist, also nicht selten über Monate oder gar Jahre hinweg anhält. Gesellschaftliche Verhaltensweisen, die eine Traueräußerung verhindern, leisten einer abnormen Trauerreaktion Vorschub. Abnorme Trauerreaktionen können aber auch durch Selbstvorwürfe, vermeintliche Versäumnisse bei der Betreuung Verstorbener, durch unbewältigte Konflikte in der Beziehung zum Verstorbenen oder verdrängte Aggressivität auftreten.

Oftmals gleichen solche abnorme Trauerreaktionen dem typischen Bild der zyklothymen (endogenen) Depression mit Passivität und Interesselosigkeit, Abkapselung, Versteinerung, Gefühllosigkeit, Rückzugstendenz und vegetativen Störungen. Auch hier tendieren die Betroffenen zur Selbstmedikation mit Alkohol und Medikamenten. ◀

5.5.11 Symptomatische Depression

Auf symptomatische Depressionen wurde bereits vereinzelt in den vorangegangenen Kapiteln eingegangen. Hierbei handelt es sich um Depressionen in Begleitung körperlicher Erkrankungen. Entsprechend spricht man auch von **organisch-depressiven Störungen.** In ihrer Symptomatik entsprechen die organisch-depressiven Störungen, bzw. symptomatischen Depressionen gelegentlich der der major depressive disorder, hängen aber erkennbar mit einer Hirnkrankheit ätiopathogenetisch zusammen. Dies beobachtet man bei vielen körperlichen Krankheiten, wobei vor allem den endogenen Krankheiten und pharmakologischen Einflüssen besondere Bedeutung zukommt.

Merke!

Symptomatische Depressionen findet man nach Operationen oder Infekten, bei Vergiftungen, Störungen im Hormonhaushalt sowie bei bestimmten Medikamenteneinnahmen (z. B. längere Reserpin-Einnahme).

Symptomatik und Verlauf sind meist abhängig von der Ursache. So findet sich bei postinfektiösen Depressionen und während der Rekonvaleszenz ein eher apatisch-resignatives Bild, während bei Herz- und Kreislauferkrankungen eher ängstlich-depressive Versagenszustände vorherrschen. Bei endokrinen Umstellungen begegnet man häufiger dysphorisch-gereizten Stimmungslagen.

Zu bemerken ist, dass einige Autoren bestimmte symptomatische Depressionen der zyklothymen (endogenen) Depressionsform zuordnen.

5.5.12 Sonderformen affektiver Störungen

Ebenso wie Belastung ein depressives Syndrom bewirken kann, kann auch Entlastung nach vorangegangener Dauerbelastung zu Depressionen führen (z. B. nach langer Vorbereitungszeit auf ein Staatsexamen). Man spricht entsprechend bei depressiven Reaktionen in solchen Fällen von **Entlastungsdepressionen**.

Die Entlastung bedeutet ätiopathogenetisch bereits wieder eine neue Belastung. Entlastungsdepressionen können Monate nach Eintritt der Entlastung auftreten, und dabei wird die Entlastung nicht als auslösende Ursache angegeben. Vielfach wird die Entlastungsdepression als vitalisierte depressive Erlebnisreaktion angesehen; andererseits sprechen aber einige Autoren von einer situativ ausgelösten depressiven Phase einer Zyklothymie, zumal das Krankheitsbild der zyklothymen Depression sehr gleicht.

Depressive Reaktionen finden sich aber auch bei schizophrenen Patienten; diese sind besonders häufig von depressiven Stimmungslagen betroffen. Die Depressivität Schizophrener wird oftmals übersehen und in vielen Fällen wird man auf die Not solcher Patienten erst dann aufmerksam, wenn diese einen Suizidversuch unternommen haben. Die **depressiven Stimmungslagen Schizophrener** verlaufen besonders häufig typisch „endogen“ mit Morgentief und weiteren typischen Charakteristika. Auch Wahnformen, wie man sie bei zyklothymen Depressionen antrifft, sind bei Depressionen Schizophrener häufig zu beobachten.

Besteht eine jahreszeitliche Bindung der depressiven Episoden, so spricht man von **saisonaler Depression** (saisonal affective disorder, SAD). Solche Depressionen beginnen meist im Herbst oder Winter und dauern bis zum Frühjahr an. Die depressiven Patienten sind gereizt, ängstlich, zeigen oftmals ein erhöhtes Schlafbedürfnis und einen gesteigerten Appetit. Da sich letzterer vorwiegend auf Kohlenhydratzufuhr beschränkt, kommt es entsprechend zur Gewichtszunahme. Frauen sind mit 75 % überrepräsentiert. Die Zuordnung dieser Depressionsform ist bis heute noch unsicher. Empfohlen wird zur Behandlung die **Lichttherapie.**

5.5.13 Manie, manische Episoden !!!

Die Manie oder „endogene“ Manie genannt, ist als affektive Störung die zweite wichtige Form der Zyklothymie, wobei für die Manie die gehobene Stimmung, der gesteigerte Antrieb und die Ideenflucht typisch sind. Dem Patienten fehlt meist auch das subjektive Krankheitsgefühl. Man kann die Manie als Gegenform zur zyklothymen Depression, zur Melancholie ansehen.

Gehobene Stimmung

▶ Die Patienten sind meist gut gelaunt, heiter, gelegentlich auch fröhlich, ausgelassen und witzig. Sie neigen zur Scherzhaftigkeit und sind auch gute Unterhalter. Daneben findet man Patienten, die überwiegend anspruchsvoll, streitsüchtig, gereizt und aggressiv sind, vor allem dann, wenn ihnen Unannehmlichkeiten begegnen oder wenn ihr Selbstwertgefühl verletzt wird. Zu aggressiven Äußerungen kann es kommen, wenn man ihrem Tatendrang Einhalt gebieten will oder muss. Traurigen Ereignissen gegenüber sind solche Patienten wenig empfänglich. Die Stimmung ist weitestgehend von Euphorie geprägt. Aggressivität besteht bei der so genannten **gereizten Manie.** Grundsätzlich besteht immer ein Übermaß an Affektivität.

Antriebssteigerung

Es besteht fast immer erhöhte Aktivität, unermüdliche Betriebsamkeit und starker Bewegungsdrang. Aus diesem Grunde kann der Maniker für die Umwelt sehr lästig werden. Im Gegensatz zum zyklothymen Depressiven ist der Maniker enthemmt, verliert unter Umständen auch sein Schamgefühl, reißt derbe Witze, macht Liebesanträge und wird sexuell aufdringlich, neigt zu harmlosen oder ernsthaften Streichen. Beim schwersten Grad manischer Erregung spricht man von **Tobsucht.** In solchen Fällen sind die Kranken hoch aggressiv und in ihrem Bewegungsdrang extrem gesteigert, zerreißen und zerschlagen alles um sich herum. Mit den Trümmern konstruieren sie unter Umständen wieder neue Dinge, Statuen, Kunstwerke oder Möbelstücke. Sie beschmieren dann die Wände, schreien, singen und machen auf sich aufmerksam. Der gesteigerte Antrieb zeigt sich aber auch in einer gesteigerten Redseligkeit, in einer mitunter extremen **Logorrhoe.**

Gelegentlich wird die Antriebssteigerung auch in einem Schreibdrang des Patienten deutlich. Er wechselt dann die Schriftform, verwendet gleichzeitig verschiedene Sprachen und schreibt völlig unkontrolliert kreuz und quer über das Blatt. Wieder andere verzieren ihr Geschriebenes mit Skizzen und Zeichnungen. Aus den Schriftstücken eines Manikers erkennt man deutlich die Anregbarkeit. Am Anfang herrscht noch relative Ordnung und mit zunehmender Schreiblänge wird das Schriftbild immer krankhafter.

Die **Anregbarkeit** ist überhaupt eine wichtige Eigenschaft des Manikers; Anregbarkeit ist eine Form der Antriebssteigerung. Aufgrund dieser Antriebssteigerung essen die Kranken wenig, magern ab, schlafen kaum noch, empfinden dies aber im Gegensatz zu den Depressiven nicht als störend.

Ideenflucht

Die Ideenflucht ist die typische formale Denkstörung des Manikers. Die Betroffenen reden ununterbrochen, zeigen unübertroffenen Einfallsreichtum, wobei die neuen Einfälle mit dem Vorhergehenden meist nur durch Wort- oder Klangähnlichkeit verbunden sind. Maniker sind sehr sprunghaft, d. h. sie wechseln schnell das Thema, verlieren sich im Detail und können keinen Gedankengang zu Ende führen. Dennoch sind beim Maniker Gedächtnis und Denkfähigkeit erhalten und das Bewusstsein ist keinesfalls getrübt. Auffassungsfehler machen sich kaum bemerkbar und zeitliche sowie örtliche Orientierung sind – außer in schweren Fällen – meist ungestört.

Als Beispiel eines ideenflüchtigen Denkens sei auf Abschnitt 2.3.2 verwiesen.

> **Merke!**
>
> Besteht keine Ideenflucht, so spricht man von **geordneter Manie**; steht die Ideenflucht jedoch ganz im Vordergrund, so spricht man von **verworrener Manie.** Ein **submanischer (hypomanischer) Zustand** liegt vor, wenn ein Patient in seiner Aktivität gesteigert, jedoch nicht ideenflüchtig ist.

Das ideenflüchtige Denken mit seinem Inhalt muss im Zusammenhang mit der gesteigerten Betriebsamkeit und der Selbstüberschätzung des Patienten gesehen werden. Die Patienten selbst halten sich für höchst intelligent und sind der festen Ansicht, schwierige Probleme lösen zu können. Häufig hört man von umwälzenden Erfindungen, politischen Neuerungen und großen finanziellen Unternehmungen. ◀

Vitalsymptome

Bei der Manie wird eine ausgeprägte vitale Symptomatik wie bei den zyklothymen Depressionen nur selten beobachtet. Allerdings begegnet man beim manischen Patienten gelegentlich einem Gewichtsverlust, was sich zum größten Teil auf die massive, jedoch subjektiv häufig nicht als quälend empfundene **Schlafstörung** zurückführen lässt. Der Appetit hingegen ist nur selten gestört, Libido und Potenz meist gesteigert.

Weitere charakteristische Symptome

▶ Das Selbstwertgefühl des Manikers ist fast immer deutlich gesteigert, gelegentlich bis hin zum Größenwahn als Ausdruck extremer **Selbstüberschätzung** und Hochstimmung. Gleichzeitig besteht keine oder eine nur sehr geringe Krankheitseinsicht.

Die Selbstüberschätzung des Manikers führt auch fast immer zu **größeren Geldausgaben** und mitunter zu horrenden Verschuldungen. Gelegentlich beobachtet man völlig unsinnige und ungesteuerte Käufe und Vertragsabschlüsse. ◀

Selten sind organisch-manische Störungen, bei denen man auch von symptomatischen Manien spricht. Diese Psychosen sind auf verschiedene Hirnnoxen zurückzuführen, z. B. auf Hirntraumata. Von den Manien im Verlaufe affektiver Psychosen lassen sich organisch-manische Störungen nur schwer unterscheiden. Auch lässt sich meist nicht feststellen, ob bei einer organisch-manischen Störung die Grundkrankheit Ursache oder Auslöser ist. Die organisch-manische Störung ist im ICD 10 mit F 06.30 klassifiziert.

5.6 Soziale und rechtliche Folgen

Zyklothym Depressive kommen nur selten zur forensisch-psychiatrischen Begutachtung, da Suizidversuche heute nicht mehr zu den strafbaren Handlungen gehören. Allerdings kann es bei schwerer zyklothymer Depression zum **erweiterten Suizid** kommen, bei dem der Kranke seine Angehörigen in den Freitod mit einbezieht, um diese vor vermeintlicher Not, vor Leid und Schande zu bewahren. Gelingt bei einem erweiterten Suizidversuch der Freitod nicht, kommt aber der Angehörige ums Leben, so kann gegen den Depressiven Anklage erhoben werden. Lässt sich eine affektive Psychose, also eine Zyklothymie nachweisen, so kommt möglicherweise der § 20 StGB zur Anwendung, d. h. der Kranke kann für seine Tat nicht verantwortlich gemacht werden. (Näheres hierzu im Kapitel 15).

Bei **manischen Patienten** sind die häufigsten Straftaten **Eigentums- und Sittlichkeitsdelikte,** ferner massive Geldausgaben mit ungezügelter Verschuldung. Bei Nachweis einer manischen Erkrankung besteht aufgehobene Geschäftsfähigkeit. Auch hier würde im Falle einer strafbaren Handlung § 20 StGB zur Anwendung kommen müssen.

Bei ausgeprägter zyklothymer oder manischer Phase ist der Kranke in der Regel geschäftsunfähig (§ 104 BGB) sowie testierunfähig (§ 2229 BGB).

Für die Dauer von beiden Phasenformen kann die Errichtung einer Betreuung (siehe Kapitel 15) angezeigt sein. Entsprechend dem Unterbringungsgesetz kann nach Anhörung des Patienten durch einen Richter auch die Unterbringung zur stationären Behandlung verfügt werden. Besteht unmittelbare Gefahr für die Allgemeinheit oder den Betroffenen selbst und ist die Unterbringung unaufschiebbar, kann die Polizei eine sofortige Unterbringung in einer geschlossenen Einrichtung ohne vorherige richterliche Entscheidung veranlassen.

Unmittelbare und mittelbare soziale und rechtliche Folgen **manischer** Phasen können sein:

- Verstöße gegen Konventionen, Normen und Gesetze
- Schuldunfähigkeit gemäß § 20 StGB oder eingeschränkte Schuldfähigkeit gemäß § 21 StGB
- Nichtigkeit einer Willenserklärung nach § 105 BGB
- Errichtung einer Betreuung nach §§ 1896–1908 BGB
- Arbeitsplatzkündigungen, Kündigung der Wohnung und schwere Partnerschaftskrisen
- Unterbringung zur stationären Behandlung gemäß dem Unterbringungsgesetz
- Feststellung einer Geschäftsunfähigkeit und Testierunfähigkeit
- Tendenz zu Alkoholmissbrauch und Medikamentenmissbrauch mit der Gefahr der Entstehung einer Alkoholkrankheit mit entsprechenden sozialen Konsequenzen.

Unmittelbare und mittelbare soziale und rechtliche Folgen **depressiver** Phasen können sein:

- Unterbringung zur stationären Behandlung bei akuter Suizidalität sowie bei Fremdgefährdung (z. B. erweiterter Suizid)
- Errichtung einer Betreuung bei depressivem Stupor oder depressiver Wahnsymptomatik
- Geschäftsunfähigkeit bei bestehender Wahnsymptomatik.

Besonders tragisch sind bei affektiven Psychosen der Rückgang zwischenmenschlicher Kontakte und die dadurch auftretende Gefahr emotionaler Vereinsamung, speziell bei Depressiven. Der Depressive zieht sich von der Umwelt zurück, wird klagsam, jammerig und hypochondrisch und wird gerade deshalb von seinen Mitmenschen gemieden. Es kommt zu Problemen am Arbeitsplatz und in der Familie; der Kranke fühlt sich dann nicht verstanden und verstärkt dadurch seine **Isolierung.** Als besonders gravierend wird der Leistungsabfall im Beruf erlebt, der sich weitgehend auf psychomotorische Hemmungen zurückführen lässt, mitunter auch auf leere Aktivität bei agitiert-depressiven Phasen. Der Leistungsabfall eines Depressiven kann dann unter Umständen eine Versetzung oder gar den Verlust des Arbeitsplatzes zur Folge haben, was wiederum die depressive Symptomatik verstärkt, die Minderwertigkeits- und Schuldgefühle fördert.

Leichte manische Phasen haben zunächst keine psychosozialen Folgen; zu diesen kommt es erst bei Verstärkung der manischen Symptomatik. Durch Distanzlosigkeit, Logorrhoe, Größenideen und Gereiztheit kommt es dann rasch zu einer Reaktion der Mitmenschen; Distanzlosigkeit, sexuelle Enthemmung und Hyperaktivität haben möglicherweise rechtliche Folgen.

5.7 Verlauf der affektiven Psychosen/Störungen

> **Merke!**
>
> Zyklothymien verlaufen phasenförmig, wobei zwischen den einzelnen Phasen beschwerdefreie Intervalle von mehr oder weniger langer Dauer liegen. **Phase** und **beschwerdefreies Intervall** werden als **Zyklus** bezeichnet.

5.7.1 Verlauf der Phasen

Sowohl zyklothyme Depressionen als auch Manien können monophasisch (einmalig) oder aber mehrphasisch (wiederholt) auftreten. Daneben beobachtet man **monopolare** und **bipolare** Verlaufsformen.

> **Merke!**
>
> Zeigt sich eine Zyklothymie nur mit depressiven oder nur mit manischen Phasen, so spricht man von monopolarem Verlauf. Finden sich bei einer Zyklothymie melancholische und manische Phasen, so liegt ein bipolarer Verlauf vor.

Von bipolarem Verlauf spricht man bereits dann, wenn einer depressiven Phase eine hypomanische Nachschwankung oder einer manischen Phase eine leichte depressive Verstimmung folgt.

Depressive Phasen sind deutlich häufiger als manische Phasen; etwa ⅔ der Zyklothymien zeigen ausschließlich depressive Phasen. Mehrphasische zyklothyme Depressionen sind häufiger als monophasische (Verhältnis 3:1). Die Häufigkeit von ausschließlich aus manischen Phasen bestehenden Zyklothymien beträgt etwas 5–10 %; aber auch hier überwiegt die mehrphasische Form. Circa 25 % der Zyklothymien zeigen bipolare Verlaufsformen.

Die Dauer der einzelnen depressiven oder manischen Phasen beträgt unbehandelt etwas 3–12 Monate. Die Unterschiede sind beträchtlich; man findet Schwankungen zwischen wenigen Tagen bis zu mehreren Jahren, in Extremfällen sogar von wenigen Stunden bis zu vielen Jahren. Die depressiven Phasen werden mit zunehmendem Lebensalter länger, während die freien Intervalle zu Verkürzung neigen. Die Dauer der Phasen wird durch pharmakologische Behandlung abgekürzt; gelegentlich kommt es aber auch nur zu einer Abschwächung der Symptomatik.

Im Anschluss an die depressive Phase folgt oft eine kurz dauernde **hypomanische Nachschwankung,** also eine leichte manische Phase von kurzer Dauer. Entsprechend kann auch eine manische Phase in eine **depressive Nachschwankung** übergehen. Vereinzelt beobachtet man bei manischen Phasen depressive Vorstadien. Die Zeit zwischen zwei Phasen ist ebenso wie die Phasendauer selbst variabel.

Phasen treten meist allmählich, seltener akut auf und klingen in ähnlicher Weise ab. Beginn und Rückbildung verlaufen nicht selten unter Schwankungen.

Sehr selten begegnet man einem **Mischzustand** (auch gelegentlich gemischte Episode genannt) im Rahmen einer manisch-depressiven Psychose. Hier finden sich manische und depressive Symptome gleichzeitig, also z.B. Ideenflucht, Logorrhoe und Größenideen kombiniert mit depressiver Stimmungslage. Mischzustände können sich aber auch in einem extrem raschen Wechsel von Minuten und Stunden zwischen depressiver und manischer Symptomatik zeigen. Hier besteht ein fließender Übergang zu den so genannten **Rapid Cyclers,** bei denen sich manische und depressive Phasen innerhalb von Tagen oder sogar Stunden abwechseln können. Mischzustände sind relativ häufig und schwieriger zu behandeln als die klassischen Verlaufsformen.

Wenn vier oder mehr Episoden innerhalb von 12 Monaten auftraten, bezeichnet man dies als **Rapid-Cycling-Verlauf**. Diese Form bedarf einer speziellen Therapie, weil der häufige Episodenwechsel mit klassischen Medikamenten oft nicht ausreichend behandelt werden kann.

5.7.2 Prognose

Im Gegensatz zu anderen Psychosen (z.B. Schizophrenien) kommt es bei den Zyklothymien im Allgemeinen zu keinen wesentlichen bleibenden Residuen. Man beobachtet höchstens bei einem Drittel der Patienten leichte psychische Veränderungen: asthenische Residuen, symptomarme Chronifizierung, hypomane Dauerverstimmungen, Entdifferenzierung der Persönlichkeit. Solche psychischen Veränderungen sind jedoch selten, und in der Regel kommt es zu einer vollständigen Remission der einzelnen Phasen.

Residuen beobachtet man etwas häufiger bei mehrphasischen Manien sowie bei bipolaren Zyklothymien. Streng genommen sind derartige Residuen weniger direkte Krankheitsfolge als vielmehr Folge gestörter Persönlichkeitsentwicklung und sozialer Schwierigkeiten im Rahmen der Erkrankung. Asthenische Residuen lassen sich erst dann feststellen, wenn bereits einige vollständig remittierte Phasen abgelaufen sind. Symptomarme Chronifizierungen entwickeln sich allmählich unter Verlust der typischen depressiven Symptomatik aus der Phase heraus und unterscheiden sich von einer ungewöhnlich langen Phase durch die besondere Farblosigkeit. Hypomane Dauerverstimmungen (progressive Manie) sind selten. Eine **wenig günstige Prognose** haben solche Zyklothymien, bei denen **sehr kurze freie Intervalle** zwischen den Phasen bestehen und die Phasen im Wechsel manische und depressive Zustände zeigen. Mitunter beträgt der Wechsel bei solchen Formen nur wenige Tage oder gar Stunden. Man spricht bei solchen Patienten von Rapid Cyclers (siehe 5.7.1).

Die **zyklothyme Depression** hat die **höchste Suizidrate** aller Depressionsformen. Dabei ist vor allem zu beachten, dass bei schweren Depressionen im Rahmen einer Zyklothymie kaum demonstrative Suizidversuche sondern meist gezielte Selbsttötungsabsichten vorkommen, was sich auch in der Schwere der Suizidhandlung widerspiegelt. Die Rückfallgefährung bei mehrphasischen Verlaufsformen ist durch mangelnde Compliance sowie durch chronische Stressoren und mangelhaftes soziales Netz deutlich erhöht.

Im Übrigen hängt die Prognose auch von einer konsequenten und adäquat gewählten Therapie ab. Eine große Bedeutung kommt dabei der **Psychoedukation** zu, durch die auch der Erfolg der Therapie wesentlich verbessert werden kann.

5.8 Diagnostik und Differenzialdiagnostik

5.8.1 Zyklothyme Depression

Keines der vielen Symptome der zyklothymen Depression ist grundsätzlich obligatorisch. Meist beobachtet man aber **Energieverlust** und **Vitalsymptome.** Die Diagnose ist besonders schwer zu stellen, wenn die Klagen des Patienten sich auf ein einziges oder auf wenige Vitalsymptome beziehen und wenn eine depressive Stimmungslage fast völlig fehlt, wie es bei der lavierten Depression (siehe 5.5.3) der Fall ist.

Eine Diagnosestellung ist dann leichter, wenn bereits manische oder melancholische Phasen vorausgegangen sind. In typischen Fällen beginnt eine Phase plötzlich mit Schlafstörungen und anderen Vitalsymptomen. Ein markantes Phasenende sowie manische oder hypomanische Nachschwankungen sind fast beweisend für die Diagnose „zyklothyme Depression".

Der depressiven Phase einer Zyklothymie sind depressive Verstimmungen schizophrener Psychosen und depressive Momente organischer Hirnerkrankungen ähnlich. Der Verstimmungstyp und die übrige Symptomatik lassen jedoch meist eine deutliche Abgrenzung zu. Bei zyklothymen Depressionen zeigen sich einigermaßen scharf markierte Phasen und relativ häufig **hypomanische Nachschwankungen.**

Eine genaue Diagnosestellung ist bei affektiven Störungen von erheblicher Bedeutung. Diese erfordert eine exakte Differenzialdiagnostik. Eine andere psychische Erkrankung als Ursache des depressiven Syndroms ist auszuschließen, vor allem eine organische Erkrankung.

Für die unterschiedlichen Formen affektiver Störungen gibt die ICD 10 operationalisierte **Diagnosekriterien** vor.

Zur standardisierten Befunderhebung, vor allem aber zu Forschungszwecken werden **Eigen- und Fremdbeurteilungsskalen** verwendet. Bekannt sind hier die

- Depressionsskala von Beck (Beck-Depression-Inventar, BDI)
- Depressionsskala nach Hamilton (Hamilton-Depressionsskala, HAMD)
- Montgomery-Asperg-Depressions-Rating-Scale (MADRS)
- WHO-5 Well-Being Index.

Merke!

Unter **weichen bipolaren Zeichen** (bipolar soft signs) versteht man Merkmale, die sich in der Familiengeschichte eines Patienten oder in dessen eigenem Krankheitsverlauf finden lassen, und die darauf hindeuten, dass es sich um eine bipolare Erkrankung handeln könnte. Das ist insbesondere dann wichtig, wenn man sich bezüglich der Diagnose nicht sicher ist.

Folgende **Merkmale** sollten dabei beachtet werden:

- Familiäre Belastung mit bipolaren Erkrankungen
- Erfolgreiche Lithiumtherapie von Verwandten 1.Grades mit Gemütserkrankungen
- Gemütserkrankungen in drei aufeinanderfolgenden Generationen einer Familie
- Durch eine mit Antidepressiva ausgelöste Hypomanie
- Auffälligkeiten im Temperament (Stimmungsschwankungen, leichte Reizbarkeit, Überdrehtheit oder ständige Gedrücktheit der Stimmung)
- Depressionen, abhängig von der Jahreszeit
- In der Kindheit oder im Jugendalter auftretende Depressionen mit psychotischen Merkmalen

5.8.2 Manie

Gelegentlich wird überschießendes, unvorgesehenes und unangemessenes Verhalten als abnormer Charakter verkannt. Manien lassen sich von **hyperthymen Persönlichkeiten** nicht immer leicht abgrenzen, vor allem dann nicht, wenn es sich um eine leichte manische Phase handelt. Kommt es in einer manischen Phase zum „Überkochen" der Manie, so besteht leicht die Möglichkeit einer Verwechslung mit einer **schizophrenen Psychose,** da bei schweren manischen Zuständen ebenfalls paranoide und katatone Symptome auftreten können. Allerdings bleiben diese bei der Manie auf den Gipfel der Phase beschränkt und bestehen meist nur kurze Zeit, während bei den Schizophrenien solche Symptome andauernd bestehen.

Um die Manie differentialdiagnostisch von einer **euphorisch-expansiven Form der progressiven Paralyse** abgrenzen zu können, müssen neurologische, serologische und Liquorbefunde erhoben werden. Abgesehen davon sind die Größenideen bei Patienten mit progressiver Paralyse derart extrem und abstrus, dass sich eine Manie ausschließen lässt.

Bei der Diagnosestellung ist zu bedenken, dass manische Syndrome auch bei körperlichen Erkrankungen als exogene Reaktionstypen auftreten. Somit ist es außerordentlich wichtig, genaue körperliche Untersuchungen vorzunehmen, auch wenn zunächst alles für eine endogene Erkrankung spricht.

Maniformen Bildern begegnet man gelegentlich auch bei **Frontalhirnsyndromen.**

Im ICD 10 wird unter der Ziffer F 06.30 der Begriff der „organischen manischen Störung" aufgeführt. Der ICD 10 nach soll es sich hier um ein manisches Syndrom in Folge einer organischen Erkrankung handeln. Hier stellt sich die Frage nach dem Sinn dieser Diagnose und vor allem, ob es zulässig ist, bei einer organischen Erkrankung mit manischer Symptomatik eine „manische Störung" zu diagnostizieren. Die Symptomatik bei einer progressiven Paralyse sollte beispielsweise nicht als „manisches Syndrom" bezeichnet werden.

Manische Krankheitsbilder finden sich auch bei **schizoaffektiven Psychosen** (siehe 6.4). Überwiegend wird die schizoaffektive Störung in der Literatur der Schizophrenie zugeordnet. Dabei kann die schizoaffektive Psychose mit manischer Symptomatik, aber auch mit depressiver Symptomatik auftreten. Bei manischer Symptomatik im Rahmen einer schizoaffektiven Psychose spricht die ICD 10 von „schizomanischer Störung" (F 25.0).

5.9 Therapie und Prävention bei Depressionen

Wichtigstes Behandlungsziel bei depressiv Kranken ist die Beseitigung der depressiven Symptomatik. Beim zyklothym Depressiven stellt die **Pharmakotherapie mit Antidepressiva** den Tragpfeiler der Behandlungsmaßnahmen dar. Bei anderen Depressionsformen sind mitunter psychotherapeutische Verfahren die Grundlage der Behandlung. Somit ist abzuwägen, ob die Kombination aus beiden Verfahren oder einer von beiden der Vorzug zu geben ist.

Eine **stationäre Behandlung** ist in schweren Fällen immer empfehlenswert, da durch sie eine intensive Therapie gewährleistet und die Suizidgefahr weitmöglichst gebannt wird. Dadurch wird ferner die Entlastung des Kranken von seinen Pflichten erreicht. Keinesfalls darf außer Acht gelassen werden, dass eine Klinikeinweisung für den Patienten eine erneute Belastung darstellen kann. Leichtere und mittelschwere Ausprägungsformen können – vor allem wenn zuverlässige Angehörige den Patienten betreuen – durchaus auch ambulant behandelt werden. Man sollte jedoch die ambulante Behandlung ausschließlich bei nicht suizidalen Depressiven in Erwägung ziehen, wobei der Betroffene sich dann aber nicht durch berufliche Arbeit belasten und sich auch nicht dem Straßenverkehr aussetzen sollte. Wichtig ist bei ambulanter Behandlung auch die Aufrechterhaltung eines **tragfähigen Kontaktes** und – wie erwähnt – die **Überwachung** des Patienten durch Angehörige. Ohne ausreichenden tragfähigen Kontakt und ohne eine solche Überwachung muss die ambulante Behandlung bei zyklothymen Depressionen mit Suizidrisiko als Kunstfehler angesehen werden.

5.9.1 Behandlung mit Medikamenten !!!

▶ Antidepressiva entfalten bei den zyklothymen Depressionen eine gezielte therapeutische Wirkung. Bei anderen Depressionsformen fällt die Wirkung deutlich geringer aus, und bei Gesunden haben alle Antidepressiva außer Nebenwirkungen nahezu keine Wirkung. Für die Auswahl des Antidepressivums gibt es letztlich keine festen Regeln, da die Unterschiede der therapeutischen Effizienz verhältnismäßig gering sind. Nahezu alle Autoren sind sich darüber einig, dass auch die neuen Mittel nicht unbedingt besser wirksam sind.

Merke!

Antidepressiva wirken entweder
- durch Hemmung der Wiederaufnahme der Neurotransmitter in die Vesikel oder
- durch Hemmung des enzymatischen Abbaus der Neurotransmitter oder
- durch Substitution biochemischer Vorstufen von Neurotransmittern oder
- durch Beeinflussung der Rezeptorsensibilität.

Grundsätzlich gilt die Aussage, dass Antidepressiva der reinen Placebo-Behandlung überlegen sind. In der gängigen Literatur wird auch – wohl mit Recht – wiederholt behauptet, dass trizyklische Antidepressiva mitunter den neueren Antidepressiva überlegen sind. So werden auch tri- und tetrazyklische Antidepressiva, als die **klassischen Antidepressiva** noch immer häufiger verordnet als die neueren Formen. Ursächlich mag dabei auch der Preis der Präparate eine Rolle spielen; ökonomische Aspekte beeinflussen das Verordnungsverhalten vor allem niedergelassener Ärzte.

Wie bereits erwähnt, ist man sich heute darüber einig, dass **trizyklische Antidepressiva** wohl das **beste Wirkprofil** besitzen. Deshalb sollten trizyklische Antidepressiva **Mittel der ersten Wahl** unter den Antidepressiva sein. Häufig werden jedoch die trizyklischen und/oder tetrazyklischen Antidepressiva schlecht vertragen, so dass auf neuere Präparate zurückgegriffen werden muss.

Bei den Antidepressiva unterscheidet man folgende Klassen:
- **trizyklische Antidepressiva:** Imipramin, Amitriptylin, Nortriptylin, Doxepin
- **tetrazyklische Antidepressiva**: Maprotilin
- **selektive Serotonin-Wiederaufnahme-Hemmer** (SSRI): Fluoxetin, Paroxetin, Fluvoxamin, Citalopram, Escitalopram, Sertralin
- **selektive Noradrenalin-Wiederaufnahme-Hemmer** (SNRI): Reboxetin
- **duale Serotonin- und Noradrenalin-Wiederaufnahme-Hemmer** (SSNRI):Venlafaxin
- **α-2-Antagonisten** (Mianserin, Mirtazapin)
- **duale Serotonin-2a-Antagonisten und Serotonin-Wiederaufnahme-Hemmer:** Trazodon
- sonstige Antidepressiva mit anderen Mechanismen.

Klassische Antidepressiva

Diese Antidepressiva bestehen entweder aus einem einringigen, dreiringigen oder vierringigen Grundgerüst. Entsprechend unterscheidet man auch zwischen monozyklischen, trizyklischen und tetrazyklischen Antidepressiva. Ausgangssubstanz dieser Formen ist das 1957 entdeckte und in die Therapie eingeführte **Imipramin** (Tofranil®).

Zwischen trizyklischen Neuroleptika und trizyklischen Antidepressiva besteht strukturchemische Verwandtschaft. Von der räumlichen Struktur der Substanzen hängt es ab, ob neuroleptische oder antidepressive Wirkung besteht.

Bei den klassischen Antidepressiva unterscheidet man drei Qualitäten, die bei den unterschiedlichen Antidepressiva unterschiedlich ausgeprägt sind:
- vorwiegend antriebshemmend, anxiolytisch und primär sedierend
- vorwiegend stimmungsaufhellend, psychomotorisch bipolar (indifferent)
- vorwiegend antriebssteigernd, psychomotorisch aktivierend.

Immer noch Gültigkeit hat das 3-Komponenten-Schema von Kielholz, welches der speziellen therapeutischen Indikationsstellung zugrunde gelegt wurde und die Wirkprofile der Antidepressiva ordnete.

Merke!

Nach Kielholz unterscheidet man drei Grundtypen von Antidepressiva
- Amitriptylin-Typ (vorrangig dämpfend und stimmungsaufhellend)
- Imipramin-Typ (vorwiegend stimmungsaufhellend)
- Desipramin-Typ (vorwiegend antriebsteigernd, kaum dämpfend).

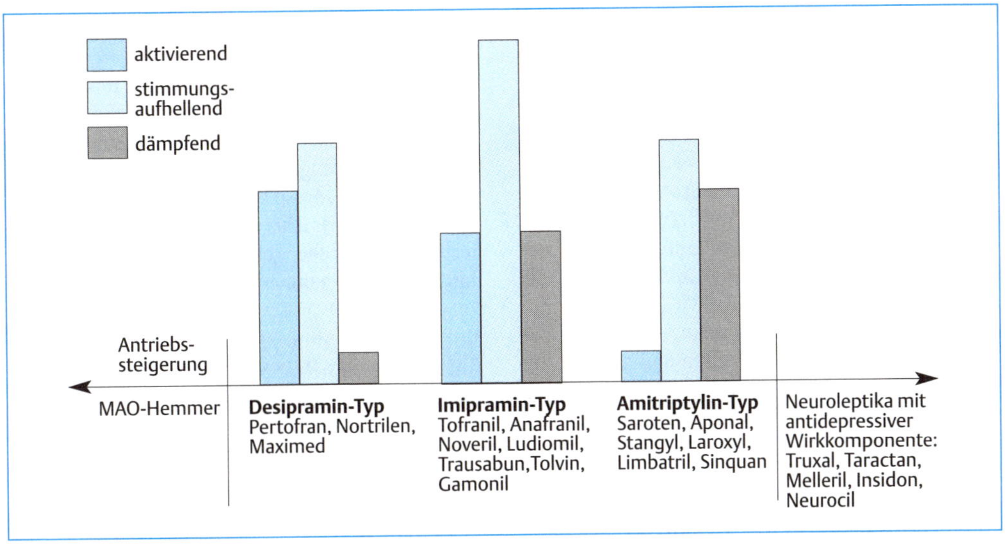

Abb. 5.1 Wirkungsspektren der Antidepressiva (nach KIELHOLZ).

Alle klassischen Antidepressiva werden in der Regel oral verabreicht und zeigen eine gute Resorptionsrate. Antidepressive Medikamente werden auch zur parenteralen Verabreichung angeboten. Angeblich soll es durch parenterale Applikation zu einem schnelleren Anfluten des Medikaments im ZNS kommen, vermutlich durch teilweise Umgehung des First-Pass-Effektes in der Leber. Von Bedeutung ist aber bei parenteraler Applikation auch die psychologische Wirkung durch eine intensivere Zuwendung des Pflegepersonals. Bei Nichtansprechen eines Antidepressivums nach ca. 3–4 Wochen kann mittels Plasmakonzentrationsbestimmung die applizierte Dosis überprüft werden (z.B. Amitriptylin-Plasmakonzentration 200 ng/ml als Normwert).

Auch die Metaboliten der Antidepressiva wirken antidepressiv, weisen jedoch keine neue Wirkqualität auf. Trizyklische Antidepressiva zeigen neben den erwünschten antidepressiven Eigenschaften auch eine starke zentrale und periphere anticholinerge Wirkung, die sich zu Beginn der Therapie stark störend auswirken kann. Deshalb sollte man **einschleichend therapieren**. Bei tetrazyklischen Antidepressiva sowie bei den neueren Präparaten ist die anticholinerge Wirkung geringer.

Eine sehr gute Wirkungseigenschaft unter den trizyklischen Antidepressiva zeigt das **Amitriptylin** (Saroten®), das eine allerdings stärker dämpfende Wirkungskomponente aufweist. Amitriptylin zeigt zwar zu Beginn der Behandlung oftmals deutliche anticholinerge Nebenwirkungen, die jedoch in der Regel innerhalb weniger Tage abklingen; danach beobachtet man eine deutliche Stimmungsaufhellung. Ebenso sedierend wirkt **Doxepin** (Aponal®, Sinquan®). Bei diesem Präparat nützt man die schlaffördernde Wirkung aus und verabreicht die höhere Dosis am Abend.

Weniger Nebenwirkungen als die genannten Präparate zeigen **Lofepramin** (Gamonil®) und **Amitriptylinoxid** (Equilibrin®). Ebenso deutlich geringere anticholinerge Nebenwirkungen weisen die tetrazyklischen Substanzen **Maprotilin** (Ludiomil®) und **Mianserin** (Tolvin®) auf und sind deshalb auch bei Patienten mit kardiovaskulären Störungen anwendbar. Maprotilin ist ein relativ selektiver Noradrenalin-Wiederaufnahme-Hemmer und wird aufgrund seiner Struktur den tetrazyklischen Antidepressiva zugeordnet. Mianserin (Tolvin®) hingegen ist ein α-2-Antagonist. **Trazodon** (Thombran®) ist wie **Viloxazin** (Vivalan® – z.Zt. nicht mehr im Handel) ein nicht trizyklisches Antidepressivum mit selektiver, mäßiger Hemmung des Serotonin-Rücktransports. Beiden fehlt die anticholinerge Wirkung, so dass diese Präparate auch Patienten mit Engwinkelglaukom, Prostata-Hypertrophie und Morbus Alzheimer verabreicht werden können.

Serotonin-Wiederaufnahme-Hemmer (SSRI)

In den letzten Jahren setzte sich zunehmend diese neuere Antidepressivaklasse durch (selektive Serotonin-Reuptake-Inhibitoren, SSRI). Durch deren

Gabe erfolgt – wie auch bei den älteren Präparaten – jedoch ganz selektiv eine Blockade des aktiven Rücktransports und damit **Hemmung der Wiederaufnahme von Serotonin in das präsynaptische Neuron,** was zur Anhäufung von Serotonin im synaptischen Spalt und damit zur verstärkten Stimulation der postsynaptischen Serotoninrezeptoren führt. Im Unterschied zu den Trizyklika sind bei den SSRI kardiovaskuläre und anticholinerge Nebenwirkungen selten, bzw. weitaus schwächer. Sie sind deutlich weniger toxisch, wirken weniger sedierend und sind somit insgesamt gut anwendbar bei Berufstätigen, ferner bei alten und multimorbiden Patienten, ferner bei all denen, die die klassischen Präparate mit anticholinerger Nebenwirkung nicht vertragen. Überdosierungen sind unproblematischer als bei den klassischen Antidepressiva.

Zu den Serotonin-Wiederaufnahmehemmern gehören **Fluvoxamin** (Fevarin®), **Fluoxetin** (Fluctin®), **Paroxetin** (Seroxat®, Tagonis®), **Citalopram** (Cipramil®), **Escitalopram** (Cipralex®), **Sertralin** (Zoloft®), **Trazodon** (Thombran®). Der selektive Serotonin-Wiederaufnahmehemmer **Nefazodon** (Nefadar®) wurde wegen schwerer und mitunter tödlich verlaufender Leberschäden in Deutschland inzwischen aus dem Handel genommen.

Die SSRI zeigen zwar keine bessere Wirkung als die klassischen Antidepressiva, weisen jedoch ein relativ günstigeres Nebenwirkungsprofil und eine höhere Sicherheit bei Überdosierungen und Intoxikationen auf. Wirksame Alternativen zu den klassischen Antidepressiva sind sie bei Depressionen mit vorrangigen Ängsten und Zwängen.

Weitgehend frei von anticholinergen und kardiovaskulären Nebenwirkungen ist Fluvoxamin (Fevarin®) und Fluoxetin (Fluctin®). Fluoxetin findet Anwendung bei antriebsgeminderten Depressionen sowie bei reinen Defizienzsymptomen. Häufigste Nebenwirkungen sind Übelkeit und Erbrechen, Schlafstörungen und Kopfschmerzen bei völlig fehlender anticholinerger Nebenwirkung wie Mundtrockenheit, Hypotonie, Müdigkeit und Gewichtszunahme.

Weitere SSRI mit **geringen Nebenwirkungen** sind Paroxetin (Seroxat®, Tagonis®) sowie Sertralin (Zoloft®), Citalopram (Cipramil®, Sepram®) und Escitalopram (Cipralex®). Alle sind gut verträglich, beeinflussen kaum die kognitiven und psychomotorischen Funktionen und weisen eine niedrige Toxizität auf. Citalopram zeigt gelegentlich Schlaflosigkeit, Tremor und Verdauungsstörungen.

Selektive Serotonin-Noradrenalin-Wiederaufnahmehemmer (SSNRI)

Bekanntester Vertreter der SSNRI ist das **Venlafaxin** (Trevilor®), das ebenfalls – im Vergleich zu den Trizyklika – kaum anticholinerge Nebenwirkungen und sedierende Eigenschaften zeigt. Als serotonerges Nebenwirkungsspektrum beobachtet man jedoch Übelkeit, Brechreiz, gastrointestinale Störungen, innere Unruhe, gelegentlich Blutdruckanstieg und Gewichtszunahme. ◀

Noradrenerge und spezifisch serotonerge Antidepressiva (NaSSA)

Diese Antidepressiva, zu denen **Mirtazapin** (Remergil®) sowie als älteres Präparat **Mianserin** (Tolvin®) gehören, zeigen keine serotonergen Nebenwirkungen (Schlafstörung, Agitation, gastrointestinale Störungen, Sexualstörungen), weil die 5-HT2- und 5-HT3-Rezeptoren (5-HT = 5-Hydroxytryptophan) blockiert werden. Ebenso fehlen weitgehend anticholinerge Nebenwirkungen. Mirtazapin (Remergil®) zeigt eine leichte bis mittelgradige sedierende Wirkung.

Selektive Noradrenalin-Wiederaufnahmehemmer (SNRI)

Vertreter dieses Typs ist **Reboxetin** (Edronax®). Von den SSNRI unterscheiden sich die SNRI nur wenig. Allerdings soll Reboxetin deutlich früher eine Wirkung zeigen als die anderen Antidepressiva; es soll bereits nach etwa 8 Tagen seine Wirkung entfalten.

SSRI oder SNRI, bzw. SSNRI sollten weder mit selektiven MAO-Hemmern noch mit nicht selektiven MAO-A- und -B-Hemmern kombiniert werden. Ebenso sollten diese Präparate nicht mit Tryptophan, Clomipramin und anderen serotonergen Substanzen gleichzeitig verabreicht werden, da die Gefahr eines **toxischen Serotoninsyndroms** besteht. Letzteres zeigt sich in Agitiertheit bis hin zu verwirrten und bewusstseinsgetrübten Psychosyndromen, ferner in Tremor, Ataxie, Hyperreflexie, Hyperthermie und Muskeltonuserhöhung. Ein „Sicherheitsabstand" von wenigstens 4 Wochen für ein Umsetzen von einem SSRI oder SNRI auf einen MAO-Hemmer ist dringend zu empfehlen. Umgekehrtes Umsetzen bedarf eines zweiwöchigen Abstandes.

Weitere Medikamente in der Depressionstherapie

Als Antidepressivum findet gelegentlich auch das Benzamid **Sulpirid** (Dogmatil®, Meresa®) Anwendung. In niedriger Dosierung (bis 300 mg) soll Sulpirid antidepressiv und antiemetisch wirken, in höherer Dosierung (über 400 mg) auch antipsychotisch. Sulpirid fehlt die sedierende Komponente und kann deshalb mitunter Erregungszustände und Schlafstörungen verursachen, weshalb eine Gabe nach 15 Uhr nicht empfehlenswert ist. Nebenwirkungen sind Amenorrhoe und Galaktorrhoe.

Tranquilizer und β-Rezeptorenblocker

Tranquilizer, speziell Benzodiazepine werden nur vorübergehend und als Begleitmedikation bei Depressionen verabreicht. Eine Dauermedikation ist wegen des Abhängigkeitsrisikos nicht empfehlenswert. Bei Angstzuständen und innerer Unruhe können als Zusatzmedikation β-Rezeptorenblocker (z. B. Propanolol) zusätzlich gegeben werden. Kein Abhängigkeitsrisiko ist beim Benzodiazepin **Buspiron** (Bespar®) bekannt. Eine gewisse Tranquilizer-Wirkung zeigt **Opipramol** (Insidon®), das den trizyklischen Antidepressiva zugerechnet werden kann.

Phytopharmaka

Nur bei leichten depressiven Verstimmungen finden pflanzliche Präparate Anwendung: Johanniskrautextrakte und Baldrianwurzelextrakte. Die Wirkung dieser Präparate ist allerdings umstritten.

MAO-Hemmer

▶ Wie bei vielen anderen Substanzen auch, erfolgte die Entdeckung der antidepressiven Eigenschaften der Monoaminoxidase-Hemmstoffe (MAO-Hemmer) zufällig durch eine scharfsinnige klinische Beobachtung eines Arztes, der in klinischen Prüfungen mit Iponiazid, einer Fortentwicklung von Isoniazid (ein Tuberkulostatikum), arbeitete und dabei feststellte, dass Tuberkulosepatienten, die mit der neuen Substanz behandelt wurden, sehr rasch fröhlicher und weniger depressiv gestimmt waren.

MAO-Hemmer der ersten Generation werden heute kaum noch verabreicht. Aufgrund deren Nebenwirkungen steht bei uns nur noch **Tranylcypromin** (Iatrosom®) zur Verfügung. MAO-Hemmer spielen heute eher eine untergeordnete Rolle. Die Mehrzahl der MAO-Hemmer erwies sich ursprünglich als therapeutisch schwer steuerbar und war durch komplizierende Begleitwirkungen belastet. Bedeutsam war auch die Hemmung des Abbaus von Tyramin im menschlichen Organismus durch die nicht selektiven und nicht reversiblen MAO-Hemmstoffe. Bei gleichzeitiger Einnahme tyraminreicher Nahrungsmittel (z. B. verschiedene Käsesorten, Rotwein, Salzheringe, Saubohnen, Fleischextrakt, Salami, fermentierte Würste, Geflügelleber, Schokolade, verdorbene und getrocknete Früchte) wird Tyramin wegen der MAO-Hemmung nicht in der Leber und anderen intestinalen Geweben abgebaut, sondern erreicht relativ hohe Konzentrationen im Blut, die ausreichend sind, einen deutlichen **Blutdruckanstieg** zu bewirken (sog. „cheese-effect"). Aufgrund der Irreversibilität der MAO-Hemmung hält der Effekt mitunter bis zu 6 Wochen nach Absetzen der Substanz an.

Verschiedene Autoren schreiben dem MAO-Hemmer aber eine den trizyklischen Antidepressiva überlegene Wirkung bei der so genannten atypischen Depression zu. Unter dieser versteht man ein depressives Syndrom mit vorherrschender Angst sowie mit erhaltener Reaktivität der Stimmung mit atypischen Symptomen (vermehrter Appetit, vermehrter Schlaf, Gewichtszunahme). MAO-Hemmer finden noch gelegentlich Anwendung zur Prophylaxe und Therapie von Panikattacken sowie zur Therapie schwerer gehemmt-depressiver Formen der Depression. Wegen der **stark antriebssteigernden Wirkung** haben MAO-Hemmer bei den genannten Formen ihr Anwendungsgebiet; zu denken ist jedoch in solchen Fällen an die Steigerung bestehender Suizidalität.

Typische Nebenwirkungen der MAO-Hemmer der ersten Generation sind: Erregungszunahme, Unruhezustände mit Schlafstörungen, Tremor, Hyperhidrosis, Krampfanfälle, orthostatische Hypotonie sowie Schwindel und Kopfschmerzen. Beobachtet werden hypertone Blutdruckkrisen.

Aus diesen Nebenwirkungen ergeben sich die **Kontraindikationen der MAO-Hemmer:**

- Suizidalität bei ängstlich-agitierten Depressionen,
- schwere Leber- und Nierenschäden,
- erhöhte Krampfbereitschaft.

Unverträglichkeiten begegnet man bei Kombination mit Narkotika, Barbituraten, Alkohol, Amphetaminen, α-Methyldopa, Diuretika, Acetylsalicylsäure, Anticholinergika und Neuroleptika. Mit trizyklischen Antidepressiva sind MAO-Hemmer eigentlich inkompatibel, wenngleich vereinzelt Kombinationen beider gelegentlich verabreicht werden. Entschließt man sich **bei chronifizierten und weitgehend therapieresistenten Depressionen** zu einer Kombinationsbehandlung, dann ist grundsätzlich immer der MAO-Hemmer **nach** der Gabe eines trizyklischen Antidepressivums zu verabreichen.

Vor über 20 Jahren entdeckte man, dass der menschliche Organismus über zwei verschiedene

Arten des Enzyms Monoaminoxydase verfügt, einen **Typ MAO-A** und einen **Typ MAO-B**. Die MAO-A bewirkt überwiegend den Abbau der Überträgersubstanz Serotonin, Noradrenalin und Adrenalin, die MAO-B hingegen verstoffwechselt die beiden Substanzen Phenylethylamin und Methylhistamin. Von **beiden** Formen werden Tyramin und Dopamin abgebaut. Da seit längerem bekannt ist, dass bei depressiven Erkrankungen insbesondere Serotonin, Noradrenalin und Dopamin als Neurotransmitter von großer Bedeutung sind, wurde Augenmerk auf die Entwicklung **selektiver MAO-A-Hemmer** gelegt. Damit wurde eine neue Generation der MAO-Hemmstoffe gefunden, die durch die Eigenschaft der Selektivität und der Reversibilität der Enzym-Hemmung eine neue therapeutische Möglichkeit darstellen. Sie zeichnen sich vor allem durch eine relativ hohe Wirksamkeit bei deutlich besserer Verträglichkeit aus. **Moclobemid** (Aurorix®) ist der erste selektive Inhibitor der Monoaminoxydase vom A-Typ. Moclobemid zeigt keine Tyramin-Interaktion; somit kann durch diese Substanz in der Regel kein Blutdruckanstieg, also keine hypertensive Krise provoziert werden. Leider lässt allerdings bei Moclobemid die Wirksamkeit zu wünschen übrig. ◀

Neuroleptika bei zyklothymen Depressionen

Schwach potente Neuroleptika finden bei der Behandlung zyklothymer Depressionen Anwendung. Sie wirken angst- und spannungslösend, beseitigen phobische Anteile und lassen sich auch bei Schlafstörungen mit Erfolg einsetzen. Bei Depressionen mit Wahnsymptomatik sind hochpotente Neuroleptika von Bedeutung.

Bei der zyklothymen Depression sollte aber grundsätzlich immer als Basismedikament ein Antidepressivum seinen Einsatz finden.

Um eine möglichst hohe Erfolgsquote, wenige Nebenwirkungen und einen lang anhaltenden Effekt zu erzielen, müssen nachfolgende Regeln bei der Antidepressiva-Therapie beachtet werden:

Regeln zur Therapie mit Antidepressiva

- Antidepressiva **wirken symptomatisch** und nicht krankheitsdauerverkürzend. Die Medikation ist für die gesamte Phasendauer erforderlich, selbst wenn sich nach Medikamentenverabreichung eine Besserung bereits frühzeitig einstellt. Vorzeitiges Absetzen der Antidepressiva führt meist zum Rezidiv.
- Antidepressiva können das **Auftreten** erneuter depressiver Phasen **nicht immer verhindern.** Bei nur kurzen freien Intervallen ist eine Dauertherapie mit Antidepressiva in einer Erhaltungsdosis dennoch angezeigt.
- Antidepressiva sollten immer **frühzeitig eingesetzt** werden, um eine möglichst hohe Erfolgsquote zu erreichen.
- Das gewählte Präparat ist **ausreichend hoch zu dosieren,** da eine zu niedrige Dosierung keine therapeutische Wirkung zeigt.
- Antidepressiva vom Imipramin-Typ sowie von Desipramin-Typ führen in der Anfangsphase der Applikation zu einer Antriebssteigerung und erst später zu einer Beseitigung der depressiven Verstimmung. Gleiches gilt auch für die Serotonin-Wiederaufnahmehemmer. Der Beginn der Antriebssteigerung vor Beseitigung der depressiven Symptomatik kann eine Suizidgefahr wesentlich erhöhen. Selbsttötungsabsichten, die zunächst wegen mangelnden Antriebs nicht ausgeführt werden konnten, werden im Zuge der initialen Antriebssteigerung möglicherweise zur Ausführung gebracht. Es ist deshalb ratsam, einschleichend zu behandeln, vor allem bei agitierten Depressionen antriebsmindernde Präparate zu wählen und gegebenenfalls die Antidepressiva durch dämpfende Medikamente zu ergänzen (z. B. vorübergehend durch Benzodiazepine).
- Bei Beendigung der Behandlung sollen Antidepressiva **langsam** über 3–4 Wochen hinweg **abgesetzt werden.** Ein Rückfall während dieser Zeit und einiger Wochen nach Absetzen – vor allem bei zu raschem Absetzen – ist besonders hoch.
- Mehrere verschiedene Antidepressiva sollten **möglichst nicht kombiniert** werden. Werden verschiedene Antidepressiva kombiniert, ist dies nur dann sinnvoll, wenn sie sich in ihrer Wirkung ergänzen, wie z. B. bei der Kombination von serotonerg wirksamen und noradrenerg wirksamen Antidepressiva (z. B. Anafranil® und Ludiomil®).
- Vor jedem Beginn einer Therapie mit Antidepressiva sind **Routineuntersuchungen** durchzuführen, EKG, EEG, Blutbild, Transaminasen und Nierenwerte.
- Ob ein Antidepressivum wirkt oder nicht, lässt sich erst nach 3–4 Wochen feststellen (außer bei Edronax®: 1–2 Wochen), da eine therapeutische Wirkung bei ausreichender Dosierung bis zu diesem Zeitpunkt noch einsetzen kann. Erst ein nach 4 Wochen ausbleibender therapeutischer Effekt rechtfertigt das **Absetzen** oder das **Umsetzen** des Antidepressivums.
- Bei zu hoher Dosierung können alle Antidepressiva auch **entgegengesetzte Effekte** hervorrufen.

- Antidepressiva können manische oder delirant-bewusstseinsgetrübte **Erregungszustände** auslösen.
- Eine **Kombination** von niederpotenten, meist trizyklischen und vor allem anticholinerg wirksamen Neuroleptika und anticholinerg wirksamen Antidepressiva sollte nur den schweren agitierten Depressionen vorbehalten bleiben. Dann ist aber auf Kreislauf und Herzfunktion zu achten.
- Eine **einschleichende Dosierung** ist zur Verminderung der Nebenwirkungen und damit zur Erlangung einer verbesserten Compliance sinnvoll; außerdem wird durch einschleichende Dosierung die Gefahr eines Krampfanfalls sowie eines anticholinerg bedingten Delirs gemindert. Eine rasche Aufdosierung sollte der stationären Behandlung vorbehalten bleiben.

Nebenwirkungen der Antidepressiva

▶ Vor allem trizyklische Antidepressiva zeigen unerwünschte Nebenwirkungen. Neben **psychischen und motorischen Nebenwirkungen** stehen **vegetative Nebenwirkungen** im Vordergrund. Alle Antidepressiva können zu unterschiedlichen und sogar zu entgegengesetzten Wirkungen führen, je nachdem, welche zentralen oder peripheren vegetativen Effekte durch das Antidepressivum bewirkt werden. Es kommt besonders häufig zu **anticholinergen Wirkungen**, die hauptsächlich zu Therapiebeginn stark störend sein können und die Mitarbeit des Patienten unter Umständen erheblich beeinträchtigen. Diese vegetativen Effekte sind von einem vielfältigen Zusammenspiel zentraler und peripherer Wirkungen abhängig. **Nebenwirkungen sind patientenspezifisch**, d.h. man kann von Patient zu Patient unterschiedliche oder gar gegensätzliche Effekte beobachten: So kommt es in seltenen Fällen statt zu einer Blutdrucksenkung zu einer Blutdrucksteigerung, möglicherweise auch zu einer Verlangsamung der Herzfrequenz oder sogar zu vermehrtem Speichelfluss.

Zwar sind die Nebenwirkungen der SNRI sowie der SSNRI im Vergleich zu den trizyklischen Antidepressiva geringer bzw. anders geartet. Dennoch muss das Nebenwirkungsspektrum dieser neueren Präparate beachtet und ernst genommen werden. So zeigen die genannten neueren Antidepressiva Agitation, Angst und Schlaflosigkeit, gelegentlich auch Temperaturerhöhungen, Gelenk- und Muskelschmerzen, Atemnot, Schädigungen von Niere oder Leber, allergische Reaktionen und Abgeschlagenheit. Auch lebensbedrohliche Reaktionen sind bekannt geworden, so z.B. bei Nefazodon (Nefadar®), ein dual-serotonerges Antidepressivum, das bis zu seiner Herausnahme aus dem Handel mehrfach zu schweren Leberschädigungen geführt hat.

Wichtige Nebenwirkungen der anticholinerg wirksamen Antidepressiva:

- Beschleunigung der Herzfrequenz
- herabgesetzte Kreislaufregulationsfähigkeit mit Blutdruckabfall
- Überleitungsstörungen im EKG sowie Repolarisationsstörungen
- orthostatische Dysregulation
- Verstärkung einer bestehenden Herzinsuffizienz
- Mundtrockenheit und allgemeine Trockenheit anderer Schleimhäute
- Appetitsteigerung, seltener Appetitlosigkeit
- vermehrte Schweiß- und Talgabsonderung
- Obstipation, selten Darmverschluss
- Gewichtszunahme
- Miktionsstörungen
- feinschlägiger Tremor
- delirante Syndrome bei zu rascher Dosissteigerung
- zerebrale Krampfanfälle bei bestehender verminderter Krampfschwelle
- Schwindelerscheinungen, Kopfschmerzen, Unruhe und Schlafstörungen (selten)
- ausgeprägte Müdigkeit
- in seltenen Fällen schizophreniforme Symptomatik
- Steigerung des Augeninnendrucks
- Pupillenerweiterung (Mydriasis)
- Einschränkung des Tränenflusses (Kontaktlinsenträger!)
- Blutbildveränderungen (Leukozytenabfall bei Verminderung der Granulozyten)
- Anstieg der Leberwerte und selten cholestatischer Ikterus
- gastrointestinale Störungen (Übelkeit und Erbrechen)
- Exantheme und Urticaria
- selten extrapyramidale Störungen
- selten Gynäkomastie und Galaktorrhoe (allerdings häufiger bei Sulpirid)
- selten Veränderungen des Blutzuckerspiegels
- selten Vaskulitiden. ◀

Kontraindikationen der Antidepressiva:

Antidepressiva sollten nicht oder nur unter strenger Indikationsstellung angewendet werden bei:

- akuten Intoxikationen mit zentral dämpfenden Pharmaka sowie mit Alkohol
- bestehendem akuten Delir
- Engwinkelglaukom

5

- schweren Überleitungsstörungen (Schenkelblock, AV-Block III. Grades)
- gleichzeitiger Gabe von MAO-Hemmern
- schweren Stenosen im Bereich des Magen-Darm-Kanals
- schwerer Prostatahypertrophie mit Blasenentleerungsstörungen und Restharnbildung
- vorgeschädigtem Herz
- schweren bestehenden Leberfunktionsstörungen
- erhöhter Krampfbereitschaft.

Eine Applikation von Antidepressiva, ganz gleich welcher Kategorie, während der **Schwangerschaft und Stillzeit** bedarf einer strengen Indikationsstellung.

Einige der genannten Nebenwirkungen haben zur Folge, dass die Kranken die Einnahme der Medikamente verweigern. Dann sollte man den Klagen des Patienten über seine körperlichen Befindlichkeitsstörungen sorgfältig zuhören, diese mit ihm besprechen und sie ihm als Nebenwirkung der antidepressiven Therapie erklären und ihm damit Ängste nehmen.

Kontrolluntersuchungen

Sowohl bei Erhaltungs- wie auch bei Langzeitmedikation mit Antidepressiva sind Kontrolluntersuchungen durchzuführen. Eine körperliche, internistische und neurologische Untersuchung einschließlich Blutdruck, Puls, Gewichtsmessung, EKG und EEG ist alle 6 Wochen erforderlich. In den ersten 8 Wochen sollten alle 2 Wochen Laboruntersuchungen erfolgen, wobei zumindest Blutbild, Elektrolyte und Leberwerte zu bestimmen sind, eventuell ergänzt durch Urinstatus und Kreatinin-Clearance.

Dauer der antidepressiven Behandlung

Nach Abklingen einer depressiven Phase sollte die Behandlung noch wenigstens 6 Monate weiter fortgeführt werden, gegebenenfalls in reduzierter Dosis. Die Dosisreduktion kann erfolgen bei Beseitigung der Schlafstörung sowie bei vollständigem Verschwinden des Morgentiefs. Blutspiegelbestimmungen sind vor allem dann sinnvoll, wenn der therapeutische Effekt ausbleibt. Andererseits wird behauptet, dass der Zusammenhang zwischen Antidepressivakonzentration im Plasma oder Serum und der therapeutischen Wirkung noch nicht eindeutig nachgewiesen ist.

Dosisreduzierung und Absetzen des Antidepressivums müssen langsam erfolgen. Kommt es zu einer erneuten Verschlechterung, sollte die Dosis sofort wieder angehoben werden. Beim langsamen Ausschleichen der Medikation lassen sich auch **Absetzphänomene** wie Schlaflosigkeit, Kopfschmerzen, Übelkeit, Durchfälle, Unruhe und Unterleibsschmerzen vermeiden. So erfolgt beispielsweise die Reduktion von Amitriptylin um jeweils 25 mg pro Woche.

5.9.2 Andere Behandlungsmethoden !

Therapeutischer Schlafentzug

▶ Ein therapeutischer Schlafentzug kann bei phasisch verlaufenden depressiven Störungen durchaus zu positiven Ergebnissen führen. Durchwegs indiziert ist der Schlafentzug bei therapieresistenten Krankheitsbildern.

Totaler Schlafentzug (eine ganze Nacht) oder partieller Schlafentzug (in der zweiten Hälfte der Nacht) lassen sich sehr einfach durchführen. Bei Patienten mit phasischer Depression beobachtet man häufig einen signifikanten Rückgang der Depressionssymptomatik. In einigen Fällen kommt es auch zu einer günstigen Beeinflussung der Tagesschwankungen. Nachteilig ist jedoch die oftmals nur kurz, mitunter nur einen Tag anhaltende Wirkung. Keine Besserung oder eher eine Verschlechterung zeigt sich bei neurotischen Patienten.

Zu beachten ist grundsätzlich, dass der Patient am Morgen nach dem Schlafentzug bis zum nächsten Abend wach bleiben muss. Nahezu 80 % der Patienten erleiden jedoch am nächsten Tag einen Rückfall. Dies kann mitunter dadurch verhindert werden, dass der Schlafentzug seriell angeboten wird, also etwa dreimal pro Woche ein partieller Schlafentzug in der zweiten Nachthälfte.

Nicht mehr durchgeführt wird der selektive Schlafentzug mit Entzug der REM-Phasen. Letzterer bedurfte eines großen personellen und apparativen Aufwandes.

Lichttherapie (Phototherapie)

Diese Therapieform setzt sich nur langsam durch. Zahlreiche Forschungsprojekte an renommierten Instituten laufen noch. Bisher konnte wissenschaftlich nachgewiesen werden, dass eine Bestrahlung mit tageslichtähnlichen Spektren positive Wirkung bei Patienten zeigt, die an **saisonaler Depression (SAD)** leiden. Lichttherapie wird gegebenenfalls kombiniert mit Pharmakotherapie.

Elektrokrampftherapie (EKT)

Es handelt sich hierbei um eine sehr wirksame antidepressive Therapieform mit vorrangiger Anwendung bei medikamentenresistenten zyklothymen

Depressionen sowie bei wahnhaften Depressionen. Die Elektrokrampftherapie ist bei einer kleinen Gruppe von Depressiven indiziert, bei der jede andere Behandlung ohne Erfolg bleibt. Meist genügen dann einige wenige Behandlungen in mehrtägigen Abständen; anschließend wird medikamentös weiterbehandelt. ◀

Von Gegnern der EKT werden morphologische zerebrale Schäden und kognitive Defekte als Nebenwirkungen angeführt. Unter Einsatz moderner medizinischer Maßnahmen, Intubation mit Sauerstoffbeatmung, Nüchternheit, vorherigem Absetzen hochdosierter Neuroleptika, Muskelrelaxation, unilateraler Elektrodenplatzierung und minimaler Stromapplikation konnte man nur selten EKT-spezifische Störungen finden (Konzentrationsstörungen, amnestische Durchgangssyndrome, Kopfschmerzen).

Wesentlichste Kontraindikationen: demyelisierende Erkrankungen, gesteigerter Hirndruck, arterielle Aneurysmen und zerebrale Insulte sowie Endokrinopathien, schwere Kreislauferkrankungen und hochgradige Kardiopathien.

Bei der heute standardisiert angewendeten Methode der **unilateralen temporoparietalen Elektrodenplatzierung** über der **nicht dominanten Hemisphäre** unter Narkose und Muskelrelaxation sowie möglichst geringer Stromstärke sind die bekannten retrograd amnestischen Störungen deutlich geringer und bilden sich in relativ kurzer Zeit zurück.

Psychotherapie bei Depressionen

Bei zyklothymen Depressiven ist neben der Therapie mit Antidepressiva eine psychotherapeutische **Zusatztherapie** in der Regel angezeigt. Die Ergebnisse mit der psychoanalytischen Standardmethode waren bei Melancholie-Kranken allerdings überwiegend negativ. Der Grund mag darin liegen, dass dem Patienten die entsprechende Motivation zur Behandlung fehlt und es sich bei dieser Erkrankung um eine Psychose und nicht um einen Konflikt handelt. Sehr hilfreich ist für die Patienten jedoch eine **unterstützende Gesprächstherapie** als Ergänzung zur medikamentösen Behandlung. Psychotherapie allein führt bei Zyklothymien nicht zum Erfolg; vielmehr ist sie hier ergänzende Zusatztherapie. Neben den unterstützenden Gesprächstherapien können auch **verhaltenstherapeutische** Maßnahmen ergriffen und somit eine Isolation des Kranken in seinem sozialen Lebensbereich verhindert werden.

Merke!

Folgenden Psychotherapieformen sind bei depressiven Episoden der Vorzug zu geben:
- kognitive Psychotherapie
- interpersonelle Psychotherapie (IPT)
- Verhaltenstherapie.

Seit geraumer Zeit spielt auch die **Psychoedukation** bei der Behandlung psychischer Störungen eine wesentliche Rolle. Ziel ist dabei der Umgang der Patienten mit ihrer eigenen Erkrankung. Dadurch soll das Selbsthilfepotential der Patienten und deren Angehörigen gefördert werden. Auch dient die Psychoedukation der Motivation der Patienten zur Wahrnehmung psychotherapeutischer Angebote und der medikamentösen Behandlung.

Weitere Behandlungsmethoden

Opiumkur, Dauerschlafbehandlung, Leukotomie und Insulinkur sind heute obsolet. Die **repetitive transkranielle Magnetstimulation** ist noch in Erprobung.

5.9.3 Prophylaxe bei Depressionen !!

Die Prophylaxe der Depression umfasst
- Dauermedikation mit Antidepressiva bei zyklothymen Depressionen
- gelegentlich Dauermedikation mit Neuroleptika oder mit Depot-Neuroleptika bei lang anhaltender Wahnsymptomatik
- begleitende psychotherapeutische Behandlung
- Verabreichung von Phasenprophylaktika.

Die Dauermedikation mit Neuroleptika als Erhaltungstherapie sollte noch 6 Monate nach Abklingen der depressiven Symptomatik in gleicher Wirkdosis fortgeführt werden. Vereinzelt wird auch eine Dauertherapie von mindestens 12 Monaten empfohlen. Bei einem vorzeitigen Absetzen ist die Rückfallquote ausgesprochen hoch und wird mit bis zu 70 % angegeben.

Eine Dauermedikation mit Neuroleptika, bzw. mit Depot-Neuroleptika wird bei Depressionen eher selten notwendig sein, da die depressive Wahnsymptomatik oftmals auch schon bei Verabreichung von Antidepressiva abklingt.

Länger dauernde begleitende psychotherapeutische Behandlung ist vorrangig bei neurotischen Patienten erforderlich, vor allem aber auch bei reaktiven Depressionen und depressiven Reaktionen, speziell bei Anpassungsstörungen.

Bei bipolaren Störungen ist die Dauermedikation mit Antidepressiva vorsichtig und unter laufender Kontrolle durchzuführen. Nicht selten kommt es unter Antidepressiva-Dauermedikation zum Umkippen der Depression in die Manie. Dann muss das Antidepressivum rasch, unter Umständen abrupt abgesetzt werden.

Bei bipolaren Störungen wie auch bei unipolaren Depressionen sind heute Phasenprophylaktika weit verbreitet. Die Wirkung dieser Präparate ist bei bipolaren Störungen besser als bei unipolaren Störungen. Indiziert sind Phasenprophylaktika, wenn bei bipolaren Störungen innerhalb von 4 Jahren zwei Krankheitsepisoden beobachtet wurden.

▶ Seit vielen Jahrzehnten ist die **Lithiumprophylaxe** die Phasenprophylaxe schlechthin. Lithium ist ein besonders reaktionsfähiges einwertiges Alkalimetall, kommt in der Natur in gebundenem Zustand häufig vor und wurde nach der Einführung in die Psychiatrie im Jahre 1949 bald als spezifische Substanz für die Therapie und Prophylaxe der Zyklothymie erkannt. Antidepressiva und Neuroleptika sowie Tranquilizer wirken nur symptomatisch auf die verschiedenen Phasen der Zyklothymie. Lithium hingegen normalisiert die beiden extremen und konträren Stimmungslagen der Zyklothymie, nämlich Depression und Manie.

Merke!

Bei nahezu 50 % aller Kranken mit manisch-depressiven Psychosen kann unter Lithiumprophylaxe mit einer Besserung gerechnet werden.

Lithiumsalze werden nach oraler Applikation rasch und nahezu vollständig resorbiert und die Bioverfügbarkeit mit Lithiumcarbonat liegt bei gesunden Probanden nach einmaliger Gabe bei etwa 85–90 %. Erst nach etwa einwöchiger Verabreichung wird ein Ausgleich zwischen Resorption und Ausscheidung erreicht, da sich dann ein dynamisches Gleichgewicht zwischen intra- und extrazellulären Konzentrationen entwickelt hat. Lithium passiert den Körper in unveränderter Form und wird vorrangig über die Nieren ausgeschieden. In der Regel liegt die renale Lithium-Clearance bei 20 % der Kreatinin-Clearance. Da sie aber von Mensch zu Mensch erheblichen Schwankungen unterliegt, muss das Lithiumsalz unter Blutspiegelkontrolle individuell dosiert werden. Daher sollte auch bei instabiler Nierenfunktion Lithium nicht verordnet werden, während eine herabgesetzte Leberfunktion keine Kontraindikation darstellt.

Der Nachteil der Lithiumprophylaxe liegt im teilweise stark verzögerten Wirkungseintritt (bis 6 Monate). Treten in den ersten Monaten trotz Lithiumgabe Rezidive auf, so sollte Lithium weiterhin verabreicht werden, da anzunehmen ist, dass es seine Wirkung noch nicht entfaltet hat. Der genaue Wirkmechanismus dieser Substanz bei psychischen Erkrankungen ist noch nicht vollständig geklärt.

Die Lithiumprophylaxe kann im Intervall oder während der Phase begonnen werden. Am besten legt man den Behandlungsbeginn in die abklingende Phase, also in die Zeit, in der die Patienten nicht mehr die volle Antidepressiva-Dosis erhalten.

Von besonderer Bedeutung – und oft unzureichend durchgeführt – ist die **umfassende Aufklärung der Patienten** über Einnahmeweise, Nebenwirkungen und notwendige Untersuchungen.

Die Vorteile der Lithiumprophylaxe dürfen nicht darüber hinwegtäuschen, dass die langzeitige Applikation eine eingreifende Behandlung mit nicht zu vernachlässigenden Risiken ist, die **regelmäßige Laboruntersuchungen** notwendig machen. So sollten **vor Beginn** kontrolliert werden: Körpergewicht, Urin, Blut, Kreatinin und Harnstoff, Elektrolyte, EKG, Schilddrüsenwerte, Halsumfang, EEG. **Nach einer Woche** sollten dann abermals Nüchternblutzucker, Leukozyten, Serum-Elektrolyte und Lithiumspiegel bestimmt werden. **Nach zwei Wochen** sind zu kontrollieren: Leukozyten, Serum-Elektrolyte, Lithiumspiegel, EKG, Nüchternblutzucker. Von dieser Zeit an sind bei normalen Werten regelmäßige Lithiumspiegelkontrollen zunächst in wöchentlichen, dann in vierwöchentlichen, nach zwei Monaten in monatlichen Abständen angezeigt.

Merke!

Die Blutentnahme zur Lithiumspiegelbestimmung sollte **morgens vor Einnahme der ersten Tagesdosis**, jedoch **12 Stunden (± 1 Stunde) nach Einnahme der letzten Dosis** erfolgen.

Die **Bestimmung der Lithiumkonzentration** muss erfolgen

- zu Behandlungsbeginn, dann einmal pro Woche
- dann in Abständen von 4 Wochen
- wenn die richtige Dosierung gefunden ist, eventuell vierteljährlich

- immer bei Verdacht auf Überdosierung
- wenn von der Lithiumbehandlung unabhängige Erkrankungen aufgetreten sind
- bei verstärkt auftretenden Nebenwirkungen
- bei eigenwilliger Änderung der Dosierung durch den Patienten
- häufiger bei älteren Menschen und unzuverlässigen Kranken
- wenn es trotz der Lithiumbehandlung zu manischen oder depressiven Phasen kommt
- bei gleichzeitiger Einnahme anderer Medikamente sowie bei Verdacht auf eigenmächtige Diätkuren.

Die Therapie wird bis zur individuellen Dauerdosis einschleichend begonnen und dann schrittweise und individuell angepasst. Ziel ist das Erreichen des so genannten therapeutischen Spiegels mit Werten **zwischen 0,6 und 1,0 mmol/l**. Konzentrationen über 1,6 mmol/l sollte man wegen der ab diesem Spiegel auftretenden deutlichen Nebenwirkungen vermeiden. Konzentrationen über 2,0 mmol/l entsprechen einer Intoxikation. Allerdings korrelieren die klinischen Erscheinungen nicht immer mit den Lithium-Serumwerten, weshalb der Patient während des gesamten Behandlungsverlaufs hinsichtlich der Nebenwirkungen zu beobachten und zu befragen ist. Bei älteren Patienten wählt man gewöhnlich einen etwas niedrigeren Spiegel, nämlich zwischen 0,5 und 0,8 mmol/l.

Lithium wird heute vorwiegend in Retardform (z. B. Hypnorex retard®, Quilonum retard®) morgens und abends eingenommen, u.U. auch in einmaliger Gabe am Abend. Grundsätzlich muss eine Lithiumprophylaxe kontinuierlich überwacht werden. Hierzu dient auch ein **Lithium-Ausweis,** wie er von verschiedenen Pharmafirmen kostenfrei abgegeben wird.

In den ersten zwei bis drei Wochen der Behandlung kann es zu **leichten Nebenerscheinungen** wie Tremor, Polyurie, Anorexie, Übelkeit, Diarrhö und Schweißausbrüchen kommen. Diese Begleiterscheinungen sind aber nur selten gefährlich; gewöhnlich klingen sie im Verlauf der Behandlung wieder ab. Gelegentlich kommt es zu einer **Vergrößerung der Schilddrüse**, weshalb jährliche Untersuchungen der Schildrüsenfunktion sowie eine regelmäßige Prüfung des Halsumfangs erforderlich sind. Dem fein- bis mittelschlägigen **Tremor** begegnet man entweder durch Reduktion der Dosis oder durch Verlegung der größeren Medikamentendosen auf abendliche Stunden. Durch die Gabe von β-Rezeptoren-Blockern (z. B. Propranolol 40–80 mg/Tag) lässt sich der feinschlägige Tremor ebenfalls weitestgehend beheben. Allerdings bessert oder beseitigt die Propanolol-Verabreichung lediglich den Tremor, nicht jedoch die anderen Nebenwirkungen.

Eine ausgesprochen unangenehme Nebenwirkung, die häufig zur Verweigerung der Einnahme führt, ist die **Gewichtszunahme.** Diese entsteht vorrangig dadurch, dass es im Rahmen der **Polyurie** auch zu **Polydipsie** kommt; die Patienten trinken meist dann vermehrt kalorienhaltige Getränke, die die Gewichtszunahme begünstigen.

Einige Patienten klagen über leichte affektive Verarmung, über Aktivitätsminderung und eine Einschränkung des normalen Lebenstempos. Gelegentlich wird auch von Müdigkeit, vermindertem sexuellen Interesse und Konzentrationsschwierigkeiten berichtet.

Unter Lithiumbehandlung werden auch **Hautveränderungen** beobachtet, von denen Akne und psoriatische Hautveränderungen am häufigsten sind. Nicht selten ist eine vorübergehende Ödembildung bei lithiumbehandelten Patienten zu beobachten.

Sämtliche, das Elektrolytgleichgewicht beeinträchtigenden Medikamente können die Lithiumausscheidung verändern (z. B. Diuretika, Steroide), Saluretika verstärken die kardiotoxische und neurotoxische Wirkung und Kaliumjodid die strumigene Wirkung. Die erwünschte Lithiumwirkung wird durch Acetazolamid vermindert. Psychotrope Medikamente sollten in niedrigerer Dosierung seltener und geringer als üblich verordnet werden, da deren Nebeneffekte durch Anwendung von Lithium potenziert werden können, was besonders für die Kombination von Lithium und Haloperidol gilt. Weitgehend bekannt ist heute auch die ungünstige Wechselwirkung von Lithium und nichtsteroidalen antiinflammatorischen Mitteln (z. B. Indometacin, Diclofenac). Werden solche Antiphlogistika über einen langen Zeitraum hinweg zusammen mit Lithium verabreicht, so kann sich allmählich eine Lithiumvergiftung entwickeln, wenn nicht regelmäßig der Lithium-Serum-Spiegel bestimmt und die Lithiumdosis entsprechend reduziert wird.

Merke!

Absolut kontraindiziert ist Lithium bei Niereninsuffizienz, Morbus Addison, manifester Hypothyreose, Schwangerschaft und Stillzeit, schweren Herzerkrankungen, kochsalzarmer oder kochsalzfreier Diät, hohen Gaben von Diuretika.

Ist eine Unterbrechung der Lithiummedikation bei vorliegender Schwangerschaft nicht möglich, so muss wenigstens in den ersten 3 Monaten die Lithiumzufuhr unterbrochen werden; anschließend ist der Lithium-Serum-Spiegel sorgfältig zu überwachen. Eine kochsalzarme Diät ist grundsätzlich zu vermeiden.

Schwankungen des Lithium-Spiegels ergeben sich bei

- schweren infektiösen Erkrankungen (schwere Erkältungen, Virusgrippe, Gastroenteritis)
- schweren Durchfällen
- Nierenerkrankungen
- konsequenten Diäten über längere Zeiträume (z. B. Schlankheitskuren)
- kontinuierlichen Saunabesuchen mit starkem Schwitzen und damit verbundenen Veränderungen des Flüssigkeitshaushaltes
- langen Aufenthalten in heißen Klimazonen und damit verbundenem starken Schwitzen.

Bestehen Kontraindikationen für eine Lithiumprophylaxe oder führt Lithium bei einem Patienten zu ausgeprägten Nebenwirkungen, so kann auf **andere Phasenprophylaktika** zurückgegriffen werden. ◀

Lithium gilt in der Prophylaxe bipolarer Störungen sowie zyklothymer Depressionen als Mittel der ersten Wahl. Zeigt es hingegen keine ausreichende Wirkung oder bestehen nicht tolerable Nebenwirkungen, kann als Phasenprophylaktikum **Carbamazepin** (z. B. Timonil retard®) gegeben werden. Weitere Prophylaktika sind **Lamotrigin** (Elmendos®) vor allem bei bipolaren Verläufen sowie **Valproinsäure** (Orphiril long®, Ergenyl chrono®).

5.10 Therapie und Prävention bei Manie

Maniker sind im Allgemeinen schwer zu behandeln, weshalb die Therapie stationär erfolgen sollte. Dadurch wird eine Störung und Gefährdung der Allgemeinheit sowie eine Schädigung der Interessen des Kranken weitgehend verhindert. Dem Kranken fehlt es bekanntlich an Einsicht bezüglich seiner Erkrankung; deshalb ist gelegentlich auch eine Unterbringung gegen den Willen des Kranken zur Durchsetzung der erforderlichen Therapie notwendig.

Manisch Kranke sollten schon deshalb einer **stationären Behandlung** zugeführt werden, weil damit gerechnet werden muss, dass der manisch Kranke unzuverlässig und krankheitsuneinsichtig ist und sich somit an Absprachen nicht hält. Von der Heiterkeit des Manikers sollten sich behandelnde Ärzte und Pflegepersonal nicht mitreißen oder von seiner Aufdringlichkeit und Aggressivität provozieren lassen. Eine **Abschirmung von äußeren Reizen** zur Verhinderung neuerlicher Erregungszustände ist eine wichtige Voraussetzung der stationären Behandlung.

Auch bei leichter Manie sollte man sich nicht dazu verleiten lassen, abzuwarten. Denn es besteht immer die Gefahr einer Verschlechterung mit zunehmender Unerreichbarkeit des Betroffenen. Mit Voranschreiten der manischen Symptomatik stellen sich zusätzlich soziale Komplikationen ein.

5.10.1 Behandlung mit Medikamenten !!

▶ Da Antriebssteigerung, Enthemmung und Gereiztheit des Manikers hartnäckige Symptome darstellen, erfordert die medikamentöse Behandlung viel Geduld. Medikamente der Wahl sind bei Behandlung manischer Zustände **hochpotente Neuroleptika** sowie **niederpotente Neuroleptika.** Sie wirken rasch, führen zu einer Beruhigung und damit zu einer Kontrolle der Situation. Neuroleptika beseitigen jedoch die Erkrankung selbst nicht, und die Krankheit läuft praktisch unter dem Deckmantel der Neuroleptika weiter, bis die Episode entsprechend ihrem eigengesetzlichen Verlauf abklingt. Neuroleptika sind vorwiegend bei Akutbehandlung notwendig; bei leichteren Formen finden auch stimmungsstabilisierende Substanzen Anwendung.

Bei akuter manischer Symptomatik sind meist eine hohe Dosierung und eine langfristige Anwendung notwendig. Selbstverständlich richtet sich aber die Dosis nach dem Grad der manischen Symptomatik. In der Regel genügt die orale Applikation; schwere manische Erregungszustände müssen u.U. auch durch intravenöse Injektion bei gleichzeitiger mechanischer Beschränkung unterbrochen werden.

Nach Wirkungseintritt kommt es zur Dämpfung der Reizbarkeit, Redseligkeit und Aggressivität; allerdings wird die gehobene Stimmungslage nicht immer vollständig beseitigt. Reichen hochpotente Neuroleptika nicht aus, um die Umtriebigkeit, Hyperaktivität und Distanzlosigkeit zu vermindern, oder wird der Patient für seine Mitmenschen auf der Station oder in der Familie unerträglich, dann können zusätzlich niederpotente Neuroleptika verabreicht werden (z.B. Neurocil®, Melleril®). Die Müdigkeit erzeugende Wirkung der genannten Präparate wird vom manischen Patienten meist als äußerst unangenehm empfunden, was gelegentlich zu einer Verweigerung weiterer Medikamenteneinnahme führt. Häufig bringt eine Ergänzungsmedikation mit Tranquilizern (z.B. Tavor®) eine doch überraschende Besserung.

Lithium wirkt nicht nur phasenprophylaktisch sondern auch antimanisch, muss allerdings dann höher dosiert werden. Allerdings ist der Wirkungseintritt deutlich langsamer als bei Neuroleptika, weshalb bei akuten manischen Episoden – wie erwähnt – Neuroleptika die Mittel der ersten Wahl sind.

Zeigen auch hochpotente Neuroleptika keinerlei Wirkung, so kann ein Versuch mit Elektrokrampftherapie unternommen werden; hierzu bedarf es jedoch meist einer gerichtlichen Anordnung, da die krankheitsuneinsichtigen Patienten sich freiwillig einer solchen Behandlung nicht unterziehen. Im Anschluss an die Elektrokrampftherapie können erneut Neuroleptika in niedrigerer Dosierung verabreicht werden.

Psychotherapeutische Verfahren lassen sich bei manischer Verfassung nicht durchführen. Nach Abklingen der manischen Symptomatik ist jedoch oft eine soziotherapeutische Intervention erforderlich.

5.10.2 Prophylaxe der Manie !!

Im symptomfreien Intervall zeigt eine neuroleptische Dauerbehandlung bei periodischen Manien mit rascher Folge kaum Erfolg. Man verabreicht deshalb **Lithium** zur Prophylaxe. Lithium wirkt im Gegensatz zur zyklothymen Depression bei manischen Zuständen sowohl **vorbeugend als auch therapeutisch**. Gelegentlich wird berichtet, dass manisch Kranke auf eine Lithiumbehandlung allein besser reagieren als auf Neuroleptika. Die Lithiumtherapie sollte – wenn möglich – nur stationär durchgeführt werden. Sie hat gegenüber der Neuroleptikatherapie den Vorteil geringerer Nebenwirkungen, aber der Wirkungseintritt ist um einiges langsamer. Vorsicht geboten ist bei der Kombination von Lithiumsalzen und hochpotenten Neuroleptika, da es hier gelegentlich zu Intoxikationszuständen kommt.

Da die manische Symptomatik häufig sehr hartnäckig sein kann und hochpotente Neuroleptika oft hoch dosiert über einen längeren Zeitraum verabreicht werden müssen, besteht die Möglichkeit einer Depot-Medikation mit **Depot-Neuroleptika.** Diese dient zugleich der Prophylaxe, wenn manische Phasen in rascher Folge auftreten und eine Prophylaxe mit Lithium unzureichend ist. Durch Depot-Neuroleptika wird die Medikamenteinnahme gesichert und der Umgang mit den Patienten vereinfacht. Nachteilig wirkt sich die Depot-Medikation aber dadurch aus, dass bei einer Wirkungsdauer des Depot-Neuroleptikums von mehreren Wochen in dieser Zeit die manische Symptomatik in kurzer Zeit in eine depressive Symptomatik umschlagen kann. Dies würde dann ein rasches Absetzen des Neuroleptikums erforderlich machen, was bei einer Depot-Medikation aber nicht möglich ist. Aus diesem Grund sollte eine Depot-Medikation manisch Kranker nur kooperativen Patienten vorbehalten bleiben. Leider werden mit Depot-Präparaten oftmals auch keine ausreichend hohen Wirkspiegel erreicht, sondern lediglich Basis-Spiegel, so dass die Verabreichung von Depot-Neuroleptika bei Manien dann nicht ausreichend ist.

Die **Lithiumprophylaxe** bei Patienten mit manischen Phasen hat den Vorteil, dass bereits im Frühstadium einer manischen Episode die Lithiummedikation und damit der Lithium-Spiegel angehoben werden können, was zu einer Verhinderung der manischen Symptomatik, zumindest aber zu einem milderen Verlauf einer manischen Episode führt. Alternativen zur Lithiumprophylaxe sind **Carbamazepin** und **Valproat,** vor allem beim Rapid Cycling.

Wichtigste Voraussetzung für eine Prophylaxe bei Patienten mit manischen Episoden ist die kontinuierliche Beobachtung des Betreffenden, bzw. die **regelmäßige fachärztliche Betreuung.** Denn verschwiegen werden darf nicht, dass natürlich die mitunter massiven Verhaltensänderungen vor allem während manischer Episoden dazu führen können, dass Familien leiden, Beziehungen zerstört werden, und die Betroffenen oftmals vor einem sozialen Scherbenhaufen stehen. ◀

5

6 Schizophrenien

6.1 Vorkommen und Entstehungsbedingungen

Im Jahre 1896 fasste KRAEPELIN einige Psychosen zu einer nosologischen Einheit zusammen, der sog. **Dementia praecox**. Diese stellte er den manisch-depressiven Psychosen gegenüber. 1911 nahm dann E. BLEULER eine Neufassung vor und prägte die bis heute allgemein gültige Bezeichnung Schizophrenie (veraltete Bezeichnung: „Spaltungsirresein"). Dabei unterschied er die sog. **Grundsymptome** von den **akzessorischen Symptomen** und erachtete den Begriff Dementia praecox für nicht mehr erforderlich.

Von SCHNEIDER wurden in der Folgezeit verfeinerte Systeme beschrieben. So teilte K. SCHNEIDER die Symptome der Schizophrenie in **Symptome ersten Ranges** und **Symptome zweiten Ranges** ein.

6.2 Erkrankungshäufigkeit und Manifestation

Genaue Zahlenangaben über die Häufigkeit der schizophrenen Psychosen lassen sich wegen der hohen Dunkelziffer nicht geben. Vermutlich zeigt sich bei wenigstens **1 % der Bevölkerung** einmal im Leben ein schizophrener Schub. Etwa **0,3 % der Bevölkerung,** also etwa 30 % der an Schizophrenie Erkrankten sind in ärztlicher Behandlung. In allen Rassen und Kulturen kommt die Erkrankung mit nahezu gleicher Häufigkeit vor. Die Erscheinungsbilder sind jedoch von den **soziokulturellen Gegebenheiten** abhängig.

Weibliches und männliches Geschlecht sind etwa gleich häufig betroffen, wenngleich Frauen häufiger in Behandlung und zur stationären Aufnahme kommen, was wohl auf sozialen Gründen basiert. Frauen erkranken allerdings etwas später als Männer. Dabei liegt der Manifestationsgipfel bei Frauen zwischen dem 25. und 35. Lebensjahr, bei Männern zwischen dem 20. und 25. Lebensjahr. Eine **Erstmanifestation** ist vom 1. bis 7. Lebensjahrzehnt möglich, die Hälfte der Manifestationen findet sich jedoch zwischen der Pubertät und dem 30. Lebensjahr. Nur noch 16 % der Erstmanifestationen betreffen die Zeit nach dem 4. Lebensjahrzehnt (Spätschizophrenie).

Schizophrenien beginnen – wenn überhaupt – nur sehr selten im Kindesalter (1–2 %). Schizophreniforme Symptomatik beobachtet man gelegentlich bei Pubertäts- und Adoleszentenkrisen. Solche Zustände sind von den Schizophrenien abzugrenzen, ebenso wie der frühkindliche Autismus nach KANNER.

Die **wichtigsten Zahlen** zusammengefasst:
- Lebenszeitprävalenz 1 % der Bevölkerung
- Punktprävalenz 0,3–0,4 % der Bevölkerung
- Jahresinzidenz 0,3–0,6 % der Bevölkerung
- Erkrankungshäufigkeit ca. 1–2 % bis zum 12. Lebensjahr
- Erkrankungshäufigkeit ca. 50 % vom 12. bis zum 30. Lebensjahr
- Erkrankungshäufigkeit ca. 25 % vom 30. bis zum 40. Lebensjahr
- Erkrankungshäufigkeit ca. 16 % ab dem 40. Lebensjahr.

6.3 Ätiologie, Auslösung schizophrener Schübe und Primärpersönlichkeit

Eine einzige Ursache konnte für die Schizophrenieentstehung bis heute nicht gefunden werden. Die Ätiologie der Schizophrenien ist also weitgehend ungeklärt. Es existiert ein so genannter **polyätiologischer Ansatz,** d.h. es gibt nicht nur einen ursächlichen Faktor. Dabei ist zu unterscheiden zwischen Ursache und Auslösung der Erkrankung. Die Erkrankung „Schizophrenie" lässt keine eindimensionale Theorie zu; die Gesamtheit aller Befunde führte zwangsläufig zur mehrdimensionalen Betrachtungsweise.

Die Körperbautheorie KRETSCHMER'S, nach der leptosom-asthenische Typen eher zur Schizophrenie neigen sollen, ist heute obsolet.

Genetische Komponente

Unter Verwandten schizophrener Patienten finden sich mehr Schizophrene als in der Durchschnittsbevölkerung. So beträgt die allgemeine Morbidität bekanntlich etwa 1 %; für die Eltern von Schizophrenen liegt sie bei 7–10 %, für Kinder bei 9–16 % und für die Enkel etwa bei 3 %. Fast 50 % der Kinder schizophrener Eltern (zwei schizophrene Elternteile) erkranken ebenfalls an dieser Krankheit.

Eine wichtige Rolle in der Krankheitsentstehung spielen nicht nur die genetischen Faktoren, was dadurch erkennbar wird, dass bei eineiigen Zwillingen nicht alle an Schizophrenie erkranken.

Zwillingsuntersuchungen ergaben Konkordanzraten von 30–80 % für eineiige Zwillinge, im Gegensatz dazu 8–25 % bei zweieiigen Zwillingen wie bei Geschwistern sonst auch. Bei eineiigen Zwillingen ist die Konkordanz somit 3–5-mal größer als bei zweieiigen Zwillingen, was deutlich auf einen **Erbfaktor** hinweist. Andererseits müsste bei ausschließlicher Erblichkeit bei eineiigen Zwillingen eine vollständige Konkordanz vorliegen. Somit sind weitere wichtige Entstehungsbedingungen mit Sicherheit vorhanden.

Was letztlich vererbt wird, ist bis heute unbekannt (biochemischer Defekt? Prädisposition?), und über den Erbgang besteht Uneinigkeit, wobei aber eine **multifaktorielle polygenetische Vererbung** die große Variationsbreite schizophrener Zustandsbilder und Verläufe am ehesten erklärt. Für die Schizophrenieerkrankung verantwortliche Gene sind bis heute nicht bekannt; vermutet werden aber hierfür verantwortliche Genabschnitte auf den Chromosomen 1, 5, 6, 8, 10, 13, 15, 16 und 22.

Um die unterschiedliche Bedeutung von genetischer und „sozialer" Vererbung aufzudecken, untersuchte man Adoptivkinder, bei denen die „biologische" und die soziale Familie nicht ein und dieselbe waren: Kinder schizophrener Eltern, die kurz nach der Geburt von Adoptiveltern aufgenommen wurden, erkrankten ebenso häufig wie Kinder, die bei ihren schizophrenen Eltern aufwuchsen. Andererseits konnte man auch nicht bei Kindern aus gesunden Familien eine erhöhte Erkrankungsrate erkennen, wenn sie von schizophrenen Eltern adoptiert wurden.

Morphologische Befunde

> **Merke!**
>
> Bis heute fand man keine eindeutig gesicherten Hinweise auf ein morphologisches Substrat, das einer schizophrenen Erkrankung zugrunde liegen könnte. Zumindest können vorliegende Befunde nicht als die alleinige Ursache der Erkrankung angesehen werden.

Durch die verbesserten neuroradiologischen Untersuchungsmethoden konnten bei Schizophrenien **Hirnstrukturänderungen** festgestellt werden, die andererseits aber nicht als alleinige Ursache der Erkrankung gedeutet werden können.

Verschiedene Autoren fanden

- erweiterte Seitenventrikel mit Linksbetonung
- erweiterter dritter Ventrikel und Hirnfurchen
- Zellausfälle im mediodorsalen Thalamuskern (histopathologisch und morphometrisch nachgewiesen)
- Volumenminderungen in bestimmten limbischen Regionen des Temporallappens
- Zellzahlminderung im Hippocampus und in der Amygdala
- Minderung des neurochemischen Markers N-Acetylaspartat im Temporal- und Frontalcortex.

Vielfach wird heute eine **Dysfunktion des limbischen Systems** als zentrales morphologisches Korrelat der schizophrenen Erkrankung angenommen, ferner Veränderungen im Bereich des Frontallappens sowie des Thalamus und der Basalganglien. Man vermutet, dass es durch eine Störung im koordinierten Zusammenwirken zu kognitiven Störungen und zur typischen produktiv-psychotischen Symptomatik kommt. Die Schizophrenie stellt somit vermutlich eine neuronale Netzwerkstörung dar. Einige Hypothesen nehmen aber auch eine Hirnentwicklungsstörung als Ursache der Schizophrenie an, wobei diese möglicherweise genetisch und/oder durch Umweltfaktoren verursacht wird und dadurch ebenso zu der oben bezeichneten Netzwerkstörung führt.

Es liegt auf der Hand, dass perinatale Hirnschädigungen durchaus eine Erschwernis für die psychische Entwicklung darstellen. Somit ist auch vorstellbar, dass sich bei entsprechender Vulnerabilität eine Psychose leichter entwickeln kann, da die Kompensationsmöglichkeiten des Individuums geschwächt, bzw. nicht voll verfügbar sind.

Biochemische Befunde

Große Bedeutung kommt der **Dopamin-Hypothese** zu. Ausgangspunkt waren die Beobachtungen, dass Amphetaminmissbrauch sowie die Gabe von Dopamin und Dopaminergika bei Parkinsonkranken gehäuft schizophreniforme Symptome bewirken.

Nach dieser Hypothese nimmt man eine prä- oder postsynaptische Regulationsstörung des Dopaminstoffwechsels an, mit einer dopaminergen Hyperaktivität im limbischen System, was zu produktiv-psychotischen Symptomen (Positiv-Symtomatik) führt sowie eine dopaminerge Unteraktivität im Frontalhirn mit der Folge negativer Symptome (Negativ-Symptomatik).

Für die Dopamin-Hypothese spricht, dass sich Schizophreniesymptome mit **Neuroleptika,** also antipsychotisch wirksamen Medikamenten beseitigen lassen. Diese bewirken eine postsynaptische Rezeptorblockade (speziell D2-Rezeptoren) mit konsekutivem Anstieg der präsynaptischen Aminsynthese mit Vermehrung von Dopamin und Zunahme der Metaboliten (Homovanillinsäure).

Gegen eine alleinige Gültigkeit der Dopamin-Hypothese spricht jedoch, dass die Blockade der Dopamin-D2-Rezeptoren innerhalb weniger Stunden eintritt, andererseits aber die antipsychotische Wirkung der Antipsychotika bis zu Wochen dauern kann. Ferner sprechen Antipsychotika (Neuroleptika) verhältnismäßig schlecht bei schizophrenen Negativsymptomen an. Eine Ausnahme stellt das neue Neuroleptikum Aripiprazol (Abilify®) dar, das einerseits eine gute antagonistische Wirkung am Dopamin-D2-Rezeptor zeigt, andererseits aber auch am gleichen Rezeptor eine intrinsische agonistische Wirkung bei bestehender dopaminerger Unteraktivität zeigt.

Das Störungsprinzip kann einerseits auf eine Übererregbarkeit des dopaminergen Systems bei Überangebot an Dopamin (möglicherweise auch durch verminderte MAO-Aktivität und damit verminderten Abbau) oder andererseits auf eine denkbare Überempfindlichkeit von Dopaminrezeptoren beruhen.

Diskutiert werden aber auch Störungen in anderen Transmitterystemen. So wird Anfang der 90er Jahre auch eine glutamaterge Unteraktivität angenommen. Seither ergänzt die **Glutamat-Hypothese** der Schizophrenie die Dopamin-Hypothese. Die antipsychotische Wirksamkeit des Neuroleptikums Clozapin (Leponex®), das im Gegensatz zu anderen Neurotransmitter-Rezeptoren eine deutlich geringere Dopaminrezeptoraffinität zeigt, ist letztlich ein Argument gegen die alleinige Gültigkeit der Dopamin-Hypothese. Das atypische Neuroleptikum Clozapin blockiert aber ebenso wie Risperidon (Risperdal®) auch serotonerge (5-HT2-) Rezeptoren. Fernerhin wurden bei verstorbenen schizophrenen Patienten Veränderungen von 5-HT2-Rezeptoren gefunden, so dass wohl auch das **serotonerge System** bei der Schizophrenie eine wichtige Rolle spielt.

Psychodynamische Komponenten

Sigmund Freud befasste sich als Erster eingehend mit der schizophrenen Erkrankung. Er war der – später korrigierten – Ansicht, dass eine psychoanalytische Erhellung des schizophrenen Geschehens durchaus immer möglich sei, nicht jedoch eine psychoanalytische Behandlung. Besonders eingehend befassten sich die Psychiater E. Bleuler und C.G. Jung mit der Psychodynamik der Schizophrenie. P. Federn sah in der Schizophrenieerkrankung eine Ich-Schwäche, die letztlich zur Ich-Niederlage führt. Im Gegensatz dazu stehen seiner Meinung nach die Neurosen, bei denen das Ich Abwehrmaßnahmen zur Verfügung hat. Die Ich-Schwäche oder die mangelhafte Ich-Besetzung lässt nach P. Federn eine aktive Auseinandersetzung oder eine Verdrängung nicht zu.

Untersuchungen von Winkler und Wieser deuteten darauf hin, dass Risikofaktoren einer Schizophreniegenese nicht Belastungen, sondern bestimmte Konflikte sein könnten. Dieser Theorie nach wäre dann Schizophrenie eine misslungene Konfliktverarbeitung eines geschwächten Ich, bei der andere Abwehrmaßnahmen ergriffen werden als bei den Neurosen.

Untersuchungen im Leben Schizophrener ergaben, dass viele Kranke in ihrer Kindheit vermehrt schweren Belastungen ausgesetzt waren (Scheidung der Eltern, Alkoholismus in der Familie,

Heimkindheit usw.). Man fasst solche Lebenssituationen unter dem Begriff „broken home“ zusammen. Zwar findet man solche Belastungen des Kindheitsmilieus auch bei Neurosen und Psychopathien, ja selbst bei Gesunden. Beim Schizophrenen findet sich aber eine innere und äußere Familienzerrüttung durchweg häufiger und meist auch besonders schwer. In einer Untersuchung des Psychiaters ERNST zeigte nur einer von 50 schizophrenen Patienten, dass er einer nicht sonderlich gestörten Familie entstammte. Die Familienforschung und die Erforschung der Kindheit Schizophrener führten zur Annahme, dass Schizophrenien zumindest teilweise in stärkerer Abhängigkeit von der Umwelt entstehen und verlaufen als früher angenommen.

Ob die Mutter im Leben eines später schizophren gewordenen Menschen in der Kindheit eine wesentliche Rolle spielte, ist heute sehr umstritten. Beschrieben wurde mangelndes Verständnis der Mutter bei gleichzeitig übertriebener Versorgung und Bevormundung. Besonders ängstliche und unsichere Mütter neigen zu inkonsequenter Erziehung mit laufendem Wechsel zwischen Nachgiebigkeit und Strenge. Eine ungünstige Auswirkung muss bei Ich-schwachen Kindern auch ein „zerfahren“ wirkender, mehrdeutiger Gesprächs- und Denkstil haben. Dies wäre zum Beispiel der Fall, wenn Eltern im Gespräch Begriffe in wechselnder und ungewöhnlicher Bedeutung gebrauchen. Folge ist, dass Kinder in Ungewissheit und Inkonsequenz groß werden, was nach psychoanalytischer Ansicht den Keim der späteren schizophrenen Kommunikations- und Denkstörung darstellen könnte. Eine wichtige Form der schizophrenen Kommunikationsstörung in der Familie ist das so genannte double bind (Beziehungsfalle, Zwickmühle). Die **double bind-Theorie** wurde von BATESON und JACKSON aufgestellt. Nach dieser Theorie existiert bei Kommunikation zwischen zwei und mehr Personen ein „Sündenbock“, der wiederholt seine Rolle als Opfer erfährt. Einem Kind in dieser Situation wird es unmöglich gemacht, etwas richtig zu machen. Allerdings ist das double bind-Phänomen keinesfalls ursächlich für eine Schizophrenieentstehung verantwortlich zu machen. Zwar scheint die Theorie sehr einleuchtend zu sein, konnte aber nie bewiesen werden.

Beispiel!

Eine Mutter schenkt dem Sohn zu Weihnachten zwei Hosen, eine braune und eine blaue. Bei der Übergabe des Geschenks bittet sie ihn, eine der beiden anzuziehen, worauf der Sohn spontan die blaue Hose anprobiert. Daraufhin fragt die Mutter enttäuscht: „Die braune Hose gefällt dir also nicht?“

Soziokulturelle Faktoren

Es genügt nicht, nur den „mikrosoziologischen Bereich“ (Familie) zu untersuchen, sondern es muss auch der „makrosoziologische“ Bereich, die Gesellschaft, berücksichtigt werden. In unteren sozialen Schichten sowie in Industriezentren von Großstädten kommen Schizophrenien, vor allem schwere Formen, häufiger vor. Außerdem steigen schizophrene Patienten sozial oftmals ab. Während Schizophrenien in allen Kulturen etwa gleich häufig vorkommen, beeinflussen soziokulturelle Faktoren den Verlauf einer Schizophrenie wesentlich.

Beschrieben werden auch **Umweltfaktoren,** die pathogenetisch eine Schizophrenieerkrankung fördern sollen: Komplikationen bei Schwangerschaft und Geburt, Geburten im Winter und im Frühjahr, Geburt in Großstädten. Inwieweit **Virusinfektionen,** die gehäuft im Winter und im Frühjahr auftreten (Grippeviren) bei der Entstehung einer späteren Schizophrenie eine Rolle spielen, ist nicht geklärt. Möglicherweise können Influenzaviren in der Frühschwangerschaft die Gehirnentwicklung stören und zu entsprechenden neuropathologischen Veränderungen mit erhöhter Vulnerabilität führen.

Zusammenwirken der Faktoren

Es stellt sich nun die Frage, **wie** die vielen einzelnen Entstehungsbedingungen zusammenwirken. Die Schizophrenieentstehung kann man sich nach heutigem Wissensstand in etwa folgendermaßen vorstellen:

- Anlagemäßige Disposition (chromosomaler oder enzymatischer Defekt) mit unterschiedlicher Penetranz.
- Bei starker Penetranz entsteht die schizophrene Psychose weitgehend unabhängig von äußeren Faktoren.
- Bei leichter Penetranz müssen zusätzliche somatische Faktoren und/oder psychische Faktoren bestehen, um eine Manifestation der Erkrankung zu bewirken.
- Somatische und/oder psychische Faktoren können entweder in der Perinatalzeit oder in der

6

Kindheit wirksam werden, jedoch auch kurz vor dem Ausbruch der Erkrankung bestehen.
- Die Ausgestaltung der Symptome wird durch psychosoziale Faktoren beeinflusst.
- Die jeweilige Art der Schizophrenie wird vermutlich vorwiegend durch Erbfaktoren festgelegt, die Thematik (Inhalt) hingegen hauptsächlich peristatisch bestimmt (Situation und Erlebnisse vor Ausbruch der Krankheit).
- Die einzelnen schizophrenen Symptome sind das Ergebnis komplizierter Vorgänge von Störungen und Defiziten, ferner von Abwehr und Bewältigungsversuchen. Umweltbedingungen bestimmen den Verlauf.

Auslösung der Schübe

Bei einem Teil der Schizophrenen lassen sich **akute Konflikte und Belastungen** ausmachen, die dem Beginn vorausgingen. Dennoch kann Schizophrenie nicht als psychoreaktive Erkrankung angesehen werden. Ob es nun spezifische Erlebniskonstellationen gibt, die eine präschizophrene Situation darstellen, konnte noch nicht sicher eruiert werden. Somatische wie psychoreaktive Faktoren können aber eine **Auslösung** der Erkrankung bewirken.

Bei **somatischer Auslösung** stellt man sich vor, dass bei vorhandener Anlage und weiteren Faktoren eine körperliche Krankheit eine Schizophrenie manifest werden lassen kann. Insgesamt sind somatische Auslösungen weitaus seltener als ein Krankheitsbeginn ohne jegliche ersichtliche körperliche Erkrankung.

Den schizophrenen Symptomen gehen bei einem Teil der Patienten akute Belastungen und/oder Konflikte voraus, ohne dass diese die Ursache der Erkrankung darstellen. Solche Belastungen und Konflikte lösen also diese psychoreaktiv aus. Nicht immer lassen sich – gerade bei autistischen und verschlossenen Kranken – psychische und soziale Situation im Vorfeld der Erkrankung durchleuchten. Schwere äußere Belastungen, wie sie in Kriegszeiten, bei Not- oder Katastrophensituationen vorkommen, sind kaum Auslösefaktoren. Von erheblicher Bedeutung als Auslöser einer Schizophrenie sind jedoch Konflikte in der zwischenmenschlichen Beziehung, vor allem Mangel an Zuwendung, Verlust einer menschlichen Bindung oder allzu intensive Beziehungen. Vermutlich stellt dabei Distanzverminderung häufiger eine Auslösesituation dar als eine Distanzerweiterung.

Primärpersönlichkeit der Schizophrenie

Keinesfalls kann eine bestimmte Körperstruktur oder eine Persönlichkeitsstruktur gleichsam als Nährboden der Schizophrenie angesehen werden. Allerdings finden sich unter an Schizophrenie erkrankten Menschen häufiger Charakteranomalien als in der Durchschnittsbevölkerung. Eine ausgeprägt abnorme, vor allem schizoide Persönlichkeitsstruktur lässt sich bei der Mehrzahl der Schizophrenen zu Beginn der Erkrankung feststellen, andererseits erkranken nicht die meisten schizoiden Menschen an Schizophrenie.

Heute ist man sich einig darüber, dass es eine gehäuft zur Schizophrenie tendierende Primärpersönlichkeit nicht gibt.

6.4 Formen der Schizophrenie und andere psychotische Störungen !!!

Die unterschiedlichen Formen stehen nicht immer isoliert nebeneinander, sondern gehen oftmals fließend ineinander über. Die einzelnen Formen können im Verlauf einer Erkrankung **isoliert oder nacheinander** auftreten, oder aber sich **in wiederholtem Wechsel** zeigen.

Über die Bedeutung der Klassifikation nach ICD 10 für die Klinik lässt sich streiten. Solange jedoch keine überzeugenderen Einteilungen existieren, wird man hieran wohl festhalten müssen.

Paranoid-halluzinatorische Schizophrenie (ICD 10: F 20.0)

Eine schizophrene Erkrankung beginnt mitunter akut mit den Symptomen der paranoid-halluzinatorischen Form. Im Vordergrund stehen **Wahnideen und Wahneinfälle**, oft begleitet von **Halluzinationen** vorwiegend akustischer Form. Der Erkrankungsgipfel liegt im 4. Lebensjahrzehnt, d.h. diese Form beginnt später als andere Formen. Bricht die Krankheit im 5. Lebensjahrzehnt oder später aus, so spricht man von Spätschizophrenie. **Spätschizophrenien** zeigen kaum Persönlichkeitsveränderungen und nur selten Residualzustände. Allerdings beobachtet man bei Spätschizophrenien häufiger eine Chronifizierung. Bei älteren und vor allem bei alleinstehenden Patienten spricht man auch von **Kontaktmangelparanoid** (nach JANZARIK) als wahnhafte Störung (ICD10: F22.0), die von der Schizophrenie abzugrenzen ist.

Wahnideen tendieren meist in Richtung Verfolgung, Größenwahn, Hypochondrie und Eifersucht. Der Beginn kann akut oder uncharakteristisch schleichend sein.

Hebephrene Schizophrenie (ICD 10: F 20.1)

▶ Bei dieser Form spricht man auch vom **desorganisierten Typus** mit meist schleichendem Beginn im **Jugendalter** und eher **ungünstiger Prognose**. Im Vordergrund stehen **Affektveränderungen** (inadäquater Affekt), affektive Verflachung oder Enthemmung, gelegentlich Aggressionen mit Wutausbrüchen und **formalen Denkstörungen**. Wahn und Halluzinationen treten eher in den Hintergrund. Die formalen Denkstörungen zeigen sich meist in zerfahrenem Denken. Typisch für Affektstörungen ist der **läppische Affekt**, oftmals vorher begleitet von absonderlicher Mimik (Grimassieren) sowie übertriebener Gestik mit Manierismen. Auch hypochondrische Tendenzen werden beobachtet. Darüber hinaus neigen die Patienten zu sozialem Rückzug mit damit verbundener starker sozialer Behinderung.

Katatone Schizophrenie (ICD 10: F 20.2)

Im Vordergrund steht eine ausgeprägte **psychomotorische Veränderung** als Stupor, Negativismus, Sperrung, Mutismus, Erregung, Haltungsverharren mit raschem Wechsel zwischen gegensätzlichen psychomotorischen Zuständen. Nebenmerkmale sind Stereotypie, Flexibilitas cerea, Befehlsautomatie, Echopraxie, Echolalie, Katalepsie und Manierismen. Daneben beobachtet man häufiger Wahnerscheinungen und Halluzinationen. Diese Form zeigt ein relativ gutes Ansprechen auf Neuroleptika und insgesamt eine **günstige Prognose.** Bei Spätschizophrenien kommt diese Form kaum vor.

Sonderformen sind die **episodische Katatonie** mit kurzer Dauer der jeweiligen Krankheitsabschnitte, akut auftretender Symptomatik mit Neigung zu Rezidiven aber guter therapeutischer Beeinflussbarkeit sowie die **perniziöse Katatonie** als maximale Steigerung der katatonen Form. Bei letzterer besteht akute Lebensgefahr mit hochgradigen Erregungszuständen, hohem Fieber, Kreatininkinaseerhöhung im Blut, Myoglobinurie mit Gefahr des Nierenversagens, Kreislaufstörungen, Zyanose, Unterhautblutungen, Tendenz zur Selbstvernichtung und erheblicher Aggressivität. Gelegentlich zeigt sich diese Form aber auch in maximalem Stupor bei stark erhöhtem Muskeltonus und erheblicher innerer Gespanntheit (stille Erregung). Während früher die perniziöse Katatonie häufig tödlich endete, trifft dies bei den heutigen Therapieformen nicht mehr zu.

Differenzialdiagnostisch abzugrenzen ist das **maligne neuroleptische Syndrom** (siehe 6.8.2). ◀

Undifferenzierte Schizophrenie (ICD 10: F 20.3)

Diese Schizophrenieform beschreibt Zustandsbilder, die die typischen diagnostischen Kriterien der Schizophrenie erfüllen, ohne einer entsprechenden Unterform zugeordnet werden zu können. Von einer undifferenzierten Schizophrenie kann man nur dann sprechen, wenn ein akutes psychotisches Zustandsbild vorliegt, das weder den paranoiden, hebephrenen oder katatonen Unterformen zuzuordnen ist, noch die Kriterien für ein schizophrenes Residuum oder eine postschizophrene Depression erfüllt.

Postschizophrene Depression (ICD 10: F 20.4)

Hierunter versteht man eine meist länger anhaltende depressive Episode im Gefolge einer schizophrenen Erkrankung. Zwar verlangt die Diagnose das Vorhandensein einiger schizophrener Symptome, ohne dass diese aber das klinische Bild beherrschen müssen. Meist handelt es sich um „negative" Symptome mit Antriebslosigkeit, Affektverarmung, allgemeiner Rückzugstendenz. Weniger häufig sind „positive" Symptome (Wahn, Halluzinationen usw.).

Voraussetzung für die Diagnosestellung ist, dass die depressiven Symptome quälend im Vordergrund stehen und wenigstens zwei Wochen andauern. Fehlen typische schizophrene Symptome, so muss hier ein **postpsychotisches Erschöpfungssyndrom** diagnostiziert werden.

Schizophrenes Residuum (ICD 10: F 20.5)

Hierbei handelt es sich um die **chronische Form** einer anderen Schizophrenieform, bei der die typischen Symptome der akuten Phase ihre Schärfe verloren haben oder sogar nicht mehr existieren. Im Vordergrund stehen dabei meist **„negative" Symptome**, die meist irreversibel sind. Häufig besteht eine mehr oder weniger starke **Persönlichkeitsveränderung** (sozialer Rückzug, abgestumpfter oder inadäquater Affekt) mit noch leichten vorhandenen oder fehlenden psychotischen Symptomen. Der Verlauf kann **chronisch** oder **subchronisch** sein. Die Diagnose lässt sich erst dann stellen, wenn die Symptomatik über einen Zeitraum von wenigstens einem Jahr hinweg besteht. Auch ist darauf zu achten, dass wenigstens eine eindeutige psychotische Episode vorausgegangen ist, die die allgemeinen Kriterien für die Schizophrenie erfüllt. Die Negativsymptomatik steht beim schizophrenen Residuum ganz im Vordergrund.

Schizophrenia simplex (ICD 10: F 20.6)

Hier spricht man auch von einer **„blanden Psychose“**, die von der hebephrenen Form abgegrenzt werden muss. Dies ist aber auch häufig nach Symptomatik und Verlauf kaum möglich.

Typisch für diese Form ist grundsätzlich ein **schleichender**, meist kaum bemerkter Beginn mit insgesamt **schlechter Prognose.** Im Vordergrund stehen ein absonderliches Verhalten und häufig ein typischer **„Knick in der Lebenslinie“.** Man erkennt die Erkrankung oft erst durch ein Nachlassen beruflicher Leistungen und durch den Verlust mitmenschlicher Beziehungen sowie durch eine Persönlichkeitsveränderung über einen längeren Zeitraum hinweg. Wahn und Halluzinationen sowie andere schizophrene Symptome fehlen oft oder sind weniger deutlich vorhanden. Im Vordergrund stehen schizophrene Grundsymptome, Verschrobenheit und autistisches Verhalten. Die Diagnose ist meist schwer zu stellen und ergibt sich erst aus einem längeren Verlauf. Der Beginn liegt im späten Jugend- bzw. frühen Erwachsenenalter.

Besteht die Negativsymptomatik (Affektverflachung, Antriebsstörung, Sprach- und Kontaktverarmung) von Anfang an, ohne dass positive Symptome (typische psychotische Symptome) vorausgehen und ist der Patient nicht in der Lage, die Veränderungen und Einbußen selbst wahrzunehmen, so spricht man von **primär negativer Anosognosie-Schizophrenie.**

Coenästhetische Schizophrenie

▶ In der ICD 10-Klassifikation wird diese Form unter F 20.8, also unter „sonstige Schizophrenie“ eingeordnet.

Hier stehen **halluzinatorische Körpermissempfindungen** ganz im Vordergrund oder sind isoliert vorhanden. Der Verlauf ist im Allgemeinen langsam progredient und oft therapeutisch nur **schwer beeinflussbar.** Wichtig ist bei den Körpermissempfindungen bei dieser Form das Vorhandensein des „nicht von außen Gemachten“. Letztlich ist die coenästhetische Schizophrenie – wie die anderen Unterformen auch – ein Prägnanztyp und keineswegs eine eigenständige Krankheitsform. Typische schizophrene Symptome, vor allem eine Plussymtomatik treten meist nur passager auf oder fehlen ganz, so dass über einen längeren Zeitraum hinweg solche Patienten nicht als schizophren erkannt werden. ◀

Akute schizophrene Episode

In der ICD 10-Klassifikation wurde für die ursprüngliche akute schizophrene Episode und für die **Oneirophrenie** der Begriff der akuten **schizophreniformen psychotischen Störung** eingeführt (ICD 10: F 23.2).

Entsprechend der ICD 10 handelt es sich um eine akute psychotische Störung, in der die psychotischen Symptome vergleichsweise stabil sind und die Kriterien für Schizophrenie erfüllen, jedoch weniger als einen Monat bestanden haben. Mitunter können die Symptome sogar nur wenige Tage andauern und sich als traumartiger Zustand mit leichter Bewusstseinstrübung und Ratlosigkeit zeigen. Letztlich können aber alle schizophrenen Symptome vorkommen. Oftmals zeigt sich die Rückbildung ohne jegliche medikamentöse Behandlung. Dauern die schizophrenen Symptome länger als einen Monat an, ist nach ICD 10 die Diagnose in „Schizophrenie“ (ICD 10: F 20) zu ändern, da nach der ICD 10 diese Form keine Unterform der Schizophrenie darstellt. Für die Klinik, bzw. auch für die Behandlung ist dies jedoch kaum von Bedeutung.

Schizotype Störung (latente Schizophrenie)

Die schizotype Störung (ICD 10: F21) wurde früher unter der Bezeichnung „**Borderline-Schizophrenie**“ geführt.

Latente Schizophrenie ist ein heute kaum mehr verwendeter Begriff für eine Form, bei der impulsive Gefühlsausbrüche, exzentrische und inkonsequente Verhaltensweisen, Unregelmäßigkeit und Widersprüchlichkeit der Gefühlsbeziehungen sowie Unsicherheit in der eigenen Identität im Vordergrund stehen, gelegentlich mit Wahnbildungen und Verstimmungen. Mitunter wird hier der Begriff „psychosenahe Neurose“ angewendet.

Entsprechend der ICD 10 handelt es sich um eine Störung mit exzentrischem Verhalten und Anomalien des Denkens und der Stimmung, die „schizophren“ wirken, obwohl nie eindeutige und charakteristische schizophrene Symptome aufgetreten sind. Ein beherrschendes oder typisches Merkmal gibt es letztlich nicht. Aus diesem Grunde wird die „schizotype Störung“ nicht zum allgemeinen Gebrauch empfohlen, da keine klaren Grenzen zur

Schizophrenia simplex oder zu den schizoiden oder paranoiden Persönlichkeitsstörungen vorhanden sind. Wird die Diagnose dennoch gestellt, darf der Betroffene früher niemals die Kriterien für eine Schizophrenie erfüllt haben.

Andere psychotische Störungen

Die ICD 10-Klassifikation grenzt von der Schizophrenie andere psychotische Störungen ab. Neben der Schizophrenie (F 20) werden weitere ähnliche psychotische Störungen wie folgt beschrieben:

- **schizotype Störung** (ICD 10: F 21): Störung mit exzentrischem Verhalten und Anomalien des Denkens und der Stimmung, die schizophren wirken, obwohl nie eindeutige und charakteristische schizophrene Symptome aufgetreten sind.
- **anhaltende wahnhafte Störungen** (ICD 10: F 22): Störungen, bei denen ein lang andauernder Wahn das einzige oder das auffälligste klinische Charakteristikum ist, und die nicht als organisch, schizophren oder affektiv klassifiziert werden können. Ältere aber heute noch gebräuchliche Begriffe für diese Gruppe sind: **Paranoia**, paranoides Zustandsbild, nicht näher bezeichnete paranoide Psychose und **sensitiver Beziehungswahn.**
- **vorübergehende akute psychotische Störung** (ICD 10: F 23): Für die Diagnosestellung wird ein akuter Beginn innerhalb zwei Wochen verlangt. Zusätzlich bedarf es des Nachweises einer akuten Belastung und des Vorhandenseins typischer schizophreniformer Symptome. Noch gebräuchliche Begriffe sind: **akute (undifferenzierte) Schizophrenie**, zykloide Psychose, paranoide Reaktion, **reaktive Psychose**, psychogene Psychose, schizophrene Reaktion, bouffée délirante. Häufig beobachtet man ein vielgestaltiges, unbeständiges und wechselndes klinisches Bild mit typischem abruptem Beginn innerhalb 48 Stunden und mit einer ebenso raschen Rückbildung der Symptomatik.
- **induzierte wahnhafte Störung** (ICD 10: F 24): Hier handelt es sich um eine seltene wahnhafte Störung, von der zwei oder auch mehr Personen mit engen emotionalen Bindungen betroffen sind. Dabei leidet nur eine unter einer echten psychotischen Störung, während bei den anderen Personen die Wahnvorstellungen induziert sind und bei Trennung der Personen meist aufgegeben werden. Meist ist die dominierende Person an einer Schizophrenie erkrankt. Sowohl bei dieser Person wie auch bei der induzierten Person zeigen sich zunehmend eine Chronifizierung und ein hartnäckiges Persistieren von Verfolgungs- oder Größenwahn. Sehr selten sind induzierte Halluzinationen. Ebenfalls verwendete Begriffe sind **Folie à deux**, induzierte paranoide Störung und symbiontische Psychose (nicht zu verwechseln mit symbiotischer Psychose!). Bei mehr als 3 beteiligten Personen spricht man von Folie à trois.
- **Schizoaffektive Störung** (ICD 10: F 25): Huber bezeichnet diese Form recht treffend als „Psychosen des schizoaffektiven Zwischenbereichs". K. Schneider ist der Ansicht, dass es zwischen Schizophrenien und Zyklothymien keine Differential**diagnose,** sondern nur eine Differential**typologie** gibt.

Bei dieser Psychoseform handelt es sich um episodische Störungen, bei denen sowohl **affektive** als auch **schizophrene Symptome** in der gleichen Krankheitsphase auftreten, meistens gleichzeitig, gelegentlich aber auch durch einige Tage getrennt. Entsprechend der ICD 10 sollte die Bezeichnung nicht für Patienten verwendet werden, die schizophrene und affektive Symptome nur in verschiedenen Episoden der Erkrankung aufweisen. Dies wird dadurch verständlich, dass Schizophrene häufig depressive Symptome als Nachwirkungen einer psychotischen Episode entwickeln. Dann kann nicht von einer schizoaffektiven Störung gesprochen werden. Bei einigen Patienten finden sich häufiger manische, bei anderen mehr depressive Episoden, gelegentlich auch eine Mischung aus beiden. Schizoaffektive Psychosen zeigen eine günstigere Langzeitprognose als reine Schizophrenien, allerdings eine weniger günstige als affektive Psychosen. Bei den schizoaffektiven Psychosen unterscheidet man Störungen vom depressiven, vom manischen und vom gemischten Typ.

6.5 Symptomatik

Zu den typischen psychopathologischen Symptomen der Schizophrenie gehören

- **Affekt- und Kontaktstörungen**
- inhaltliche Denkstörungen
- formale Denkstörungen
- Halluzinationen, Coenästhesien, leibliche Beeinflussungserlebnisse
- katatone Störungen
- Störungen des sprachlichen Ausdrucks und der Schrift
- emotionale Störungen und Antriebsstörungen

- Ich-Störungen
- Autismus.

Nicht alle Störungen müssen gleichzeitig vorhanden sein. Vielmehr zeigen bestimmte Schizophrenieformen charakteristische Symptome, d.h. Symptomkombinationen.

E. BLEULER schuf die heute noch weitgebräuchliche Einteilung nach **Grundsymptomen** und **akzessorischen Symptomen.**

- **Grundsymptome**: Störungen des Denkens, Affektstörungen, Antriebsstörungen. Charakteristisch sind Denkzerfahrenheit, Ambivalenz und Autismus
- **Akzessorische Symptome**: Wahn, Halluzinationen, katatone Störungen.

Akzessorische Störungen sind nicht spezifisch für die Schizophrenie, sind mitunter aber sehr eindrucksvoll.

6.5.1 Affekt- und Kontaktstörungen !!

▶ Man begegnet bei der Schizophrenie Affektstörungen verschiedenster Art, depressiven wie gehobenen Stimmungslagen, inadäquatem und labilem, bzw. instabilem Affekt. Die gehobene Stimmung zeigt sich eher als läppische Gestimmtheit, weniger als maniformes Syndrom, wenngleich letzteres auch vornehmlich bei der schizoaffektiven Form beobachtet wird.

Die **inadäquate Affektivität** (Parathymie) ist Grundsymptom der Schizophrenie: Momentane Situation und Stimmungslage passen nicht zueinander. Der Affektausdruck steht im Gegensatz zu dem, was der Patient gerade erlebt hat oder was er ausdrücken will. So erzählt möglicherweise eine schizophrene Patientin mit läppischem Gekichere vom tragischen Tod ihrer Eltern, und ein Schizophrener fängt bei einer Beerdigung plötzlich laut zu lachen an.

Manchmal, hauptsächlich in späteren Stadien, überwiegen auch affektive Steifigkeit, Modulationsarmut, verflachte Affektivität. Man spricht dann von **Gemütsverödung** (Athymie). Keinesfalls ist jedoch der Affekt beim Schizophrenen verloren; vielmehr verbirgt sich hinter dem äußeren Bild der Abgestumpftheit eine mitunter sogar empfindliche Affektivität, deren Äußerung dem Kranken jedoch nicht möglich ist.

Schweren Depressionen begegnet man beim so genannten **postremissiven Erschöpfungssyndrom** nach einer meist lang andauernden schizophrenen Psychose. Die Betroffenen sind unfähig, Lust und Freude zu empfinden. In mit Lustgefühlen verbundenen Situationen sind die Betroffenen unfähig, Vergnügen und Befriedigung zu empfinden. Dies hat letztlich zur Folge, dass Schizophrene kaum Freizeitinteressen und Aktivitäten zeigen, dass sexuelles Interesse und die Aktivität erlöschen und allmählich der Kontakt zu Freunden und Altersgenossen reduziert wird. Die Betroffenen leiden sehr unter ihrer Unfähigkeit, Freude zu empfinden und Interessen zu zeigen. Man spricht in diesem Fall auch von **Anhedonie**; diese ist zugleich Hauptsymptom der „**Negativsymptomatik**".

Entwickelt sich innerhalb eines Jahres nach Ablauf einer Schizophrenie eine ausgeprägte Depression, so spricht man von **postschizophrener Depression**. In der Regel sind dann noch einige wenige schizophrene Symptome vorhanden.

Depressive Verstimmungszustände findet man bei fast 75 % der Patienten nach abgeklungener akuter produktiver Phase. Depressive Syndrome können Monate andauern, sind oft sehr hartnäckig und sprechen auf antidepressive Medikation oftmals nur wenig zufriedenstellend an. Meist ist eine zweizügelige Behandlung erforderlich (Kombination aus Antidepressiva und Neuroleptika). Die Entstehung eines solchen depressiven Syndroms ist wohl multifaktoriell, zum einen reaktiv durch die Folgen eines schizophrenen Schubes verursacht, zum anderen aber wohl auch hervorgerufen durch die depressiogene Eigenwirkung der verabreichten Neuroleptika und durch ein **Ungleichgewicht der Neurotransmitter-Systeme.**

Charakteristisches Symptom der Hebephrenie ist die **läppische Affektivität.** Aber auch Aggressionen und Affektdurchbrüche beobachtet man bei hebephrenen Patienten.

Sehr häufige Symptome bei Schizophrenien sind **Angstzustände** in allen Formen. Es können Ängste vor Verfolgern bei paranoider Schizophrenie aber auch frei flottierende und nicht auf bestimmte Themen bezogene Ängste sein. Dabei können Ängste ein derartiges Ausmaß annehmen, dass die Patienten wie erstarrt und regungslos sind. Andererseits werden aber auch Erregungszustände und Aggressivität verbunden mit Selbst- und Fremdgefährdung beobachtet.

Kontaktstörungen sind meist die Folge von Affektstörungen. Sie zeigen sich bei massiver Angstsymptomatik, bei paranoiden Vorstellungen aber auch bei Residualzuständen als Negativsymptomatik. Sind Schizophrene im eigenen Wahnerleben gefangen oder haben sie den Kontakt zum Mitmenschen als nachteilig erfahren müssen, so führt dies oft zu **autistischem Verhalten**. Die Betroffenen sondern sich von der Gemeinschaft ab, ziehen sich vom Alltagsleben zurück und stellen manchmal den Kontakt zu den Mitmenschen vollständig ein. Beruht das autistische Verhalten auf einer Bewältigungs- und Schutzstrategie, d. h. ist der Kontaktabbruch oder die Kontaktminimierung auf das Vermeiden von Situationen und belastenden sozialen Kontakten zurückzuführen, so spricht man vom **sekundären Autismus.** Die Patienten haben es also gelernt, dass durch das Vermeiden bestimmter Situationen und sozialer Kontakte eine Reduktion von Stresssituationen möglich ist. Beim **primären Autismus** hingegen bestehen die Minderung des Kontaktbedürfnisses und die Abkehr von der Umwelt von Anfang an. Der autistische Patient zieht sich maximal zurück, wirkt ganz in sich gekehrt, redet vor sich hin ohne Kontakte zu Mitmenschen aufzunehmen. Spricht der Patient nicht mehr, so besteht ein **Mutismus.** Fehlt jegliche körperliche oder psychische Aktivität, obwohl die Betroffenen bewusstseinsklar sind, so liegt ein **Stupor** als Extremform des primären Autismus vor.

6.5.2 Inhaltliche Denkstörungen !!

Siehe 2.3.1.

Inhaltliche Denkstörungen zeigen sich bei Schizophrenien vorrangig in Form von **Wahnwahrnehmungen** und Personenverkennungen sowie als **Wahneinfälle** (Wahnideen).

Zu Beginn einer schizophrenen Episode geht dem Wahn die Wahnstimmung voraus. Bei den Schizophrenien zeigt sich der Wahn meist als Wahnwahrnehmung (wahnhafte Verarbeitung tatsächlich vorhandener Außeneindrücke, d. h. Wahrnehmungen), weniger häufig als Wahneinfall. Im Vordergrund stehen bei den Schizophrenien der Beziehungswahn und der Verfolgungswahn.

Beim Wahneinfall lässt sich bekanntlich – im Gegensatz zur Wahnwahrnehmung – keine besondere Struktur feststellen. Entsprechend ist auch die diagnostische Bedeutung für die Schizophreniediagnostik geringer. Größenwahn ist ein Wahneinfall: Die Kranken halten sich für berühmte Philosophen, glauben sich als Papst, Kaiser, Prophet.

Wahninhalte Schizophrener können sich akut bis zum **Wahnchaos** steigern. Ist die akute Phase abgeklungen, kann ein **Residualwahn** mit besonderer Therapieresistenz bestehen bleiben.

Beispiel!

„Bestimmte Dinge haben eine Bedeutung für mich. Ein Strohhalm wurde extra für mich auf den Weg gelegt als Zeichen, ich solle auf einen bestimmten Platz gehen."

Beispiel!

„In diesem Geschäft um die Ecke hing ein Bild mit einem Mann, der Ziehharmonika spielt und mit zwei Frauen an einem Tisch sitzt. Damit will man mir sagen, dass mein Mann eine andere Frau hat. Immer wieder werde ich mit Hundegebell erschreckt, was sicher ein Test ist. Man will herausbekommen, wie ich darauf reagiere."

6.5.3 Formale Denkstörungen !!!

Diese Denkstörungen stehen bei der Schizophrenie an erster Stelle, wenngleich K. Schneider ihnen eine geringere diagnostische Bedeutung beimisst und sie zu den schizophrenen Ausdrucksstörungen rechnet. E. Bleuler hingegen bezeichnet die formalen Denkstörungen als Grundsymptome der Schizophrenie.

Merke!

Formale Denkstörungen äußern sich bei Schizophrenen als
- zerfahrenes Denken
- Sperrung des Denkens (Gedankenabreißen, Gedankenabbrechen)
- Begriffsverfall des Denkens
- Begriffsverschiebung
- Symboldenken.

Das zerfahrene Denken ist die ausgeprägteste Denkstörung des Schizophrenen. Die Kranken werden für Außenstehende bei ausgeprägter Form nicht mehr verstehbar. Das zerfahrene Denken stellt nur gelegentlich eine konstante Störung dar, kommt aber hingegen in raschem Wechsel neben geordnetem Denken vor.

6

W. S.

R , den 14.06.1993

Sehr geehrte Damen und Herren,

entschuldigen Sie bitte, wenn ich mich heute mit einem Hilfeschrei an Sie wende! Aber ich muß die Flucht nach vorne antreten.

Wegen Zwistigkeiten (unerträgliches Schreien eines Papageies) werde ich seit mehr als 10 Jahren verhetzt und mit Hilfe der Elektronik Tag und Nacht verfolgt.

Vielleicht können Sie mir bei der Lösung meiner Probleme helfen.

A b h ö r e n : Erkennbar durch Schaltgeräusche, Klicken.

Vibrieren, S i r r e n von
Luft (erscheint als Wellenmuster wie über Blechdach bei starker Hitze),
Wasser (Wellenmuster wie bei Luft; Interferenzen ?)
Boden, Sitz, Liege (ebenfalls Gefühl, er würde vibrieren, wanken)
Körper (Der ganze Körper wird beschossen von Strahlen, er vibriert wie eine Telefonstange, Gehirn, Augen, alles sirrt. Die Augen werden rot und trocken, der Schmerz an der Haut dauert mitunter stundenlang.)

Vor allem aber fürchte ich Dauerschäden; die biophysikalischen und biochemischen Vorgänge werden gestört, Gehirn, Rückenmark, Nervenzellen, Augen, Ohren und andere Organe, wahrscheinlich wohl alle Zellen geschädigt.

W e c k e n durch plötzlichen Schrei an meinem Ohr.

V e r s t ä r k e n v o n O r g a n g e r ä u s c h e n:
zum Beispiel klopft das Herz plötzlich schrecklich laut.

V e r s t ä r k e n und Ausschwingenlassen von Geräuschen mit Hilfe von Starkstromleitungen.

Usw., usw.

S p r e c h ü b u n g e n im Wachen, Halbschlaf und Schlaf seit ca 2 Jahren: Ich erwachte anfangs durch Herauswürgen schnarrender, dunkler Laute, die ich gegen meinen Willen ausstieß. Falls es ausnahmsweise bei Tagesbewußtsein geschah, spürte ich zuerst ein Tasten übers Gesicht wie von einem harten Strahl, dann einen wachsenden Druck im Nasen-, Mund-, Zungen- und Schlundbereich, bis sich der Laut - gegen allen Widerstand - herauspressen konnte.

Diese 'Sprechübungen' wurden mitunter sehr lange und mit Gewalt fortgesetzt. Vor kurzem wachte ich auf und sprach schon mit heller, fast normaler Stimme. Ich erschrak schrecklich und wagte nächtelang nicht mehr zu schlafen, aus Angst, die Täter würden mich im Schlaf Texte sprechen lassen, weiß Gott, welchen Inhalts, und diese auf Band aufnehmen. (Stimmanalyse).

Ich wäre äußerst dankbar, wenn mich jemand bei der Aufklärung dieser Fälle unterstützen könnte. Auch die bloße Erklärung eines 'Fachmanns': 'Ja, das ist möglich!' würde mir schon viel nützen, da ich Detektive, Rechtsanwalt und Polizei (Nicht-Techniker) besser überzeugen könnte.

Und die Sache eilt!
So habe ich gerade 5 Tage (es waren auch schon neun!!) t o t a l e n Schlafentzug hinter mir. Die Täter haben in jahrelanger Arbeit einen 'Körperatlas' in ihren Computer eingespeichert und erkennen den Moment des Einschlafens. Sofort erhalte ich
a) eine Stoßwelle (=Art Elektroschock), die wie ein Blitz durch Gehirn, Augen, Körper geht, oder (100, 200 und mehr pro Nacht!)
b) Impulse, die Zuckungen auslösen.
Ich fahre zusammen, erschrecke, bleibe wach, erhalte den nächsten Schlag...

6

Und nun zum eigentlichen Zweck des Briefes!
Ich muß sie um Ihre ganze Unvoreingenommenheit, um einige Minuten des Überdenkens, um Ihr Vertrauen bitten. Ich wage kaum, es zu sagen: M e i n e <u>G e d a n k e n</u> w e r d e n a b g e h ö r t !
Auch über Entfernungen!
Rund um die Uhr!
Seit Jahren!

Aber: Wie hätten Menschen früherer Jahrhunderte reagiert, wenn man ihnen erzählt hätte, daß sie durch ein Kabel Worte über den Ozean schicken können, daß einmal Radio- und Fernsehwellen Worte und Bilder um die ganze Erde tragen?
Ich wagte es nicht, mich außer nahen Verwandten jemandem anzuvertrauen. Und so unterliege ich einem ungeheuren psychischen und physischen Druck.

Ein Entrinnen gibt es nicht: auch im Urlaub werde ich verfolgt.
Die Hinzuziehung eines Detektivs scheiterte, mußte fast scheitern.
Bitte spielen Sie in Gedanken die Situation einmal durch!!
Mir bleibt, wie eingangs gesagt, nur die Flucht nach vorn.
Und die habe ich mit diesem Brief - endlich - tapfer angetreten.

Darf ich Ihnen noch etwas zumuten?
M e i n U n t e r b e w u ß t s e i n w i r d b e f r a g t .
Im Halbschlaf oder wenn ich bei vollem Bewußtsein an etwas anderes denke, wird oft mein Unterbewußtsein befragt. Und es gibt bereitwillig Auskunft, über Kindheit, Zeugnisse, Kontostand, Familienangehörige... Es gibt keinen ureigenen Gedanken, kein einziges Geheimnis, ein ungeheurer Streß!

Mein U n t e r b e w u ß t s e i n w i r d b e e i n f l u ß t
"Laß nur, die tut genau, was ich will!" So eine Peinigerin.
Subliminals, d.h. dem Bewußtsein nicht verständliche, leise gesprochene Sätze werden - eben unter Umgehung des Bewußtseins - dem U n t e r - bewußtsein durch stete Wiederholung eingehämmert. Wohl die schlimmste Art, einen Menschen zu manipulieren, zur Marionette zu machen.

Ich mußte bis zu meiner Pensionierung in diesem Zustand der Angst, der Überreizung, der Übermüdung unterrichten und lebe auch jetzt praktisch in einer Folterkammer.

Der Glaube an ein Gedankenlesen ist uns heute noch fremd.
Einige aber werden vielleicht unter Ihnen sein, die sich sagen: Warum nicht? Heute? Im ausgehenden 20. Jahrhundert? Vielleicht kann ich helfen. (Sie würden mich zum Leben befreien.)

Vielleicht bewahrt auch jemand diese Zeilen auf. In einigen Jahren, wenn die Möglichkeit, Gedanken zu lesen, so selbstverständlich geworden ist wie heute die Raumfahrt, wird der Angriff auf mich, auf meine körperliche und seelische Gesundheit mindestens nachträglich bestätigt.

In der Hoffnung, daß Sie die für Sie heute wohl
noch sehr befremdlichen Zeilen freundlich aufnehmen
und mir vielleicht jemand helfen kann
verbleibe ich Ihre

An etwa 10-20 Personen in unserem Raum.
Übrigens durfte ich heute nacht auch nicht
schlafen,meist nicht einmal liegen.

Abb. 6.1 Schreiben einer Schizophrenen an die Klinik.

Beispiel!

Gedicht von K.W. F., Poet und Philosoph: „Ob in München oder Bombay, in Rom und in Paris jeder Mensch der weiten Welt lebt dem Kusse ‚Paradies' der gezeichnet frohem Äther unter freiem Zirkuszelt traut dem Leben ‚Holyday' Schmuck der Ära Zeit, die für alle Künste bunter Freude erwählet Takt dem Herzen im Glücke großer Melodei zum Tanze Lust's zu zwein für Herze rein dem Kindelein. Fürwieder kommt dem bitter Stock seid Wodan stürzt der Mähren".

Ebenfalls zu den typischen formalen Denkstörungen des Schizophrenen gehört die **Sperrung des Denkens (Gedankenabreißen),** wobei hier der flüssige Gedankengang manchmal mitten im Satz abbricht. Der Kranke ist sich des Gedankenabbruchs durchaus bewusst und er leidet darunter. Gelegentlich vermuten die Kranken, dass dies von außen gemacht wird und man spricht dann von Gedankenentzug (siehe auch 6.5.8, Ich-Störungen). Weniger häufig zeigen sich bei Schizophrenen **Begriffszerfall, Kontaminationen, Begriffsverschiebung** und **Begriffsverdichtung.**

Beispiel!

„Gott ist die Wirbelsäule" und „der Reichstag ist ein elektrischer Funke" oder „der Herrgott ist das Schiff in der Wüste". (Kontaminationen – Gott in der Wüste und Kamel als Wüstenschiff).

Schizophrenen gelingt es manchmal nicht mehr, Begriffe in ihrer übertragenen Bedeutung anzuwenden, was sich darin äußert, dass die Kranken Begriffe wörtlich nehmen. Man spricht dann von **Begriffsverschiebung** (älterer Begriff: **Konkretismus).** Den Kranken ist es hier nicht mehr möglich, den Sinngehalt von Sprichwörtern wiederzugeben. Beim **Begriffszerfall** verlieren Begriffe ihre genaue Bedeutung und können nicht mehr scharf von anderen Begriffen abgegrenzt werden. Hier wird die Unfähigkeit des Kranken deutlich, das Bezugssystem zu wechseln. Wenn man nach der Bedeutung von Sprichwörtern fragt (z.B. „ein voller Bauch studiert nicht gern"), dann wird die Wortübertragungsstörung meist deutlich. Der Schizophrene klammert sich an die Realität, das abstrakte Denken geht ihm mehr oder weniger verloren.

Oft denken und sprechen Schizophrene in Symbolen und ersetzen den eigentlichen Begriff durch einen Symbolbegriff. Letztlich muss dieses **Symboldenken** den Begriffsverschiebungen zugeordnet werden. Gelegentlich werden beide Begriffe synonym gebraucht.

Erst im längeren Gespräch mit einem Schizophrenen wird man eine zunehmende Unordnung im Denken des Schizophrenen erkennen. Manchmal lässt sich im ersten Moment keinerlei Desintegration im Denken erkennen. Oft bringt erst eine experimentelle Prüfung diese zum Vorschein. Beste Methode ist das Nacherzählenlassen einer Fabel. Einem Schizophrenen wird dies schwer fallen, und in über der Hälfte der Fälle gelingt Schizophrenen die Sinnerfassung einer erzählten Geschichte nicht.

Uncharakteristische Denkstörungen werden mitunter als „Konzentrationsschwäche" oder „Merkstörung" fehl erkannt.

6.5.4 Halluzinationen, Coenästhesien, leibliche Beeinflussungserlebnisse !!!

Bei diesen Wahrnehmungen, bei denen der Sinnesreiz von außen fehlt, begegnet man bei der Schizophrenie hauptsächlich akustischen Formen. Häufiger sind auch Leibhalluzinationen. Seltener zeigen sich gustatorische oder osmische, relativ selten optische Halluzinationen.

Die akustischen Halluzinationen treten vorrangig als dialogische, kommentierende und imperative Stimmen oder als Gedankenlautwerden auf. Nach Ausschluss körperlicher Grundkrankheiten sprechen solche akustischen Halluzinationen mit großer Wahrscheinlichkeit für das Vorliegen einer Schizophrenie. Zu denken ist differentialdiagnostisch allenfalls noch an **Intrusionen** (wiederkehrende und sich aufdrängende Erinnerungen an ein Trauma) mit Pseudohalluzinationen.

Beispiel!

„Mein verstorbener Bruder befiehlt mir jeden Morgen, ich soll mich mit Tabletten vergiften. Immer wieder sagt er es und seit heute Morgen sagt er es mir schon den ganzen Tag – ich sei nicht wert, dass ich lebe." (imperative Stimme)

Beispiel!

„Meine eigenen Gedanken kann ich deutlich hören, aber auch andere sind in der Lage, sie zu verstehen. Ich halte das nicht mehr aus." (Gedankenlautwerden und Gedankenausbreitung)

Beispiel!

„Wenn ich am Morgen aufwache, höre ich einige Freunde, die sich über mich lustig machen. Einmal habe ich auch die Stimmen meiner verstorbenen Mutter und meines Bruders gehört, wie sie darüber gesprochen haben, dass ich ein Taugenichts sei". (Dialogische Stimmen)

Bei den **Leibhalluzinationen** handelt es sich bei der Schizophrenie oft um elektrische Ströme im Körper, um das Gefühl von Blutverschiebungen und Organveränderungen, sowie um abstruse Körpermissempfindungen, mit dem Gefühl des „von außen gemachten". Sie treten bei Beeinflussungserlebnissen auf.

Die Kranken zeigen auf ihre Halluzinationen recht unterschiedliche Reaktionen – die einen reagieren aggressiv, andere ziehen sich zurück, lauschen den halluzinierten Stimmen, brechen dabei den Außenkontakt ab.

Halluzinationen kommen bei der Schizophrenie meist kombiniert vor und bilden mit gleichzeitig vorhandenem Wahn die paranoid-halluzinatorische Form der Schizophrenie. Halluzinationen trifft man aber ebenso wie den Wahn nicht in jedem Stadium einer schizophrenen Episode an.

Coenästhesien kommen als qualitativ eigenartige und abstruse Leibmissempfindungen gelegentlich auch völlig isoliert vor (coenästhetische Schizophrenie). Es **fehlt** ihnen das Kriterium des „von außen gemachten", weshalb sie streng von den Beeinflussungserlebnissen abzugrenzen sind.

Beispiel!

„Ich habe seit Wochen das Gefühl, meine Speiseröhre ist gespalten. Außerdem läuft seit gestern Flüssigkeit den Rachen hinunter, wobei es sich hier um Hirnwasser handeln muss. Gestern war es stärker, heute deutlich schwächer, wohl weil mein Gehirnwasser fast ausgelaufen ist."

Leibliche Beeinflussungserlebnisse sind mit Leibhalluzinationen fast immer kombiniert. Die Kranken haben das Gefühl von außen mit Strahlen, Apparaten und anderen Methoden elektrisch und magnetisch beeinflusst zu werden. Leibliche Beeinflussungserlebnisse sind charakteristisch für die Schizophrenie und gelten als Symptome ersten Ranges. Häufig sind diese Beeinflussungen sexueller Natur. Leibliche Beeinflussungserlebnisse kommen meist kombiniert mit anderen Symptomen vor, besonders häufig bei den paranoiden Formen.

Beispiel!

„Jede Nacht, wenn ich im Bett liege, spüre ich einen Mann neben mir, der mich am Unterleib berührt. Außerdem hält er tagsüber meinen Urin zurück. Er macht dies mit Strahlen, die er mit einem Gerät erzeugt, das einem Taschenrechner gleicht. Er wohnt übrigens zwei Stockwerke über mir."

6.5.5 Katatone Störungen !!!

Merke!

Bei den katatonen Störungen handelt es sich um **Störungen der Motorik und des Antriebs.** Diese können sich in
- psychomotorischen Hyperkinesen oder
- psychomotorischen Hypokinesen äußern.

Seit Anwendung der Neuroleptikatherapie werden katatone Störungen seltener beobachtet. Stehen diese Störungen ganz im Vordergrund der Symptomatik, so spricht man von katatoner Schizophrenie.

Zu den **psychomotorischen Hyperkinesen katatoner Störungen** gehören
- psychomotorische Erregung und Stereotypien
- Befehlsautomatie
- Manierismen.

Zu den **psychomotorischen Hypokinesen katatoner Störungen** werden gerechnet
- Sperrung, Stupor, Mutismus
- Negativismus und Ambitendenz
- Katalepsie und Haltungsstereotypien
- Flexibilitas cerea (wächserne Biegsamkeit).

Bei einer psychomotorischen Erregung leiden die Betroffenen unter einem starken Bewegungsdrang, schreien, brüllen, springen umher, zeigen eine ständige Unruhe. Verbunden ist dies oft mit Selbst- und Fremdaggressivität. Werden Bewegungen sinnlos und stereotyp wiederholt, spricht man von **Bewegungsstereotypien,** bei sprachlichen Äußerungen entsprechend von **Sprachstereotypien** (s. 6.5.6).

Das Gegenteil zum Negativismus stellt die Befehlsautomatie dar. Ahmt ein Patient ständig Bewegungen und Handlungen der Umgebung nach, so spricht man von **Echopraxie,** wiederholt er ständig Wörter und Sätze von anderen Personen, so spricht man von **Echolalie.**

Störungen der Psychomotorik zeigen sich auch in sprachlichem Ausdruck und Schrift (s. 6.5.6). Typisch ist hier der **Manierismus.**

Unter den psychomotorischen Hypokinesen finden sich bei schweren schizophrenen Psychosen häufig Sperrung, Stupor und Mutismus (s. 6.5.7). Seltener geworden sind heute Negativismus und Ambitendenz, ebenso Katalepsie und Haltungsstereotypien. Nur noch gelegentlich begegnet man der **Flexibilitas cerea** (wächserne Biegsamkeit), bei der man bei der passiven Bewegung von Körperteilen des Patienten einen zähen, wächsernen Widerstand verspürt. ◀

6.5.6 Sprachlicher Ausdruck und Schrift

Nicht immer zeigen Sprache und Schrift Auffälligkeiten; beide können jedoch in mannigfaltiger Weise gestört sein: abstruser, bizarrer, verschrobener und manierierter Sprachstil, Neologismen, Kontaminationen, verschnörkelte und gekünstelte Schrift, entdifferenzierte Schrift. In die ungestörte Ausdrucksweise können **Wortneubildungen** (Neologismen) eingebaut sein. Manchmal besteht die ganze Sprache aus solchen Neologismen und die Sprache erweckt dann den Eindruck einer Geheimsprache. Nicht selten sprechen Patienten in der dritten Person, andere wiederholen ständig die gleichen Worte.

Unter Sprachstereotypien versteht man das ununterbrochene Wiederholen immer derselben Sätze oder sinnlose Aneinanderreihen von Silben (Verbigeration).

Zur schizophrenen Ausdrucksweise rechnet man die **Manieriertheit,** die sich in unnatürlicher Sprachtechnik mit übertriebener Artikulation, verschrobener Wortwahl und gespreizter Ausdrucksweise zeigt. In ähnlicher Weise ist der Schreibstil verändert. Als Beispiel seien die Werke Hölderlins genannt. Der Dichter erkrankte im Alter von dreißig Jahren an Schizophrenie.

Übersorgfältige, gezierte, verwickelte und hochtrabende Artikulation und Formulierung bei einfachen Sachverhalten nennt man auch **Stelzensprache.** Kranke, die ursprünglich im Dialekt sprachen, zeigen unter Umständen plötzlich ein krampfhaft wirkendes Bemühen, exaktes Schriftdeutsch zu sprechen. Der Stil wirkt dann unnatürlich und schwülstig. Ist auch die Mimik betroffen, spricht man von **Grimassieren.**

Im Schriftbild erkennt man eigenwillige Buchstabenformen, Buchstabenneuschöpfungen und abstruse Schnörkeleien. Der Text enthält Wiederholungen von Worten und Buchstaben, mehrfache Unterstreichungen (schriftliche Verbigeration), Satzzeichen werden ausgelassen oder in übertriebenem Maße angewendet. Auffallend ist nicht nur die Anordnung der Schrift, sondern gelegentlich auch eine sonderbare Faltung des Papiers. Auch das Schriftbild weist häufig auf ein u.U. vorhandenes zerfahrenes Denken hin.

Beispiel!

„Die Trinkung von flüssig feuchtem Nass zieht eine Gelabtheit der Dürstung als angestrebten Folgezustand nach sich" (nach KLOOS). Einfacher wäre gewesen: „Trinken beseitigt Durst". (Stelzensprache)

Beispiel!

Für einen Patienten war der Inbegriff aller Geschicklichkeit der Ausdruck „Doppelpolytechnikum" (nach BLEULER) – (Neologismen).

Beispiel!

Das Behandlungsbett für Elektroschock, das von einem Psychiater namens Dr. Schlund „bedient" wurde, nannte ein Kranker „Stromschlundschlachtbank".

Beispiel!

Ein Patient sprach von „analytischer Geometrie", wenn er den Analverkehr meinte.

Beispiel!

Jeden Morgen, wenn die Schwester auf der Station den Rundgang machte, sprach sie eine schizophrene, halbseitig gelähmte Patientin an: „Lessüsch eid ettib, negrom netug". Die Schwester kümmerte sich nicht weiter darum, war aber immer sehr erbost, wenn die Patientin dann im Laufe des Tages regelmäßig einmachte. Mehr zufällig kam man dann dahinter, dass die Patientin allmorgendlich bat: „Guten Morgen, bitte die Schüssel" (von hinten gelesen).

6.5.7 Emotionale Störungen und Antriebsstörungen !

Emotionale Störungen und Antriebsstörungen der schizophrenen Erkrankung sind vielgestaltig und wechselhaft. Störungen der Motorik und des Antriebes fasst man zu den katatonen Symptomen zusammen. Diese zeigen sich – wie in Abschnitt 6.5.5 beschrieben – als psychomotorische Hyperkinesen oder als psychomotorische Hypokinesen. Das Nebeneinander von gegensätzlichen Gefühlsregungen bzw. widersprüchlichen Bestrebungen (Ambivalenz) lässt die „Gespaltenheit" deutlich werden. **Ambivalenz** bezeichnet die Doppelwertigkeit des Gefühls, **Ambitendenz** die der Triebe und Strebungen. Neben dem Autismus sind beide schizophrene Grundsymptome.

Die Störung des Antriebs kann sich in stärkerer Form als Stupor und in leichterer Form als verminderte oder fehlende Sprachproduktion (Mutismus) zeigen. Halten Patienten mitten in einem Bewegungsablauf inne, spricht man von **Sperrung des Antriebs.**

▶ Gelegentlich sieht man bei Schizophrenen ein Widerstreben gegen jede äußere Einwirkung. Aufforderungen und Befehle werden nicht befolgt, vielmehr wird sogar das Gegenteil unternommen. Patienten essen dann die Suppe mit der Gabel oder bringen eine Tasse, wenn sie einen Teller holen sollten. Werden Aufforderungen oder Befehle von außen gegensätzlich ausgeführt, spricht man von **äußerem Negativismus**. Betrifft dies eigene Intentionen, bezeichnet man dies als **inneren Negativismus.** Bestehen Antrieb und Gegenantrieb neben einander, wird dies als **Ambitendenz** bezeichnet (z.B. sich jemandem zuwenden und gleich wieder abwenden). ◀

Gelegentlich kann sich die Störung des Antriebs bei Schizophrenen auch in Katalepsie und Haltungsstereotypien zeigen. Bei der Katalepsie werden vorgegebene und sehr unbequeme Körperhaltungen stundenlang, mitunter sogar tagelang beibehalten. Oftmals lassen sich Patienten wie eine Biegpuppe in nahezu jede Position versetzen. Noch vor Einführung der Neuroleptikabehandlung waren Katalepsie und Haltungsstereotypien häufig zu beobachten. Patienten verharrten lange Zeit in einer bestimmten Stellung, setzten jeglicher Änderung von außen einen energischen Widerstand entgegen; verharrten solche Patienten über Monate und länger in solchen Stellungen, kam es sogar zu körperlichen Schäden.

Die heute aktive medikamentöse Behandlung hat die katatonen Symptome insgesamt seltener werden und einen leichteren Verlauf nehmen lassen. Ausgeprägte Antriebsstörungen gehören eher zu den Ausnahmen. Schwierig zu beeinflussen ist die permanente Antriebserlahmung, bzw. Antriebsminderung, die einer zentralen Bedeutung bei der Entwicklung eines Residualzustandes zukommt.

6.5.8 Ich-Störungen !

▶ Ich-Störungen sind wesentliches Symptom der Schizophrenien. Eigene seelische Vorgänge, Zustände und Aktionen werden als von außen und von anderen gemacht, gelenkt und beeinflusst erlebt. Die Kranken bringen alles Erlebte und Empfundene mit einer Beeinflussung von außen in Zusammenhang. Von Ich-Störungen spricht man auch von Störungen der Meinhaftigkeit. Diese werden nach K. Schneider zu den Symptomen ersten Ranges gerechnet. Betreffen solche Störungen der Meinhaftigkeit das Denken, so spricht man von Gedankenentzug, Gedankenausbreitung oder Gedankeneingebung. Gelegentlich erleben Schizophrene auch ihre Handlungen als von außen gelenkt oder beeinflusst, man spricht entsprechend von Willensbeeinflussung.

Zu den Ich-Störungen gehören auch Depersonalisations- und Derealisationserlebnisse. Da diese aber auch bei anderen psychischen Störungen vorkommen können, ist deren diagnostisches Gewicht relativ gering. ◀

6.5.9 Autismus

Eine Denkform, die den Widerspruch mit der Wirklichkeit nicht vermeidet und nicht empfindet, bezeichnet man als **autistisches Denken.** Im Gegensatz dazu steht das autistisch-undisziplinierte Denken des Gesunden mit Wunschdenken und Tagträumen, dem aber Grenzen gesetzt sind, da im besonnenen Denken das realistisch-disziplinierte Denken überwiegt.

Autismus gehört zu den Grundsymptomen der Schizophrenie und wird zur Gruppe der affektiven Grundstörungen gerechnet. Autismus bedeutet: Ich-Versunkenheit und Verlust der Realitätsbeziehungen. In seinem Erleben ist der Schizophrene in eigenartiger und kaum beschreibbarer Weise von der Umwelt abgekapselt und auf sich allein bezogen. Es hat den Anschein, als nähme der Kranke kaum noch Anteil an den Vorgängen seiner Umwelt.

Wie bereits im Abschnitt 6.5.5 beschrieben, kann Autismus als Schutz gegenüber Angst vor erlebter Beziehung oder auch als Rückzug in eine weniger gefährdete Position verstanden werden.

6.6 Verlauf der Schizophrenie

6.6.1 Vorposten-Syndrome und Prodromi

Häufig begegnet man uncharakteristischen Syndromen, die als so genannte **Vorpostensyndrome** entweder nur vorübergehend bestehen oder als **Prodromi** in die Psychose übergehen. Zu Beginn der Erkrankung besteht oft ein bis zu diesem Zeitpunkt ungewohntes Verhalten, mitunter aber auch ein relativ uncharakteristisches Vorstadium von der Dauer von Monaten oder Jahren. In diesem Zeitabschnitt sind die Kranken besonders empfindlich und reizbar. Bei schleichendem Verlauf versanden Interessen und mitmenschliche Bindungen; Drogenkonsum ist dann gerade unter Jugendlichen nicht selten. Bricht die Krankheit akut aus, so kommt es zu einem **Knick in der Lebenslinie.** Häufiger beginnen schizophrene Psychosen akut, und nur in 30 % der Fälle findet sich ein langsamer Beginn im Verlauf von mehreren Jahren.

Oftmals geht der schizophrenen Erkrankung ein Stadium mit diffusen Ängsten und/oder Zwängen voraus, wobei dies zur Fehldiagnose einer neurotischen Erkrankung oder einer Zyklothymie führen kann. Im Jugendalter muss diagnostisch besonders sorgfältig vorgegangen werden, da sich in der Mehrzahl der Fälle hinter scheinbaren Schizophreniesymptomen neurotische Reifungskrisen, Pubertäts- und Adoleszentenkrisen verbergen.

Häufige Symptome im Vorfeld der Erkrankung sind auch Misstrauen, Wahnstimmung, Entfremdungserlebnisse, innere Unruhe und vor allem Schlafstörungen.

6.6.2 Verlauf und Prognose, soziale Folgen

Der Verlauf der Krankheit wird überwiegend durch die Intensität der Initialbehandlung bestimmt. Aber es spielt auch eine Rolle, ob nach Abklingen der akuten Phase soziotherapeutische und psychotherapeutische Hilfen neben einer möglicherweise notwendigen Langzeitmedikation gewährt werden. Ob eine Remission stabil bleibt, hängt von den Lebensumständen und den zwischenmenschlichen Beziehungen des Kranken ab.

Nach Beendigung des ersten schizophrenen Schubes kann die Erkrankung recht verschiedene Verlaufsformen zeigen. Keinesfalls sind diese überwiegend ungünstig; wiederholte Schübe, Chronifizierung und Residualzustand sind nicht die Regel. Bei über 30 % der Patienten mit einem ersten schizophrenen Schub folgt kein weiterer. Langzeitstudien führten zur **Drittelregel,** nach der $^1/_3$ der Schizophrenien zur Heilung (allenfalls nur zu diskreten Residualzuständen) gelangt, $^1/_3$ zu mittelschweren und charakteristischen Residualzuständen mit gelegentlichen Exazerbationen verläuft und $^1/_3$ beträchtliche Dauerdefekte oder chronische Formen zeigt.

Schizophrene Schübe dauern **durchschnittlich drei Monate**. Selbst nach wiederholten Schüben kann es noch zu einem folgenlosen Abklingen der Krankheit kommen. Dennoch beobachtet man nach wiederholten Schüben auch Persönlichkeitsveränderungen, so genannte Residualzustände, die unterschiedlich stark ausgeprägt sein können. Bei leichten Formen ist meist noch Anpassungs- und Arbeitsfähigkeit vorhanden (soziale Remission). Nur in wenigen Fällen verlaufen Schizophrenien außerordentlich ungünstig mit kontinuierlichem Persönlichkeitsverfall. Man ist sich heute darüber einig, dass eine Chronifizierung in hohem Maße von psychosozialen Einflüssen abhängig ist. Diesbezüglich wurde ein eigenes Ätiologiemodell (CIOMPI) entwickelt. Nach entsprechenden Beobachtungen liegt es nahe, die chronische Schizophrenie mehr als Artefakt denn als Krankheit zu sehen.

E. BLEULER **unterscheidet drei Verläufe:**

- **Einfache Verläufe**: Verläufe, die akut oder chronisch zu schweren oder leichteren chronischen Zuständen führen oder aber ganz ausheilen.
- **Wellenförmige Verläufe**: Verläufe, die wellenförmig zu schweren oder leichten chronischen Zuständen führen oder nach wellenförmigem Verlauf völlig ausheilen.
- **Sonstige andere Verläufe.**

Wie oben erwähnt können Schizophrenien entweder völlig ausheilen oder schubförmig zu überwiegend **leichten oder uncharakteristischen Residualzuständen** oder aber schubförmig oder allmählich progredient zu **charakteristischen schizophrenen Residualzuständen** führen. Zu Beginn der Erkrankung ist es kaum möglich, eine sichere Prognose zu stellen. Dennoch lassen sich günstige und ungünstige Merkmale hervorheben.

Für eine günstige Prognose sprechen:
- akuter Krankheitsbeginn
- gute Remission früherer Schübe
- lange Intervalle zwischen den Schüben
- starke Beteiligung affektiver Anteile
- psychoreaktive Auslösung

- starke Ausprägung der Plussymptomatik
- gute soziale Integration (Familie, Arbeitsplatz, Ausbildung)
- unkomplizierte Primärpersönlichkeit mit guter Anpassungs- und Kontaktfähigkeit
- später Beginn der Erkrankung
- gute Compliance.

Für eine ungünstige Prognose sprechen:
- schleichender Beginn
- häufige Schübe in kurzen Abständen
- Überwiegen der Minussymptomatik
- ausgeprägte formale Denkstörungen
- Über- und Unterstimulation im sozialen Bereich beim remittierten Patienten
- fehlende Nachweise eines auslösenden Ereignisses
- mangelnde soziale Integration
- hohe EE-Werte (expressed emotions – geäußerte Emotionen) in der Familie des Kranken
- Schulversagen
- früher Beginn der Erkrankung (im Jugendalter)
- bestehende Minderbegabung vor Krankheitsausbruch
- geringe Compliance.

Schizophrene zeigen eine deutlich höhere Mortalität gegenüber der Gesamtbevölkerung durch die hohe Suizidrate von 10–15 %. Nahezu die Hälfte aller schizophrenen Patienten verüben mindestens einmal im Leben einen Suizidversuch. So sind depressive Symptomatik, junges Alter und hoher prämorbider Status Risikofaktoren. Für den Verlauf einer schizophrenen Psychose ist eine konsequente pharmakologische Therapie mit Neuroleptika von erheblicher Bedeutung, da sich dadurch die Rückfallrate entscheidend vermindern lässt.

Bei über 40 % der Kranken ist eine dauerhafte **soziale Heilung** zu erwarten, d.h. es bleibt die soziale Integration erhalten, und in der Mehrzahl der Fälle ist volle Erwerbsfähigkeit auf früherem beruflichen Niveau wieder möglich.

G. Huber spricht von 56 % sozialer Heilung und zwar in dem Sinne, dass
- wieder volle Arbeitsfähigkeit besteht
- die Patienten sich subjektiv wohl fühlen
- und auch ihren Angehörigen einen gesunden Eindruck machen
- bei ärztlichen Nachuntersuchungen auch keine psychotischen Symptome mehr nachweisbar sind
- der soziale Rahmen (Ehe, Familie, Beruf) durch die Krankheit nicht zerstört ist.

Zu beachten ist, dass der früher schizophren Erkrankte das Krankheitsgeschehen subjektiv beurteilt und nicht immer eine wünschenswert objektive Krankheitseinsicht erlangt. Wesensänderungen beim Kranken verhindern oftmals eine völlige soziale Heilung ebenso wie misstrauisches Verhalten Angehöriger und anderer Bezugspersonen, Verlust des Arbeitsplatzes, Ehescheidung und Heimunterbringung. Für die soziale Langzeitprognose sind neben einem rezidiv-prophylaktischen Einsatz von Psychopharmaka auch die Arbeits- und Beschäftigungstherapie, die Psychoedukation und milieutherapeutische Maßnahmen von Bedeutung. Hinsichtlich der sozialen Remission ist die Prognose bei Frauen im Allgemeinen besser als bei Männern.

6.6.3 Schizophrene Persönlichkeitsveränderungen, Residuen

Heilt eine schizophrene Erkrankung nicht aus, sondern schreitet sie fort, dann grundsätzlich immer in eine bestimmte Richtung, in den schizophrenen **Residualzustand,** in einen mehr oder weniger fixierten „Endzustand". Dieser ist gekennzeichnet durch
- Erlahmung des Antriebs
- Affekt- und Kontaktstörungen
- Manierismen, verschrobenes Verhalten und andere Ausdrucksstörungen
- formale Denkstörungen
- Verlust sozialer Kontakte und mitmenschlicher Beziehungen
- gelegentlich chronisch persistierende produktive Symptome
- rasche Erschöpfbarkeit
- Entschlusslosigkeit
- Reduktion von Interesse und Ausdauer.

Grundsätzlich sind mnestische Störungen oder gar Demenz nicht Symptome des Residualzustandes. Auch kann ein Kranker mit Residualzustand bei entsprechender therapeutischer Intervention wieder symptomfrei werden (also keine akute Symptomatik mehr zeigen), und andererseits kann aber ein Residualzustand erneut in eine akute schizophrene Symptomatik übergehen. Im Rahmen psychotherapeutischer Intervention lässt sich nicht selten in Erfahrung bringen, dass der Residualzustand mit autistischem Bild eine Art „Schutzwall" gegen erneute Aktualisierung der akuten Symptomatik und unbewältigte Konflikte darstellt (siehe auch 6.5.7). Mit ihm kommt es gewissermaßen zu einer Art Entlastung, und er ist nicht direkt Folge des Krankheitsprozesses, sondern das Ergebnis eines psychodynamischen Abwehrvorganges. Residualzustände können durch soziale Unterstimulation und soziale Benachteiligung, also durch Inaktivität oder Isolierung eine Verstärkung erfahren. Ein Teil schwerer Residualsymptome sind letztlich Anstaltsartefakte.

Die Persönlichkeitsveränderungen bei einer schizophrenen Erkrankung werden vielfach auch irreführend als „schizophrener Defekt" bezeichnet. Dabei handelt es sich keinesfalls um einen intellektuellen Defekt sondern ausschließlich um einen **Defekt der Persönlichkeit.** Angesichts des Formenreichtums und der Uneinheitlichkeit teilremittierter und chronischer Schizophrenien muss eine Reihe von Prägnanztypen differenziert werden. Wesentlich ist dabei nach HUBER die Hervorhebung mehr oder minder uncharakteristischer Remissionstypen (43 %) im Sinne einer Reduktion des psychischen energetischen Potentials und charakteristischer Defizienztypen (35 %). Diese beiden Remissionstypen stehen neben der Vollremission (ca. 22 %). Zu den „Geheilten" (ca. 30 %) rechnet man dabei Patienten mit sehr leichten Residuen sowie die Vollremission.

Uncharakteristische Remissionstypen sind
- Minimalresiduum
- leichtes, reines Residuum
- erheblicher reiner Defekt
- Strukturverformung ohne Psychose.

Charakteristische Defizienztypen sind
- gemischtes Residuum
- typisch schizophrene Defektpsychose
- chronische reine Psychose
- Strukturverformung mit Psychose.

Die Bezeichnungen „reines Residuum" und „reiner Defekt" sind in etwa gleichzusetzen mit dem „schizophrenen Persönlichkeitswandel", bzw. der „schizophrenen Wesensänderung". Hier nehmen die Kranken den „Defekt" selbst wahr und leiden darunter.

Die charakteristischen Defizienztypen weisen alle mehr oder weniger ausgeprägte schizophrene Symptome auf, was bei den uncharakteristischen Remissionstypen nicht der Fall ist.

6.7 Diagnostik und Differenzialdiagnostik

Um die Prognose einer schizophrenen Erkrankung zu verbessern, ist es notwendig, die Krankheit frühzeitig zu diagnostizieren; vor einer leichtfertigen Diagnose „Schizophrenie" muss gewarnt werden. Generell sollte man sich vor abgeschlossener Diagnostik auf eine **Syndromdiagnose** beschränken. Die Diagnosestellung wird vor allem erschwert, wenn sich der Krankheitsprozess schleichend entwickelt, wie dies bei der Schizophrenia simplex und auch bei der Hebephrenie (desorganisierter Typus) der Fall ist. Einfacher und sicherer wird die Diagnosestellung, wenn wiederholt Schübe aufgetreten sind. Letztlich stützt sich die Diagnose einer Schizophrenie weitestgehend auf
- die Psychopathologie
- den Ausschluss anderer psychischer Störungen
- den Ausschluss einer körperlichen Erkrankung.

6.7.1 Diagnostische Bedeutung der Symptome !!!

▶ Besonders die **Grundsymptome** der Schizophrenie führen meist zur richtigen Diagnose, da diese sich in typischer Ausprägung nur sehr selten bei anderen Psychosen zeigen. Zu den Grundsymptomen i.S.v. E. BLEULER gehören
- Störungen des Denkens
- Störungen der Affektivität
- Störungen der Aufmerksamkeit und des Antriebs
- Zerfahrenheit
- Ambivalenz und Autismus.

Dabei steht das zerfahrene Denken mit an erster Stelle. Im Gegensatz zu den Denkstörungen gehören Störungen des Gedächtnisses nicht zu den Grundsymptomen. Für sich allein können die **akzessorischen Symptome** (Wahn, Halluzinationen, katatone Symptome usw.) die Diagnose Schizophrenie nicht begründen. Grundsymptome werden auch **Primärsymptome**, akzessorische Symptome auch **Sekundärsymptome** genannt.

Aufbauend auf dieser Bewertung wurden von SCHNEIDER, GRUHLE und BERZE verfeinerte Systeme beschrieben. So teilte K. SCHNEIDER die Symptome der Schizophrenie ein in
- **Symptome 1. Ranges** (first order symptoms) und
- **Symptome 2. Ranges** (second order symptoms).

Symptome 1. Ranges sind von besonderem Gewicht für die Diagnose der Schizophrenie, sind aber in keiner Weise spezifisch für Schizophrenie. Wenn eines oder mehrere dieser Symptome bei einem Patienten festgestellt werden und eine andere – z. B. exogene – Ursache nicht erkennbar ist, erlauben sie jedoch mit hoher Wahrscheinlichkeit (jedoch nicht mit Sicherheit) den Schluss auf eine Schizophrenie. Symptome 1. Ranges sind weder identisch mit Bleulers Primärsymptomen, noch bedeuten sie dasselbe. Symptome 2. Ranges sind von geringerer Bedeutung für die Diagnose der Schizophrenie und bei Vorhandensein kommt es ganz auf den klinischen Zusammenhang an, ob eine Schizophrenie diagnostiziert werden kann. Von den Symptomen 1. und 2. Ranges werden die so genannten **Ausdruckssymptome** abgegrenzt, die von weit geringerem diagnostischem Gewicht sind.

Symptome 1. Ranges
- Akustische Halluzinationen
  - dialogische Stimmen,
  - kommentierende Stimmen
  - Gedankenlautwerden
- Leibhalluzinationen (leibliche Beeinflussungserlebnisse, „von außen gemacht")
- Ich-Störungen
  - Gedankeneingebung,
  - Gedankenentzug,
  - Gedankenausbreitung,
  - Willensbeeinflussung
- Wahn als Wahnwahrnehmung
- alles von außen Gemachte und Beeinflusste auf dem Gebiet des Fühlens, Strebens und des Wollens.

Symptome 2. Ranges
- akustische Halluzinationen anderer Form als bei Symptomen 1. Ranges
- Halluzinationen auf anderen Sinnesgebieten (optische, olfaktorische, gustatorische Halluzinationen)
- Coenästhesien
- Wahn als Wahneinfall
- erlebte Gefühlsverarmung. ◀

Ausdruckssymptome
Alle Symptome, die nicht zu den Symptomen 1. und 2. Ranges nach K. Schneider gehören, wie Denkstörungen, Gedankenabbrechen, Denkhemmung, katatone Störungen mit psychomotorischer Erregung, Stereotypien, Manierismen, Symboldenken, Automatismen, Mutismus, Stupor, Affektstörungen usw. gehören zu den Ausdruckssymptomen.

Mindestens ebenso von Bedeutung wie die genannten Einzelsymptome sind für die Diagnosefindung der **Gesamteindruck** des Unzulänglichen, Fremdartigen und Unverständlichen, vor allem aber die Störung mitmenschlicher Beziehungen.

Wenngleich heute von der Symptomeneinteilung Schneiders von einigen Autoren abgerückt wird, so ist sie dennoch in der praktischen psychiatrischen Tätigkeit unter Berücksichtigung der ICD10-Kriterien von Bedeutung.

6.7.2 Diagnostische Leitlinien

Merke!

Erforderlich für die Diagnose „Schizophrenie" sind entsprechend der ICD10 mindestens ein eindeutiges Symptom oder mindestens zwei weniger eindeutige Symptome der nachfolgenden Gruppen 1–4 oder mindestens zwei Symptome der Gruppen 5–8, wobei diese Symptome mindestens einen Monat ständig oder länger deutlich vorhanden sein müssen.

Andernfalls müsste eine „schizophreniforme" psychotische Störung (ICD10: F 23.2) diagnostiziert werden. Bestehen die Symptome länger als einen Monat oder nehmen die Symptome an Zahl zu, so kann dann erst eine Schizophrenie diagnostiziert werden.

- **Gruppe 1**: Gedankenlautwerden, Gedankeneingebung, Gedankenentzug, Gedankenausbreitung
- **Gruppe 2**: Kontrollwahn, Beeinflussungswahn, Gefühl des „von außen Gemachten" sowie Wahnwahrnehmungen
- **Gruppe 3**: Kommentierende oder dialogische Stimmen, die über den Patienten oder sein Verhalten sprechen; Stimmen, die aus einem Körperteil kommen
- **Gruppe 4**: Anhaltender, kulturell unangemessener und völlig unrealistischer Wahn (z. B. Kontakt mit Außerirdischen, übermenschliche Kräfte, Macht eines Gottes, usw.)
- **Gruppe 5**: Anhaltende Halluzinationen in allen Sinnen mit flüchtigen oder undeutlichen Wahngedanken ohne deutliche affektive Beteiligung; von überwertigen Ideen begleitete Halluzinationen, die Wochen oder Monate andauern
- **Gruppe 6**: Gedankenabreißen, zerfahrenes Denken, Danebenreden, Neologismen
- **Gruppe 7**: Katatone Symptome (Erregung, Stupor, Mutismus, Negativismus, Flexibilitas cerea)
- **Gruppe 8**: Minussymptomatik (sog. „negative Symptome") wie Rückzugstendenzen, Affektverflachung, Antriebsreduktion. Dabei dürfen diese Symptome nicht durch eine Depression oder durch Neuroleptika verursacht sein.

6.7.3 Differentialdiagnostische Überlegungen

Viele schizophrene Symptome können gelegentlich auch bei Psychosen auf der Basis einer körperlichen Erkrankung vorkommen. So sollte die Diagnose „Schizophrenie" selbst bei typischer Symptomatik nur mit großer Vorsicht gestellt werden, wenn eine körperliche Erkrankung mit Gehirnschädigung oder zumindest Hirnbeteiligung nachweisbar ist. Auch bei einer früheren organischen Hirnschädigung sollte keine Schizophrenie diagnostiziert werden. Einige Autoren sprechen hier von „symptomatischer Schizophrenie". Besser ist die Diagnose „organische Psychose mit schizophreniformer (oder: „wahnhafter") Symptomatik". Schizophreniforme Symptomatik bedeutet noch keine Schizophrenie.

Schizophreniforme Symptome beobachtet man in folgenden Fällen

- Arzneimittelmissbrauch und Arzneimittelunverträglichkeit: z. B. bei L-Dopa- Einnahme
- Endokrinopathien: z. B. Morbus Cushing
- primäre Hirnkrankheiten: z. B. Enzephalitiden, Hirntumoren
- cerebrovaskuläre Veränderungen
- Epilepsien und postiktale Dämmerzustände
- hirnlokale Psychosyndrome
- schizotype Störung
- paranoide Persönlichkeitsstörung
- bipolare affektive Störungen
- anhaltende wahnhafte Störung
- akute vorübergehende psychotische Störungen.

Fehldiagnosen kommen vor bei

- Schwerhörigkeit (mit paranoider Entwicklung)
- Vereinsamung (mit Kontaktmangelparanoid)
- akutem Rauschmittelgebrauch (z. B. Halluzinogene)
- chronischem Rauschmittelgebrauch (auch bei Kokain-Zufuhr)
- chronischem Alkoholismus (mit Alkoholhalluzinose und Eifersuchtswahn)
- schweren neurotischen Erkrankungen, abnormen Erlebnisreaktionen und Persönlichkeitsstörungen vom Borderline-Typ
- Delir (z. B. Entzugsdelir)
- akuten Erregungszuständen bei Persönlichkeitsstörungen (mit katatonieähnlichen Symptomen, meist demonstrativer oder tendenziöser Art).

Schwierigkeiten bereitet manchmal die Differenzierung von schizophrenen und affektiven Psychosen, vor allem wenn letztere mit Wahnsymptomatik einhergehen. Bei Übergangsformen verwischen die Grenzen. Ist eine Psychose nicht zweifelsfrei schizophrener oder affektiver Art, so ist an eine schizoaffektive Psychose zu denken. Oftmals wird erst der Verlauf der Erkrankung Klarheit bringen. Hält man sich streng an die schizophrene Grundsymptomatik, so lässt es sich vermeiden, schwere therapieresistente psychopatische und neurotische Störungen als Schizophrenie fehlzudiagnostizieren, da die Grundsymptome hier nicht vorkommen.

Unabdingbar für eine Abgrenzung schizophrener Erkrankungen von organischen Erkrankungen ist eine organische Ausschlussdiagnostik. Hierzu gehört die

- komplette internistische und neurologische Untersuchung
- EEG
- Labordiagnostik
- ein Drogenscreening
- Computertomographie oder Kernspintomographie des Schädels

Ergänzend, aber nicht zwingend sind SPECT und PET.

6.7.4 Psychodiagnostische Verfahren

Bis heute sind keine sicheren Testverfahren bekannt, die hinsichtlich ihrer Validität bezüglich diagnostischer Entscheidungen bei unklaren Psychosen den Anforderungen moderner Testkonstruktionen voll entsprechen würden. Die Ursache liegt unter anderem im Fehlen eines eigenständigen psychologischen Schizophreniebegriffs. Auch wenn die Denkstörung das Kernproblem der Schizophrenie ist, bringen Intelligenz- und Leistungstests kaum sinnvolle Ergebnisse, da der Intellekt bei Schizophrenen fast durchweg ungestört bleibt. So bedient man sich unter anderem projektiver Testverfahren, bei denen der Patient vorgelegte Bilder interpretieren oder entsprechend anordnen muss. Allerdings ist der Wert solcher Testverfahren umstritten, weshalb man diese heute lediglich als Ergänzung zur klinischen Diagnostik sieht und nicht als eigene Diagnoseverfahren. Bekannt sind folgende Testverfahren

- Rorschachtest (lässt Kontaminationen erkennen)
- weiterentwickelter Rorschachtest (Holtzmann)
- KTSA (Kahn Test of Symbol Arrangements)
- BPRS (Brief Psychiatric Rating Scale)
- FPI (Freiburger Persönlichkeitsinventar)
- SANS (Scale for the Assessment of Negative Symptoms)

- SATS (Scale for the Assessment of Positive Symptoms)
- PANSS (Positive and Negative Symptom Scale) (Zusammenfassung von SANS und SATS).

6.8 Therapie und Prophylaxe der Schizophrenie

Der multifaktoriellen Genese der Schizophrenie entspricht eine mehrdimensionale Therapie, die sich aus Pharmakotherapie, Psychotherapie und Soziotherapie und Psychoedukation zusammensetzt. Alternativen gehören der Vergangenheit an. Verschiedene Möglichkeiten der Therapie müssen zugleich genützt werden. Zum therapeutischen Vorgehen gehört auch die Rehabilitation.

Meist lässt sich die Erkrankung ambulant behandeln, womit auch die sozialen Bezüge des Patienten erhalten bleiben. Bei bestimmten Belastungssituationen sowie bei Fremd- und Selbstgefährdung wird eine Krankenhausbehandlung erforderlich sein.

Seit der Entwicklung des Chlorpromazins (1952, Delay und Deniker) wurden außer der Elektrokonvulsionstherapie die anderen somatotherapeutischen Behandlungswege weitestgehend verdrängt. Die Pharmakotherapie lässt sich durch keine andere Therapieform vollständig ersetzen, was die Notwendigkeit zusätzlicher und parallellaufender rehabilitativer, sozio- und psychotherapeutischer Maßnahmen nicht bestreitet.

Seit der Einführung der antipsychotischen Medikation mit Neuroleptika ging die Hospitalisierung schizophrener Patienten deutlich zurück, so dass die meisten schizophrenen Patienten heute nicht mehr dauerhaft hospitalisiert werden müssen und eine ambulante Behandlung zunehmend an Bedeutung gewonnen hat.

6.8.1 Medikamentöse Behandlung !!

▶ Neuroleptika stehen bei der Psychopharmakotherapie der akuten schizophrenen Psychosen im Vordergrund. Bei der Auswahl eines geeigneten Medikamentes müssen sowohl nosologische als auch syndromatologische Aspekte berücksichtigt werden. Man darf sich keinesfalls nur am Symptom allein orientieren, da dieses auch isoliert bei verschiedenen körperlichen Erkrankungen auftreten kann. Auch ist zu beachten, dass die verschiedenen Erscheinungsbilder durchaus nicht einheitlich behandelt werden können, und beispielsweise ein akutes Stadium einer anderen Behandlung bedarf als ein postpsychotisches.

Bei der akuten schizophrenen Psychose ist eine Neuroleptikatherapie die Therapie erster Wahl. Der Therapiebereich dieser Mittel sind produktiv-psychotische Erlebnisweisen wie Halluzinationen, Ich-Störungen, Denkzerfahrenheit, Wahnerleben, katatone Symptome und affektive Erregung.

Neben den **Neuroleptika** kommen aber auch andere Medikamentengruppen zur Anwendung: **Tranquilizer** (z.B. Benzodiazepine bei Angstzuständen und bei Erregung), **Antiparkinsonmittel** (Biperiden bei Neuroleptikanebenwirkungen, speziell bei extrapyramidal-motorischen Nebenwirkungen) und **Antidepressiva** (bei begleitenden affektiven Symptomen). Für eine Langzeittherapie zur Verhinderung wiederholter Rezidive finden **Depot-Neuroleptika** Anwendung.

Für die praktische klinische Arbeit muss aus einem großen Neuroleptikaangebot ein kleiner Teil ausgewählt werden. Mit einem kleinen Spektrum sollte man arbeiten und die notwendigen Erfahrungen gewinnen. Die Auswahl der jeweiligen Neuroleptika orientiert sich an den **Zielsymptomen**, die man behandeln will. Schwach antipsychotische (schwachpotente) und dafür mehr sedierend wirkende Neuroleptika finden Anwendung, wenn affektive Dämpfung, schlafanstoßende Effekte und Beruhigung erzielt werden sollen, während die stärker und stark antipsychotisch wirksamen (starkpotenten) Neuroleptika mit geringerer oder minimaler Sedierung mehr bei produktiver Symptomatik ihren Einsatz finden. Gelegentlich wird auch eine Kombination beider Formen notwendig sein.

Die Wirksamkeit von Neuroleptika ist eindeutig belegt. Die Besserungsraten liegen bei etwa 75 % gegenüber den Besserungsraten unter Placebo-Medikation mit 25 %. ◀

Die Wahl des Medikaments sollte nach der Wirksamkeit bei früherer Behandlung und unter Berücksichtigung des Nebenwirkungsprofils erfolgen, zumal zwischen den einzelnen Substanzen keine wesentlichen Wirksamkeitsunterschiede bestehen. Keinesfalls darf die antipsychotische Potenz das alleinige Kriterium für die Neuroleptikaauswahl sein, da dieses Auswahlkriterium die zu erwartenden Nebenwirkungen unberücksichtigt lässt.

Bringt ein Neuroleptikum nicht den gewünschten Erfolg, so kann ein anderes mit anderer chemischer Struktur versucht werden. Auch kann die zusätzliche Gabe eines Tranquilizers oftmals die erwünschte Beruhigung bei psychomotorischer Erregung bringen.

Antidepressiva werden bei begleitender oder vorherrschender depressiver Symptomatik entweder allein oder kombiniert mit Neuroleptika verabreicht, was beispielsweise bei der schizoaffektiven Psychose aber auch bei postpsychotischen depressiven Zuständen notwendig werden kann. Heute unterscheidet man zwischen **klassischen Neuroleptika** und den **atypischen Neuroleptika**. Wie auch bei den Antidepressiva haben klassische Neuroleptika sicherlich noch ihre Berechtigung und ihr Einsatzgebiet und sind vereinzelt auch den atypischen Neuroleptika überlegen.

6.8.2 Einteilung der Neuroleptika, Wirkungen und Nebenwirkungen !!!

▶ Neuroleptika werden entweder nach ihrer chemischen Struktur oder für den praktischen Gebrauch nach Wirkart und Wirkstärke eingeteilt. Innerhalb der gleichen chemischen Gruppe können Wirkart und Wirkstärke erheblich variieren.

Chemische Einteilung

- trizyklische Neuroleptika (Phenothiazin-Derivate und Thioxanthen-Derivate)
- Butyrophenone
- Diphenylbutylpiperidine
- Benzamide
- atypische Neuroleptika (nicht klassifizierbare Neuroleptika).

Einteilung nach Wirkart und Wirkstärke

- sedierende Wirkung (stark, mittelstark und schwach)
- antipsychotische Wirkung (stark, mittelstark und schwach).

Bei den klassischen Neuroleptika (trizyklische Neuroleptika, Butyrophenone usw.) gilt die Regel, dass **mit zunehmender antipsychotischer Wirkung die sedative Wirkung abnimmt** und umgekehrt. Die atypischen Neuroleptika (nicht klassifizierbare Neuroleptika) halten sich an diese Regel nicht.

Der **klinisch-therapeutische Effekt** der Neuroleptika beruht auf einer dämpfenden Wirkung bei psychomotorischer Erregung, Aggressivität, affektiver Spannung, psychotischen Trugwahrnehmungen und Wahnideen, katatonen Störungen und schizophrenen Ich-Störungen. Unabhängig davon, ob ein Medikament extrapyramidalmotorisch wirkt oder nicht, muss es den Neuroleptika zugerechnet werden, wenn es o.g. Effekte zeigt (nach Hippius).

Die **biochemische Wirkung** der Neuroleptika beruht auf

- einer Blockierung postsynaptischer dopaminerger Rezeptoren (D2-Rezeptoren und D1-Rezeptoren)
- der Schädigung und Minderung GABAerger Neurone im Striatum
- der Blockierung von Acetylcholin-, Serotonin-, Histamin- und Noradrenalinrezeptoren.

> **Merke!**
>
> Die **Hauptwirkung der Neuroleptika** bezieht sich auf die drei dopaminergen Neuronensysteme im ZNS:
> - nigrostriatales System
> - mesolimbisch-mesokortikales System
> - tuberoinfundibuläres System.

Hauptangriffspunkt für die antipsychotische Wirkung dürfte das mesolimbisch-mesokortikale System sein, während die Wirkung auf die anderen dopaminergen Systeme mit Nebenwirkungen verbunden sein kann. Die neuroendokrinologischen Nebenwirkungen (z.B. Hyperprolaktinämie) sind auf die Wirkungen auf das tuberoinfundibuläre System, die extrapyramidalmotorischen Nebenwirkungen auf die Beeinflussung des nigrostriatalen Systems zurückzuführen.

Ein festes oder gar starres **Indikationsschema** lässt sich bei der Therapie schizophrener Erkrankungen nicht aufstellen, da die Wirkung eines Neuroleptikums beim einzelnen Patienten von zahlreichen, nicht vollständig überschaubaren Bedingungen abhängt. Um ein bestimmtes Neuroleptikum auszuwählen, sollte die Einteilung der Neuroleptika nach ihrer neuroleptischen Potenz bekannt sein. Allerdings ist die **neuroleptische Potenz** eigentlich nur für die klassischen Neuroleptika gültig, während die atypischen Neuroleptika nach anderen Gesichtspunkten ihren Einsatz finden. Früher galt das „neuroleptische Parkinson-Syndrom“ als Gradmesser der antipsychotischen Wirkung und als Kriterium für die Unterteilung in Neuroleptika mit sehr starker, starker und mittelstarker sowie schwacher Potenz. Seit der Einführung des ersten atypischen Neuroleptikums Clozapin (Leponex®) musste die Behauptung aufgegeben werden, dass das Auftreten einer extrapyramidal bedingten Hypokinese stets Voraussetzung oder wenigstens Indikator

6

für eine antipsychotische Wirksamkeit einer Substanz ist.

Ursprünglich wurde dem ersten Neuroleptikum Chlorpromazin (Megaphen®) die neuroleptische Potenz 1 zugewiesen. Die klassischen Neuroleptika orientierten sich dann an dieser „Potenz 1“. Alle darunterliegenden Neuroleptika sind Neuroleptika schwacher neuroleptischer Potenz, die darüberliegenden bis zur Potenz 20 sind Neuroleptika mit starker neuroleptischer Potenz. Ab neuroleptischer Potenz 50 handelt es sich um sehr starke neuroleptische Potenzen, wobei Benperidol (Glianimon®) das Neuroleptikum mit stärkster neuroleptischer Potenz darstellt (neuroleptische Potenz 400).

Heute werden Neuroleptika nach speziellen Zielsymptomen eingesetzt. Dabei finden klassische Neuroleptika noch genauso ihre Anwendung wie die atypischen, oftmals nebenwirkungsärmeren Neuroleptika.

Klassische Neuroleptika

Vorteile der klassischen Neuroleptika sind

- die meist mögliche intramuskuläre oder intravenöse Applikation
- die ausgesprochen gute und oft rasche antipsychotische Wirkung
- die Gabe von Depotpräparaten bei notwendiger Langzeitbehandlung bei einigen klassischen Neuroleptika.

Nachteile sind

- die fehlende Sedierung bei den hochpotenten Neuroleptika (Neuroleptika mit starker und sehr starker Potenz)
- die geringe antipsychotische Wirkung der niederpotenten Neuroleptika (Neuroleptika mit schwacher neuroleptischer Potenz)
- häufige extrapyramidalmotorische Nebenwirkungen bei hochpotenten Neuroleptika.

Bei Anwendung klassischer Neuroleptika bedarf es oftmals einer Kombination verschiedener Präparate, bzw. verschiedener Neuroleptika. Da hochpotente Neuroleptika kaum sedierend wirken, müssen oft niederpotente Neuroleptika oder Tranquilizer zusätzlich verabreicht werden, was die Nebenwirkungsrate anhebt.

Klassische Neuroleptika mit schwacher neuroleptischer Potenz: Thioridazin (Melleril®), Perazin (Taxilan®), Pipamperon (Dipiperon®), Sulpirid (Dogmatil®), Chlorprothixen (Truxal®), Prothipendyl (Dominal®), Melperon (Eunerpan®), Levomepromazin (Neurocil®), Zuclopenthixol (Ciatyl®), Promazin (Atosil®).

Klassische Neuroleptika mit starker und sehr starker neuroleptischer Potenz: Perphenazin (Decentan®), Pimozid (Orap®), Fluphenazin (Lyogen®, Dapotum®), Flupentixol (Fluanxol®), Haloperidol (Haldol-Janssen®), Bromperidol (Tesoprel®, Impromen®), Benperidol (Glianimon®).

Atypische Neuroleptika

Seit einigen Jahren nimmt der Gebrauch der atypischen Neuroleptika deutlich zu, wenngleich Therapiekosten für die neueren Antipsychotika deutlich, mitunter sogar erheblich über den Kosten der klassischen Neuroleptika liegen. Eines der ersten atypischen, nicht klassifizierbaren Neuroleptika war das Clozapin (Leponex®) gefolgt vom Zotepin (Nipolept®). Vor allem das Clozapin zeichnet sich durch die deutlich geringeren extrapyramidalmotorischen Nebenwirkungen aus, wenngleich wieder andere und bei den klassischen Neuroleptika weniger zu beobachtenden Nebenwirkungen auftraten (z. B. Blutbildveränderungen, nächtlicher Speichelfluss). Von Vorteil bei einigen atypischen Neuroleptika ist die initiale Sedierung, die oftmals eine Zusatzmedikation nicht erforderlich macht (z. B. Olanzapin). Behoben wurde inzwischen der Nachteil der atypischen Neuroleptika, nicht parenteral verabreicht werden zu können. Olanzapin, Ziprasidon und Risperidon stehen heute als Injektionslösung, bzw. als Depotpräparat zur Verfügung (Risperdal-Consta®). Einige der atypischen Neuroleptika führen zu einer erheblichen Gewichtszunahme mit Verminderung der Compliance und Clozapin führt häufiger zu Blutbildveränderungen. Amisulprid (Solian®) verursacht häufiger eine Prolaktinerhöhung und Ziprasidon (Zeldox®) nicht selten eine QT-Zeit-Verlängerung mit gelegentlich malignen Herzrhythmusstörungen. ◀

Auswahl des Neuroleptikums

Wie oben erwähnt, werden Neuroleptika heute nicht mehr hauptsächlich nach ihrer neuroleptischen Potenz ausgewählt. Die Auswahl erfolgt heute nach pragmatischen Kriterien sowie nach speziellen Zielsymptomen.

Hat ein Patient früher auf ein Antipsychotikum gut und rasch angesprochen, so sollte dieses Präparat weiterhin verabreicht werden, unabhängig davon, ob es sich um ein klassisches oder ein atypisches Neuroleptikum handelt. Bestanden bei einer früheren Neuroleptikamedikation mit klassischen Neuroleptika schwere extrapyramidalmotorische Nebenwirkungen, so sollte atypischen Neuroleptika ohne solche Nebenwirkungen der Vorzug gegeben werden. Das allgemeine Nebenwirkungsprofil eines Neuroleptikums trat in den letzten Jahren immer mehr in den Vordergrund, bzw. erhielt zunehmend Bedeutung bei der Auswahl. Aber auch die langfristig geplante Darreichungsform ist als Auswahlkriterium mit einzubeziehen. Ist für die Zukunft eine Langzeittherapie zu erwarten und die Gabe eines Depot-Neuroleptikums indiziert, sollte das entsprechende Neuroleptikum zunächst oral verabreicht werden (z.B. Haldol-Oral® vor Haldol-Decanoat® oder Risperdal® vor Risperdal-Consta®).

Wie bereits oben erwähnt, ist nach der Auswahl nach pragmatischen Kriterien die Auswahl nach speziellen Zielsymptomen erforderlich. So wird bei erregten Patienten ein niederpotentes klassisches Antipsychotikum mit deutlicher sedierender Wirkung sinnvoll sein, eventuell aber auch die Gabe eines sedierenden neueren atypischen Antipsychotikums wie Olanzapin (Zyprexa®). Je nach Erregtheitszustand wird oftmals noch die zusätzliche Gabe eines Benzodiazepins erforderlich sein (z.B. Lorazepam, Diazepam). Sehr gute Wirkung zeigen hochpotente klassische Neuroleptika bei akuten paranoid-halluzinatorischen Symptomen; bei deutlichen Nebenwirkungen kann auf atypische Neuroleptika ausgewichen werden. Auch ein katatoner Stupor sowie lebensbedrohliche Katatonien bedürfen sehr stark potenter klassischer Neuroleptika; atypische Neuroleptika sind oftmals nicht ausreichend, auch nicht in Kombination mit Benzodiazepinen. Bei schizophrener Negativsymptomatik haben zahlreiche primär atypische Neuroleptika Vorteile gegenüber den klassischen Neuroleptika (z.B. Aripiprazol, Abilify®). Postschizophrene Depressionen bedürfen einer zusätzlichen Gabe von Antidepressiva, meist kombiniert mit Neuroleptika. Dabei muss beachtet werden, dass eine ausschließliche Antidepressiva-Therapie psychotische Symptome provozieren kann. Handelt es sich um ältere Patienten, sind die neueren atypischen Neuroleptika von Vorteil, da bei älteren Patienten extrapyramidalmotorische Nebenwirkungen sich bei den klassischen Neuroleptika häufiger und stärker zeigen. Andererseits wiederum weisen atypische Neuroleptika kardiale und Kreislaufnebenwirkungen auf, die für das fortgeschrittene Alter sich ungünstig auswirken (z.B. Clozapin). Bei älteren Patienten, vor allem bei solchen mit beginnender Demenz und vaskulären Ereignissen in der Vorgeschichte erscheint Risperidon (Risperdal®) besonders geeignet zu sein. Dieses Präparat eignet sich zur Behandlung chronischer Aggressivität und psychotischer Symptome bei Demenzen.

Nebenwirkungen der Neuroleptika

▶ Diese können sein

- extrapyramidalmotorisch
- vegetativ
- somatisch
- psychisch.

Merke!

Zu Behandlungsbeginn – vor allem mit stark antipsychotisch wirksamen, klassischen Neuroleptika – zeigen sich gelegentlich **Frühdyskinesien** mit unwillkürlichen Bewegungen (Gesichtsmuskulatur), Zungen-, Schlund- und Blickkrämpfen, Verkrampfungen der Kiefermuskulatur ähnlich dem Bild eines Tetanus und Schiefhalses. Dabei spielt für ihr Auftreten mehr die Geschwindigkeit der Dosissteigerung eine Rolle als die absolute Dosis. Nach Ablauf einer Woche treten Frühdyskinesien meist nur noch bei plötzlichen Dosissteigerungen auf. Zu beachten ist, dass Frühdyskinesien auch bei abruptem Absetzen vorkommen können.

Durch eine einschleichende Dosierung lassen sich Frühdyskinesien weitestgehend vermeiden. Treten sie einmal im Verlauf der Behandlung einer schizophrenen Erkrankung auf, so können sie durchaus bei wiederholtem Einsatz des gleichen Präparats ausbleiben.

Behandelt werden **schwere Frühdyskinesien** rasch und sicher durch langsame intravenöse Injektion von Biperiden (Akineton®), wobei i.d.R. eine Ampulle genügt. Dies ist wegen der für die Patienten sehr angsterregenden Situation sofort durchzuführen. Die prophylaktische Gabe von Biperiden ist obsolet. In der Folgezeit kann der Versuch mit einem anderen klassischen Neuroleptikum unternommen werden; wird auch dieses nicht vertragen, so kann ein atypisches Neuroleptikum gewählt werden, das keine oder nur geringe extrapyramidalmotorische Nebenwirkungen zeigt (z.B. Clozapin, Quetiapin, Olanzapin). Aber auch die Gabe neuerer atypischer Neuroleptika kann bei höherer Dosierung extrapyramidalmotorische Nebenwirkungen hervorrufen.

Bei kontinuierlichem Fortbestehen extrapyramidalmotorischer Nebenwirkungen leichterer Form ist möglicherweise die gleichzeitige Gabe von Biperiden in oraler Form (z.B. Akineton retard®) über einen längeren Zeitraum hinweg erforderlich. Allerdings lehnen zahlreiche Autoren die gleichzeitige Gabe von Biperiden ab, da angeblich dadurch die neuroleptische Potenz eines Neuroleptikums vermindert werden kann und das Präparat dann entsprechend höher dosiert werden müsste.

Frühdyskinesien sind in der Regel ungefährlich, wenn sie rechtzeitig erkannt werden, und wenn nicht der Patient unter der Fehldiagnose Tetanus, Subarachnoidalblutung oder Encephalomyelitis disseminata weiter behandelt wird.

Deutlich häufiger als Frühdyskinesien begegnet man einem **neuroleptikainduzierten Parkinsonsyndrom**, besser **Parkinsonoid** genannt. Dieses tritt meist bei Gabe von stark antipsychotisch wirksamen Präparaten, speziell bei der Gabe klassischer Neuroleptika nach Ablauf der ersten Behandlungswochen auf. Dabei ist diese Form hauptsächlich durch Akinese und Amimie gekennzeichnet; das Gangbild wirkt gebückt und kleinschrittig, die Mitbewegungen der Arme beim Gehen bleiben aus, auch spielt wie bei den Frühdyskinesien eine gewisse Disposition des Patienten eine Rolle, die gewöhnlich bei älteren Patienten größer ist als bei jüngeren. Neben der Art des Neuroleptikums spielt auch die Dosis eine Rolle. So lässt sich auch eine Besserung durch Dosisreduktion erreichen. Bei zunehmender Intensität des Parkinsonoids oder wenn der Patient sehr darunter leidet, ist das Absetzen des Medikaments erforderlich. Die Gabe von Antiparkinsonmitteln (vor allem Biperiden) führt gewöhnlich zu einer deutlichen, meist aber nicht vollständigen Besserung. Nach Absetzen des Neuroleptikums bildet sich das Parkinsonoid meist vollständig zurück. Lediglich bei älteren Patienten kann ein Morbus Parkinson ausgelöst werden oder ein bestehender sich nachhaltig verschlechtern.

Maximale Steigerung des neuroleptikainduzierten Parkinsonsyndroms ist das **maligne neuroleptische Syndrom.**

Malignes neuroleptisches Syndrom

Es handelt sich um eine seltene aber gefährliche Reaktion speziell bei hochpotenten klassischen Neuroleptika, die sich auch bei gewöhnlichen therapeutischen Dosierungen unabhängig von der Dauer der Therapie zeigen kann, jedoch eher bei hohen und höchsten Dosierungen auftritt, vermutlich durch eine Dopaminrezeptorblockade in den Basalganglien und im Hypothalamus. Typisch für das MNS (malignes neuroleptisches Syndrom) sind katatonieartige Symptome mit Fieber und vegetativen Entgleisungen, weshalb auch eine Verwechslung mit der **perniziösen Katatonie** möglich ist. Häufig sind Rigor und Akinese besonders ausgeprägt, weshalb das Syndrom als maximale Steigerung eines Parkinsonoids angesehen wird. Ferner beobachtet man Tremor, der bei einer perniziösen Katatonie nicht beobachtet wird, und es kommt neben hohem Fieber und Tachykardie zu erheblichen Blutdruckschwankungen, zu Myoglobinämie und Myoglobinurie bei ausgeprägter Myonekrose mit der Gefahr des Nierenversagens. Die Patienten sind gewöhnlich mutistisch und zunehmend stuporös.

Zur Diagnostik sind die Bestimmung der Muskelenzyme sowie die Leberfunktion maßgeblich erforderlich. Kreatinin, Phosphokinase und Aldolase sind erhöht.

Ist die Diagnose zweifelsfrei erbracht und eine Abgrenzung zur perniziösen Katatonie erfolgt, ist sofortiges Absetzen der Neuroleptika erforderlich, ferner zusätzlich eine rasche Senkung der hohen Körpertemperaturen durch Eispackungen oder Gabe von Dantamacrin (Dantrolen®). Zusätzlich wird Biperiden (Akineton®) infundiert, was auch eine gute Abgrenzung zur perniziösen Katatonie zulässt, da bei dieser die Biperidengabe keine rasche Beseitigung der Symptomatik zeigt. Zu beachten ist, dass die Mortalität des MNS bei etwa 20 % liegt.

Akathisie und Tasikinese

Bei stark antipsychotisch wirksamen Neuroleptika, speziell bei den klassischen Formen zeigt sich gelegentlich eine motorische Unruhe, bei der Patienten von einem Fuß auf den anderen treten (Akathisie) oder ständig hin und her laufen (Tasikinese). Diese Bewegungsunruhe wird als sehr quälend empfunden, verschwindet aber wieder vollständig nach Absetzen der Medikamente. Wichtig ist die Differenzierung der neuroleptikabedingten von der krankheitsbedingten Unruhe, da sich bei Fehleinschätzung durch eine Erhöhung der Medikation die Unruhe noch verstärken würde. Im Gegensatz zum Parkinsonoid lassen sich Akathisie und Tasikinese mit Antiparkinsonmitteln kaum beeinflussen, verstärken sich mitunter sogar noch. Wenn möglich, sollten die verursachenden Neuroleptika abgesetzt werden; zu einer gewissen Besserung führt gelegentlich auch die gleichzeitige Gabe von schwach potenten Neuroleptika (z.B. Melleril®) oder von Benzodiazepinen.

Spätdyskinesien (tardive Dyskinesie, terminale Dyskinesie)

Nach längerer Neuroleptikatherapie kommt es manchmal zu spontanen und unkontrollierten **Mund- und Gesichtsbewegungen.** Die Mundbewegungen gleichen denen bei schlechtsitzender Zahnprothese. Häufig beobachtet man auch nur Schmatzen und Leckbewegungen der Zunge. Seltener sind Torticollis und Retrocollis, Ballismus (Schleuderbewegungen der Arme), Pisa-Syndrom (Schiefhaltung von Kopf und/oder Schultern) und Rabbit-Syndrom (rhythmischer Lippentremor). Spätdyskinesien treten nicht immer nur nach langer Neuroleptikatherapie auf, sondern können auch bereits während der Behandlung und nach plötzlichem Absetzen vorkommen. Besonders ältere Menschen neigen zu spätdyskinetischen, oft irreversiblen Erscheinungen. Lange Zeit wurden Spätdyskinesien durch eine Überempfindlichkeit der postsynaptischen Rezeptoren im Striatum nach langer Neuroleptikagabe erklärt, was auch das oftmals plötzliche Auftreten nach abruptem Absetzen von Neuroleptika mit Freiwerden überempfindlicher Rezeptoren und das Verschwinden der Symptomatik nach erneutem Ansetzen der Mittel erklärte. Heute spricht aber mehr für einen neuroleptikainduzierten Schwund GABAerger Neurone im Striatum bei gleichzeitiger Aktivitätsminderung des GABAsynthetisierenden Enzyms Glutaminsäure-Decarboxylase (GAD) in Pallidum und Substantia nigra.

Antiparkinsonmittel beseitigen Spätdyskinesien nicht, leisten deren Entstehung vermutlich sogar noch Vorschub. Eine Besserung beobachtet man gelegentlich nach Gabe schwach potenter Neuroleptika oder von Tiaprid (Tiapridex®). Auch ein Wiederansetzen eines Neuroleptikums reduziert oftmals die Symptomatik der Spätdyskinesien. Alternativ ist auch an die Gabe von Clozapin zu denken. Zur Vermeidung der Entstehung dieser relativ schwer zu beseitigenden oder manchmal irreversiblen Spätdyskinesien sollte abruptes Absetzen von Neuroleptika weitestgehend vermieden werden. Die Patienten müssen vor Beginn einer Langzeitbehandlung entsprechend aufgeklärt werden.

Ob die neueren, atypischen Neuroleptika nicht zu Spätdyskinesien führen, wird die Zukunft zeigen.

Somatische/vegetative Nebenwirkungen

Neuroleptika zeigen in unterschiedlichem Ausmaß anticholinerge Nebenwirkungen. Diese beobachtet man bei den schwach potenten und klassischen Neuroleptika ungleich häufiger (vor allem bei den trizyklischen Formen). Aber auch die atypischen Neuroleptika weisen mitunter deutliche somatische und vegetative Nebenwirkungen auf und dies mit einer gelegentlich größeren Häufigkeit als die der klassischen Neuroleptika.

Häufige somatische/vegetative Nebenwirkungen sind

- Blutdrucksenkung und orthostatische Erscheinungen
- Tachykardie
- stenokardische Beschwerden
- Mundtrockenheit, seltener vermehrter Speichelfluss
- Sekretionsstörungen der Schweißdrüsen
- Übelkeit und Erbrechen, gelegentlich trotz antiemetischer Wirkung
- Obstipation
- Prolaktinerhöhung mit Galaktorrhoe
- Kopfschmerzen und Schwindelerscheinungen
- Akkomodationsstörungen (Cave: Engwinkelglaukom)
- Miktionsstörungen (Cave: Prostatahypertrophie)
- Thrombosegefahr (wegen Blutflussverlangsamung)
- Unterschenkelödeme
- mehr oder weniger starke Gewichtszunahme
- Temperaturregulationsstörungen (Steigerung oder Senkung der Temperatur)
- Senkung der Krampfschwelle (vor allem bei niederpotenten Neuroleptika und bei Clozapin)
- allergische Reaktionen (bei Phenothiazinen und Clozapin)
- Arzneimittelexantheme und Photosensibilisierung (selten)
- irreversible Pigmentablagerungen an lichtexponierten Stellen, an der Augenlinse und an inneren Organen (bei Phenothiazinen)
- Delirante Syndrome (bei trizyklischen Formen oder bei alten Menschen)
- Leberfunktionsstörungen und cholestatischer Ikterus
- Verminderung von Libido und Potenz (stark bei Melleril®)
- Blutbildveränderungen mit der Gefahr der Agranulozytose (vor allem bei Clozapin, seltener bei Phenothiazinen).

Selten und weniger gefährlich sind vegetative Nebenwirkungen bei den Butyrophenonen, besonders stark aber bei den trizyklischen Formen, vor allem bei den Phenothiazinen. Aber auch die neueren und atypischen Neuroleptika können erhebliche Nebenwirkungen aufweisen.

Psychische Nebenwirkungen

Wie bereits erwähnt, muss gerade hier unterschieden werden zwischen unerwünschten Wirkungen und Nebenwirkungen. Zu Ersteren rechnet man hauptsächlich Konzentrationsstörungen, Müdigkeit und depressive Verstimmung. Bei der depressiogenen Eigenwirkung der Neuroleptika (hauptsächlich hochpotente klassische Neuroleptika) kann auch der Umschlag einer mit Neuroleptika behandelten Manie in eine **Depression** im Rahmen einer bipolaren affektiven Störung vorliegen. Aber auch akinetische Erscheinungen im Rahmen eines neuroleptikabedingten Parkinsonoids gehen häufig mit depressiver Symptomatik einher, wie man ihr auch beim Morbus Parkinson begegnet. Diese depressive Verstimmung lässt sich oftmals erfolgreich durch die Gabe von Biperiden (Akineton®) kombiniert mit Antidepressiva beseitigen.

Eine typische Nebenwirkung stellt das **neuroleptikainduzierte Delir** dar, das man allerdings selten bei trizyklischen Neuroleptika, meist in höherer Dosierung und vor allem bei älteren Menschen, etwas häufiger beim Wirkstoff Clozapin, beobachtet. Es ist gekennzeichnet durch Desorientiertheit, Verwirrtheit, motorische Unruhe mit optischen Halluzinationen. Es unterscheidet sich von den Entzugsdeliren durch die fast immer fehlenden oder nur gering ausgeprägten vegetativen Symptome. Die Unterscheidung vom eigentlichen schizophrenen Krankheitsbild ist wegen der oftmals ähnlichen Symptomatik schwierig. Behandelt wird erfolgreich durch Reduktion oder Absetzen des Antipsychotikums, in schweren Fällen durch zusätzliche Gabe von Clomethiazol (Distraneurin®). ◀

Kontraindikationen und Anwendungsbeschänkungen

Diese bestehen für

- bekannte Blutbildschäden und Neigung zu Blutbildveränderungen, speziell Agranulozytose (vor allem bei Clozapin)
- ältere und multimorbide Patienten
- Schwangerschaft und Stillzeit
- eingeschränkte Leberfunktion bzw. eingeschränkte Nierenfunktion
- deutliche Störung der Herzfunktion (QT-Zeit-Verlängerung)
- niedrige Kalium- oder Magnesiumspiegel im Blut
- Epilepsie in der Vorgeschichte und bei erhöhter Krampfbereitschaft des Gehirns
- bestehende Parkinson-Krankheit
- organische Hirnerkrankungen und schwere cerebrovaskuläre Veränderungen
- bestehende akute Intoxikationen
- erhöhte Neigung zu Thrombosen (relative Kontraindikation)
- AV-Block 3. Grades
- komatöse Zustände
- bestehendes unbehandeltes Engwinkelglaukom.

Vorsicht geboten ist bei gleichzeitiger Gabe von Clomethiazol sowie bei antihypertensiven Medikamenten, ferner bei gleichzeitiger Gabe von Präparaten mit zusätzlicher anticholinerger Wirksamkeit.

Notwendige Kontrollen vor und während der Neuroleptikatherapie

▶ Vor Beginn einer Neuroleptikatherapie, zumindest aber umgehend nach notfallmäßig begonnener Therapie, sollten nachfolgende Untersuchen durchgeführt werden:

- Blutbildbestimmung (vor allem Differenzialblutbild)
- EKG (vor allem bei alten und herzkranken Patienten)
- Blutdruck und Puls (regelmäßig)
- Transaminasen (GOT, GPT, γ-GT)
- Kreatinin und Harnstoff
- EEG (ratsam aber nicht unbedingt erforderlich).

Bei pathologischen Blutwerten darf keine Behandlung mit trizyklischen Neuroleptika erfolgen und keine Verabreichung von Clozapin (Leponex®). Bei Leukozytenwerten unter 3000/mm^3 oder bei anderen Blutbildveränderungen, vor allem bei Abfall der Granulozyten unter 1500/mm^3 ist eine Neuroleptikatherapie sofort abzusetzen. Danach sind wöchentliche Blutbildkontrollen bis zur Normalisierung erforderlich. Clozapin zeigt besonders häufig Blutbildveränderungen, so dass der Vertrieb wegen gehäufter Agranulozytosefälle zunächst eingestellt worden war. ◀ Seit 1979 bestehen Bestimmungen zur kontrollierten Anwendung.

Beim atypischen Neuroleptikum Olanzapin (Zyprexa®) beobachtet man ebenso wie bei Clozapin überaus häufig eine Gewichtszunahme, beim Olanzapin auch ein Anstieg des Blutzuckerspiegels. Häufig sind bei Olanzapin auch Eosinophilie, erhöhte Triglyceridspiegel, Schwindelgefühl, Akathisie und orthostatische Hypotonie. Ausgesprochen häufig kommt es zu Plasmaprolaktinspiegelerhöhungen unter Amisulprid (Solian®).

Während einer Neuroleptikatherapie sollten keine blutungsstillenden Mittel gegeben werden und der Patient muss beim Auftreten von Fieber, Zahnfleisch- und Mundschleimhautentzündungen oder bei eitriger Angina sofort einen Arzt aufsuchen.

Antiparkinsonmittel und deren Anwendung

Diese finden Anwendung bei der Behandlung des durch Neuroleptika verursachten Parkinsonoids.

Hierzu sind aber nicht alle Antiparkinsonmittel geeignet, so z.B. **nicht** L-Dopa oder Bromocriptin (Pravidel®). L-Dopa führt sogar bei einzelnen Menschen und bei hoher Dosierung zur Entwicklung einer schizophreniformen Symptomatik.

▶ Am häufigsten findet **Biperiden** (Akineton®) Anwendung. Es handelt sich um ein anticholinerg wirksames Medikament mit entsprechenden Nebenwirkungen und einer unerwünschten euphorisierenden Eigenwirkung, die sich besonders stark bei intravenöser Verabreichung zeigt. Auch delirante Symptome werden beobachtet, vor allem bei Kombination mit anderen anticholinerg wirksamen Mitteln.

Biperiden wird bei akuten extrapyramidalen Nebenwirkungen parenteral, ansonsten oral in drei Gaben, bei Verwendung der Retardform in 2 Gaben täglich verabreicht. Wählt man ein Depot-Neuroleptikum, so genügt meist die orale Gabe in den ersten Tagen nach der Injektion. Dauermedikation ist wegen der Entwicklung einer Suchtgefahr zu vermeiden, ferner wegen der möglichen Begünstigung der Entwicklung einer Spätdyskinesie. ◀

6.8.3 Prophylaxe und Langzeitmedikation, alternative Therapien

!

Es besteht die Möglichkeit einer auch ambulant durchführbaren Erhaltungs-, Dauer- und Langzeittherapie. Ziele einer solchen Langzeitmedikation sind:

- Stabilisierung der Remission und Verkürzung der stationären Behandlung
- Verhinderung von psychotischen Rezidiven
- Verhinderung von schweren Persönlichkeitsveränderungen
- Schaffung einer dauerhaften Rehabilitation.

Hier kommen fast ausschließlich Neuroleptika zum Einsatz. Meist wird die Langzeittherapie kombiniert mit psycho- oder soziotherapeutischen Therapieverfahren. Eine Dauermedikation mit Neuroleptika ist bei Kranken mit chronischem Krankheitsverlauf oder mit hoher Rückfallhäufigkeit sinnvoll.

Umfangreiche Untersuchungen haben ergeben, dass eine ausschließliche Behandlung mit Neuroleptika signifikant wirksam ist, während andererseits Sozio- oder Psychotherapie allein in den meisten Fällen unwirksam bleiben. Gerade im labilen Stadium unmittelbar nach der Klinikentlassung ist die Erhaltungsmedikation von großer Bedeutung.

Eine Dauermedikation kann entweder oral oder als Depot-Injektion erfolgen, Letzteres in 14-tägigem oder 3-wöchigem Abstand, je nach Präparat. Während die orale Form individuell leicht steuerbar ist, hat die parenterale Form den Vorteil, dass einer unregelmäßigen Medikamenteneinnahme vorgebeugt wird. Auch wird durch Depotmedikation ein regelmäßiger Arztkontakt erreicht. Für zahlreiche Wiederaufnahmen schizophrener Patienten in psychiatrische Krankenhäuser sind am häufigsten unregelmäßige Medikation und Abbruch der Medikamenteneinnahme verantwortlich zu machen.

Bei der Langzeitmedikation werden starkpotente Neuroleptika aufgrund ihres geringeren sedierenden Effektes und wegen geringerer Nebenwirkungen als Basismedikation bevorzugt. Nach einem ersten Schub wird 12–24 Monate behandelt, beim zweiten Schub wenigstens 2–3 Jahre, bei weiteren Schüben und großer Rezidivhäufigkeit über 4 Jahre, bei chronischen Schizophrenien lebenslang. Rückfälle und Wiederaufnahmen im Sinne der so genannten „Drehtürpsychiatrie" lassen sich überwiegend auf eine fehlende Langzeittherapie zurückführen. Die individuelle Dosierung hängt vom Ausprägungsgrad der Symptomatik ab und wird begrenzt vom Auftreten extrapyramidaler Symptome. Welches Depot-Neuroleptikum man nun wählt, hängt davon ab, ob der Patient regelmäßig wöchentlichen Kontakt wünscht (z.B. Imap®) oder ob dies aus verschiedenen Gründen nicht möglich oder nötig ist (Haldol-Decanoat®, 3-wöchig; Fluanxol-Depot®, 2-wöchig). Größere Abstände als 2 Wochen erscheinen eher ungünstig, da dann Patienten oft den zeitlichen Überblick verlieren und die Gefahr des Therapieabbruches zunimmt.

Seit einiger Zeit steht auch das atypische Depot-Neuroleptikum Risperidon (Risperdal-Consta®) zur Verfügung. Es ist gut verträglich, was sich auf die Therapiecompliance positiv auswirkt. Werden klassische Neuroleptika gut vertragen, können auch diese als Depot-Neuroleptika gegeben werden; hier ist die Auswahl deutlich größer; zudem sind die Tagestherapiekosten erheblich niedriger.

Während Haldol-Decanoat® alle 3–4 Wochen verabreicht werden muss, muss dies bei den Präparaten Decentan-Depot®, Fluanxol-Depot® und Risperdal-Consta® alle 2 Wochen erfolgen. Bei Fluspirilene (Imap®) ist die wöchentliche Applikation erforderlich. Als 1-Tages-Depotpräparat kann Pimozid (Orap®) bezeichnet werden, da die Applikation auch höher dosiert nur 1-mal täglich in einer

Dosis erforderlich ist (Halbwertszeit 55 Stunden).

Grundsätzlich muss einer Depotmedikation eine orale vorangehen. Mit Depotmedikation sollte eine Schizophrenietherapie grundsätzlich nicht begonnen werden, da die Reaktion des Patienten auf das Neuroleptikum nicht bekannt ist. Nachteilig ist, dass auftretende Depressionen und auch andere unerwünschte Wirkungen und Nebenwirkungen bei Depot-Neuroleptika mit langer Wirkdauer nicht rasch genug und nur unzureichend unterbrochen werden können. Auch die Gabe von Antiparkinsonmitteln beseitigt extrapyramidale Nebenwirkungen oft nur unzureichend.

Tab.6.1: Die wichtigsten Depotneuroleptika

Generic name	Handelsname	Wirkdauer
Haloperidoldecanoat	Haldol-Decanoat®	3–4 Wo.
Fluphenazindecanoat	Lyogen-Depot® Dapotum-Depot®	2–3 Wo.
Cis-Clopenthixoldecanoat	Ciatyl-Depot®	2–3 Wo.
Perphenazinonanthat	Decentan-Depot®	2–3 Wo.
Risperidon	Risperdal-Consta®	2 Wochen
Flupentixoldecanoat	Fluanxol-Depot®	2 Wochen
Fluspirilene	Imap®	1 Woche
Pimozid	Orap®	1 Tag

Elektrokonvulsionstherapie

▶ Unter dem Druck der Öffentlichkeit ist die Anwendung dieser Methode deutlich zurückgegangen. Deutlich überlegen ist die Elektrokonvulsionstherapie (EKT) der Neuroleptikatherapie bei lebensbedrohlichen Katatonien (perniziöse Katatonie). Auch einer medikamentösen Therapie resistente Schizophrenien lassen sich oftmals noch gut mit der EKT in den Griff bekommen. Die Letalität dieser Methode ist heute außerordentlich gering und anterograde Gedächtnisstörungen treten bei der heute üblichen unilateralen Elektrodenapplikation über der nicht dominanten Hemisphäre kaum noch auf und bilden sich innerhalb von Wochen wieder zurück. Gelegentlich kommt es zu EEG-Veränderungen auch noch Wochen nach der EKT. Die Anwendung erfolgt heute unter Vollnarkose und bei Muskelrelaxation. ◀

6.8.4 Psychotherapeutische Maßnahmen

Mit psychotherapeutischen Maßnahmen allein können Schizophrenien nicht behandelt werden. Die vollständige Schizophrenietherapie besteht aus Pharmakotherapie, Psychotherapie und Soziotherapie sowie weiteren therapeutischen Maßnahmen. Dabei sollte die Neuroleptikatherapie eine eventuell erforderliche Psychotherapie nicht stören sondern erleichtern. Nach Mauz muss die Atmosphäre einer psychiatrischen Klinik psychotherapeutisch sein; die psychotherapeutische Einstellung bei der Behandlung eines Schizophrenen ist heute ein Leitprinzip, ohne dass man damit der vorrangigen Bedeutung der medikamentösen Behandlung Abbruch tun würde.

Durch die richtige psychotherapeutische Führung eines Kranken können zahlreiche situative Schwierigkeiten und Konflikte mit Erfolg behandelt und erneute Dekompensationen verhindert werden. Im Vordergrund steht dabei die Herstellung und Aufrechterhaltung eines tragenden Kontaktes; eine solche führende und stützende Psychotherapie auf längere Sicht basiert auf einer tragfähigen Arzt-Patienten-Beziehung. Der Psychotherapie kommt bei Schizophrenien ein betont kommunikativer Charakter zu.

Eine wertvolle Form der Psychotherapie bei Schizophrenien ist die **Familien- und Gruppentherapie**. Störungen zwischenmenschlicher Beziehungen und des sozialen Verhaltens können in der therapeutischen Gruppe bearbeitet und korrigiert werden. Man versucht in der Gruppe und durch die Gruppe beim einzelnen Patienten fehlerhafte Konditionierungen zu eruieren und neue Verhaltensweisen zu erlernen. Vorzug wird heute den **verhaltenstherapeutischen Verfahren** gegeben, wobei der Patient durch positive Verstärkung zu aktivieren versucht wird. Diese Methode ist vor allem bei chronisch Schizophrenen Erfolg versprechend. Eine Verbesserung oder Normalisierung der Verhaltensweisen wird mit Gegenständen oder Vergünstigungen belohnt, beispielsweise wenn der Kranke seine Suppe mit dem Löffel isst statt mit der Gabel.

Entgegen früherer Meinung ist ein Schizophrener durchaus übertragungsfähig. Psychoanalyse in der klassischen Form mit weitgehend stummem Therapeuten ist jedoch nicht möglich. Der Analytiker muss selbst Initiative ergreifen, um dem Kranken den Kontakt zu erleichtern. Bei Schizophrenen muss der Therapeut sich häufig in die Symbolsprache seines Patienten einleben, da meist nur auf präverbaler Ebene ein Kontakt möglich ist. In der Psychotherapie Schizophrener tritt aber die Aufhellung verdrängter Inhalte zurück, da für die Psychodynamik des Kranken die Verdrängung nicht maßgeblich ist. Der Schizophrene verdrängt nämlich nicht zu viel, sondern zu wenig, d.h. er wird von nicht verdrängungsfähigen Inhalten überflutet (Tölle).

Streng genommen lässt sich mit psychotherapeutischen Verfahren keine Beseitigung akuter Symptomatik und auch keine Heilung erreichen, vielmehr Besserung und Senkung der Rückfallgefahr. So lassen sich auch medikamentöse und psychotherapeutische Behandlungsversuche nicht vergleichen.

6.8.5 Soziotherapie, weitere therapeutische und rehabilitative Maßnahmen

Mit Hilfe der Soziotherapie sind Rezidive, Komplikationen und Persönlichkeitsveränderungen seltener geworden. Allerdings führt Pharmakotherapie kombiniert mit Soziotherapie zu deutlich besseren Ergebnissen als Soziotherapie allein. Alle Maßnahmen im Rahmen der Schizophrenie stellen zugleich Präventivmaßnahmen gegen Wiedererkrankungen und Chronifizierung dar.

Soziotherapie setzt sich zusammen aus

- Beschäftigungstherapie
- Arbeitstherapie
- Milieugestaltung
- Gruppen- und Verhaltenstherapie
- beruflichen Rehabilitationsprogrammen
- betreuten Wohneinrichtungen
- Tagesstätten
- Selbsthilfe- oder Angehörigengruppen.

Beschäftigungstherapie ist mehr auf sinnvolle Betätigung, weniger auf das Ergebnisprodukt hin orientiert. Sinngehalt und die Anregung von schöpferischen Impulsen stehen im Vordergrund, der Nutzeffekt tritt zurück. Beschäftigungstherapie bildet zusammen mit der Arbeitstherapie die **Ergotherapie** (Werktherapie). In der Beschäftigungstherapie soll auch gemeinschaftsfördernde Aktivität entwickelt werden, weshalb Beschäftigungstherapie auch in Gruppen durchgeführt wird.

Arbeitstherapie als Teil der Ergotherapie folgt in der Regel der Beschäftigungstherapie. Dabei soll der Patient nicht den Eindruck gewinnen, dass mit dem, was er tut, nur die Zeit des Klinikaufenthaltes ausgefüllt sein soll. Dazu muss die Arbeit auch Arbeit bleiben und darf nicht in Spiel ausarten. Durch Arbeit versucht man im Patienten Selbstverantwortlichkeit und Selbstständigkeit zu wecken, so dass der Kranke sein Schicksal und die Verantwortung für sein Wohlergehen selbst bestimmen kann. Es hat sich gezeigt, dass Kranke, die nach Erstaufnahme sofort an Beschäftigungs- und Arbeitstherapie teilnahmen, nur verhältnismäßig kurz hospitalisiert waren. Besonders günstig wirkt sich Arbeitstherapie aus, wenn Arbeitseinsatz, Arbeitsverteilung, Einnahmen und Ausgaben vom Kranken selbst bestimmt werden können.

Typische Arbeitseinsätze sind Schreinerei, Gärtnerei, Montagearbeiten (Elektromontage, Fahrradmontage) und Hausmeisterarbeiten im Klinikbereich. Die Tätigkeiten werden selbstverständlich, wenn auch meist nur mit geringen Beträgen, entlohnt.

Ohne eine entsprechende **Milieugestaltung** in psychiatrischen Kliniken ist keine wirkungsvolle Therapie möglich; ein ungünstiges Behandlungsmilieu kann sich sogar außerordentlich ungünstig auf Genesung und Resozialisation auswirken. Dem Kranken sollte der oftmals lange Aufenthalt in der Klinik so angenehm wie möglich gemacht werden, die Räume sollten wohnlich sein, und es sollte die Gelegenheit bestehen, in Patientengruppen im bestimmten Rahmen mitmenschliche Kontakte zu knüpfen. Jegliche Inaktivität und soziale Isolierung müssen vermieden werden, räumliche und zeitliche Milieugestaltung sollten dem Patienten unter Anleitung weitmöglichst selbst überlassen werden. Um das bisherige Milieu in größerem Umfang beizubehalten, sollte auch an eine **Teilhospitalisierung** in einer Tages- oder Nachtklinik gedacht werden.

Von Bedeutung sind auch ein **Training sozialer Wahrnehmung und sozialer Fertigkeiten** sowie die Kommunikation von Problemlösefertigkeiten. Dabei hat sich gezeigt, dass ein baldiges Einbeziehen von Angehörigen in psychoedukative Behandlungsformen ausgesprochen hilfreich ist. **Psychoedukation** hat zum Ziel, sowohl dem Patienten wie auch den Angehörigen ausreichende Informationen und Wissen über die Entstehungsbedingungen, Auswirkungen und Behandlungsmöglichkeiten der schizophrenen Erkrankung zu vermitteln. Psychoedukation soll ferner Krankheitsmodelle und therapeutische Interventionen für den Patienten und dessen Angehörige verständlich und nachvollziehbar machen. Dadurch wird Angst reduziert, Vertrauen geschaffen und Eigenaktivität sowie Verantwortlichkeit zur Selbstkontrolle in der Bewältigung der schizophrenen Erkrankung ermöglicht. Die

Heilung wird beschleunigt und die Rückfallgefahr gemindert.

Da bei nahezu 90 % der Schizophrenen eine Beeinträchtigung verschiedener kognitiver Funktionen vorliegt, die eigentlich von großer Bedeutung für die berufliche und soziale Integration sind, finden **kognitive Trainingsverfahren** Anwendung. Diese haben eine Verbesserung des verbalen Langzeitgedächtnisses, der Daueraufmerksamkeit, der verbalen Merkfähigkeit und der exekutiven Funktionen zum Ziel.

Stufenrehabilitation

Die Rehabilitation bei der Schizophrenie beginnt mit der Aufnahme in die Klinik. Ziel ist ein stufenweiser Aufbau der Belastbarkeit; der Patient muss von Anfang an auf das Leben außerhalb der Klinik vorbereitet werden.

Die Ergotherapie im Rahmen der Stufenrehabilitation beginnt mit der Beschäftigungstherapie hin zur Arbeitstherapie mit zunehmenden Anforderungen an Zeitdauer, Intensität und Kompliziertheit der Tätigkeit. Nach Entlassung aus der Klinik wird die **gestufte Rehabilitation** fortgesetzt: Es bieten sich verschiedene psychiatrische Übergangseinrichtungen an. Die Eingliederung in eine Tag- oder Nachtklinik stellt deutlich höhere Anforderungen an die Umweltbewältigung. Die Stufe nach der Tagklinik wäre dann eine therapeutische Wohngemeinschaft vor der Rückkehr in die eigene Familie oder vor einem Leben in einer eigenen Wohnung.

Oftmals ist die Tätigkeit in einer beschützenden Werkstätte oder die Wiedereinschulung oder Umschulung in einem arbeitstherapeutischen Zentrum realitätsnäher als das letztlich gewaltsame Wiedereingliedern in den ursprünglichen Arbeitsbereich.

Selbst wenn die Kranken nicht über die Stufe einer Unterbringung in einem Wohnheim oder in einer Wohngemeinschaft hinauskommen, kann man auch in diesem Fall noch von einer Teilresozialisierung sprechen.

Die psychiatrische Stufenrehabilitation hat eine große Anzahl von Durchgangswegen: So kann ein Patient von der Aufnahmeambulanz in die klinische Station kommen oder gleich einer Tag- oder Nachtklinik zugewiesen werden. Von hier kann die Entlassung mit Hilfe einer Nachsorgeambulanz in das ursprüngliche soziale Umfeld oder in ein Übergangsheim oder eine Wohngemeinschaft erfolgen. Durch die Aufnahme in Übergangseinrichtungen lassen sich meist Zwangsunterbringungen in geschlossenen Einrichtungen vermeiden. Eine ambulante Nachbetreuung stellt die letzte Stufe dar, und ohne sie kann selbst ein zeitlich begrenzter Rehabilitationserfolg nicht gesichert werden.

Zu den **Übergangseinrichtungen** gehören Tag- und Nachtkliniken, Übergangswohnheime, ambulante therapeutische Clubs, beschützende Werkstätten, arbeitstherapeutische Zentren, Wohngemeinschaften. In den **Tagkliniken** werden Patienten betreut, die keiner dauernden Behandlung bedürfen, bei denen aber eine ambulante Therapie allein nicht ausreicht. Die Kranken halten sich tagsüber in der Klinik auf, nehmen an Therapien teil und/oder gehen zur Arbeitstherapie. Sie schlafen zu Hause, leben allein in der eigenen Wohnung oder in der Familie, halten sich in der Regel auch an den Wochenenden zu Hause auf. Patienten der **Nachtkliniken** gehen tagsüber zur Arbeit und kommen nur zum Schlafen und zur Therapie in die Klinik.

Schulische und berufsfördernde Maßnahmen

Eine schizophrene Psychose manifestiert sich oft erstmals gegen Ende der Schul- oder Studiumszeit. Unterstützt werden die Kranken durch gut informierte Angehörige, feste Tagesplanung, regelmäßig fachärztliche Führung, ausbildungsbegleitende Gesprächstherapie und Informierung der Lehrer. Allerdings sind oft Tempo und Leistungsanforderungen der Oberstufe eines Gymnasiums oder eines Studiums bei bleibend stärkerer Behinderung nicht mehr zu erfüllen. Zeichnet sich eine weniger günstige Prognose ab, dann ist ein Wechsel zu mehr praktisch-anschaulich ausgerichteten Schul- und Studiengängen oder zu einer handwerklichen Berufsausbildung empfehlenswert, während bei guter Prognose eine vorübergehende Entpflichtung, Wiederholung von Klassen oder Semestern und Prüfungen sehr hilfreich sein können.

Eine Wiedereingliederung erfordert zunächst Berufsfindungsmaßnahmen und Arbeitserprobung. Dabei sollte immer versucht werden, das Arbeitsverhältnis zu erhalten oder die Umsetzung auf eine weniger konfliktreiche und weniger anspruchsvolle Tätigkeit zu erreichen. Auch der Rückgriff auf eine Teilqualifikation im gewohnten Bereich ist dann sinnvoll. Bei instabiler Remission oder bei manifestem Residualzustand ist die Fortsetzung einer qualifizierten Ausbildung oder die Umschulung mit theoretischen Anforderungen meist wenig sinnvoll. Empfehlenswert sind eine Arbeitserprobung und/oder die Fortsetzung der Ausbildung am Wohnort unter Einbindung von Familie, Arbeitgeber und behandelndem Arzt. Berufsbildungs- und Berufsförderungswerke sind wegen des Internatscharakters für psychisch Kranke wenig geeignet.

Bei der **Berufswahl** müssen berücksichtigt werden: Zeitdruck, Akkord, hohe Verantwortung, Findigkeit und Wendigkeit, kontinuierliche Zuverlässigkeit, Wechselschicht, Publikumsverkehr, wissenschaftliche und eigenbestimmte Tätigkeiten. Weniger belastend für Schizophrene sind handwerkliche, kaufmännisch-verwaltende Tätigkeiten sowie einfache Dienstleistungen, Teilzeitarbeit, unkomplizierte und wiederkehrende Arbeiten.

Weniger geeignet sind Behindertenwerkstätten. Langfristig können auch die sozialpsychiatrischen Dienste die erforderliche Hilfestellung bieten und soziale Stabilität vermitteln. Wichtig ist die Regel, den Kranken in der Rehabilitationsphase zu fordern, aber nicht zu überfordern.

6.8.6 Behandlung einzelner schizophrener Krankheitsbilder

Bei allen Formen der Schizophrenie muss versucht werden, neben der neuroleptischen Behandlung eine Balance zwischen Über- und Unterforderungen zu erreichen. Dabei ist es das Ziel,

- den Kranken frei von Symptomatik zu halten, ihn zugleich zu seelischen und sozialen Leistungen zu befähigen, ihn also zu rehabilitieren
- eine Chronifizierung zu verhindern und eine persistierende Symptomatik zu vermindern
- weitere Rezidive zu vermeiden.

Nicht bei allen Formen ist eine neuroleptische Medikation auf Dauer und mit gleichen Mitteln indiziert. Bei strukturverformten Schizophrenen wird eine symptomsuppressive Therapie nur wenig Erfolg zeigen. Durch Neuroleptika soll der Weg über den Abgrund der schizophrenen Erkrankung verbreitert und sicherer gemacht werden. Das schmale Seil des „schizophrenen Seiltänzers" soll zu einer sicher begehbaren Brücke gemacht werden. Die Brücke (Pharmakotherapie) wird flankiert von den Brückengeländern (Soziotherapie und Psychotherapie); beide verhindern den Absturz in die schizophrene Krise (Plussymptomatik, produktive Symptomatik) oder in die soziale Isolation und in den Rückzug (Minussymptomatik).

Schizophrene Plussymptomatik

Vorrangig ist hier die Anwendung von Neuroleptika, um Wahn und Sinnestäuschungen rasch und sicher zu beseitigen. Dabei finden die klassischen Neuroleptika ebenso Anwendung wie die atypischen Neuroleptika. Bei schizophrener Plussymptomatik sollten hochpotente Neuroleptika mit raschem Ansprechen gewählt werden.

Schizophrene Minussymptomatik

Je stärker Rückzug, soziale Entgleisung und Persönlichkeitsveränderungen in den Vordergrund treten, umso wichtiger werden soziotherapeutische und psychotherapeutische Maßnahmen. An Neuroleptika finden Sulpirid (Dogmatil®, Meresa®) Anwendung oder aber die neueren und atypischen Neuroleptika Quetiapin (Seroquel®), Olanzapin (Zyprexa®) und Aripiprazol (Abilify®). Dem Neuroleptikum Sulpirid wird außerdem eine antidepressive und antriebssteigernde Komponente zugeschrieben.

Akute schizophrene Psychose und katatone Formen

Hauptsächlich Anwendung finden hochpotente Neuroleptika, eventuell auch parenteral. Die Wahl der Dosierung erfolgt nach Akuität und sollte grundsätzlich im stationären Rahmen erfolgen. Bei schwerer und schwerster Symptomatik sind die klassischen Neuroleptika Haloperidol und Benperidol überlegen. Bei akutem Erregungszustand werden zusätzlich Benzodiazepine oder niederpotente, vorrangig sedierende klassische Neuroleptika verabreicht. Bei katatonem Stupor erfolgt die gleiche Medikation wie bei Erregungszuständen. Eine höhere Dosierung wird beim katatonen Stupor zur Verhinderung einer perniziösen Katatonie erforderlich sein. Letztere bedarf in voller Ausprägung einer Elektrokrampftherapie (EKT).

Paranoid-halluzinatorische Formen

Auch hierbei sind vorrangig klassische hochpotente Neuroleptika in niedriger oder mittelhoher Dosierung erforderlich, wobei auch atypische Neuroleptika Anwendung finden. Eine gute Wirkung zeigt hier Risperidon (Risperdal®), ein Präparat unter den atypischen Neuroleptika, von dem auch eine Depot-Form im Handel ist. Bei paranoid-halluzinatorischen Formen ist oft auch mit hohen Dosen wenig zu erreichen. Halluzinationen sprechen in der Regel besser auf Neuroleptika an als Wahnwahrnehmungen oder Wahneinfälle.

Agitiert-depressive Zustände bei Schizophrenien

Klassische hochpotente Neuroleptika sind wegen ihrer wahrscheinlichen depressiogenen Wirkung und wegen der möglichen Entwicklung einer Bewegungsunruhe weniger geeignet. Zu empfehlen sind hier niederpotente Neuroleptika, eventuell auch mittelhochpotente gleichzeitig mit Antidepressiva (Zweizügeltherapie). Unter kontrollierter Anwendung sind auch Clozapin (Leponex®) gut geeignet, ebenso weitere atypische Neuroleptika wie Olanzapin (Zyprexa®), Ziprasidon (Zeldox®) und Amisulprid (Solian®).

Gehemmt-depressive Zustände bei Schizophrenien
Antidepressiva werden mit mittelhochpotenten und gelegentlich auch mit hochpotenten Neuroleptika kombiniert (Zweizügeltherapie). Dies ist bei schizoaffektiven Formen erforderlich. Vorsicht ist wegen der Auslösung produktiver Symptome durch Antidepressiva geboten. Auch wenn die depressive Verstimmung Ausdruck eines beginnenden Rezidivs oder eines postremissiven Erschöpfungszustandes ist, sind Antidepressiva erforderlich, wahlweise auch Sulpirid. Dieses Präparat wirkt in höherer Dosierung (z. B. 300–600 mg/Tag) vorrangig antipsychotisch, in niedriger Dosierung (z. B. 150 mg/Tag) angeblich antidepressiv. Verwendung findet auch das Neuroleptikum Aripiprazol (Abilify®).

Frühformen der Schizophrenie
Hierzu gehören Schizophrenia simplex, vor allem aber die Hebephrenie. Neuroleptische Therapie muss von Soziotherapie und psychotherapeutischen Verfahren begleitet werden. Hochpotente Neuroleptika sind je nach Grad von Wahn, Sinnestäuschungen, Denkstörungen und Erregungszuständen auszuwählen. Unbedingt einzustellen ist der oft zu beobachtende Missbrauch von Drogen, der nicht selten zum Auslöser solcher Frühformen wird.

3

7 Wahnentwicklungen, wahnhafte Störung, paranoide Syndrome

Bei Wahnentwicklungen und wahnhaften Störungen bestehen entweder eine einzelne Wahnidee oder mehrere aufeinander bezogene Wahninhalte. Diese können über Jahre hinweg, gelegentlich sogar lebenslang bestehen. Wahnsystem oder isolierte Wahnformen können inhaltlich sehr unterschiedlich ausfallen. Nur selten geht der Wahn mit weiteren psychopathologischen Symptomen einher; zeitweilig können aber depressive Symptome vorkommen. Der ICD 10 unterscheidet nur noch die wahnhafte Störung (F 22.0) und die anderen anhaltenden wahnhaften Störungen (F 22.8). Für den Klinikalltag ist jedoch eine genauere Differenzierung und Beschreibung der verschiedenen Wahnentwicklungen und paranoiden Syndrome erforderlich.

7.1 Paranoide Erlebnisreaktion

Zur Selbstbeziehung neigende Persönlichkeiten reagieren gelegentlich auf ein traumatisierendes Erlebnis, z. B. auf Kränkung, Beschämung und Demütigung mit affektbetontem Beziehungswahn, in dessen Krankhaftigkeit jedoch wenigstens vorübergehend Einsicht besteht. Man begegnet solchen Reaktionen bei Demütigungen körperlich Missgestalteter, aber auch bei abgewiesener Liebeswerbung. Nach wenigen Wochen oder Monaten klingen die Erscheinungen gewöhnlich wieder ab.

Abzugrenzen ist die so genannte **überwertige Idee,** die dem nicht-krankhaften Erleben nähersteht und sich als gefühlsbetonte, hartnäckig festgehaltene Überzeugung zeigt. Überwertige Ideen gibt es in allen Lebensbereichen, besonders häufig als Weltanschauung und in der Politik, aber auch in der Wissenschaft. Die Umwelt reagiert je nach kritischer Fähigkeit mitreißend, anregend oder abstoßend. Häufig finden sich Übergänge zum Pathologischen.

7.2 Sensitiver Beziehungswahn

!

▶ Hier liegt eine wahnhafte Art der Erlebnisverarbeitung bei sensitiv-asthenischen Persönlichkeiten zugrunde. Letztlich handelt es sich um eine paranoide Entwicklung, die bei einem sensitiven Charakter aus einer stark beschämenden moralischen Niederlage (als „Schlüsselerlebnis") allmählich entsteht.

Beispiel!

Sensitive Onanisten sind der festen Überzeugung, andere könnten ihnen das Masturbieren ansehen und alternde Jungfern glauben, die Umgebung kenne ihre geheimen sexuellen Wünsche und vermeintlichen Sünden.

Nimmt diese Wahnentwicklung kontinuierlich zu, z. B. durch Entwicklung mehrerer aufeinander bezogener Wahninhalte, so entwickelt sich allmählich ein **systematisierter Wahn.**

Vielfach wird bei dieser Form einer paranoiden Entwicklung, bzw. bei einem gewissen Grad von **einfacher paranoider Psychose** gesprochen, eine akute oder chronische Psychose, die nicht als Schizophrenie oder affektive Psychose klassifizierbar ist. Es bestehen fixierte, ausgearbeitete und mehr oder weniger systematisierte Wahnideen, beeinflusst, verfolgt oder in besonders negativer Weise behandelt zu werden. Die typischen Symptome schizophrener Psychosen fehlen.

7.3 Paranoia

Dieser ältere Begriff bezeichnet einen voll systematisierten und sich langsam entwickelnden Wahn ohne Halluzinationen und ohne schizophrene Denkstörungen in nahezu allen Lebensbereichen. Der Wahnkranke ist **unkorrigierbar**. Paranoia entwickelt sich aus einem sensitiven Beziehungswahn ähnlich einem diffus und infiltrierend wachsenden Tumor. Im Vordergrund stehen Verfolgungswahn und hypochondrischer Wahn, aber auch Größenwahn (paranoischer Prophet oder Erfinder).

Gelegentlich begegnet man dem sich zur Paranoia hin zuspitzenden sensitiven Beziehungswahn auch nach Hirntraumen und nach Hungerdystrophien, vermutlich aufgrund der besonderen Verletzbarkeit und Empfindlichkeit eines hirnorganisch beeinträchtigten Menschen (organisch wahnhafte Störung, nach ICD 10: F 06.2) ◀

Meist entwickelt sich eine Paranoia im 4. Lebensjahrzehnt, häufiger bei Frauen als bei Männern und oft unmerklich und schleichend, da die Kranken sich zu ihren Befürchtungen und Ängsten nicht äußern können. Häufig wird der umfassende und systematisierte Wahn erst im Rahmen einer aggressiven Handlung (Tötungsdelikt) oder eines Suizids offenkundig.

Beispiel!

Als Beispiel sei hier der „Fall Wagner" genannt, bei dem der Hauptlehrer Wagner 1913 seine Frau, seine vier Kinder und zahlreiche andere Menschen tötete, nachdem sich über Jahre hinweg eine Paranoia entwickelt hatte, und er letztlich den vier Jahre gehegten Plan der Massentötung von Dorfbewohnern, von denen er sich missachtet und verlacht glaubte, verwirklichte. Bei diesem Kranken zeigten sich keine weiteren psychotischen Symptome, auch keine schizophrenietypischen Merkmale.

Therapeutisch können Psychotherapie (z. B. Kombination aus supportiven und kognitiv-verhaltenstherapeutischen Verfahren) und Neuroleptika versucht werden. Meist kommt aber eine psychotherapeutische Intervention zu spät, so dass ein bereits fixierter Wahn weitestgehend unbeeinflusst bleibt, jedoch für den Betroffenen erträglicher wird. Auch Neuroleptika beseitigen den festgefahrenen Wahn meist nicht oder nur sehr unvollständig, tragen aber gelegentlich zur affektiven Entspannung und Aggressionsminderung bei. Eine Entlastung wird auch durch Verbesserung der Umweltbedingungen erreicht, auch durch soziotherapeutische Maßnahmen.

7.4 Kontaktmangelparanoid

Diese Psychoseform wurde von Janzarik 1973 beschrieben und als „Altersschizophrenie" bezeichnet, wenngleich eine typische Schizophrenie nicht vorliegt. Vorherrschend ist dennoch ein schizophreniformes Bild einer paranoiden Psychose.

Die meist sehr zurückgezogen und isoliert lebenden Kranken fühlen sich innerhalb der eigenen Wohngrenzen beeinträchtigt: Sie glauben, dass Fremde durch die Fenster eindringen, dass sie bestohlen und vergiftet werden, dass Ungeziefer angesiedelt wurde. Nicht selten betrifft das Wahnthema auch oft den sexuellen Bereich. Die Kranken ziehen sich wegen der vermeintlichen Beeinträchtigung zunehmend weiter zurück, was zu einer Zunahme des Wahns führen muss. Mangels äußeren verbalen Kontaktes zu Mitmenschen entwickeln sich auch mitunter akustische Halluzinationen.

Therapeutisch ist diese, letztlich reaktiv entstandene Wahnentwicklung nur durch Kontaktherstellung zu beseitigen, solange der Wahn nicht erheblich fixiert ist. Oftmals ist eine vollständige Rückbildung des Wahns nicht erreichbar. Neuroleptika zeigen meist eine nur sehr geringe Wirkung.

7.5 Paraphrenie

Dieser Begriff hat einen mehrfachen Bedeutungswandel durchgemacht. Derzeit wird der Begriff synonym für alle chronisch verlaufenden, wahnbildenden Formen der Schizophrenie verwendet. Danach bezeichnet dieser Begriff Schizophrenien, die als einziges Symptom Wahn schizophrener Art bilden (Bumke, Leonhard). Eine andere Verwendung fand der Begriff für jede mit physiologischen Entwicklungsphasen zusammenhängende Psychose (Paraphrenia hepatica, Paraphrenia senilis – Kahlbaum). Kraepelin hingegen bezeichnet mit Paraphrenie ein Krankheitsbild, dessen Symptomatik sich durch einen sich schleichend entwickelnden Wahn auszeichnet, bei gut erhalten bleibender Persönlichkeit. Gelegentlich steht der Begriff aber auch für eine paranoide Psychose mit gleichzeitig bestehenden Halluzinationen.

Letztlich zeigt die unterschiedliche Verwendung des Begriffes „Paraphrenie“, dass auf diesen veralteten Begriff verzichtet werden sollte.

7.6 Induzierte Psychose, Folie à deux

▶ Der Begriff induzierte Psychose stammt von Lehmann (1883) und bezeichnet eine Geistesstörung, deren spezifische Ursache der unmittelbare Einfluss eines Wahnkranken ist, dessen psychotische Überzeugungen auf dem Wege der psychischen Übertragung (Induktion) übernommen wird. Der Induzierte weicht meist nur gering vom Normalen ab und übernimmt ohne Kritik Überzeugungen des Kranken, z. B. also Verfolgungsideen, Gefühl der Beeinträchtigung seitens von Behörden (induzierter Querulantenwahn), Überzeugung höherer Abstammung usw. Gelegentlich schließen sich die Induzierten sektenartig zusammen und ergreifen gemeinsame Gegenmaßnahmen. Sind nur zwei beteiligt, spricht man von Folie à deux (C. Lasègue, J. Falret, 1873), breitet sich die Induktion weiter aus, so kann es zur Masseninduktion kommen (Folie à trois, usw.). Ursachen sind Suggestibilität und Imitationsneigung. Einzige therapeutische Möglichkeit ist die Trennung von der induzierenden Person.

Die induzierte wahnhafte Störung ist selten und es leidet nur derjenige mit der echten psychotischen Störung. Die psychotische Erkrankung der dominierenden Person ist im Allgemeinen eine Schizophrenie, was aber nicht grundsätzlich immer so sein muss.

Synonym wird der Begriff **symbiontische Psychose** verwendet (C. Scharfetter, 1970 – nicht zu verwechseln mit „symbiotischer“ Psychose als Form einer tief greifenden kindlichen Entwicklungsstörung).

Der ICD 10 klassifiziert die induzierte Psychose als „induzierte wahnhafte Störung“ unter F 24. ◀

7.7 Querulantenwahn (expansive Wahnentwicklung)

Diese wahnhafte Störung setzt wie der sensitive Beziehungswahn eine bestimmte psychische Struktur voraus: die querulatorische Persönlichkeitsstörung. Hier werden Wahn oder Wahnsysteme auch von akustischen Halluzinationen oder schizophreniformen Symptomen begleitet, die jedoch nicht ausreichen, um eine Schizophrenie zu diagnostizieren.

Anstoß für diese Entwicklung ist meist ein Einzelerlebnis, wobei der Betreffende überzeugt ist, dass ihm Unrecht widerfahren ist, was zunächst durchaus der Fall gewesen sein mag. Der Querulant kann die Dinge nicht auf sich beruhen lassen, und sein Gefühl, systematisch beeinträchtigt zu werden, zieht immer weitere Kreise und nimmt an Intensität zu. In der Einschätzung der Beweismittel wird er immer kritikloser. Zunehmend mehr Beschwerden bei Behörden sowie Strafanzeigen werden vom Kranken erstattet; oft bringt er sich dadurch selbst in Schwierigkeiten, erhält selbst Anzeigen wegen falscher Verdächtigung.

Der Verlauf der Erkrankung ist vom Verhalten der Umwelt abhängig. Wird das Verhalten sanktioniert und bestraft, wird dadurch einer Wahnentwicklung Vorschub geleistet und der Wahn unterhalten. Unbürokratisches Verhalten kann die Wahnentwicklung möglicherweise verlangsamen oder aufhalten. Psychotherapiemotivation besteht meist nicht, wenngleich Psychotherapie die Therapie der Wahl wäre.

7.8 Paranoides Syndrom bei Schwerhörigen

Ähnlich dem Kontaktmangelparanoid des alten und einsamen Menschen zeigen Schwerhörige ebenfalls paranoide Reaktionen, da die verbale Kommunikation beeinträchtigt oder verloren gegangen ist. Letztlich handelt es sich um eine Störung der mitmenschlichen Beziehung. Gesten und Verhaltensweisen anderer bezieht der Kranke auf sich, wittert hinter Unverstandenem abfällige Bemerkungen und Spott. Letztlich kann sich ein Beeinträchtigungswahn entwickeln, der sich bis zum Verfolgungswahn steigern kann. Sogar Ohrgeräusche (Tinnitus) werden mitunter als Schikanen der Umwelt gedeutet.

Auch bei Taubstummen und bei einem in einem fremden Sprachgebiet lebenden Menschen kann sich ein ähnlicher Wahn entwickeln.

Therapeutisch zeigt hier vor allem ein geduldiges Eingehen auf den Kranken eine Wirkung. Neuroleptika wirken allenfalls beruhigend, entspannend und antiaggressiv.

7.9 Psychogene Psychose

Unter diesen verhältnismäßig unscharfen und uneinheitlich verwendeten Begriff werden verschiedenartige Psychosen subsumiert, die durch seelische Anlässe entstehen. Man kann letztlich jedes Krankheitsbild so bezeichnen, bei dem ein belastend empfundenes Erlebnis oder psychisches Trauma für Auftreten, Verlauf und Inhalte verantwortlich ist. Die Zahl der in Frage kommenden klinischen Bilder ist groß: u. a. depressive Bilder, stuporöse Zustände oder verschiedene Wahnformen. Gelegentlich finden sich psychogene Psychosen auch **begleitend** bei körperlich begründbaren Psychosen und sind dann von diesen kaum abzugrenzen.

Der Begriff der „psychogenen Psychose“ wird in der deutschen Psychiatrie im Gegensatz zur skandinavischen Psychiatrie nur selten verwendet.

8 Missbrauch und Abhängigkeit

8.1 Allgemeines

8.1.1 Definition von Abhängigkeit und Sucht

Bis zum Jahre 1964 unterschied die Weltgesundheitsorganisation (WHO) in ihrer Definition zwischen Sucht (addiction) und Gewöhnung (habituation). Zwischen Sucht (siech = krank) und Gewöhnung bestand nach dieser Definition kein grundsätzlicher, sondern nur vielmehr ein gradueller Unterschied. Da es jedoch zweifelhaft erschien, ob eine scharfe Trennung von physischer und psychischer „Sucht" möglich ist, gab man die Unterscheidung von Gewöhnung und Sucht auf und führte den Begriff Abhängigkeit (dependence) ein.

Merke!

Es werden **psychische** und **physische** Abhängigkeit unterschieden, wobei die unterschiedlichen Stoffe, je nach Substanz, mehr psychisch oder mehr physisch abhängig machen können. **Psychische Abhängigkeit** zeigt sich im Nichtaufhörenkönnen; Änderungen im Verhalten würden zu Unbehagen, Missbefinden und Angst führen, so dass die fixierten Stoffzufuhrgewohnheiten nur schwer zu durchbrechen sind und unausweichliches Verlangen (craving) bedingen. Bei **physischer Abhängigkeit** zeigen sich bei Reduktion und Absetzen quälende Entziehungserscheinungen mit oft schweren körperlichen und seelischen Störungen, die nur durch erneute Stoffzufuhr zu beseitigen sind.

Nach der WHO werden bei stoffgebundener Abhängigkeit nachfolgende Formen unterschieden:

1. Morphin-Typ (Morphium, Heroin, Tilidin usw.)
2. Kokain-Typ (Kokain)
3. Cannabis-Typ (Haschisch, Marihuana)
4. Amphetamin-Typ
5. Barbiturat- und Benzodiazepin-Typ
6. Alkohol-Typ
7. Halluzinogen-Typ (LSD, Psilocybin)
8. Khat-Typ
9. Opiat-Antagonist-Typ.

Noch nicht klassifizierbar ist Phencyclidin (Angels dust), ein in den USA verbreiteter Suchtstoff. Streng genommen müssten bei den Substanzen mit **Suchtpotential** auch verschiedene Lösungsmittel (Schnüffelsucht) und sogar Nikotin genannt werden.

Die WHO versteht unter **Drogenabhängigkeit,** also unter der Abhängigkeit von süchtig machenden Stoffen, den Zustand chronischer bzw. periodischer und durch wiederholten Gebrauch einer synthetischen bzw. natürlichen Droge hervorgerufene Intoxikation, wobei die Folgen dem Betroffenen und der Gemeinschaft schaden.

Zu Beginn der Abhängigkeit steht der **Missbrauch.** Bei konstanter und regelmäßiger Zufuhr scheint der Organismus immer größere Mengen des jeweiligen Stoffes reaktionslos zu vertragen. Um eine gleichbleibende subjektive Wirkung zu erzielen, muss die Dosis gesteigert werden. Die **Gewöhnung** des Organismus an die betreffende Substanz ist jedoch nur scheinbar! Bei rapidem Absetzen der Substanz entstehen quälende Entzugserscheinungen.

Missbrauch eines Medikamentes oder einer Droge mit konsekutiver Abhängigkeit muss nicht immer mit Wissen der betreffenden Person erfolgen.

Auch ungezielte und/oder falsche Einnahme können zur Abhängigkeit führen.

Für die Abhängigkeit vom Alkohol-Typ formuliert die WHO eine eigene Definition: **„Alkoholiker sind exzessive Trinker, deren Abhängigkeit vom Alkohol einen solchen Grad erreicht hat, dass sie deutliche geistige Störungen oder Konflikte in ihrer körperlichen und geistigen Gesundheit, ihren mitmenschlichen Beziehungen, ihren sozialen und wirtschaftlichen Funktionen aufweisen; oder sie zeigen Prodrome einer solchen Entwicklung und benötigen daher Behandlung“.**

Eine andere Definition stammt von JELLINEK: **„Unter Alkoholismus versteht man jeglichen Gebrauch von alkoholischen Getränken, der einem Individuum oder der Gesellschaft oder beiden Schaden zufügt.“**

Merke!

Zum Symptom „**Drogenabhängigkeit**“ gehören folgende Merkmale:

- Psychische und/oder physische Abhängigkeit mit
- Dosissteigerung bzw. der Tendenz dazu
- Entzugssymptomatik
- schädliche Wirkung für den Süchtigen und die Gesellschaft
- Versuch, die Substanz mit allen Mitteln zu beschaffen.

Neben der **stoffgebundenen Abhängigkeit** existiert eine **nichtstoffgebundene Abhängigkeit**. Abhängigkeit kommt also nicht nur im Zusammenhang mit psychoaktiven Stoffen und nicht nur im Rahmen von Essen und Trinken (Magersucht, Fresssucht, Fettsucht, Trunksucht) vor; auch Arbeit und Sport, Sexualität und Spiel können „süchtig entgleisen“, wie letztlich eigentlich jedes menschliche Verhalten. **Süchtiges Spielen** ist seit jeher bekannt und durch neue Techniken noch verbreiteter als früher. Hier ist in den meisten Fällen eine neurotische Genese nachzuweisen. Auch bei dieser Form von Abhängigkeit sind Kontrollverlust und Nichtaufhörenkönnen zu beobachten.

8.1.2 Faktoren für die Entstehung von Abhängigkeit

Wie erwähnt, kann der Missbrauch, der möglicherweise zur Abhängigkeit führt, nicht gewollt und nicht bewusst sein. Dies ist der Fall bei ungezielter und falscher Einnahme einer Substanz, meist ohne Indikation und ohne Wissen des Arztes. Anzuschuldigen hierfür sind geringe Aufklärung der Bevölkerung sowie freie Käuflichkeit von Medikamenten und Getränken mit Suchtpotential.

Als Suchtmittel eignen sich Medikamente und Drogen, die eine Änderung der Bewusstseinslage und eine Euphorie, gelegentlich auch eine Veränderung der Erlebnisfähigkeit bewirken. Pharmaka, die solche Merkmale nicht aufweisen (z.B. Neuroleptika, Antidepressiva), führen entsprechend auch nicht zu Abhängigkeit.

Merke!

Je länger ein Missbrauch (Abusus), also die ungezielte Einnahme von Medikamenten und Genussmitteln besteht, umso größer ist die Gefahr der Entwicklung einer Abhängigkeit, bzw. Sucht. Dabei gibt es **keine einheitliche typische Sucht-Persönlichkeitsstruktur;** allerdings finden sich unter abhängigen Personen vor Beginn der Abhängigkeit gehäuft neurotische Entwicklungen und psychopathische, speziell dissoziale Persönlichkeitszüge.

In neuester Zeit konnte nachgewiesen werden, dass auch Erbanlagen mit eine Rolle spielen. Dies fanden Wissenschaftler des Nationalen Genomforschungsnetzes (NGFN) heraus. Die Experten entschlüsselten zwei Veränderungen im Gen CRHR1. Betroffene betrinken sich im Schnitt doppelt so häufig wie Menschen, die diese Gen-Varianten nicht aufweisen. Dabei trinken sie nicht häufiger als andere, aber bei jedem Anlass im Schnitt wesentlich mehr. Auch bei Stress trinken sie offenbar mehr Alkohol. Angeblich soll jeder Fünfte bzw. jeder Zehnte die beiden Veränderungen im Gen CRHR1 aufweisen. Aufgabe des CRHR1-Gens ist die Lieferung einer Bauanleitung für ein Protein, das bei der Verarbeitung von Stress eine Rolle spielt und wichtig ist, um Gefühle zu steuern. Es spricht aber einiges dafür, dass neben den CRHR1-Varianten noch viele weitere Gene zusammen mit äußeren Faktoren das Trinkverhalten beeinflussen.

Neben dieser **genetischen Komponente** liegt bei Abhängigen aber auch eine **psychosoziale Reifungsstörung,** eine Fehlentwicklung vor, die sich an folgenden Auffälligkeiten erkennen lässt:

- Neigung zu impulsivem und kurzschlüssigem Handeln
- rücksichtslose Ichbezogenheit
- hohe Verletzbarkeit und Kränkbarkeit durch andere

- geringes Durchhaltevermögen und geringe Frustrationstoleranz
- Überbewertung und Ausgestaltung körperlicher Beschwerden
- Neigung zum Beschönigen und Bagatellisieren
- oft Unfähigkeit zu stabilen zwischenmenschlichen Bindungen
- oft Überschätzung der eigenen Fähigkeiten und Möglichkeiten
- geringe Leistungsbereitschaft und geringer Selbstanspruch
- Affektlabilität und Neigung zur Unzufriedenheit
- geringe Bereitschaft, sich mit Unabänderlichem abzufinden
- oft nur für eigene Belange entsprechendes Engagement
- mangelndes Pflicht- und Verantwortungsbewusstsein
- oft fehlende zielgerichtete Lebensplanung
- häufig Ausbleiben sozialer Eingliederung.

Werden gelegentlich die Grenzen der Legalität vom Abhängigen überschritten, so kommt es zu zunehmender Minderung des Gewissens, was weiteren Konsum der Droge bedeutet.

Häufig führen auch **psychische Erkrankungen** indirekt zur Abhängigkeit, vor allem dann, wenn sie mit Verfall der sittlichen und moralischen Verhaltensnormen der früheren Persönlichkeit einhergehen (z. B. Morbus Pick, progressive Paralyse, Schizophrenie).

Das **soziale Milieu** ist sicherlich von Bedeutung; so stammen Abhängige oft aus Familien, in denen in der Aszendenz gehäuft Drogen- und Alkoholabhängigkeit, aber auch Suizidhandlungen und psychopathische Persönlichkeiten vorkommen. Abhängige verkehren meist untereinander und sind gerade in fortgeschrittenen Stadien sozial isoliert. Unter bestimmten Umweltbedingungen und Lebenssituationen ist aber letztlich ein jeder potentiell suchtgefährdet. Legale und illegale, gleich ob natürliche oder künstliche Drogen, sind heute weit verbreitet und überall leicht und rasch beschaffbar. Gefährdet sind hier insbesondere Kinder und Jugendliche. Gefährdung besteht bei Alkohol vor allem für bestimmte Berufsgruppen wie Baugewerbe (Maurer), Gastwirte, Brauereiarbeiter, während bei Drogen Medizinalberufe besonders gefährdet sind. Den genannten Berufsgruppen ist das jeweilige Rauschmittel meist leicht verfügbar, was die Entstehung einer Sucht begünstigen und fördern kann. Hinzu kommt die Tradition: Hauptsächlich im Baugewerbe war es zumindest bis vor kurzem üblich, größere Mengen Bier zu konsumieren. Hier handelt es sich um einen **soziokulturellen Faktor,** der sicherlich Entwicklung und Art einer Sucht mitbestimmt. Unter soziokulturellen Faktoren versteht man die Einstellungen zum Drogenkonsum in der Gesellschaft in bestimmten Berufsgruppen, Gesetzgebung, Religion, Sozialstatus, Werbung und Mode.

Tiefenpsychologische Theorie

Nach Freud ist Sucht ein Ersatz für mangelhafte Sexualbetätigung. Heute wird jedoch die Abhängigkeit psychoanalytisch als Regression auf die orale Entwicklungsstufe, die nicht normal durchlaufen wurde, gedeutet. In der Biographie des Süchtigen findet man oft eine übermäßige Mutterbindung und eine „Verwöhnung" als Ersatzbefriedigung bei gleichzeitiger Frustration wichtiger Bedürfnisse nach Sicherheit, Zuwendung und „Gehaltenwerden" in der frühen Kindheit. Dem Kind war es nicht möglich, die notwendige Enthaltsamkeit zu lernen, weshalb seine Toleranz gegenüber Frustrationen gering geblieben ist. Orale Fixierung und Regression sind beide psychodynamische Merkmale Süchtiger.

Merke!

Zusammenfassend ist festzuhalten, dass die Entwicklung von Abhängigkeit und Sucht ein **multifaktorielles Geschehen** darstellt und grundsätzlich nicht auf eine Ursache zurückgeführt werden kann.

8

8.1.3 Entwicklung psychischer und körperlicher Abhängigkeit

Merke!

Die Entwicklung psychischer und physischer Abhängigkeit hinsichtlich Progredienz und Intensität ergibt sich aus
- Grad der Abhängigkeit
- Persönlichkeit
- Lebensalter
- Suchtstoff und dessen Suchtpotential.

Bestimmte Stoffe, z. B. Medikamente mit **Suchtpotential** sind in der Lage, den Benutzer abhängig zu machen. Suchtpotential ist also die Fähigkeit einer chemischen oder natürlichen Substanz, Abhängigkeit zu erzeugen. Je mehr Menschen und je schneller diese von einem Stoff abhängig werden, desto höher ist das Suchtpotential dieser Substanz. Chemische Substanzen mit hohem Suchtpotential führen bei einem hohen Prozentsatz von Benutzern zur Abhängigkeit. Morphium hat beispielsweise ein sehr hohes, Alkohol ein niedriges Suchtpotential. Nur ein Teil der Menschen, die regelmäßig Alkohol trinken, wird abhängig (ca. 5–10%). Substanzen mit hohem Suchtpotential führen sehr rasch zur Abhängigkeit, während es bei niedrigem Suchtpotential Jahre bis zur Entwicklung einer Abhängigkeit dauern kann.

Zu unterscheiden ist zwischen psychischer und körperlicher (physischer) Abhängigkeit. So besteht bei **psychischer Abhängigkeit** ein mitunter erhebliches und unwiderstehliches Verlangen, eine Substanz kontinuierlich zuzuführen. Wird die Stoffzufuhr ausgesetzt, so kommt es zu psychischen Auffälligkeiten (Angstzustände, Schlaflosigkeit, Depressionen usw.). **Körperliche Abhängigkeit** besteht, wenn eine Substanz kontinuierlich zugeführt werden muss, um das Auftreten eines **Entzugssyndroms** zu vermeiden. Eine besondere Rolle bei der körperlichen Abhängigkeit spielt die **Gewöhnung,** die dadurch entsteht, dass die psychotrope Substanz durch enzymatischen Abbau rascher beseitigt wird, eine Anpassung an die Synapsen erfolgt oder die Resorption aus dem Darm verlangsamt und die Aufnahme in das Gewebe verzögert wird. Aus diesem Grunde muss die Substanzmenge allmählich erhöht, bzw. die Einnahme rascher wiederholt werden. Man spricht in diesem Fall von **Toleranzentwicklung** mit der Folge einer Dosissteigerung.

Zur Abhängigkeitsbildung ist bei Schlafmitteln, Beruhigungsmitteln und Tranquilizern eine gewisse regelmäßige Einnahme erforderlich. Bei Barbituraten ist die Abhängigkeit nach zwei Wochen regelmäßiger Einnahme, bei Tranquilizern nach zwei bis sechs Wochen möglich. Allerdings ist auch die Dosis von Bedeutung.

Selbst nach Jahren nicht-süchtiger Medikamenteneinnahme kann sich noch eine Abhängigkeit entwickeln. Personen, die bereits einmal abhängig waren, können innerhalb weniger Tage erneut abhängig werden. Alkoholiker werden oftmals als „Umsteiger" in kurzer Zeit auch medikamentenabhängig.

Ob sich eine Abhängigkeit entwickelt oder nicht, hängt auch von der jeweiligen Persönlichkeit ab. Psychisch stabile Individuen werden weniger schnell abhängig als labile. Daneben spielt auch das soziale Umfeld eine nicht unerhebliche Rolle, so auch die gesellschaftlichen Bedingungen.

8.1.4 Psychische, körperliche und soziale Auswirkungen der Abhängigkeit

Merke!

Sowohl physische als auch psychische Gewöhnung gewährleisten bei den meisten Substanzen mit Suchtpotential die Persistenz einer Abhängigkeit. Die Beseitigung nur einer dieser beiden Komponenten beseitigt nicht zugleich die Abhängigkeit. Bei der Entstehung handelt es sich um einen nur schwer zu durchbrechenden prozesshaften Vorgang.

Im Vordergrund stehen unter den **psychischen Symptomen**

- Interessenverlust und Gleichgültigkeit gegenüber der Umwelt
- Selbstunsicherheit und Neigung zur Selbstentschuldigung
- Störung des Kritikvermögens
- Depravation (Verfall sittlicher und moralischer Verhaltensweisen der früheren Persönlichkeit, gelegentlich auch mit Kriminalität)
- Kontaktverlust und Neigung zur Isolierung
- Zunahme an Regression, Rückzug in das Bett oft in abgedunkelten und überheizten Räumen
- Schlaflosigkeit
- in späteren Stadien Verwahrlosung und Apathie
- Absinken des sozialen Niveaus vorwiegend bei Drogen und Alkohol, weniger bei Medikamenten
- gelegentlich Psychosen (Drogenpsychosen oder drogeninduzierte Psychosen)
- Entzugsdelire
- häufige depressive Zustandsbilder auch mit Suizidalität
- gelegentlich aggressive Entäußerungen und Enthemmung.

An **körperlichen Folgen** und **Begleiterscheinungen** stehen im Vordergrund

- toxische und entzündliche Leberschäden
- zahlreiche Organschäden (z. B. Kardiomyopathien)
- Venenentzündungen und Hautkrankheiten
- erhöhte Infektanfälligkeit
- Zahnschäden
- gynäkologische Erkrankungen und Störungen; Amenorrhoe und Libidoverlust
- häufig Bagatelltraumen, z. B. durch Stürze
- gastrointestinale Störungen (Gastritiden, Magenblutungen, Gewichtsverlust)
- neurologische Defizite (z. B. Polyneuropathien)
- Schäden am ZNS, irreversible organische Psychosyndrome
- Embryopathien (z. B. bei Alkohol).

Die verschiedenen Drogen, Medikamente und Alkohol zeigen unterschiedliche körperliche Störungen und Schäden.

> **Merke!**
>
> Abhängigkeit hat aber häufig auch negative **soziale Veränderungen** zur Folge, die bei fortgesetztem Gebrauch der Substanz zunehmen und sich verstärken.

Von Bedeutung sind:
- Absinken des sozialen Niveaus (Verlust von Freunden und Bekannten, Umgang mit Personen unter dem eigenen sozialen Niveau)
- beruflicher Abstieg (z. B. Entzug der Approbation, Führerscheinentzug, Arbeitsplatzverlust)
- Unfallgefährdung (mit Invalidität, fahrlässiger Körperverletzung am Mitmenschen, strafrechtliche Folgen)
- familiäre Konflikte (Scheidung, Vernachlässigung der Familie, finanzielle Sorgen)
- Kriminalität (z. B. Drogenhandel, Prostitution).

8.1.5 Präventive Maßnahmen

Präventive Maßnahmen sind konsequent und umfassend durchzuführen. Die Vorstellung von einer Erziehung zu einem „sinnvollen oder überlegten Umgang mit Rauschdrogen" ist kaum realisierbar. Von besonderer Bedeutung ist die Verbesserung der Gesundheitserziehung des Erwachsenen: Er soll lernen, Unannehmlichkeiten und Schwierigkeiten im Leben ohne „chemische Krücke" zu überwinden.

In einigen Staaten wurde dazu übergegangen, Rauschgiftsüchtigen, die sich registrieren lassen, die Drogen in begrenzter Menge kostenlos zu verabreichen. Damit wird der Versuch unternommen, die Rauschgiftsüchtigen zu registrieren, um mit ihnen ins Gespräch zu kommen und sie zu einer Behandlung zu überreden. Auch wird damit versucht, den Händlern das Handwerk zu legen, d. h. die Beschaffungskriminalität zu reduzieren.

Steuerliche Maßnahmen zeigen kaum eine besondere Wirkung: Trotz hoher Besteuerung des Alkohols in Skandinavien stieg gerade dort der Alkoholkonsum zunehmend.

Wichtige präventive Maßnahmen sind
- Aufklärung (Einbeziehung des Drogen-, Alkohol- und Nikotinproblems in den Schulunterricht)
- Schaffung von Spezialeinrichtungen (Spezialkliniken, Behandlungszentren für Drogenabhängige)
- Vorbildfunktion durch Eltern und Erzieher
- Eindämmung der Reklame (speziell Nikotin und Alkohol)
- steuerliche Maßnahmen (allerdings nur geringe Wirkung)
- Gesetzgebung (Erschwerung des Bezugs von Drogen, Altersbeschränkung bei Nikotin und Alkohol)
- Zurückhaltung der Ärzte bei der Verordnung von potentiell suchterzeugenden Substanzen.

Den Ärzten kommt im Rahmen der präventiven Maßnahmen eine wichtige Aufgabe zu: Sie können sachgerechte Informationen und Erfahrungen an Bekannte, Freunde und näheren Umkreis des Abhängigen weitergeben oder sich im Rahmen der Lehrer- und Familienbildung als Referenten zur Verfügung stellen. Erziehungsberechtigte und Lehrer sollten ihre eigenen Trinkgewohnheiten und Medikamenteneinnahmen selbstkritisch beobachten und Vorbildfunktion sein. Der Aufklärung der Patienten dient kostenlos erhältliches Informationsmaterial staatlicher Stellen, freier Verbände sowie der Krankenkassen und Rentenversicherungsträger. Wichtigste Einflussnahme ist jedoch das gezielte Gespräch des Arztes mit dem Patienten, wobei es um persönliche Aufklärung, Beratung und Vermittlung spezifischer Therapie geht. Mit dem Patienten sind Diagnosekriterien für Alkoholabhängigkeit und Medikamentenabhängigkeit zu besprechen und die Laborbefunde des Patienten zu interpretieren.

8.1.6 Behandlung – Entgiftung und Entwöhnung

Die Behandlung der Abhängigkeit verläuft in vier Stufen.

Erste Stufe: Kontaktphase

Diese spielt sich im ambulanten Bereich ab, kann aber auch im Rahmen einer stationären Behandlung von Folgeschäden oder Unfällen beginnen. Wichtig ist, die momentane Situation des Abhängigen zu klären, wobei ausführliche und umfangreiche Informationen aus der unmittelbaren Umgebung des Kranken aufzunehmen sind und die Motivierung zur Einleitung von Therapiemaßnahmen erfolgen sollte. Dem ärztlichen Gespräch kommt hier besondere Bedeutung zu. Meist bleibt eine zwiespältige Einstellung zur Behandlung bestehen, selbst wenn es gelingt, die Verschleierungs- und Verdrängungstendenzen beim Patienten abzubauen. Abhängige verweigern oft angstbesetzt die aktive Problemlösung, die an die Stelle der bisherigen passiven, vordergründigen und nur scheinbaren Konfliktbereinigung durch die entsprechende Substanz treten muss.

In dieser ersten Phase muss auf die aktuellen Probleme des Kranken, die für sein Verhalten mitbestimmend sind, intensiv eingegangen werden; nur allein nach Suchtverhalten und Häufigkeit der Zufuhr der betreffenden Substanz zu fragen, ist wenig hilfreich. Mitunter muss man konfrontativ und kompromisslos argumentieren.

Die Kontaktphase nimmt meist einen Zeitraum von mehreren Tagen bis zu Monaten in Anspruch, und es sollte bereits jetzt schon eine Beratungsstelle oder das zuständige Gesundheitsamt eingeschaltet werden, damit zusammen mit diesen Einrichtungen ein Therapieplan entworfen und organisatorische Fragen (z.B. Kostenübernahme) geklärt werden können. Auch Selbsthilfevereinigungen sind jetzt schon einzuschalten.

Am Ende dieser Phase steht die Entscheidung, ob eine Entgiftung sinnvoll ist und ob die anschließende Entwöhnung ambulant, stationär, kurz-, mittel- oder langfristig durchzuführen ist.

Zweite Stufe: Entgiftung (Entziehung)

Hier erfolgen der Entzug von der betreffenden Substanz und die Überwindung der Begleitsymptomatik der Entziehung. Die Entgiftung ist Voraussetzung für die Einleitung einer Entwöhnung.

Ziel der Entziehungsmaßnahme ist die **komplette Abstinenz** als Voraussetzung für die anschließend einzuleitende Entwöhnung. Sind Entzug der Suchtstoffe und Überwindung der Entziehungssymptome gelungen, so kommt es allmählich zu einem Abklingen der vegetativen Fehlregulationen und zur körperlichen Erholung. Letztere beinhaltet auch eine gezielte therapeutische Beseitigung etwaiger vorliegender körperlicher Schäden (Leberschaden, Infektionen).

Dritte Stufe: Entwöhnungsphase, Aufbau eines drogenfreien Lebens

Die Entwöhnungsphase dauert 3–6 Monate, gelegentlich auch länger und sollte – wenn möglich – stationär durchgeführt werden. Solche Entwöhnungen führen Fachkrankenhäuser und psychiatrische Kliniken mit beigeordneter Langzeiteinrichtung durch. Psychotherapie steht bei der Entwöhnung ganz im Vordergrund. Auch eine ambulante Entwöhnung ist denkbar, meist aber bei weitem nicht so wirkungsvoll wie eine stationäre Entwöhnung, da ambulant eine intensive Betreuungsmöglichkeit – z.B. auch an Wochenenden – mit zeitlich kurzen Gesprächsabständen und der Möglichkeit zur schnellen Krisenintervention kaum gegeben sein kann. Nach der so genannten Langzeitbehandlung steht dann die nahtlose Weiterbetreuung durch Selbsthilfegruppen und soziale Dienste. Bei ambulanter Entwöhnung muss unbedingt der Kreis der Bezugspersonen mit einbezogen werden.

Vierte Stufe: Nachsorgephase

Merke!

Nach einer Entwöhnung ist die Nachsorgephase unverzichtbar, um die Rückfallgefahr so gering wie möglich zu halten.

Nach der Entlassung aus der Entwöhnung stehen im Vordergrund

- Wiedereingliederung in das Gesellschaftsleben
- Arbeitsplatzbeschaffung
- Wohnraumsuche
- Schaffung eines neuen Bekanntenkreises ohne Süchtige
- Weiterbetreuung in Selbsthilfegruppen.

Arzt, Beratungsstellen, Arbeitsamt und Sozialamt, Arbeitgeber und Selbsthilfegruppe sowie familiäre Bezugspersonen müssen nun eng und reibungslos zusammenarbeiten. Die Chancen, dauerhaft vom Suchtmittel wegzukommen, sinken erheblich bei fehlender Nachsorge.

Merke!

Wichtigste **Selbsthilfegruppen** sind

- Anonyme Alkoholiker
- Blaues Kreuz
- Guttempler
- Kreuzbund
- Club 29 (Caritas).

Nicht nur der enge persönliche Kontakt zu den Nachsorgeorganisationen, auch ein gesicherter Arbeitsplatz, ein fester Wohnsitz, eine enge persönliche Bindung an Familie oder Freundeskreis sollten Voraussetzung für eine Entlassung in die Nachsorgephase sein, wobei diese durchaus Jahre in Anspruch nehmen kann. Angebote zur sinnvollen Freizeitbeschäftigung sind unerlässlich, um einer-

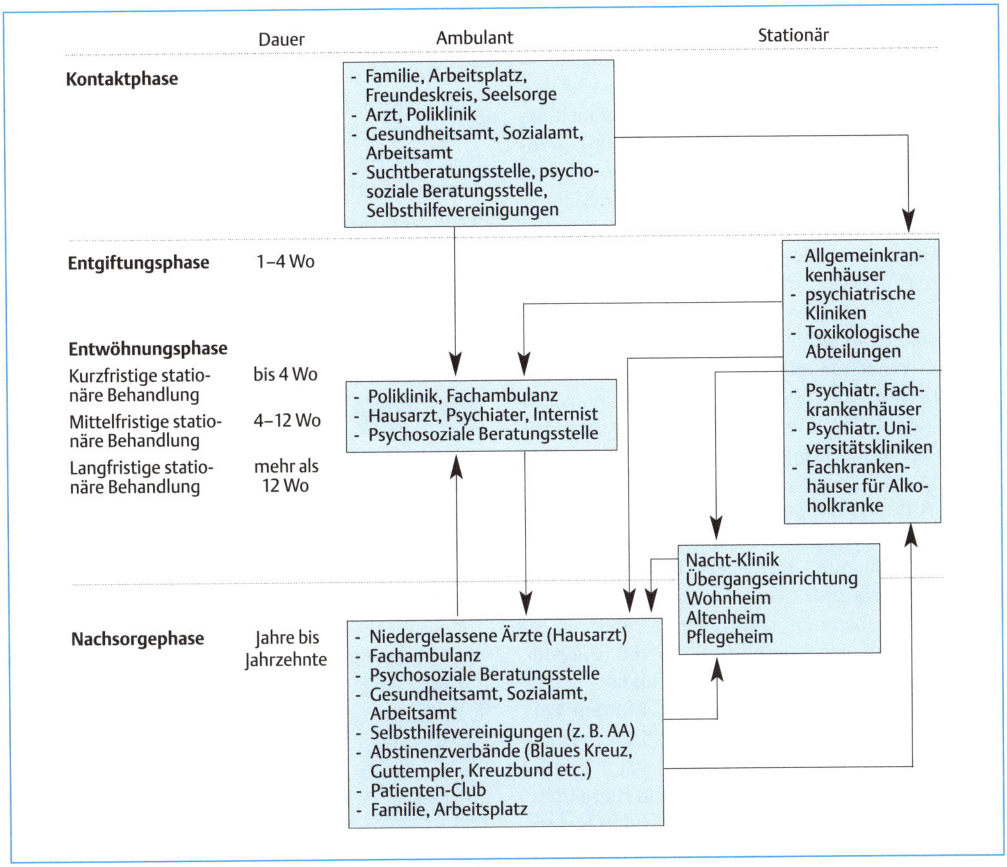

Abb. 8.1 Mehrstufiger Behandlungsverbund für Suchtkranke (mit freundlicher Genehmigung des Bayerischen Staatsministeriums für Arbeit und Sozialordnung, Familie und Frauen).

seits die Gefahr der Isolierung, andererseits dem erneuten Anschluss an Alkoholiker oder an die Drogenszene vorzubeugen.

Auch nach Durchführung der genannten therapeutischen und rehabilitativen Maßnahmen ist die **Prognose** je nach Missbrauch der Substanz oder Droge nicht immer günstig.

Merke!

Bei Alkoholismus beträgt die Rezidivquote nach 5 Jahren zwischen 50 und 80 %, bei Rauschmittelabhängigkeit zwischen 80 und 90 %. Wesentlich günstiger liegen die Verhältnisse nach Medikamentenentzug mit Rezidivquoten um 20 %.

8.2 Alkoholmissbrauch und Alkoholkrankheit

Nach der Reichsversicherungsordnung ist Alkoholismus seit 1968 als Krankheit anerkannt. Wesentliches Merkmal dieser Erkrankung ist die psychische und physische Abhängigkeit mit meist gleichzeitig bestehenden Begleit- bzw. Folgeerkrankungen. Zahlreiche Menschen sind nicht in der Lage, nach einer längeren Periode durchschnittlichen Alkoholkonsums diese Trinkmenge beizubehalten oder zu reduzieren, sind also gezwungen, den Konsum zu steigern oder in zu hoher Menge beizubehalten. Der Alkohol trinkende Mensch wird so allmählich zum Alkoholkranken, zum Alkoholiker, der durch die Trunksucht körperlich, seelisch und in seiner sozialen Stellung geschädigt ist.

8

8.2.1 Verbreitung

Man schätzt für die Bundesrepublik Deutschland 2 Mio. behandlungsbedürftige Alkoholiker. Alkoholiker finden sich in allen Bevölkerungsschichten, Alters- und Berufsgruppen. Das Verhältnis Männer zu Frauen beträgt etwa 3:1. Im betrieblichen Bereich ist etwa mit 5 % alkoholkranker Männer zu rechnen, wobei hier jedoch betriebsspezifische Schwankungen existieren.

Männer im Alter zwischen 30 und 50 Jahren sind die gefährdetste Bevölkerungsgruppe und unter diesen sind es wiederum die selbstständigen Unternehmer, ferner die an- und ungelernten Arbeiter. „Hauptlernort" des übermäßigen Alkoholkonsums ist meist die Familie, und bereits mehr als die Hälfte der Jugendlichen wird von ihren Eltern mit alkoholhaltigen Getränken vertraut gemacht.

Der Anteil der Frauen und Jugendlichen unter den Alkoholikern nimmt ständig zu, und es ist im Trinkverhalten der Trend erkennbar, häufiger, mehr und allein zu trinken.

In den so genannten **Ambivalenzkulturen** mit einer hohen Rate von Konflikttrinkern und Kontrollverlusttrinkern wird mehr Alkohol allein oder in kleinen Gruppen getrunken, während in den Permissivkulturen vorwiegend Wein und Bier in ritualisierter Form meist in der Öffentlichkeit konsumiert werden (bayerische Bierzelte und Biergärten, Trinklieder und Trinksprüche). Während in Bayern Bier bevorzugtes alkoholisches Getränk ist, werden in den norddeutschen Ländern mehr harte Alkoholika getrunken. In den Mittelmeerländern trinkt man im Allgemeinen – ähnlich in Bayern – Alkoholika zu den Mahlzeiten oder zu bestimmten Angelegenheiten. In Skandinavien, England und in den USA herrscht mehr der unregelmäßige Konsum eher höher- und hochprozentiger Alkoholika vor, während man in diesen Ländern aber auch einen relativ hohen Anteil der Bevölkerung findet, der alkoholische Getränke völlig ablehnt.

Merke!

Der Konsum von Alkoholika stieg in den letzten 20 Jahren in Deutschland kontinuierlich an und mit ihm auch die Zahl der Alkoholkranken und die Folgeschäden. Es ergibt sich folgender Trend:

- Zunahme des Alkoholkonsums in der Bundesrepublik Deutschland
- ständiger Anstieg des Alkoholismus bei Jugendlichen und Frauen
- Zunahme der Leberschäden und anderer alkoholbedingter Krankheiten.

Die jährlichen Ausgaben für Alkoholika beliefen sich in den letzten Jahren in Deutschland etwa in der Höhe des Verteidigungshaushaltes. Zurzeit ergibt sich ein durchschnittlicher Pro-Kopf-Verbrauch an reinem Alkohol von über 10 Litern im Jahr. Der Bundesdurchschnitt an Bier für die Gesamtbevölkerung liegt bei etwa 150 Litern (230 Liter in Bayern) pro Jahr und pro Einwohner.

8.2.2 Symptomatik, Verlauf und Formen der Alkoholkrankheit !

Merke!

Ein **Alkoholmissbrauch** muss nicht unbedingt zum Alkoholismus führen, ist häufig aber die Vorstufe hierzu. Missbrauch ist gekennzeichnet durch

- einen gegenüber soziokulturellen Normen erhöhten Konsum
- das allein auf die Wirkung abzielende Trinken
- den Konsum zu unpassenden Gelegenheiten (Straßenverkehr, Arbeitsplatz)
- den kurzfristig zu deutlich sichtbaren physischen und psychischen Veränderungen führenden Konsum (Rauschzustand)
- den Konsum zu einem Zweck, für den der Alkohol nicht dienlich sein kann (z. B. bei Schlafstörungen).

Alkoholkranke sind psychisch wie physisch abhängig. **Psychische Abhängigkeit** zeigt sich im unwiderstehlichen Verlangen nach Zufuhr von Alkohol, um Missbehagen zu beseitigen und Lust zu gewinnen. Die **physische Abhängigkeit** von Alkohol ist vor allem durch Entzugserscheinungen charakterisiert, die sich mit dem Abklingen der Alkoholwirkung einstellen, sich in Tremor, Schwitzen, innerer Unruhe, Pulserhöhung und Nervosität äußern. In schweren Fällen kann es zum Entzugsdelir kommen und zu zerebralen Krampfanfällen.

Typisches Kennzeichen einer Alkoholabhängigkeit ist der **Kontrollverlust.** Die Betreffenden sind nicht mehr in der Lage mit dem Trinken nach dem ersten Schluck aufzuhören. Mit anderen Worten: Sie sind nicht mehr in der Lage, einmal ein begonnenes Alkoholtrinken einzustellen.

Nach JELLINEK ergibt sich ein **Verlauf der Alkoholkrankheit** in drei Phasen:

- **Prodromalphase:** Denken an Alkohol, heimliches und gieriges Trinken, Auftreten von Gedächtnislücken, Schuldgefühle, Vermeiden von Gesprächen über Alkohol, Neigung zu Ausreden und Bagatellisierung, erste soziale Belastungen, übergroße Selbstsicherheit nach außen, Gereiztheit.

- **Kritische Phase:** Kurze Abstinenzperioden, dauernde Schuldgefühle, Rückzugstendenz und Vernachlässigung von Freundschaften und Familie, heimliches Anlegen eines Alkoholvorrates, häufiges Fernbleiben von der Arbeit, häufige Räusche, schwere soziale Komplikationen (Arbeitsplatzverlust), Selbstmitleid und Flucht vor der Realität, Interessenverlust, ständiges Denken an Alkohol, einseitige und verminderte Nahrungszufuhr, verminderte oder fehlende Libido und beginnender Eifersuchtswahn, schwerere Gedächtnislücken, Trinken mit Personen unterer sozialer Schichten.
- **Chronische Phase:** Bereits Trinken am Morgen, Entzugserscheinungen, rascher Abbau ethischer Werte, lange Räusche, Merkfähigkeitsstörungen mit Konfabulationen, zeitweise Desorientiertheit, verminderte Alkoholverträglichkeit, psychomotorische Störungen und beginnende körperliche Schäden, zwanghaftes Trinken, Auftreten von Ängsten und Schlaflosigkeit in ausgeprägter Form.

Einteilung der Alkoholkrankheit

Nach Jellinek unterscheidet man 5 verschiedene Alkoholismusformen, wobei sich diese Einteilung international durchgesetzt hat.

ALPHA-Alkoholismus

Trinkertyp: Konflikt-Betäubungs-, Erleichterungstrinker.

Zeitweilige psychische Abhängigkeit ohne Kontrollverlust; Fähigkeit zur Abstinenz und keine Progredienz. Konsumfolgen sind familiäre und soziale Komplikationen. Trinkgewohnheit ist unter Kontrolle. Getrunken wird, um zu vergessen (Konflikttrinker).

Die Gefahr besteht in der Entstehung des GAMMA-Alkoholismus.

BETA-Alkoholismus

Trinkertyp: Wochenend- und Gelegenheitstrinker.

Übermäßiger aber nicht regelmäßiger Alkoholkonsum mit gelegentlichen somatischen Komplikationen (Polyneuropathie, Gastritiden, Fettleber). Keine kontinuierliche Abhängigkeit, weder psychische noch physische Abhängigkeit, d.h. „Abhängigkeit" nur im sozio-kulturellen Bereich. Begünstigend wirken soziales Umfeld und bestimmte Berufe (Kellner, Bauarbeiter).

Die Gefahr besteht in der Entstehung eines DELTA-Alkoholismus.

GAMMA-Alkoholismus (Kontrollverlustalkoholismus)

Hierbei handelt es sich um den **süchtigen** Trinker. Anfangs bestehen psychische, zunehmend auch physische Abhängigkeit mit Toleranzerhöhung, ferner Entzugssymptome mit Abstinenz; typischer Kontrollverlust. Fähigkeit zu Abstinenz besteht, zumindest zeitweise. Häufig schwere Rauschzustände.

DELTA-Alkoholismus (Gewohnheitsalkoholismus)

Hierbei handelt es sich um den **Gewohnheitstrinker.** Es besteht Unfähigkeit zur Abstinenz, allerdings kein Kontrollverlust. Nur selten werden Räusche beobachtet. Dieser Alkoholikertypus muss täglich trinken, ist nur selten nüchtern. Man spricht auch von „rauscharmer Dauerimprägnierung mit Alkohol" (Beispiel: französische Weinbauern).

EPSILON-Alkoholismus (Dipsomanie, Episodenalkoholismus)

Trinkertyp ist der **episodische Trinker**, bzw. Quartalsäufer. Es besteht unwiderstehliches Verlangen nach Alkohol mit zeitlicher Begrenzung (Tage bis Wochen). Diese Form tritt plötzlich auf und verschwindet wieder mit wochenlangen, gelegentlich monatelangen Abstinenzperioden. Plötzliche und mehrtägige Alkoholexzesse, mitunter in schwerer Form mit Kontrollverlust sind typisch. Auftreten gelegentlich bei phasischer Verstimmung. Schäden entstehen vor allem für den sozialen Bereich.

In Gebrauch ist heute auch eine **Typologie nach Cloninger**, bei der nach **Typ-I-Alkoholiker** und **Typ-II-Alkoholiker** unterschieden wird. Der Typ-I-Alkoholiker zeigt einen späteren Krankheitsbeginn und kaum familiäre Belastung sowie keine Geschlechtsprävalenz. Die Prognose ist günstiger. Beim Typ-II-Alkoholiker beginnt die Erkrankung vor dem 25. Lebensjahr, die familiäre Belastung ist erhöht und das männliche Geschlecht deutlich häufiger betroffen. Die Prognose ist ungünstig und dissozialen Persönlichkeitseigenschaften begegnet man oft.

Der ICD 10 unterscheidet nicht zwischen den verschiedenen Alkoholismus-Formen. Die Abhängigkeit von Alkohol wird klassifiziert unter F 10.2 „Abhängigkeitssyndrom". Unterschieden wird, ob der Betreffende abstinent ist oder ob der Alkoholkonsum fortgesetzt besteht. Der episodische Alkoholkonsum (Dipsomanie) wird gesondert aufgeführt (ICD 10: F 10.26).

Die **Alkoholtoleranz** ist individuell recht unterschiedlich und hängt zum einen von der körperlichen Konstitution (Alter, Blutvolumen etc.), zum

Tab. 8.1 Übersicht über die Alkoholismustypen (nach JELLINEK und FEUERLEIN)

Art des Alkoholismus	Versuch einer Typisierung	Abhängigkeit	Suchtkennzeichen
Alpha	Konflikttrinker	nur psychisch	kein Kontrollverlust, aber undiszipliniertes Trinken
Beta	Gelegenheitstrinker	keiner, außer soziokulturelle	kein Kontrollverlust
Gamma	süchtige Trinker	zuerst psychische Abhängigkeit, später physische Abhängigkeit	Kontrollverlust, jedoch Fähigkeit zur Abstinenz
Delta	Gewohnheitstrinker	physische Abhängigkeit	Unfähigkeit zur Abstinenz, aber kein Kontrollverlust
Epsilon	episodischer Trinker	psychische Abhängigkeit	Kontrollverlust, jedoch Fähigkeit zur Abstinenz

anderen von aktuellen körperlichen Gegebenheiten (Krankheiten, Leberschaden, Medikamenteneinnahme) ab. Sie kann vorübergehend oder auf Dauer herabgesetzt sein. Einnahme von Psychopharmaka, Schwächung des Organismus durch Überanstrengung, Infektionen, Depressionen, Hitze und Kälte führen zu einer vorübergehenden Herabsetzung; Epilepsien, Leberschäden und hirnorganische Erkrankungen haben eine dauernde Herabsetzung der Alkoholtoleranz zur Folge. Besonders in der chronischen Phase kommt es zur Minderung der zuvor in der kritischen Phase erhöhten Alkoholtoleranz bis hin zur Alkoholintoleranz bei völliger Insuffizienz der Leberfunktionen.

Begleiterscheinungen der Alkoholkrankheit

▶ **1. Körperliche Störungen**
- Lebererkrankungen (Fettleber, Leberzirrhose)
- Pankreatitis
- Gastritis, Mallory-Weiss-Syndrom, Magengeschwüre
- Blutveränderungen (Anämien, Blutfetterhöhung)
- Herzmuskelerkrankungen
- Muskelatrophien und körperliche Schwäche
- Schäden am peripheren und zentralen Nervensystem (Polyneuropathien, Tremor, Hirnatrophien, Wernicke-Enzephalopathie)
- Alkoholembryopathien
- Entzugsdelir mit körperlichen Entzugssymptomen
- zerebrale Krampfanfälle
- Näheres siehe 8.5 – Folgen von Missbrauch und Abhängigkeit.

2. Psychische Störungen
- Wesensänderungen
- Korsakow-Syndrom
- Depressionen mit Suizidalität
- Eifersuchtswahn (vor allem bei bestehender Impotenz)
- Schlafstörungen
- delirante Syndrome. ◀

3. Soziale Folgen
- Familiäre Auseinandersetzungen, Ehescheidung
- Leistungsdefizit mit Versagen im Beruf, Kündigung
- Delinquenz (Sachbeschädigung, Diebstahl, Betrug, Sexualdelinquenz, Beleidigung, Führerscheinentzug)
- häufigste Todesursache bei manifesten Alkoholikern ist die Leberzirrhose, zweithäufigste der Suizid.
- volkswirtschaftliche Schäden.

Merke!

Zu beachten ist, dass zur Diagnosestellung einer Alkoholabhängigkeit entsprechend des ICD 10 mindestens drei von sechs allgemeinen Abhängigkeitskriterien erfüllt sein müssen. Bei Alkoholabhängigkeit sind hier von besonderer Bedeutung:
- Kontrollverlust
- Toleranzentwicklung
- Entzugserscheinungen.

Aber auch klinisch-chemische Laborparameter deuten häufig auf erhöhten Alkoholkonsum hin. Von besonderer Bedeutung sind hier die Lebertransaminasen GOT und GPT, vor allem aber die Erhöhung der γ-GT.

8.2.3 Alkoholrausch, Formen und Symptomatik

Im ICD 10 wird der Alkoholrausch als akute Intoxikation klassifiziert (F 10.0). Dem ICD 10 nach handelt es sich um ein vorübergehendes Zustandsbild nach Aufnahme von Alkohol mit Störungen oder Veränderungen der körperlichen, psychischen oder Verhaltensfunktionen und -Reaktionen. Demnach soll die Diagnose „akute Intoxikation" nur dann gestellt werden, wenn zum Zeitpunkt der Intoxikation keine länger dauernden Probleme mit psychotropen Substanzen bestehen. Andernfalls soll die Klassifizierung unter „Abhängigkeitssyndrom" (F 10.2) erfolgen.

In ihrem Ausprägungsgrad korrelieren die Symptome intraindividuell, jedoch nicht interindividuell mit dem **Blutalkoholgehalt.** Letztlich stellt der gewöhnliche (einfache) Alkoholrausch, d. h. die akute Alkoholvergiftung, eine **reversible organische (somatogene) Psychose** dar, die von Disposition des Betrunkenen, der Menge des genossenen Alkohols, der Schnelligkeit der Alkoholaufnahme und einer eventuell vorhandenen Gewöhnung abhängig ist.

Typische Symptomatik:

- neurologische Symptome (zerebellare Ataxie, Dysarthrie)
- Herabsetzung der Muskelspannung (Hypotonie)
- Euphorie und Enthemmung, Aggressivität und Distanzlosigkeit
- Selbstüberschätzung und Rededrang
- erschwerte Auffassung, Kritiklosigkeit, Urteilsschwäche
- Denk- und Konzentrationsstörungen, Bewusstseinstrübungen
- Durchgangssyndrom
- manchmal depressive Verstimmung mit Suizidgefährdung
- vegetative Symptome (Gesichtsrötung, Tränenfluss, Tachykardie, Schwitzen, Übelkeit usw.)
- „Alkoholkater" am darauffolgenden Tag nach vorangegangenem narkoseähnlichen Schlaf.

Forensisch-psychiatrische Probleme treten häufig aufgrund des Verlustes von Hemmungen auf. Dies zeigt sich vor allem im Führen von Kraftfahrzeugen unter Alkoholeinfluss. Juristisch gilt, dass bereits bei 0,5 ‰ Blutalkohol relative Fahruntüchtigkeit und bei 0,8 ‰ absolute Fahruntüchtigkeit vorliegen. Dementsprechend besteht eine Gefährdung des Straßenverkehrs.

Der Blut-Alkoholgehalt lässt sich mit der **Witmarkschen-Formel** berechnen.

$$\text{Promillewert (‰)} = \frac{\text{zugeführte Alkoholmenge (g)} - \text{Resorptionsdefizit (10–20 \%)}}{\text{Körpergewicht} \times \text{Reduktionsfaktor}}$$

(Reduktionsfaktor: männlich 0,7; weiblich 0,6)

Von Beginn der zugeführten Alkoholmenge an ist je Stunde 0,1–0,2 ‰ abzuziehen, unter Umständen einmalig außerdem 0,2 ‰.

Pathologischer Rausch und komplizierter Rausch

Merke!

Abzugrenzen vom gewöhnlichen Alkoholrausch ist der pathologische Rausch, bzw. der komplizierte Rausch. Den pathologischen Rausch beobachtet man vor allem bei Alkoholismus in der chronischen Phase, vereinzelt aber auch bei Alkoholintoleranz, organischen Hirnschäden und hochgradiger psychischer Erregung bei Psychopathien. Die Abgrenzung gegenüber dem gewöhnlichen (einfachen) Rausch erfolgt aufgrund der charakteristischen Symptome:

- Situationsverkennung
- Halluzinationen
- Desorientiertheit.

Während der ICD 10 den unkomplizierten (gewöhnlichen), meist dosisabhängigen Alkoholrausch unterschiedlichen Schweregrades unter F 10.00 klassifiziert, erfolgt die Klassifizierung des pathologischen Rausches unter F 10.07.

Letztlich ist der pathologische Rausch ein alkoholbedingter Erregungs- und Dämmerzustand mit Situationsverkennung, massiver Aggressivität, Sinnestäuschungen und exzessiver Angst sowie persönlichkeitsfremden Handlungen. Den Abschluss bildet ein Terminalschlaf. Es bestehen Ähnlichkeiten mit dem epileptischen Dämmerzustand.

Merke!

Ferner kommt es beim pathologischen Rausch im Gegensatz zum gewöhnlichen Rausch zur kompletten Amnesie. Ein pathologischer Rauschzustand kann schon nach nur geringen Alkoholmengen auftreten. Der pathologische Rausch unterscheidet sich vom gewöhnlichen (unkomplizierten) Rausch durch

- psychotische Symptome
- komplette Amnesie
- Auftreten auch nach nur geringen Alkoholmengen
- kurze Dauer.

Pathologische Rauschzustände sind relativ selten und haben eine besondere Disposition oder zerebrale Schädigung zur Voraussetzung.

Vom pathologischen Rausch zu unterscheiden ist wiederum der **komplizierte Rausch** (ICD 10: F 10.01, F 10.02 bis F 10.06), der sich vom gewöhnlichen Rausch quantitativ und vom pathologischen Rausch qualitativ unterscheidet. Erregung und Bewusstseinsstörungen sind intensiver ausgeprägt als beim gewöhnlichen Rausch. Komplizierte Rauschzustände finden sich vor allem bei vorbestehendem Schwachsinn, hirnorganischen Erkrankungen, abnormen Persönlichkeiten, ähnlich wie auch beim pathologischen Rausch. Der komplizierte Rausch spielt forensisch eine weitaus größere Rolle als der pathologische Rausch. **Forensisch bedeutsam** sind pathologischer Rausch und komplizierter Rausch, weil häufig niedrigere Alkoholblutwerte gefunden werden als beim gewöhnlichen Rausch, trotzdem aber die Symptomatik beider Rauschformen sich wesentlich akuter und stärker zeigt.

8.2.4 Therapie der Alkoholkrankheit

Bereits im Abschnitt 8.1.6 wurde die aus vier Stufen bestehende Therapie der Alkoholabhängigkeit aufgeführt. Auch hier wurde bereits die Bedeutung der Frühintervention in Form von aufklärenden und konfrontierenden Gesprächen (Kontaktphase) aufgeführt.

Unterschieden werden muss bei der Therapie
- die Therapie der akuten Alkoholintoxikation
- die Entzugsbehandlung
- die Langzeitentwöhnung
- die Therapie der Folgeerkrankungen.

Therapie der akuten Alkoholintoxikation

Der akut alkoholintoxikierte Patient ist grundsätzlich stationär zu behandeln. Dabei bedürfen die mit einer akuten Alkoholintoxikation einhergehenden Komplikationen einer eingehenden internistischen und psychiatrischen Behandlung. Behandelt werden
- **Erregungszustände** durch beruhigende Gespräche kombiniert mit nicht oder nur wenig sedierenden Neuroleptika (z.B. Haloperidol). Sedierende und das Bewusstsein verändernde Präparate dürfen nicht verabreicht werden (z.B. Benzodiazepine, Clomethiazol);
- **Verletzungen** des Schädels und der Extremitäten. Dies bedarf einer eingehenden Diagnostik und neurochirurgischer, bzw. chirurgischer Intervention.

Zu achten ist auf eine mögliche **Aspirationsgefahr** bei nicht sachgerechter Lagerung. Schwere Alkoholintoxikationen mit vitaler Gefährdung bedürfen einer intensivmedizinischen Behandlung, möglichst in einer toxikologischen Abteilung, eventuell sogar gegen den Willen des Betroffenen.

Entzugsbehandlung (Entgiftung)

Auch bei der Entzugsbehandlung ist die stationäre Behandlung vorzuziehen, wenngleich neuerdings aus Kostengründen ambulante Entzugsbehandlungen durchgeführt werden, gelegentlich mit Unterstützung von Selbsthilfegruppen (speziell Anonyme Alkoholiker). Grundsätzlich besteht aber bei Entzugsbehandlungen immer die Gefahr von deliranten Zuständen, Blutdruckkrisen und zerebralen Krampfanfällen, was zunächst nie vorhersehbar ist. Wurden bei wiederholten Entzugsbehandlungen solche Symptome bereits beobachtet, darf grundsätzlich nur stationär entzogen werden. Entzugsbehandlungen können durchgeführt werden in
- internistischen Krankenhäusern
- psychiatrischen Krankenhäusern.

Da in psychiatrischen Krankenhäusern bereits während des körperlichen Entzuges Motivationsarbeit geleistet wird, zeigten sich hier bisher bessere Erfolge als in internistischen Krankenhäusern mit rein körperlicher Entzugsbehandlung.

Fast bei der Hälfte der zu entziehenden Patienten kommt es zu einem **Alkoholentzugssyndrom**, das stets einer medikamentösen Behandlung bedarf. Dabei beobachtet man leichte Formen bis hin zu schweren und schwersten Symptomen mit akuten Entzugsdeliren und/oder zerebralen Krampfanfällen.

Während leichte Entzugssymptomatik (feinschlägiger Haltetremor, leichte Blutdrucksteigerung, Schweißausbrüche) außer einer Überwachung keiner medikamentösen Behandlung bedürfen, findet beim Auftreten prädeliranter Symptome oder eines manifesten Delirs **Clomethiazol** (Distraneurin®), ein Vitamin B1-Derivat, Anwendung. Wegen des eigenen hohen Suchtpotentials darf dieses Präparat nur maximal 14 Tage in absteigender Dosierung ausschließlich stationär gegeben werden. Eine ambulante Behandlung mit Clomethiazol kommt einem Kunstfehler gleich, da Abhängige das Mittel oft in Kombination mit dem Suchtstoff einnehmen, um dessen Wirkung zu verstärken. Clomethiazol wirkt atem- und kreislaufdepressiv, vor allem bei parenteraler Applikation, ebenfalls aber auch in Kombination mit Alkohol in oraler Form.

Clomethiazol ist beim Alkoholentzug Mittel der ersten Wahl, da es sedierend, hypnotisch und antikonvulsiv wirkt und außerdem die Entwicklung eines Delirs zu verhindern vermag. Bei leichten Entzügen genügt die orale Applikation, bei schweren Entzügen oder beim Alkoholdelir muss intravenös unter intensivmedizinischer Betreuung appliziert werden. Problematisch ist auch die gesteigerte Bronchialsekretion mit der Folge eines Bronchospasmus.

Gelegentlich werden Entzugserscheinungen auch mit Neuroleptika (Haloperidol), mit dem Antidepressivum Doxepin (Aponal®) oder mit Benzodiazepinen behandelt. Das Antikonvulsivum Carbamazepin (Tegretal®, Timonil®) sollte bei bekannter zerebraler Anfallsgefahr vorbeugend verabreicht werden.

Aufgrund des häufig starken Schwitzens mit entsprechendem Flüssigkeits- und Elektrolytverlust ist auf entsprechende Flüssigkeits- und Elektrolytsubstitution zu achten. Dass vor dem Alkoholentzug Alkohol abrupt abgesetzt wird, versteht sich von selbst. Hierzulande ist es unüblich, Alkoholentzüge durch langsame Reduktion von Alkohol durchzuführen.

Entwöhnungsbehandlung

Im Rahmen der Entwöhnungsphase kommt in erster Linie Psychotherapie in Form von Einzel- und Gruppensitzungen zur Anwendung. Für den Behandlungserfolg sind weniger die angewandte Methode als vielmehr die Erfahrungen des Therapeuten, bzw. des therapeutischen Teams wesentlich. Psychopharmaka sollten während der Entwöhnung sowie auch später nur ausnahmsweise und nur vorübergehend verabreicht werden, dann aber auch nur Präparate ohne Suchtpotential (Antidepressiva, Neuroleptika). So reagieren Abhängige im oder nach dem Entzug mit depressiven Symptomen, wobei Antidepressiva erforderlich sein können. Auch sollte man sich bei Schlafstörungen ehemals Abhängiger die sedierende Nebenwirkung von niederpotenten Neuroleptika und bestimmten Antidepressiva zur Nutze machen.

Die Einzel- und Gruppentherapien umfassen

- Entspannungsverfahren (z.B. Autogenes Training, progressive Muskelrelaxation)
- Informationsveranstaltungen
- Techniken zur Rückfallprävention
- kognitive Therapie
- Selbsthilfeveranstaltungen.

Die Entscheidung, ob in der Entwöhnungsphase Medikamente gegeben werden sollen, die zur Alkoholunverträglichkeit führen (z.B. Antabus®) sollte dem Facharzt überlassen werden und hängt von der Persönlichkeit des Betreffenden ab. Diese so genannte **Aversionstherapie** mit Antabus® ist nicht ungefährlich und heute nur noch wenig verbreitet. Häufiger ist hingegen die Gabe von **Anti-Craving-Substanzen** in Form von Glutamatantagonisten, so z.B. von **Acamprosat** (Campral®). Hier zeigten sich bisher gute Erfolge hinsichtlich der Rückfallprophylaxe Alkoholabhängiger bei relativ guter Verträglichkeit (nur gelegentliche Störungen des Gastrointestinaltraktes). Die Therapie mit Acamprosat sollte wenigstens 6–12 Monate andauern.

Es wurde die Hypothese formuliert, dass die Substanz Acamprosat durch chronischen Alkoholkonsum bedingte neuronale Veränderungen antagonisieren und so neurobiologisch fixierte Lernvorgänge revidieren kann. Das Verlangen nach Alkohol soll demnach abnehmen, und die Möglichkeit zu psychotherapeutischen Maßnahmen dadurch verbessert werden.

Weniger bekannt ist der μ-Opiat-Antagonist Naltrexon (Nemexin®) mit einer Applikationsdauer von mindestens 3 Monaten, der in Deutschland allerdings unter der Indikation „Alkoholabhängigkeit" noch nicht zugelassen ist.

Nachsorgephase

Die bei Alkoholkrankheit hohe Rückfallgefahr kann durch ambulante Nachbetreuung deutlich gemindert werden. Neben der Wiedereingliederung in das Gesellschaftsleben mit Arbeitsplatzbeschaffung und Wohnraumsuche ist die Weiterbetreuung in Selbsthilfegruppen von großer Bedeutung. Ziel dieser Gruppen ist es unter anderem, dem Abhängigen zu vermitteln, dass er immer „Alkoholiker" bleiben wird und auf Alkohol für sein Leben lang grundsätzlich zu verzichten hat. Verantwortungsgefühl für sich und andere soll durch die Gruppendynamik erreicht werden. Der Alkoholkranke soll sich seiner Schwäche und seiner Hilflosigkeit dem Alkohol gegenüber bewusst werden.

8.3 Medikamentenmissbrauch und Abhängigkeit

Medikamentenmissbrauch und Medikamentenabhängigkeit betreffen therapeutisch eingesetzte, bzw. einsetzbare Substanzen. Dadurch ergibt sich ein fließender Übergang zum Drogenmissbrauch

8

und zur Drogenabhängigkeit, da verschiedene Substanzen (z.B. Opiate, Amphetamine) auch ihren therapeutischen Einsatz finden. Im Folgenden werden ausschließlich Analgetika, Schlafmittel und Tranquilizer, Barbiturate und Clomethiazol sowie Psychostimulantien behandelt.

8.3.1 Verbreitung

▶ Medikamentenmissbrauch und Medikamentenabhängigkeit findet sich bei Patienten mit psychischen Erkrankungen besonders häufig. Im Vordergrund des Missbrauchs stehen dabei Analgetika, Schlafmittel und Tranquilizer (vor allem Benzodiazepine). Barbiturate sind heute in Hintergrund getreten, ebenso der Missbrauch von Clomethiazol. Benzodiazepine repräsentieren immer noch über 75 % der missbräuchlich verwendeten Medikamente, gefolgt von nichtbarbiturathaltigen und nichtopiathaltigen Analgetika. Patienten mit Depressionen und Angststörungen tendieren von den psychisch Kranken am häufigsten zu Medikamentenmissbrauch und Medikamentenabhängigkeit. Weiterhin betroffen sind Personen mit Persönlichkeitsstörungen, Angststörungen und chronischen Schmerzsymptomen. ◀

8.3.2 Sedativa und Schlafmittel

Eine unkontrollierte und vor allem zu lange Einnahme führen zunehmend zur Abhängigkeit. Eine Einnahme über 3 bis 4 Wochen hinaus kann vor allem bei den scheinbar harmloseren Benzodiazepinen zur Abhängigkeit führen.

Folgende Substanzgruppen gehören zu den Sedativa und Schlafmitteln:

- **Tranquilizer vom Benzodiazepintyp** – sie sind heute die meistgebräuchlichen Schlafmittel und Sedativa
- **Barbiturate** – diese sind heute deutlich weniger in Gebrauch, wurden auch aus Kombinationspräparaten herausgenommen
- **Aldehyde und deren Derivate** – hier findet sich eine rasche Gewöhnung und eine Wirkungsverlust bei Chloralhydrat und bei Paraldehyd.
- **Piperidinderivate** – diese sind den Barbituraten strukturchemisch sehr ähnlich und zeigen auch ähnliche Nebenwirkungen und raschen Wirkungsverlust, somit auch ein Suchtpotential.
- **Antihistaminika** – z.B. Doxylamin und Diphenhydramin; hier wurde keine Abhängigkeitsentwicklung beobachtet.

Merke!

Schlafmittel sollten grundsätzlich in geringen Mengen und nur kurze Zeit verschrieben werden.

Bei Barbituratabhängigkeit zeigt sich ebenso wie bei Abhängigkeit von Benzodiazepinen sowohl eine **psychische** als auch eine **physische Abhängigkeit**. Zwischen Barbituraten und anderen Schlafmitteln besteht mitunter Kreuztoleranz, so dass ein laufender Präparatewechsel keine sichere Maßnahme darstellt. Zwar verlängern Hypnotika zunächst die Schlafdauer, allerdings nur für eine begrenzte Zeit; nach Absetzen nimmt dann die Schlafdauer bei bestehender Gewöhnung rasch wieder ab und es entsteht Schlaflosigkeit im Sinne eines Reboundeffektes. Es zeigen sich dann vermehrt Träume, meist aber Angstträume bei Auftreten eines REM-Rebound-Effektes nach Absetzen.

Tranquilizer aus der Gruppe der Benzodiazepine sind die heute am häufigsten missbräuchlich verwendeten Sedativa, bzw. Schlafmittel. Sie wirken vorzugsweise auf das limbische System, weniger auf das Großhirn, wie dies auch bei den älteren Schlafmitteln der Fall war. Die narkotische Wirkung ist bei den Benzodiazepinen gering und bei Gesunden sind diese Substanzen nur in hohen bis sehr hohen Dosierungen für einen Suizid geeignet, da die Toxizität verhältnismäßig gering ist.

Bezüglich des Wirkmechanismus sind alle psychotropen Substanzen mit den Rauschmitteln verwandt, so dass man geneigt ist, diesen ein gleich großes Risiko zuzuschreiben. Bei kritischem und gezieltem Einsatz der Tranquilizer vom Benzodiazepintyp ist das Suchtpotential jedoch geringer; der therapeutische Nutzen bei psychischen Krisen im akuten Stadium überwiegt bei weitem. Ist die ärztliche Indikation für einen längeren Gebrauch von Tranquilizern gegeben, so kann ebenso wenig von Abhängigkeit gesprochen werden wie bei Insulinapplikation beim Diabetiker.

Wenn man heute von Tranquilizern spricht, meint man in der Regel die Benzodiazepine. Aber auch die heute praktisch nicht mehr gebräuchlichen Meprobamate, Karbinole und Diphenylmethanderivate werden den Tranquilizern zugeordnet.

Wirkungsmechanismen und Gefahren der Benzodiazepine

Man erklärt sich die Wirkung der Benzodiazepine in einer Verstärkung des körpereigenen und inhibitorisch wirkenden Neurotransmitters **Gamma-Ami-**

nobuttersäure (GABA). Benzodiazepine reagieren mit hochaffinen Bindungsstellen (Benzodiazepinrezeptoren), was sich als Verstärkung der physiologischen und psychischen Wirkung der GABA durch vermehrten Chloridioneneinstrom am postsynaptischen Bereich auswirkt.

Das Wirkungsprofil der Benzodiazepine ergibt sich somit aus der Wirkung der GABA

- anxiolytisch und affektiv entspannend
- sedierend und schlafbahnend
- antikonvulsiv
- muskelrelaxierend.

Abhängigkeit im eigentlichen Sinne entwickelt sich bei Benzodiazepinen nach einem etwa 3- bis 4-wöchigen Gebrauch in höherer Dosierung. Physische Abhängigkeit mit körperlichem Entzugssyndrom tritt bei 3-wöchiger Applikation erst bei hohen Dosierungen auf. Von weit größerer Bedeutung ist die Gefahr der Entwicklung einer psychischen Abhängigkeit, die sich nach längerem Gebrauch auch bei niedrigeren Dosierungen entwickelt, wenn das zu behandelnde Krankheitssymptom nicht anderweitig (z. B. durch Psychotherapie oder andere Psychopharmaka) beseitigt werden kann. Nach welcher Einnahmezeit und nach welcher Dosierung bei Benzodiazepinen psychische und/oder physische Abhängigkeit entsteht, lässt sich nicht streng festlegen und ist individuell verschieden. Psychische Abhängigkeit entwickelt sich jedoch meist schneller als physische.

Enzephalographisch gesehen verhelfen Tranquilizer vom Benzodiazepintyp nur wenig zu einem gesunden Schlaf, reduzieren den REM-Schlaf und das Tiefschlafstadium IV in mäßigem Ausmaß. Bei plötzlichem Absetzen nach längerer Einnahme kann ein REM-Rebound mit einer Rebound insomnia auftreten, weshalb sich grundsätzlich ein **langsames Herabdosieren** empfiehlt. Besonders Benzodiazepine mit kurzer Halbwertszeit scheinen – was die Schlafinduktion betrifft – nach mehrwöchiger Anwendung einem Wirkungsverlust zu unterliegen.

Eine Gefahr von Tranquilizer-Anwendungen ist neben einer Abhängigkeitsentwicklung auch darin zu sehen, dass Patienten in Konfliktsituationen zu früh zum Medikament greifen, ohne sich mit den Konflikten auseinanderzusetzen, was letztlich „Missbrauch" darstellt. Zu berücksichtigen ist auch die Reduktion des Reaktionsvermögens und damit der Verkehrstüchtigkeit und Arbeitsfähigkeit (Bedienen von Maschinen), was auch für die so genannten „Tagestranquilizer" gilt. Suchtpersönlichkeiten sollten Tranquilizer, speziell vom Benzodiazepintyp, nicht erhalten; hier sollte man auf niederpotente Neuroleptika ohne Suchtpotential ausweichen.

Merke!

Regeln für den Gebrauch von Tranquilizern

- Applikation in möglichst niedriger, individuell angepasster Dosierung
- die vom Hersteller empfohlene mittlere Dosis nur ausnahmsweise und nur für wenige Tage überschreiten
- möglichst Festlegung der Dauer der Applikation zu Beginn der Behandlung
- ausreichende Aufklärung des Patienten über die Gefahren dieser Medikamentengruppe
- Versuch, die Einnahme im Intervall oder nach Bedarf zu erreichen
- möglichst Dosisreduktion in der ersten Woche und kontinuierliches Ausschleichen
- Einnahmedisziplin herstellen oder Medikation beenden, wenn eine Tendenz zur Dosissteigerung beobachtet wird
- Applikation nur bei Patienten mit ausreichender Compliance und ohne Abhängigkeitsanamnese.

Einteilung der Tranquilizer von Benzodiazepintyp

Benzodiazepine können in vier verschiedene Wirkgruppen eingeteilt werden. Möglich ist aber auch eine Einteilung nach der Wirkdauer von ultrakurzwirkend bis langwirkend.

Vorwiegend anxiolytische Wirkung

Alprazolam (Tafil®), Bromazepam (Lexotanil®, Normoc®), Lorazepam (Tavor®), Chlordiazepoxid (Librium®), Dikaliumchlorazepat (Tranxilium®).

Vorwiegend sedativ-hypnotische Wirkung

Flunitrazepam (Rohypnol®), Brotizolam (Lendormin®), Flurazepam (Dalmadorm®), Lormetazepam (Noctamid®), Nitrazepam (Mogadan®), Temazepam (Remestan®, Planum®), Triazolam (Halcion®)

Vorwiegend muskelrelaxierende Wirkung

Tetrazepam (Musaril®), Diazepam (Valium®)

Vorwiegend antikonvulsive Wirkung

Clobazam (Frisium®), Clonazepam (Rivotril®), Diazepam (Valium®), Nitrazepam (Mogadan®)

Etwa gleiche Wirkungsverteilung

Diazepam (Valium®), Nitrazepam (Mogadan®), Oxazepam (Adumbran®)

Einteilung nach Wirkdauer

- **Ultrakurze Halbwertszeit** (½–2 Stunden): Midazolam (Dormicum®)
- **Kurze Halbwertszeit** (2–4 Stunden): Triazolam (Halcion®)

- **Mittellange Halbwertszeit** (4–24 Stunden): Alprazolam (Tafil®), Bromazepam (Lexotanil®, Normoc®), Brotizolam (Lendormin®), Lorazepam (Tavor®), Lormetazepam (Noctamid®), Oxazepam (Adumbran®), Temazepam (Remestan®, Planum®), Tetrazepam (Musaril®).
- **Lange und sehr lange Halbwertszeit** (24–60 Stunden): Nitrazepam (Mogadan®), Flurazepam (Dalmadorm®), Dikaliumclorazepat (Tranxilium®), Clonazepam (Rivotril®), Diazepam (Valium®), Chlordiazepoxid (Librium®).

Sehr lang wirkende, aber auch lang wirkende Benzodiazepine besitzen eine erhebliche Kumulationsgefahr.

Gerade bei den Tranquilizern vom Benzodiazepintyp ist es wichtig, zwischen **Missbrauch** und **Abhängigkeit** zu unterscheiden. Missbrauch (Abusus) ist bei den Benzodiazepinen besonders häufig und eine Abhängigkeit kann sich daraus rasch entwickeln. Speziell die Benzodiazepine führen bei Entzug des Medikaments zu **Entzugssymptomen**, die meist mehrere Tage nach Absetzen auftreten. Man begegnet zu Beginn des Entzugs meist einer Angstsymptomatik, die sich zum einen aus dem Entzug selbst ergibt, andererseits der ursprünglichen Angstkrankheit entspringt, die mit dem Tranquilizer zu behandeln versucht wurde.

Wird bei Patienten mit ausschließlich psychischer Abhängigkeit ein Benzodiazepin entzogen, so beobachtet man neben dem Angstsyndrom auch Reizbarkeit, Dysphorie, Depressivität, Schlaflosigkeit, Konzentrationsstörungen, Lethargie. Besteht neben der psychischen Abhängigkeit auch eine physische, so begegnet man einige Tage nach dem Absetzen auch körperlichen Allgemeinsymptomen, Tremor, Schwindel, Kreislaufstörungen, gelegentlich sogar cerebralen Krampfanfällen, Dysmorphopsien (Verzerrtsehen, Kleinersehen) und deliranten Zuständen (Entzugsdelir). Bei physischer Abhängigkeit muss die Entgiftung in einer toxikologischen Abteilung, in einer Abteilung für innere Medizin oder in einer entsprechend eingerichteten psychiatrischen Klinik durchgeführt werden. In der Regel treten die Entzugssymptome zwischen dem 7. und 12. Entzugstag auf.

Je angstlösender ein Tranquilizer wirkt, umso mehr kommt es im Rahmen des Entzugs zu oben erwähnter **Angstsymptomatik** mit motorischer Unruhe. Ausdruck einer äußerst quälend empfundenen Entzugssituation sind gelegentlich auch appellative bis imperative Suizidimpulse. Gelegentlich eskaliert auch die Entzugssymptomatik in einer ängstlich-agitierten Entzugsdepression.

Den ersten akuten und dramatischen Entzugssymptomen bei Tranquilizerabhängigkeit in der ersten Woche folgt in der zweiten bis vierten Woche in einigen Fällen das so genannte **Postwithdrawel-Syndrom**, das durch Verstimmung, Schlafstörungen mit Albträumen, Antriebsminderung und Inappetenz charakterisiert ist. Von Bedeutung ist dieses Stadium insofern, weil es hier häufig zu einem Rückfall in den Tranquilizerkonsum kommt.

Bei Polytoxikomanen (Alkohol kombiniert mit Tranquilizern oder Analgetika) ist an die Möglichkeit eines „zweigipfeligen" Entzuges, bzw. Delirs zu denken: So tritt die frühe Alkoholentzugssymptomatik (auch das Alkoholentzugsdelir) etwa um den zweiten bis fünften Tag, die späte Benzodiazepinentzugssymptomatik (speziell das Entzugsdelir) erst in der zweiten Woche auf.

Anders als beim Alkoholentzug, aber ebenso wie beim Barbituratentzug, werden Tranquilizer, speziell die Benzodiazepine, fraktioniert entzogen. Dabei finden sich unterschiedliche Meinungen hinsichtlich der Absetzgeschwindigkeit (2 Wochen bis 3 Monate). Abhängig ist Letztere aber wohl auch von der Höhe der eingenommenen Dosis. Der **fraktionierte Entzug** erfolgt entweder mit dem ursprünglich eingenommenen Medikament selbst oder aber mit Diazepam. Ein auftretendes Delir kann entweder durch den erneuten Einsatz des herabgesetzten Medikamentes, besser aber mit Clomethiazol (Distraneurin®) behandelt werden, jedoch nicht in Kombination mit dem abgesetzten Medikament. Eine Reduktion leichter Entzugssymptomatik ist mit sedierend wirkenden Antidepressiva (z. B. Aponal®) oder mit Neuroleptika vom Butyrophenontyp (z. B. Haloperidol) möglich. Das Neuroleptikum Haloperidol ist auch beim Delir zusätzlich zu Clomethiazol sinnvoll, wenn Halluzinationen im Vordergrund stehen.

Mit einem Entzugsdelir von Benzodiazepinen oder Alkohol ist man gelegentlich mit Stationen anderer, z. B. operativer Fachgebiete konfrontiert, wenn Patienten unfreiwillig einen Entzug durchmachen. Vor allem bei Benzodiazepinen mit vorwiegend antikonvulsiver Wirkung kann der Entzug mit epileptischen Anfällen einhergehen.

Der fraktionierte Entzug von Benzodiazepinen erfolgt über mehrere Wochen hinweg, wobei zunächst rasch auf etwa die Hälfte der Ausgangsdosis reduziert werden sollte, dann jedoch pro Woche jeweils um 25 % der vorangegangenen Dosis. Der fraktionierte Entzug kann entweder mit dem verwendeten Präparat selbst oder aber mit Diazepam oder Oxazepam durchgeführt werden, wobei Oxa-

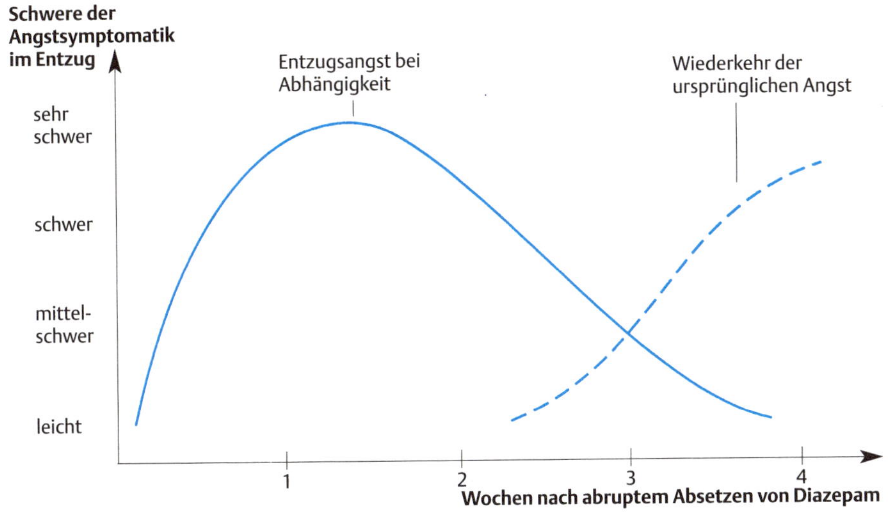

Abb. 8.2 Verlauf des Benzodiazepin-Entzugssyndroms.

zepam aufgrund der kürzeren Halbwertszeit (5–16 Stunden) besser steuerbar ist.

8.3.3 Analgetika

Auch schmerzstillende und opiatfreie Mittel können bei langer Anwendung zur Abhängigkeit führen, so z. B. Salizylate und Phenazetinpräparate. Hustenmittel, die noch Codein enthalten, können bei längerem Gebrauch ebenfalls zur Abhängigkeit führen, da mit der hustendämpfenden Wirkung des Codeins auch ein euphorisierender Effekt einhergehen kann. Barbiturate verstärken einen solchen Effekt ebenso wie zugesetztes Coffein. Alkohol wird manchmal bewusst zusätzlich als „Verstärker" eingesetzt.

Kombinationspräparate, die Barbiturate und/oder Codein enthalten, sind heute entweder rezeptpflichtig oder weitestgehend aus dem Handel genommen. Die Zahl der Kombinationspräparate wurde erheblich vermindert und die Zusammensetzung entschärft. Weiterhin wird aber versucht, durch einen ansprechenden Namen und einen guten Werbeslogan ein Präparat zum Verkaufsschlager zu machen, und sei es über Fernseh- und Rundfunkwerbung („zu Risiken und Nebenwirkungen fragen Sie Ihren Arzt oder Apotheker").

Die meisten Bundesbürger haben ein festes Hausschmerzmittel in Gebrauch, wobei statistisch Frauen häufiger und zum Teil unkontrollierter zu einer Einnahme tendieren.

Werden Schmerzmittel nach längerem Gebrauch reduziert, können Entzugserscheinungen auftreten, wie Kopfschmerzen, Schlafstörungen, Depressionen, Angstzustände, Durchfälle, Krampfanfälle und Delirien.

8.3.4 Clomethiazol

Bei Clomethiazol handelt es sich um einen Thiazolanteil des Vitamin B1 und um das Mittel der Wahl bei einem Delir. Im Handel ist es unter dem Namen Distraneurin®. Früher war es auch im Gebrauch als Schlafmittel.

Die Gefahr von Clomethiazol besteht darin, dass Alkohol- oder Medikamentenabhängige die **Substanz als Ersatzmittel** verwenden. Deshalb soll dieses Mittel ausschließlich bei Delirien, allenfalls bei prädeliranten Zuständen verordnet werden. Eine Abhängigkeit entwickelt sich innerhalb von 2–3 Wochen, weshalb die Anwendung ausschließlich der stationären Entzugsbehandlung vorbehalten bleiben muss. Eine ambulante Weiterverordnung und ein ausschließlicher ambulanter Gebrauch können als Kunstfehler gewertet werden. Lediglich beim manifesten Delir gibt es kaum eine Kontraindikation, da mittels Clomethiazol die Mortalität eines Delirs von ursprünglich 20 % auf 4 % gesenkt werden konnte.

Clomethiazol kann wegen seiner antikonvulsiven Eigenschaften Entzugsanfälle unterdrücken, zeigt aber in höherer Dosierung oder gelegentlich bei Kombination mit Benzodiazepinen oder Alkohol eine atemdepressive Wirkung. Die Bronchialsekretion ist gesteigert. **Bei Vergiftungen existiert kein Antidot.**

Der Entzug distraneurinabhängiger Patienten ist komplikationsreich und sollte grundsätzlich **fraktioniert** erfolgen, d.h. Clomethiazol wird von der ursprünglich eingenommenen Dosis allmählich herabdosiert. Es besteht bei Entzug die Gefahr von cerebralen Krampfanfällen, die bei bekannter Anfallsneigung durch prophylaktische Gabe von Carbamazepin (Tegretal®) gemindert werden kann.

Distraneurin wird von Abhängigen fast durchwegs in Kapselform, nur selten in flüssiger Form missbraucht und gehandelt.

8.4 Drogenmissbrauch und Drogenabhängigkeit

8.4.1 Verbreitung

Seit den 60er Jahren stiegen Rauschgiftkriminalität und stationäre psychiatrische Behandlungen wegen Drogenabhängigkeit stark an. Zunächst blieb die Rauschmittelabhängigkeit auf die oberen sozialen Schichten und überwiegend auf die Großstädte beschränkt; im Verlauf der letzten 20 Jahre kam es dann aber zu einem Trend von den oberen zu den unteren sozialen Schichten und von den Städten zu den ländlichen Gebieten. Die meisten Rauschmittelkonsumenten sind heute unter 20 Jahre alt, und für die Großstädte nimmt man bei Jugendlichen in 30–40 % „Drogenerfahrung" an. Derzeit rechnet man in der Bundesrepublik Deutschland mit etwa 60 000 Heroinabhängigen, wobei allerdings die Anzahl der Drogentoten deutlich rückläufig ist.

Nur selten beobachtet man den sofortigen Einstieg in die „Drogenkarriere" mit so genannten harten Drogen. Über 95 % der Süchtigen beginnen zunächst „leichte Drogen" zu konsumieren, wobei Cannabis an erster Stelle steht. So beobachtet man häufig, dass Abhängige nacheinander verschiedene Drogen verwenden, bis hin zu den Opiaten und deren Abkömmlingen. Nur etwa 5 % beginnen ihre „Drogenkarriere" unmittelbar mit Opiaten, während die überwiegende Zahl zunächst mit Cannabis, vereinzelt auch mit LSD oder Amphetaminen beginnt. 70 % der Drogenabhängigen konsumieren zwischen dem 13. und 18. Lebensjahr erstmals Drogen; 90 % davon befinden sich noch in der Berufsausbildung, sind Schüler und wohnen bei den Eltern. Viele führen ihre angefangene Berufsausbildung nicht zu Ende und kommen im Rahmen der **Beschaffungskriminalität** mit dem Gesetz in Konflikt. Fast die Hälfte finanzieren ihren finanziellen Bedarf durch Rauschgifthandel, andere durch Diebstähle, durch Zuwendungen von Familienangehörigen, nur ein kleiner Anteil durch den Arbeitslohn.

Ob ein „Rauschmittelprobierer" zum potentiellen Rauschgiftsüchtigen wird, hängt vorrangig von der Primärpersönlichkeit (Risikopersönlichkeit) und vom sozialen Milieu ab. Gefährdung besteht bei unrealistischer Problemorientierung, herabgesetzter Frustrationstoleranz, Neigung zu depressiven Verstimmungen, erhöhter Labilität und Unsicherheit, Willenlosigkeit, Widerstandslosigkeit gegenüber äußeren Einflüssen. Über die Hälfte drogenabhängiger Jugendlicher entstammt gestörten Familienverhältnissen. Allerdings entspringen die Anfänge des Drogenkonsums subjektiven Motivationen: Nachahmung, Wunsch nach Anerkennung bei Gleichaltrigen, Verleitung oder Verführung, „in sein", Prestige- und Geltungsbedürfnis. Die oftmals enttäuschende Wirkung des Haschisch-Konsums führt mitunter zum Umsteigen auf härtere Drogen. Die in der Umgangssprache als „harte Drogen" bezeichneten Substanzen werden überwiegend injiziert. Da es sich bei solchen Drogen nur selten um „reine" Stoffe handelt, ist die Komplikationsquote relativ hoch. Heroin wird beispielsweise mit Talkum, Zucker oder Mehl gestreckt mit der Folge von Gefäß- und Gewebsreaktionen. Injektionsspritzen und Kanülen werden fast immer mehrfach benutzt; auf Sterilität wird oft nicht geachtet. So beobachtet man immer wieder Spritzenabszesse, Bakteriämie und Septikämie, ferner Übertragung von Viren (Hepatitis, HIV).

Merke!

Die heute wichtigsten gebräuchlichen Drogen sind
- Opioide (Heroin, Morphium und dessen Derivate)
- Cannabinoide
- Kokain
- Halluzinogene
- andere Stimulantien (z. B. Amphetamine, Ecstasy, Coffein).

8.4.2 Psychostimulantien und Kokain

Kokain nimmt eine Sonderstellung ein, kann einerseits den Stimulantien, andererseits aber auch den Halluzinogenen zugerechnet werden. Die Substanz wird aus den Blättern des Cocastrauches gewonnen, kann aber auch synthetisch erzeugt werden. Kokain ist eine gefährliche Droge, die zwar **nicht zu physischer Abhängigkeit,** jedoch bei längerem Gebrauch zum **Kokainismus** mit Abmagerung, allgemeiner körperlicher und seelischer Zerrüttung führt. Kokain wird vorwiegend geschnupft und führt deshalb zu Nasenschleimhautschäden. Injektionen sind selten und ausgesprochen gefährlich. Eine einfache und billig herzustellende Kokainvariante ist das Derivat **Crack.** Hierbei handelt es sich um eine Mischung aus Kokainhydrochlorid und Natriumbicarbonat. Crack wird durch Rauchen konsumiert, wirkt schneller und intensiver als Kokain und hat ein höheres Suchtpotential. Bei einer vorwiegend als Injektion zugeführten Form einer Mischung von Kokain und Heroin spricht man von „Speedball".

Der Kokainrausch dauert etwa 30 Minuten bis 1 Stunde. Der Süchtige empfindet bei allgemeiner Stimulierung und Euphorisierung ein Glücksgefühl, zeigt oft neben allgemeiner Enthemmung einen Bewegungs- und Rededrang, gefolgt von einer depressiven Stimmungslage nach dem Rausch als Hauptursache für einen erneuten und fortgesetzten Gebrauch. Kokainpsychosen sind möglich, insgesamt aber eher selten.

Letztlich handelt es sich bei den **Psychostimulantien** um eine Substanzgruppe völlig unterschiedlicher chemischer Struktur, die eine Steigerung psychischer und physischer Leistungen bewirkt, Müdigkeit unterdrückt und die Stimmung vorübergehend hebt. Einige Präparate dienen auch als Appetitzügler. Die meisten Psychostimulantien sowie die Appetitzügler unterliegen dem Betäubungsmittelgesetz. Zu den Psychostimulantien werden gerechnet:

- zentral erregende Sympathomimetika (Amphetamin, Metamphetamin, Methylphenidat, Phenetylin)
- Purinderivate (Koffein, Theopromin)
- Amphetaminil.

Zu den **Amphetaminen** gehört auch **Ecstasy** (3,4-Methylen-dioxymet-Amphetamin; MDMA).

> **Merke!**
>
> Auch Amphetamine führen wie Kokain zu einer starken psychischen, nicht aber körperlichen Abhängigkeit.

Ecstasy fand vor allem bei Jugendlichen eine weite Verbreitung und verursachte neben der amphetaminähnlichen Stimulation auch angenehmen emotionale Zustände mit Entspannung, Angstfreiheit und Glücksgefühlen. Vor geraumer Zeit fand Ecstasy bei Psychotherapien Anwendung.

Kokain und Amphetamine führen zu einer Aktivierung mesolimbischer und mesokortikaler dopaminerger Neurone. Während Kokain auf das dopaminerge, noradrenerge und serotonerge System durch Hemmung des Rücktransports der Transmitter in die Nervenzellen wirkt, veranlassen Amphetamine eine verstärkte Freisetzung von Dopamin und Noradrenalin in den synaptischen Spalt. Ecstasy zeigt eine toxische und damit auch lebensbedrohliche Wirkung auf das serotonerge System bis hin zu Koma, hohen Körpertemperaturen, Rhabdomyolyse und akutem Nierenversagen. Beobachtet wurden auch Krampfanfälle, kardiale Arrhythmien und Leberversagen. Zu diesen verstärkten Interaktionen kann es vor allem dann kommen, wenn eine Kokainintoxikation und/oder Amphetaminenintoxikation übersehen wird und Antidepressiva verabreicht werden. Dies trifft besonders auf Serotonin- und Noradrenalin-Wiederaufnahmehemmer sowie auf Monoaminooxidasehemmer zu. Eine antagonistische Wirkung zeigen hingegen Neuroleptika, so dass diese bei Intoxikationen therapeutische Anwendung finden können.

Wird nach schwerem und wiederholtem Kokain- und/oder Amphetaminengebrauch ein Entzug durchgeführt, so zeigen sich neben dysphorischer Stimmung auch Müdigkeit, Schlaflosigkeit, Appetitsteigerung, Unruhe oder psychomotorische Verlangsamung und Alpträume.

Letztlich muss auch **Koffein** zu den Psychostimulantien gerechnet werden. Dessen Wirkung ist gelegentlich paradox; chronische Koffeinvergiftungen führen möglicherweise zu paranoid-halluzinatorischer Symptomatik. In nicht toxischer Dosis beseitigt Koffein Müdigkeit und steigert in begrenztem Umfang das Konzentrationsvermögen.

8.4.3 Cannabis und Halluzinogene

!

Cannabis ist eine der ältesten vom Menschen benutzten psychotropen Substanzen und bereits 2000 v. Chr. wird aus Indien von der Verwendung des „Vijaya", dem „Siegreichen" zu religiös-meditativen Zwecken berichtet. Bis in unsere Zeit hat Cannabis einen festen Platz im hinduistischen und islamischen Medizinsystem und wurde eingesetzt als Analgetikum, Spasmolytikum sowie zur Wiederherstellung guter Stimmung und Appetit bei Rekonvaleszenten. Die Droge gelangte von Indien aus nach Ostasien und auch in die arabischen Länder. Die Ärzte Napoleons brachten sie vom Ägyptenfeldzug mit nach Europa und über einen längeren Zeitraum hinweg genossen Schauspieler und Literaten im Pariser „Club de Haschischiens" die Droge.

Erst 1964 gelang den jüdischen Forschern MECHOULAM und GAONI die Isolierung und Strukturaufklärung des psychotropen Prinzips der Droge; auch die erste stereospezifische Totalsynthese gelang MECHOULAM.

Sowohl **Haschisch** als auch **Marihuana** werden aus Cannabis indica (indischer Hanf) gewonnen, einer Pflanze, die zur Familie der Cannabinaceae gehört und mit unserem einheimischen Hopfen verwandt ist. Beim Haschisch handelt es sich um das Harz der weiblichen Blütenstauden, beim Marihuana um ein tabakartiges Gemisch aus getrockneten Blüten und Blättern der Pflanze. In beiden Fällen ist **Tetrahydrocannabinol** der Wirkstoff.

In den USA und in Europa wird Cannabis im Allgemeinen mit Tabak vermischt in Zigaretten (Joints) oder in Pfeifen geraucht. Im Orient wird Cannabis entweder geraucht oder in verschiedenen Zubereitungsformen gegessen. Wichtigste Produktionsländer sind Marokko, Türkei, Afghanistan, Indien und Pakistan.

Auf den Markt kommt die Droge vorwiegend in gepressten Platten, und nur selten ist sie in reiner Form erhältlich, da sie von Händlern meist mit Mehl, Tabak oder Sägespänen „gestreckt" wird.

Bedeutungsvoll für die Wirkung von Haschisch und Marihuana sind – wie auch bei anderen Drogen – nicht nur die Menge der enthaltenen Hauptwirkstoffe, sondern auch individuelle Erwartungseinstellung, Persönlichkeitsstruktur und Milieu. So ist auch die Symptomatologie eines Haschischrausches individuell verschieden und zeigt eine sehr weitgehende Variabilität.

▶ Nach dem Rauchen von 1 Gramm Marihuana (entspricht etwa einer Menge von 4–8 mg Tetrahydrocannabinol) entsteht ein etwa dreistündiger Rauschzustand. Der Rauschverlauf ist zweiphasig und geht nach der Anregungsphase in eine milde Sedierung über. Bei dieser niedrigen Dosierung dominiert eine passive euphorische Stimmung, während es bei höherer Dosierung (ab 4 Gramm Marihuana) zu paranoiden Vorstellungen und zu Dysphorie kommt. Von gelegentlichen heftigen aggressiven Ausbrüchen wird berichtet.

Symptome des einfachen Rausches

- heitere Euphorie und wohlige Indifferenz
- Gefühl der Losgelöstheit
- meditative Versenkung
- Hingabe an sensorische Stimuli (Musik, Nahrung, Sexualität)
- Intensitätssteigerung akustischer und optischer Wahrnehmungen
- Veränderung von Zeit- und Raumerleben
- Tachykardie und orthostatische Dysregulationen
- Mundtrockenheit und Rötung der Konjunktiven
- Körpertemperatursenkung
- seltener Parästhesien.

Symptome des protrahierten und des akuten Rausches

- dysphorisch-misstrauische Verstimmung
- Halluzinationen (optisch und akustisch)
- illusionäre Verkennungen
- paranoide Ideen
- gelegentlich aggressive Durchbrüche
- Verstärkung aller Symptome des einfachen Rausches
- gelegentlich Ataxie, Tremor und Mydriasis
- gelegentlich Kreislaufkollaps.

Symptome und Folgen des chronischen Gebrauchs

- schizophreniforme Psychosen wie bei akutem Rausch
- Passivierung und Interesselosigkeit (Amotivationssyndrom)
- Stumpfheit, Nachlässigkeit und soziale Schwierigkeiten
- Neigung zur Verwahrlosung
- Gefahr der Kriminalisierung
- Gefahr des Umstiegs auf „harte" Drogen
- Gefahr der Fruchtschädigung. ◀

Weitere Wirkungen von Tetrahydrocannabinol

- Senkung des Augeninnendruckes bei Glaukompatienten
- antiemetische Wirkung bei Chemotherapie
- antiepileptische Wirkung von Cannabidiol (Derivat)
- analgetische und sedierende Wirkung synthetischer Formen.

Klinisch behandlungsbedürftig ist lediglich eine auftretende Psychose **(Haschischpsychose).** Zu beachten ist, dass es bei Cannabis-Konsum ebenso zu einem Nachrausch (flash back) kommen kann wie bei den Halluzinogenen. Weiter behandlungsbedürftig sind die nur selten auftretenden aggressiven Entäußerungen im Rauschzustand.

Behauptet wird, dass 1–2 Gramm Marihuana (1–2 Joints) pro Tag aus medizinischer Sicht weniger schädlich sein sollen als der tägliche Konsum von Alkohol oder von 20 Zigaretten. Auch beobachtet man bei gewohnheitsmäßigem Gebrauch von Haschisch nicht die allgemeinen Suchtzeichen wie Dosissteigerung, Abstinenzsymptome und körperliche Abhängigkeit. Problematisch bleibt aber unbenommen die entstehende **psychische Abhängigkeit.** Der Konsum wird weiter fortgesetzt, da die Tendenz zunimmt, weiterhin im Zustand der Apathie zu verharren. Außerdem sind für die Gefährlichkeit einer Droge ihre Zubereitungsform und der soziale Rahmen mit entscheidend. Je potenter die Präparation, desto größer die Gefahren, wie der Vergleich Marihuana/Haschischöl, Wein/Destillate, Opium/Heroin verdeutlicht. Potente, chemisch reine und hochdosierte Formen verändern das Konsummuster und verleiten zu Überdosierungen. Die **Gefährlichkeit** von Tetrahydrocannabinol liegt weniger in seiner Eigenwirkung als vielmehr in seiner „Schrittmacherfunktion" für eine andere und gefährlichere Droge. Haschisch und Marihuana sind die Einstiegsdrogen zum Konsum harter Drogen. Außerdem verfügt die Droge über eine relativ lange Halbwertszeit und wird im Organismus gespeichert; bei Einnahme anderer Rauschdrogen oder psychotrop wirkender Medikamente kann es zu unerwarteten Additionseffekten kommen.

Tetrahydrocannabinol gehört zu den „psychosefördernden" Substanzen, d. h. eine latente Psychose wird möglicherweise durch den längeren Genuss des Rauschmittels manifest.

Der Konsum dieser Droge führt nach einiger Zeit zur sozialen Beeinträchtigung, zur Ausrichtung des Handelns am Lust/Unlust-Prinzip und damit zu vielfältigen sozialen Verwicklungen, letztlich auch zum sozialen Abstieg.

Cannabis unterliegt dem Betäubungsmittelgesetz, und in langen Legalisierungsdiskussionen wird immer wieder die Herausnahme aus dem Gesetz gefordert. Dazu ist es aber erforderlich, den Nachweis der Unschädlichkeit zu führen, wobei die Beweislast bei der Droge selbst liegt. Zudem besteht eine große Zahl von Verdachtsmomenten, die noch entkräftet werden müssen (z. B. Wirkungen auf das Immunsystem, auf Serumtestosteronspiegel, auf Lunge und auf Spermatogenese, sowie fragliche teratogene Wirkung). Die Freigabe von Cannabis würde möglicherweise die Verbreitung auch unter neuen Konsumentengruppen fördern und könnte den Boden für eine Legalisierung weiterer Rauschdrogen bereiten.

Das **Cannabisentzugssyndrom,** das bei Entzug nach Konsum sehr hoher Dosen auftritt, zeigt sich in ausgeprägten Stimmungsänderungen (Ängste, Reizbarkeit) und physiologischen Auffälligkeiten (Schweißausbrüche, Schlafstörungen, Tremor, Übelkeit).

Merke!

Chemische Substanzen, die symptomatische, mit Halluzinationen einhergehende Psychosen entwickeln, werden **Halluzinogene** genannt. Aus dem großen Kreis der Stoffe, die toxische Psychosen bewirken können, werden nur die als Halluzinogene bezeichnet, die in geringer Dosierung bei fast allen Menschen psychotische Symptome ohne stärkere Beeinträchtigung von Gedächtnis und Bewusstsein hervorrufen. Letztlich muss streng genommen dazu auch Cannabis gerechnet werden.
Zu den typischen Halluzinogenen im engeren Sinne werden heute folgende Substanzen gerechnet:
- LSD (d-Lysergsäurediäthylamid-tartrat)
- Mescalin (Trimethoxyphenyläthylamin)
- Psilocybin (Tryptaminderivat).

Ebenfalls Halluzinogene sind einige Amphetaminderivate (STP und MDMA), aber auch einige Parasympatholytika.

Merke!

Halluzinogene bewirken **psychische**, jedoch **keine körperliche Abhängigkeit**. Werden sie plötzlich abgesetzt, entwickelt sich **kein Entzugssyndrom**.

Ein Halluzinogenrausch, auch **„Trip"** genannt, dauert etwa 6–8 Stunden. In der Endphase werden quälende Depressionen erlebt, so dass meist eine weitere Drogenzufuhr erfolgt.

Wichtige Symptome des Halluzinogenkonsums sind

- optische Halluzinationen (Farben, Formen)
- akustische Halluzinationen
- illusionäre Verkennungen
- Intensivierung der Wahrnehmungsinhalte
- Coenästhesien
- Veränderungen im Raum- und Zeiterleben
- paranoide Ideen, meist nach längerem Gebrauch.

8

Selbst nach längerer Abstinenz oder nach körperlichen Anstrengungen können die typischen Halluzinogenensymptome, meist in Form von verzerrten Wahrnehmungen auch ohne Drogenkonsum als so genanntes **flash back** (Echo-Phänomene, Nachhall-Phänomene) auftreten. Zu diesem psychogen entstehenden Syndrom kommt es, wenn ein ursprünglich von halluzinogenen Drogen Abhängiger z.B. mit dem ursprünglichen Milieu wieder in Kontakt kommt oder aber in eine Drogenrazzia gerät. Die Behandlung erfolgt durch ein beruhigendes Gespräch (so genanntes „talk down"), gelegentlich auch durch Gabe von Tranquilizern (z.B. Diazepam).

Unter **„Horrortrip"** versteht man einen durch panische Angst und paranoide Verstimmung gekennzeichneten „Trip". Ursache sind eine überstark erlebte Depersonalisation oder extrem verzerrte Wahrnehmungen. Zu Horrortrips kommt es meist bei unerfahrenen oder auf dem Höhepunkt der Drogenwirkung, ferner bei Überdosierungen. Aber auch eine ambivalente Gefühlseinstellung zum Drogenkonsum wird als mögliche Ursache angenommen.

Das ursprünglich als Anästhetikum entwickelte **PCP (Phencyclidin)** führt in niedriger Dosierung zur Euphorie, Wärmegefühl und zu beschleunigtem Denken. Gleichzeitig beobachtet man Rigor, Ataxie, Nystagmus und Dysarthrie. Die Schmerzwahrnehmung ist vermindert. Bei höheren und hohen Dosen zeigen sich psychotische Bilder mit Halluzinationen, Verfolgungswahn und massiver Angst bis hin zur Krampfanfällen, Koma und Tod. Der Rauschzustand dauert bei Phencyclidin 3–6 Stunden und im Anschluss daran kommt es zu ausgeprägten und mitunter tagelang anhaltenden depressiven Zuständen. PCP führt ausschließlich zu psychischer Abhängigkeit.

8.4.4 Opioide

Bei den Opioiden handelt es sich um chemisch und pharmakologisch sehr unterschiedliche Verbindungen mit schmerzstillender, hypnogener und euphorisierender Wirkung. Abgeleitet werden die Bezeichnungen Opioide oder Opiate vom Opium, einer euphorisierenden Substanz, die bereits bei Ägyptern und Minoern, vor allem aber bei den Griechen bekannt war. Paracelsus pries seinerzeit die Opiumtinktur „Laudanum" als Wunderheilmittel an und im 17. und 18. Jahrhundert war das Opiumrauchen auch in China weit verbreitet und allgemein üblich.

Bei **Opium** handelt es sich um den getrockneten Saft der unreifen Schlafmohnkapsel (Papaver somniferum); 1805 wurde aus dem Opium das **Morphin** als wichtigstes Alkaloid isoliert. Nach Einführung der Injektionstechnik wurden bereits damals die Schmerzen verwundeter Soldaten auf den Schlachtfeldern und in den Lazaretten gemindert. So wurden nicht selten Verwundete allmählich zu Morphinisten, da man oft allzu freizügig mit der Morphinspritze umgegangen war. Nach dem 1. Weltkrieg wurde der Kriegsmorphinismus sogar als Wehrdienstbeschädigung anerkannt. In Friedenszeiten waren aber schon immer Ärzte und anderes medizinisches Personal gefährdet.

Bald versuchte man ein Analgetikum herzustellen, das ebenso stark wie Morphium, jedoch weniger suchterzeugend sein sollte. Zunächst glaubte man dieses Mittel im **Heroin** gefunden zu haben, musste aber bald feststellen, dass dessen Suchtpotential sogar über dem des Morphins lag. Ähnlich war es mit Dolantin® (Pethidin), Polamidon® und schließlich Valoron®. Bei Kombination dieser Abkömmlinge mit Butyrophenonen schien die Dosiserhöhung verzögert zu sein.

Alle natürlichen und halbsynthetischen Opiate (synthetische hochpotente Analgetika) unterliegen dem Betäubungsmittelgesetz sowie der Betäubungsmittelverschreibungsverordnung.

Die „klassischen" Opiatsüchtigen sind heute in Deutschland selten. Im letzten Jahrhundert waren die synthetischen Substanzen als Suchtmittel weit verbreitet, wurden oft von Ärzten und Pflegepersonal oder von Menschen mit chronischen und rezidivierenden Schmerzsyndromen konsumiert. Aus diesem Grunde wurden auch die Schmerzmittel Pentazocin (Fortral®), Buprenorphinhydrochlorid (Temgesic®) und das Hydrocodon (Dicodid®) dem Betäubungsmittelgesetz unterstellt.

Bei den jüngeren Drogenabhängigen steht nach dem Cannabis das Heroin als wohl gefährlichste Droge an erster Stelle. Genaue Zahlenangaben über die Häufigkeit der Abhängigkeit von Opiaten sind aufgrund der Dunkelziffer kaum möglich und beruhen deshalb vorwiegend auf Schätzungen. Der weitaus größte Konsumentenanteil findet sich in den Ballungszentren, den Großstädten.

Merke!

Die wichtigsten Vertreter der Opioide sind das **Opium** selbst, ferner **Heroin, Morphium** und **Codein**. Daneben findet sich noch eine Reihe weiterer **synthetisch hergestellter** Substanzen, die gleiche oder stärkere suchterzeugende Wirkung haben:

- Dihydromorphin (Dilaudid®)
- Pethidin (Dolantin®)
- Methadon (Polamidon®)
- Buprenorphinhydrochlorid (Temgesic®)
- Pentazocin (Fortral®)
- Dihydrocodein (Remedazen®)
- Tramadol (Tramal®)
- Tilidin (Valoron®).

Bei Heroin (Diacetylmorphin) genügen meist 2 bis 3 Injektionen, um körperliche Abhängigkeit zu erzeugen. Medizinisch ist deshalb Heroin zur Behandlung bedeutungslos.

Die Schmerzbehandlung wird heute bei Karzinomen entweder mit höheren Dosen Morphium, mit Morphinderivaten oder mit moderneren Präparaten wie Temgesic® oder Dolantin® durchgeführt. Meist tritt dann rasch eine Gewöhnung mit konsekutiver Dosissteigerung ein, was jedoch im Finalstadium eines Karzinompatienten nicht von Belang ist. Ansonsten ist die Indikation zur Applikation streng zu stellen. Stets sollte man versuchen, auf weniger suchterzeugende Substanzen auszuweichen (z.B. Valoron N® oder Tramal®). Morphium und seine Abkömmlinge sollten nie ambulant verschrieben werden, zumindest aber nur in sehr geringen Mengen, wobei hier das Betäubungsmittelgesetz ohnehin Vorschriften macht.

Codein ist heute ein beliebtes Ersatzmittel (z.B. Remedacen®), wenn Heroin oder andere Stoffe ähnlicher Art nicht verfügbar sind. So werden von Abhängigen oft Hustensäfte missbraucht, die das hustenstillende Codein enthalten. Codein wird heute synthetisch hergestellt und wurde früher – erstmals 1833 – aus Opium isoliert. So ist sein Name hergeleitet aus dem griechischen „Kodeia", was „Mohnkapsel" bedeutet. Codein wirkt narkotisierend und entkrampfend auf das Hustenzentrum und wird im Organismus durch Biotransformation in Morphium umgewandelt.

Symptomatik chronischer Opiat- oder Heroinintoxikation

- ▶ erhebliches Überwiegen des Parasympathikotonus mit Blutdruckabfall und Bradykardie
- Schlafstörungen bei gleichzeitiger Müdigkeit
- Miosis (!)
- Gewichtsverlust bis hin zur Kachexie
- Obstipation, seltener Diarrhoe
- Libidoverlust, Amenorrhoe, Impotenz
- erhöhte Temperatur mit Frösteln
- Ataxie, Dysarthrie
- allgemeiner Leistungsabfall
- trockene und fahle Haut, Haarausfall
- Affektlabilität und Stimmungsschwankungen
- Antriebserlahmung, Unzuverlässigkeit, Unehrlichkeit
- verminderte Reaktionsfähigkeit
- Abkapselung gegen die Umwelt
- gelegentlich Euphorie und gehobene Stimmung
- Verlust ethischer Normen
- seltener Halluzinationen
- häufig Injektionsstellen (sog. „Schießleisten" entlang der Armvenen)
- positiver Befund beim Drogenscreening im Urin.

Entzugserscheinungen können – mit einem Maximum nach etwa 24–48 Stunden nach Absetzen – bei Opiaten überaus quälend sein und bis zu zwei Wochen anhalten. Sie steigern sich von Stunde zu Stunde und zeigen sich in folgender Symptomatik:

- ängstliche Unruhe bis hin zu Panikattacken
- starkes Verlangen nach der Droge (sog. „craving")
- häufiges Gähnen und Niesen
- Schweißausbrüche
- gesteigerter Nasen- und Tränenfluss
- starke Übelkeit und Erbrechen
- Bauchkrämpfe und Durchfälle (Wasser- und Elektrolytverlust)
- Mydriasis (nach vorheriger Miosis beim Drogengebrauch)
- Muskelschmerzen und Muskelkrämpfe
- Blutdruck- und Temperaturanstieg
- Gereiztheit und psychomotorische Unruhe
- Tachypnoe
- Gefahr eines Kreislaufkollapses und Koma.

Heute sind Entzüge nur selten lebensbedrohlich und die gelegentlich nur milden Entzugssyndrome bei plötzlichem Absetzen der Droge zeigen, wie hoch doch auch der psychische Anteil ist. Vereinzelt finden sich nach Absetzen der Droge anhaltende Schwankungen von Atmung, Temperatur, Kreislauf und Stoffwechselfunktionen. Man spricht von **protrahierter Abstinenz.**

Überdosierung von Opiaten

Überdosierung von Opiaten kommt vor, wenn

- Heroinabhängige den „Stoff“ in reinerer Form erwerben und gebrauchen als gewöhnlich, ohne dies zu wissen
- Unerfahrene mit nur geringer Toleranz mit der Droge umgehen
- Erfahrene nach einer Abstinenzperiode wieder die Droge zuführen und sich die Toleranz rasch zurückgebildet hat
- Opiate synergistisch mit anderen in ZNS wirksamen Stoffen wirken.

Merke!

Bei Überdosierung von Opiaten zeigt sich der klassische Trias
- Koma
- erhebliche Miosis
- Atemdepression.

Gelegentlich entwickelt sich auch ein Lungenödem. Blutdruck und Puls sind gewöhnlich normal, obwohl in einigen Fällen auch Hypotonie und Tachykardie vorkommen können. Die Laborwerte sind meist wenig hilfreich. ◀

Bei Verdacht auf Intoxikation ist Folgendes zu unternehmen
- Gewährleistung der Atmung, eventuell künstliche Beatmung
- Gabe von **Naloxon** (Narcanti®) als Opiumantagonist (0,1–0,2 mg i.v.) – bringen drei Gaben keine Besserung, war die Diagnose falsch. Durch Naloxon werden opioidinduzierte zentralnervöse Dämpfungszustände (z.B. Atemdämpfung) aufgehoben, außer bei Buprenorphin.
- Intubation mit Sauerstoffapplikation zur Verhinderung eines Lungenödems
- Antibiotikagaben zur Beseitigung der Gefahr einer Aspirationspneumonie
- Ursachensuche bei hohen Temperaturen (Meningitis, AIDS, Endokarditis).

Grundsätzlich werden Opiatantagonisten nur bei Intoxikationen eingesetzt, nicht bei normal verlaufenden Entzügen, da sie möglicherweise sogar zu einem akut ausgelösten Entzugssyndrom führen können.

Therapie der Opiatabhängigkeit

Einzige sinnvolle Therapie ist der **stationäre** Entzug mit anschließender **Langzeitentwöhnung,** wobei auch hier eine relativ hohe Rückfallquote zu beobachten ist. Therapeutische Wohngemeinschaften mit einem therapeutischen Betreuer sind sinnvoll, ersetzen aber keine Langzeitentwöhnung.

Merke!

Wie bei der Therapie von Alkoholkranken unterscheidet man bei der Therapie der Opiatabhängigkeit zwischen Entgiftungs- und Entwöhnungsbehandlung. Man unterscheidet folgende Formen der Entgiftungsbehandlung
- „kalter" Entzug
- „warmer" Entzug
- forcierter Entzug.

Beim **„kalten“ Entzug** erfolgt die Entgiftung durch **abruptes Absetzen** der Opiate. Entzugssyndrome werden lediglich durch unterstützende Maßnahmen wie Physiotherapie, Entspannungsverfahren, gelegentlich aber auch durch Antidepressiva (z.B. Doxepin) gelindert. Nicht geeignet zum Opiatentzug sind Benzodiazepine oder Clomethiazol.

Beim **„warmen“ Entzug** wird das illegal konsumierte Opioid durch einen **Ersatzstoff,** z.B. **Methadon** oder **Buprenorphin** ersetzt und schrittweise ausgeglichen. Die mitunter starken Entzugssymptome in der Frühphase werden damit abgeschwächt oder gänzlich verhindert.

Der **forcierte Entzug** („Turboentzug“) kann nur unter intensiv medizinischen Bedingungen durchgeführt werden. Hier wird unter intensiv-medizinischen Voraussetzungen eine beschleunigte Entgiftung unter Sedierung oder Narkose unter Einsatz von Opiatantagonisten (Naloxon) durchgeführt.

Lässt sich eine Abstinenz aus den unterschiedlichsten Gründen nicht erreichen, kann eine Substitutionsbehandlung ambulant oder stationär mit Opiatagonisten wie z.B. Methadon oder partiellen Opiatagonisten wie Buprenorphin durchgeführt werden. Letztlich ist die Substitutionsbehandlung mit Opiatagonisten nur eine Zwischenlösung. Diese hat folgende Ziele:
- Distanzierung von der Drogenszene
- Minderung der Beschaffungskriminalität
- Verbesserung psychischer und physischer Gesundheit
- Senkung des HIV-Infektionsrisikos
- Reintegration in einen Arbeitsprozess.

Nur verhältnismäßig selten kann über eine langsame Dosisreduktion auch eine vollständige Abstinenz erreicht werden. Durchgeführt werden darf die Substitutionsbehandlung nur von Ärzten, die über die „Fachkunde suchtmedizinische Grundversorgung“ verfügen. Methadon ist ein synthetischer

Opiatagonist ohne euphorisierende Wirkung. Im Handel ist Methadon als trinkfertige Zubereitung oder als Levo-Methadon (Polamidon®) erhältlich. Alternativ zur Methadon-Substitutionsbehandlung ist die Gabe von partiellen Opiatagonisten (Buprenorphin) möglich. Diese haben gegenüber dem Methadon den Vorteil, dass die Atemdepression deutlich schwächer ausgeprägt ist und Entzugssymptome wegen der langen Halbwertszeit ausbleiben.

Die Verabreichung von **Opiatantagonisten** (z.B. Naltrexon) sollte nur bei tatsächlich abstinenzwilligen und kooperativen Patienten erfolgen. Heroin ist dann bei Rückfall ohne Effekt.

8.4.5 Schnüffelsucht

Das Schnüffeln von organischen Lösungsmitteln als neuere Form der Abhängigkeit ist in Europa nicht übermäßig verbreitet. Es handelt sich um eine Missbrauchsform, bzw. Abhängigkeit, die hauptsächlich bei Kindern (vorwiegend bei Jugendlichen) in Großstädten und vor allem in den Elendsvierteln der Dritten Welt endemisch vorkommt. Dabei wirkt „Schnüffeln" bei Kindern regelrecht „ansteckend", d.h. bei deren Tendenz zur Nachahmung breitet sich diese Suchtform relativ rasch aus.

Das Schnüffeln von organischen Lösungsmitteln betäubt, euphorisiert und führt zu Halluzinationen, beseitigt vorübergehend eine pessimistische Stimmungslage. Geschnüffelt wird mittels einer Plastiktüte, in die z.B. Klebstoffe (Pattex® oder Pattex-Lösungsmittel®) eingebracht und deren Dämpfe inhaliert werden.

Folgen: Verletzungen und Verstümmelungen im Stadium der akuten Intoxikation bei Stürzen und Unfällen sind hier häufig. Aber auch Verbrennungen und Explosionen durch die geschnüffelten, meist hochentzündlichen Dämpfe kommen vor. Weiterhin finden sich akute Atemstörungen durch Laryngospasmus oder Aspiration von Erbrochenem, kardiale Komplikationen, Herzstillstand mit cerebraler Anoxie, cerebrale Krampfanfälle bis zum status epilepticus, Schädigung des Nervensystems, toxisches Neuromyelopathiesyndrom, Enzephalopathie, Syndrome mit hirnorganischer Wesensänderung, Pyramidenbahnzeichen.

Schnüffelstoffe sind meist Klebstoffe und Klebstoffverdünnungen, Nitroverdünnung, Azeton, Farb- und Lackverdünner sowie Plastikklebstoffe und Nagellackentferner. Aber auch Fleckenmittel, Filzschreiber, Feuerzeuggas, Campinggas, Lackspray, Deodorantien, Haarspray, Kraftfahrzeugbenzin, Chloraethyl-Wundspray finden Anwendung.

Prognose: Bei vorhandener Enzephalopathie und hirnorganischen Wesensänderungen mit neurologischen Störungen ist die Prognose nahezu hoffnungslos. Schnüffeln ist bei Kindern ein Hinweis auf eine schwere Entwicklungsstörung, die vorrangig behandelt werden muss. Entzug gestaltet sich schwierig, da eine erhebliche psychische Abhängigkeit besteht.

8.4.6 Nikotin

Hier handelt es sich neben dem Alkohol um das am häufigsten konsumierte Genussmittel. Nikotin, gewonnen aus der Tabakpflanze Nicotinea tabacum, kann zur Abhängigkeit führen und Gesundheitsschäden verursachen, wobei diese aber bei weitem nicht derart erheblich sind, wie andere Bestandteile des Rauches (z.B. Teer). Nicht Nikotin wirkt cancerogen, vielmehr die Kondensate.

Rauchen ist die heute am weitesten verbreitete Applikationsform; Schnupfen und Kauen von Tabak sind selten geworden.

Wie beim Alkohol scheint auch beim Tabakrauchen ein gewisser genetischer Faktor beteiligt zu sein. Psychodynamisch gesehen scheinen unbefriedigte orale Bedürfnisse vorzuliegen.

Mehrere Faktoren scheinen das Rauchen aufrechtzuerhalten:

- Beseitigung von Unlustgefühlen und Spannungen
- Manipulationen beim Rauchen (Anzünden, Inhalieren) führt zur Konditionierung des Rauchens
- körperliche Gewöhnung und Dosissteigerung
- Entstehung von Entzugserscheinungen.

> **Merke!**
>
> Süchtiges Rauchen bzw. **Tabakabhängigkeit** kann dann diagnostiziert werden, wenn entsprechend der ICD 10 wenigstens drei der folgenden Kriterien im Verlauf eines Jahres erfüllt sind:
>
> - zwanghafter Tabakkonsum
> - körperliche Entzugssymptomatik bei Abstinenz
> - Toleranzentwicklung
> - Veränderungen der Lebensgewohnheiten, um den Tabakkonsum aufrechtzuerhalten
> - fortgesetzter Tabakkonsum trotz Folgeschäden
> - eingeschränkte Kontrolle über das Rauchverhalten.

8

Eine Entwöhnung schaffen ohne jegliche Behandlung etwa 15 % aller Raucher. Die Prognose ist nur bei echter Motivation und systematischem Vorgehen gut. Verhaltenstherapie ist hier vorrangig erfolgreich. Günstig wirken Atemtherapie, Entspannungsverfahren, suggestive Vorsatzbildung, Gruppendiskussionen, eventuell Psychotherapie. Langfristige Ergebnisse liegen bei etwa 25 %.

Typische **Entzugserscheinungen** sind

- Zunahme von Angst und Ungeduld
- Konzentrationsstörungen
- zunehmendes Verlangen zu rauchen
- Reduktion der Herzfrequenz und Abfall des diastolischen Blutdrucks
- Hungergefühl
- Schlafstörungen und gelegentlich Depressivität
- Gewichtszunahme.

8.5 Folgen von Missbrauch und Abhängigkeit

8.5.1 Prädelir und Delir !!

▶ Nach langjähriger Alkoholabhängigkeit, vor allem aber beim Alkoholentzug kommt es gelegentlich zum Delir (Delirium tremens). Man beobachtet es bei etwa 10 % der Alkoholabhängigen und unterscheidet dabei zwei Formen

- **Kontinuitätsdelir**
- **Alkoholentzugsdelir.**

Während das Kontinuitätsdelir verhältnismäßig selten während fortgesetztem Trinken auftritt, kommt es häufiger zu einem Delir im Rahmen des Alkoholentzugs. Ausgelöst werden Delire meist durch Infekte, Unfälle oder allgemeine Schwächung des Organismus.

Beim Alkoholdelir handelt es sich um eine akute exogene Psychose, wobei das Kontinuitätsdelir frühestens nach etwa fünfjährigem Alkoholmissbrauch auftritt. Vor allem wenn die Toleranz des Organismus gegenüber Alkohol durch hirnorganische oder konstitutionelle Ursachen abgesetzt ist, wird einem Alkoholdelir Vorschub geleistet.

Delirante Zustände beobachtet man ebenso bei Entzug von Benzodiazepinen, wobei jedoch wegen der meist langen Halbwertszeit Delire erst nach etwa 8–10 Tagen auftreten. Nach einem komplikationslosen Alkoholentzug kann bei zusätzlich bestandener Benzodiazepinabhängigkeit durchaus noch nach 10 Tagen ein Delir auftreten. Deshalb ist es wichtig, einen umfassenden Einblick in die zusätzlichen Medikamenten-Einnahmegewohnheiten von zu entziehenden Alkoholikern zu gewinnen.

Vorboten eines Delirs sind

- unruhiger Schlaf
- Alpträume
- Reizbarkeit und dysphorische Stimmungslage
- zunehmende Unruhe
- gesteigerte Empfindlichkeit für optische und akustische Reize.

Mitunter geht dem manifesten Entzugsdelir einige Tage oder Stunden ein einfaches Entzugssyndrom oder ein **Prädelir** voraus, gekennzeichnet durch

- Unruhe und Angstzustände
- zunehmenden Tremor
- Schreckhaftigkeit
- Blutdruckschwankungen, Tachykardie
- Schweißausbrüche
- Appetitlosigkeit und Übelkeit
- vegetative Dysregulationen.

Symptomatik des manifesten Delirs

- illusionäre Verkennungen
- Halluzinationen, vorwiegend optische, seltener akustische (die Patienten fangen weiße Mäuse, steigen über halluzinierte durch das Zimmer gespannte Fäden, sammeln Fusseln und Federn auf der Bettdecke, hantieren an den Schlössern und an Geräten).
- Orientierungsstörungen, meist örtliche, manchmal auch zeitlicher Art; keine autopsychischen Orientierungsstörungen
- massive Aufmerksamkeitsstörungen
- hohe Suggestibilität
- formale Denkstörungen (inkohärentes Denken)
- Kritiklosigkeit
- in schweren Fällen epileptiforme Anfälle
- erhebliche Gedächtnisstörungen
- gelegentlich Wahnideen
- Affektstörungen (Mischung aus Angst und Euphorie)
- erhebliche Unruhe und stark gesteigerte Psychomotorik
- zahlreiche körperliche Symptome wie Tremor, Tachykardie, verlangsamte Pupillenreaktion, lebhafte Reflexe, erhöhte Temperatur, gelegentlich Analgesie, Eiweiß und Urobilinogen im Urin, kardiale Komplikationen, Schweißausbrüche, Atemstörungen.

Bei den so genannten **Beschäftigungsdelirien** beziehen sich die Handlungen auf die Arbeit des Patienten. ◀

Beispiel!

Ein Schreiner hobelte und hantierte im Krankenzimmer mit halluzinierten Brettern; ein Kutscher fuhr in seinem Bett auf seinem Wagen und putzte die Pferde; ein Kellner schraubte in seine Zehe, die er für einen Flaschenkorken hielt, einen Korkenzieher, um daran zu zerren (nach Bleuler).

Therapie des Delirs

▶ Wichtigstes Ziel der Delirbehandlung ist die Verhinderung des Manifestwerdens eines Delirs im prädeliranten Stadium, da die Letalität eines unbehandelten manifesten Delirs bei fast 25 % liegt. Im Vordergrund stehen die Krampfanfallprophylaxe und die Reduzierung der belastenden vegetativen Symptomatik. Tritt eine verstärkte prädelirante Symptomatik mit starkem Tremor und Schweißausbrüchen sowie ausgeprägter Unruhe auf, so verabreicht man zunächst 2–3 Kapseln Clomethiazol (Distraneurin®), das wegen seiner hypnotischen und antikonvulsiven Wirkung für die Behandlung des Alkoholentzugssyndroms am besten geeignet ist. Bei nicht ausreichender Sedierung wiederholt man die Dosis alle 2 Stunden. Bei Verwendung der Mixtur werden entsprechend 10–15 ml Mixtur verabreicht. Die Dosierung sollte nie schematisch, sondern immer flexibel, dem jeweiligen klinischen Befund entsprechend erfolgen. Wenn möglich sollte man die orale Medikation vorziehen. Vorteil von Clomethiazol ist neben der sedierenden Wirkung auch die Hebung der Krampfschwelle, also die antikonvulsive Wirkung.

Erwünscht ist immer eine ausreichende Sedierung, die meist mit 6–8 Kapseln in den ersten 3 Stunden zu erreichen sein wird. Dann folgen in 2–3-stündigen Abständen weitere Gaben von 2 Kapseln. Die Tageshöchstdosis liegt bei 20–24 Kapseln. Werden Dosen darüber erforderlich, so ist unbedingt intensivmedizinische Betreuung mit parenteraler Applikation erforderlich. Die Dauertropfinfusion wird bis zum Auftreten eines schlafähnlichen Zustandes mit noch möglicher Weckbarkeit zugeführt. Nach Erreichen des schlafähnlichen Zustandes wird die Tropfgeschwindigkeit dann entsprechend reduziert, bzw. angepasst. Die Höchstdosis in den ersten 24 Stunden beträgt 500 bis maximal 2000 ml der 0,8 %igen Lösung.

Das Absetzen von Clomethiazol erfolgt über 10 Tage hinweg ausschleichend nach Abklingen des Delirs. Abruptes Absetzen führt möglicherweise zu cerebralen Krampfanfällen. Gefahr bei Clomethiazol ist bei höherer Dosierung die atemdepressive Wirkung sowie die oftmals auftretende stärkere Verschleimung. Eine Dauermedikation über 14 Tage hinweg ist wegen des hohen Suchtpotentials von Clomethiazol zu vermeiden.

Da Clomethiazol die für die erhebliche Unruhe mitverantwortlichen optischen Halluzinationen nicht beseitigt, kann unter Umständen zwischen den Clomethiazolgaben Haloperidol (Haldol®) intravenös oder intramuskulär injiziert werden (3–10 mg). Wichtig ist immer aber die kontinuierliche Applikation von Clomethiazol, da wegen der kurzen Halbwertszeit (4–6 Stunden) eine zu rasche Dosisreduktion oft zu einer erneuten Exazerbation der Symptomatik führt.

Wichtig sind während der Clomethiazolgabe die intensive Überwachung der Vitalfunktionen, eine ausreichende Flüssigkeitszufuhr, Elektrolytsubstitution sowie die konsequente Führung eines Überwachungsbogens. ◀

Merke!

Zu beachten ist, dass Clomethiazol erst nach Absinken des Alkoholspiegels auf unter 1‰ wegen der gefährlichen Interaktionen zwischen Alkohol und dem Präparat verabreicht werden darf.

Dauer und Verlauf

Im Allgemeinen dauert ein Delir zwei bis fünf Tage und klingt dann meist spontan ab, endet unbehandelt oft auch mit einem 6–30-stündigen Terminalschlaf. Fortgesetzter Alkoholkonsum lässt ein Delirium tremens möglicherweise erneut auftreten. In schweren Fällen folgt dem Alkoholdelir ein alkoholisches Korsakow-Syndrom.

8.5.2 Psychische Folgen der Alkoholkrankheit !!

▶ Ein **amnestisches Syndrom** entwickelt sich häufig akut. **Leitsymptome** sind

- Merkfähigkeitsstörungen und Beeinträchtigung des Neugedächtnisses
- Störung der Orientierung hinsichtlich Zeit und Ort
- Konfabulationen
- Euphorie.

Das amnestische Syndrom wird auch **Korsakow-Syndrom** genannt, wenn Konfabulationen das psychopathologische Bild bestimmen. ◀

8

Merke!

Charakteristisch für das Korsakow-Syndrom ist die Trias:
Amnesie – Desorientiertheit – Konfabulation.

▶ Weitere **Alkoholpsychosen** sind
- **die Alkoholhalluzinose** (siehe 8.5.3)
- **der alkoholische Eifersuchtswahn** (siehe 8.5.4).

Bei der **alkoholischen Wesensänderung** treten einzelne vorgegebene Persönlichkeitseigenarten stärker in den Vordergrund. Der Alkoholkranke erscheint wesensmäßig unharmonisch-entdifferenziert aufgrund der Stimmungsschwankungen und Antriebsstörungen, des verminderten Durchhaltevermögens, der mangelhaften Konzentration und der Beeinträchtigung des zielgerichteten Handelns, der Interessenverarmung und Einbußen an verlässlicher Kontinuität eigenen Handelns. Die Wesensänderung nimmt gewöhnlich zu und wird damit Teil der Depravation des Suchtkranken. Diese äußert sich in Kritik- und Urteilsschwäche, Unehrlichkeit, Verwahrlosung, Dissozialität und Kriminalität. Zur Wesensänderung gehören Dissimulations-, Bagatellisierungs- und Verleugnungstendenzen hinsichtlich der eigenen Trinkgewohnheiten. Die folgenreichste Auswirkung der alkoholtoxischen Wesensänderung liegt im Bereich der zwischenmenschlichen und sozialen Bezüge (siehe 8.5.7), weshalb es sich hierbei wohl um die schwerwiegendste Alkoholismusfolge überhaupt handelt.

Zur alkoholischen Wesensänderung führt die **alkoholtoxische Großhirnatrophie**, ein Prozess, der schleichend progredient voranschreitet und computertomographisch nachgewiesen werden kann. Zunehmend führt eine fortgesetzte Alkoholkrankheit über die Wesensänderung hin zur Demenz. ◀

8.5.3 Halluzinosen bei Abhängigkeit

Halluzinosen beobachtet man bei
- Alkoholismus (akustische Halluzinosen)
- Halluzinogenen (meist optische Halluzinosen)
- ▶ Amphetaminmissbrauch.

Die **Alkoholhalluzinose** ist eine rein akustische Halluzinose, wird also ganz von akustischen Sinnestäuschungen beherrscht, bei insgesamt erhaltener Bewusstseinslage. Der Patient hört meist kommentierende Stimmen von nicht anwesenden Personen. Oftmals beschimpfen und drohen diese Stimmen, begleiten sein Tun und Handeln. Mitunter versuchen die Betroffenen den Stimmen zu entfliehen, sperren sich im Zimmer ein und verbarrikadieren sich. ◀

Beim Delir, etwas seltener aber auch beim chronischen Alkoholismus bestehen auch optische, meist szenische Halluzinationen. Gelegentlich werden auch kleine Tiere, Insekten, kleine Figuren, oft auch Fäden und Spinnweben halluziniert.

▶ Bei den **Halluzinogenen** finden sich überwiegend optische Halluzinosen. Die Betroffenen sehen Farben, Funken, glitzernde Gegenstände, Schlieren und Farbstreifen. ◀

Beim **Amphetaminmissbrauch** begegnet man gelegentlich taktilen Halluzinosen mit dem Gefühl, berührt zu werden oder von Ungeziefer befallen zu sein.

Bei Halluzinogenen oder beim Amphetaminmissbrauch findet man in allen Lebensaltern Halluzinosen, während die Alkoholhalluzinose meist nach einer starken Trinkperiode im mittleren Lebensalter auftritt. Bei Alkoholabstinenz verschwindet die Halluzinose innerhalb weniger Tage; bei erneutem Trinken kommt es zum Rezidiv. In 20 % der Fälle chronifiziert die Halluzinose. Dies ist der Fall, wenn eine Halluzinose etwa sechs Monate anhält. Trotz möglicher Abschwächung ist dann aber mit einer völligen Beseitigung nicht mehr zu rechnen.

8.5.4 Eifersuchtswahn und andere Wahnbildungen

Eifersuchtswahn findet sich gelegentlich beim chronischen Alkoholismus; in leichteren Fällen bestehen lediglich Eifersuchtsvorstellungen. Der Alkoholkranke wehrt aus psychodynamischer Sichtweise seine Schuld am eigenen Versagen ab und projiziert diese auf den Partner. Die meist grotesken Formen der Verdächtigungen lassen ein hohes Maß an Kritikschwäche erkennen.

In weit überwiegender Zahl handelt es sich bei Alkoholkranken mit Eifersuchtswahn um männliche Individuen bei alkoholbedingter Impotenz trotz vorübergehender gesteigerter Libido. Durch die organische Wesensänderung bei chronischem Alkoholismus erfährt der Eifersuchtswahn eine Verstärkung.

Auch andere Abhängigkeitsformen führen zu Wahnentwicklungen, vorrangig
- chronischer Kokain-Konsum
- Amphetaminmissbrauch
- Entzugsstadien bei Benzodiazepin- und Barbituratabhängigkeit
- Halluzinogene, vorrangig beim Horrortrip.

Wahnentwicklungen wird durch folgende Faktoren Vorschub geleistet:

- misstrauische und enttäuschte Abwehrhaltung des Partners
- alkoholbedingte partnerschaftliche Zerwürfnisse
- Demütigungen und unerträgliche Schuldgefühle
- subjektiv beschämend empfundene sexuelle Insuffizienz
- gestörtes Verhältnis zur mitmenschlichen Umwelt
- Impotenz bei gesteigerter Libido.

8.5.5 Wernicke-Krankheit !!

▶ Man spricht auch von **Wernicke-Enzephalopathie** oder von **Pseudoencephalitis haemorrhagica superior.** Es handelt sich um eine vor allem bei schwerem Alkoholismus vorkommende Erkrankung mit punktförmigen Blutungen und Wucherungen der Gefäßwandzellen im Bereich des Aquaeductus mesencephali sowie des III. und IV. Ventrikels, weniger in anderen Hirnabschnitten. Regelmäßig sind die Corpora mamillaria betroffen, die makroskopisch verkleinert und rostbraun gefärbt sind. Neben einer Bewusstseinstrübung und einer Amnesie stehen neurologische Symptome im Vordergrund, die ursächlich auf einen Mangel an Vitamin B_1 (Thiamin) zurückzuführen sind.

Bei der Wernicke-Enzephalopathie handelt es sich um die schwerste Folge des Alkoholismus; in Folge dieser kann sich dann auch eine Entmarkung zentraler Bereiche der Pons entsprechend mit einer Bulbärhirn-Symptomatik entwickeln (zentrale pontine Myelinolyse).

Bei ausgeprägter Wernicke-Enzephalopathie beobachtet man

- zunehmende Bewusstseinstrübung
- in schwereren Fällen Bewusstlosigkeit bis hin zum Koma
- fast regelmäßig Horizontalnystagmus
- gelegentlich auch vertikaler und rotatorischer Nystagmus
- horizontale Blickparese und Augenmuskellähmungen
- Rumpfataxie
- zerebellare Sprachstörung
- Unsicherheit bei Zielbewegungen
- Störungen des Schlaf-Wach-Rhythmus
- Tachykardie
- bei schweren Fällen mit ungünstigem Ausgang Entstehung eines Korsakow-Syndroms, eventuell Exitus
- bei leichten Formen und in Fällen mit günstigem Verlauf folgenlose Ausheilung. ◀

8.5.6 Reversible und irreversible Folgen von Missbrauch und Abhängigkeit

Alkoholische Kardiomyopathie

Diese zeigt sich mit Rhythmusstörungen und Herzinsuffizienz. Sie entsteht als Folge einer direkten toxischen Alkoholwirkung und betrifft bevorzugt Patienten zwischen dem 30. und 50. Lebensjahr.

Andere alkoholische Myopathien

Diese sind relativ selten und treten mit Muskelschwäche bei der chronischen Form und mit Muskelschmerzen und Muskelkrämpfen bei der akuten Form auf.

Akute Gastritis

Vorwiegendes Auftreten bei chronischem Alkoholismus durch toxische und direkte Wirkung größerer Alkoholmengen. Oftmals kombiniert mit gleichzeitiger Medikamenteneinnahme, häufig auch bei Abhängigkeit von Medikamenten allein, vor allem von Schmerzmitteln. Bei Alkoholismus zeigt sich gelegentlich Magenbluten; mitunter entwickelt sich ein so genanntes MALLORY-WEISS-Syndrom.

Fettleber und Leberzirrhose

Vorkommen bei Alkoholismus und Medikamentenabhängigkeit. Eine Leberzirrhose soll sich schon bei einem täglichen Alkoholkonsum von 60 g bei Männern (entspricht einer Flasche Wein) und 20 g bei Frauen (entspricht einem halben Liter Bier) entwickeln.

Die Patienten klagen bei Leberzirrhose über Müdigkeit, zeigen allgemeine Hinfälligkeit. Leitsymptome sind Gewichtsabnahme, sekundäre Leberhautzeichen (Spider naevi), Gynäkomastie, Ikterus und Milzvergrößerung. Bei Fortschreiten kommt es zur hepatischen Dekompensation mit Aszites, Ödemen, Ösophagusvarizenblutungen und hepatische Enzephalopathie mit flapping-tremor. Hepatitisformen können bei der Verwendung infizierter Injektionsnadeln bei Heroinabhängigkeit entstehen, ebenso wie die Übertragung des HIV-Virus.

Alkoholinduzierte hepatische Porphyrie

Bei der auch Porphyria cutanea tarda genannten Krankheit handelt es sich um die Folgen toxischer Alkoholwirkungen bei angeborenem latentem Enzymdefekt mit Auftretensgipfel um das 50. Lebensjahr. Neben den allgemeinen Beschwerden bei Leberschäden beobachtet man auch erosive und bullöse Läsionen an lichtexponierten Hautpartien.

Akute Pankreatitis und rezidivierende Pankreatitis

Von vier Pankreatitiden sind drei alkoholischer Natur. Mitverursachend sind Fehlernährung und konstitutionelle Faktoren. Der akuten Form geht meist ein Alkoholexzess in Verbindung mit voluminösen Mahlzeiten voraus. Die Betroffenen klagen über gürtelförmige Abdominalschmerzen und Meteorismus. Leitsymptome sind die Facies abdominalis, Gitterzyanose, gastrointestinale Symptome. An Komplikationen zeigen sich Kreislaufinsuffizienz, Ileus, Pseudozysten, Pankreasabszesse, kryptische Niereninsuffizienz.

Chronische Pankreatitis und Pankreasinsuffizienz

Etwa 75 % der Fälle werden durch die toxische Wirkung des Alkohols verursacht. Die Patienten klagen über chronische, in den Rücken ausstrahlende Abdominalschmerzen, über Gewichtsabnahme und voluminöse Fettstühle.

Polyneuropathien

Diese werden ganz vorrangig durch langjährigen Alkoholmissbrauch verursacht. Bei dieser distal betonten Form sind die Achsenzylinder oder die Markscheiden der peripheren Nerven geschädigt. Es kommt zu spontanen Schmerzen in der Wadenmuskulatur, zu distal betonten, symmetrischen und strumpfförmigen Parästhesien und Gefühlsstörungen. Gestörte Tiefensensibilität führt zu Gangataxie. Die Muskeleigenreflexe sind herabgesetzt, ebenso wie die Kraft an distalen Muskelgruppen.

Zerebrale Krampfanfälle

Jeder epileptische Anfall sollte zunächst immer an die Folgen eines – unfreiwilligen – Medikamentenentzugs oder an einen chronischen Alkoholismus denken lassen. Bei Alkoholentzug treten diese Anfälle meist innerhalb der ersten 5 Entzugstage auf, bei abruptem oder zu raschem Benzodiazepinentzug meist erst ab dem 8. Entzugstag.

8.5.7 Soziale Folgen von Missbrauch und Abhängigkeit

Psychosoziale Folgen der Abhängigkeit sind das Ergebnis der toxischen Persönlichkeitsänderung und der vorgegebenen, meist neurotisch verdichteten Wesensstruktur. Diese verhängnisvolle Kombination verstärkt und verschärft bestehende Konflikte in den verschiedenen Lebensbereichen und bedingt neue schwerwiegende Lebensschwierigkeiten. Charakteristisch für eine lange und ausgeprägte Abhängigkeit ist die bereits erwähnte **Depravation**, der Verfall sittlicher und moralischer Verhaltensnormen der früheren Persönlichkeit.

Auch die chronische Zufuhr von Halluzinogenen und anderen psychedelischen Drogen bedingt eine **irreversible Wesensänderung** und somit psychosoziale Folgen negativer Art:

- Gefährdung partnerschaftlicher Beziehungen
- zunehmende Bindungslosigkeit
- Vernachlässigung von Familie und Beruf
- Gefahr des sozialen Abstiegs bei Kündigung und beruflicher Herabstufung
- erhöhte Unfallgefahr, Führerscheinverlust
- finanzielle Einbußen
- Delinquenz mit strafrechtlichen und zivilrechtlichen Konsequenzen
- Handel mit Drogen, Verstoß gegen das Betäubungsmittelgesetz.

Die Folgen der „harten" Drogen sind vielfältig. So engt sich allmählich das Interesse der Abhängigkeit weitgehend auf Drogenbeschaffung ein (Kriminalität und Prostitution). Die betreffende Person vernachlässigt Beruf und Familie, und allmählich kommt es zu einer gewissen Aushöhlung der Persönlichkeit bei anfänglich noch erhaltener Fassade. Ein erhebliches Risiko stellen bei Drogensüchtigen wegen der mehrfach und von mehreren Süchtigen verwendeten Injektionskanülen die Hepatitisviren und das HIV-Virus dar.

Das schlechte Gewissen wird durch jeden Konflikt verstärkt und damit zur Energiequelle für den Circulus vitiosus des sich selbst verstärkenden Krankheitsprozesses. Unumstritten entwickelt sich jeder Abhängige über kurz oder lang zum neurotisierenden Faktor für Partner und Kinder.

Alkohol wird als teratogene Noxe viel zu wenig beachtet. Schädigungen der Kinder durch übermäßigen Alkoholkonsum der Mutter werden mit dem Terminus **Alkoholembryopathie** umschrieben. Auch hier ergeben sich erhebliche psychosoziale Folgen und Belastungen für die Allgemeinheit. Wenn auch die Schädigung des Kindes überwiegend in der Embryonalzeit geschieht, so kann dennoch fortgesetzter Alkoholkonsum Schäden im ZNS in der Fetalzeit bewirken.

Die Kosten für die Allgemeinheit und der volkswirtschaftliche Schaden durch die verschiedenen Formen der Abhängigkeit sind erheblich.

9 Neurotische Störungen, Belastungs- und Anpassungsstörungen, somatoforme Störungen, dissoziative Störungen, Persönlichkeitsstörungen

9.1 Allgemeine Neurosenlehre

Neurotischen Störungen begegnet man überaus häufig, und schon allein deshalb, sowie wegen der teilweise erheblichen sozialen Auswirkungen stehen sie im Vordergrund bei den psychischen Krankheitsbildern. Sie spielen in der allgemeinen Medizin eine größere Rolle als Psychosen und Erkrankungen des ZNS mit psychischen Symptomen.

Die Neurosenlehre entstand außerhalb der Psychiatrie, und zwar in der Psychoanalyse, die ursprünglich von der Psychiatrie abgegrenzt war. Dabei wurden die neurotischen Störungen psychodynamisch, also von der tiefenpsychologischen Lehre aus erklärt. Bereiche der Psychiatrie akzeptieren heute diese Erklärung der „Neurose" nicht mehr und zahlreiche Psychiater wollen heute auf diesen Krankheitsbegriff verzichten.

Merke!

Im herkömmlichen Sinne handelt es sich bei Neurosen um Krankheiten mit bestimmten seelischen oder körperlichen **Störungen.** Neurosen können sich auch in störenden Verhaltensweisen oder bestimmten Persönlichkeitseigenschaften zeigen. Man kennt Störungen in der kindlichen Entwicklung, fehlerhafte Verarbeitung von Konflikten und fehlgelenkte Lernvorgänge.

Wie erwähnt, wird die nosologische Konzeption der Krankheitsgruppe „Neurosen" in der Psychiatrie vielfach aufgegeben; man folgt dem vorherrschenden Prinzip einer deskriptiven Klassifikation und spricht nicht mehr von „Neurose" sondern von „Störung", entsprechend also von **„Angststörung"** statt von „Angstneurose" und von **„Zwangsstörung"** statt von „Zwangsneurose". Diese Begriffe sind dann ätiologiefrei zu verstehen. Im ICD 10 wurde das Neurosenkonzept nicht als Organisationsprinzip beibehalten. Man achtete jedoch darauf, dass diejenigen Störungen, die noch immer in ihrer eigenen Terminologie als neurotisch betrachtet werden, leicht zu erkennen sind. Wegen des historischen Zusammenhangs mit dem Neurosenkonzept und wegen des beträchtlichen Anteils psychischer Verursachung wurden die neurotischen Störungen, die Belastungs- und somatoformen Störungen im ICD 10 in einem Kapitel zusammengefasst.

Weiterhin berücksichtigt werden müssen wesentliche gesicherte psychodynamische und psychotherapeutische Erkenntnisse.

Bei den einfacheren psychoreaktiven Störungen kennt der Kranke manchmal die wesentlichen Ursachen, z.B. Überanstrengung, Verlust eines Partners. In vielen Fällen aber sind ihm die Zusammenhänge seiner Störungen mit seinen Erlebnissen und seiner inneren Lage keineswegs bewusst. Vielfach kennt er nicht einmal die affektbetonten Vorgänge, die bei der Auslösung seiner Störungen von Bedeutung waren. Der Betreffende erlebt die Störungen in seinem Bewusstsein meist in gleicher Form wie eine körperliche Krankheit.

Neurosen, bzw. neurotische Störungen entwickeln sich im Zusammenhang mit dem Erleben von Vorgängen in der Umwelt oder im Erleben von inneren Trieben und Bedürfnissen, die dem Bewusstsein unerträglich sind; denn alles, was dem Bewusstsein nicht erträglich ist, wird „aktiv" vergessen, d.h. verdrängt. Keinesfalls sind aber die

Schwierigkeiten durch die Verdrängung überwunden, und aus dem Unbewussten heraus können verdrängte Inhalte weiterwirken, können störend und quälend werden.

Merke!

Entsprechend der herkömmlichen Neurosenlehre ist die Ursache einer Neurose immer ein Konflikt. Ein solcher kommt dann zustande, wenn in einem Menschen zwei Strebungen von vitaler Bedeutung widersprüchlich und unvereinbar auftreten und somit ein Entscheidungsdruck entsteht, was aber dem Betreffenden eben unbewusst bleibt. Neurotische Verhaltensweisen sind also Zeichen eines unbewussten intrapsychischen Konfliktes, bei dem die Ambivalenz eine erhebliche Rolle spielt.

Fühlt man sich beispielsweise gedrängt, gewaltsam und kämpferisch Höchstleistungen zu erringen, und will einen eine Angst daran hindern, so muss man entweder das Geltungsbedürfnis oder die Angst ignorieren und verdrängen, womit Voraussetzungen für eine neurotische Entwicklung geschaffen werden.

Die **Ambivalenz,** die innere Zwiespältigkeit also, spielt bei der Entwicklung von Neurosen eine besonders wichtige Rolle. Beim neurotischen Konflikt liegt eine innere Zerrissenheit vor. Durch äußere Einflüsse und Erlebnisse wird der Konflikt verschlimmert, weil dieser nach einer klaren Entscheidung verlangt. Wegen der inneren Zerrissenheit ist jedoch eine klare Entscheidung nicht herbeizuführen.

Man nimmt an, dass sowohl angeborene als auch erworbene Ursachen eine Rolle spielen. Im Vordergrund stehen hierbei aber letztere; denn Zerrissenheit in den persönlichen Strebungen hat häufig Zusammenhänge mit Zerrissenheit des Erlebens, vor allem auch des Erlebens schon in frühester Kindheit. So reichen auch neurotische Fehlentwicklungen meist bis in die frühe Kindheit zurück. Besonders ungelöste Konflikte aus dem Kindesalter können auch im reiferen Alter für die Entstehung von Neurosen von Bedeutung sein. Nach S. Freud sind vor allem **Störungen der Eltern-Kind-Beziehung** infantile Wurzeln der Neurose. So können Verwöhnung, ein Zuwenig an Anforderungen, Fixierung und Fesselung an die Eltern durch überfürsorgliche Betreuung und Behütung i.S.e. „overprotection" und ein Mangel an Versagungsreizen ebenso pathogen wirken wie Überforderung, zu große Strenge und Härte, zerbrochene Familienstrukturen (so genannte „broken-home-Situationen) und frühkindliche Deprivation (Heimkinder) mit emotionalen Mangelsituationen.

Beispiel!

Ein Kind wird einige Jahre von der leiblichen Mutter, dann von einer Stiefmutter aufgezogen, wobei beide verschiedene Erziehungsmethoden und Lebensauffassungen haben; zudem ist das Wesen beider Frauen gegensätzlich.

Beispiel!

Eltern geben sich nach außen als fromme und überaus korrekte Bürger und drängen die Normen auch dem Kind auf; andererseits ist die Mutter heimlich eine Prostituierte und der Vater ein heimlicher Trinker.

Aus letzterem Beispiel wird deutlich, dass auch große Spannungen bei den Eltern hinsichtlich der gelehrten Moral und der tatsächlichen Lebensführung neurosebegünstigend wirken können, ebenso wie unüberbrückbare Gegensätzlichkeiten zwischen beiden Elternteilen oder zwei Müttern.

Zwar hat der größere Teil der neurotischen Menschen durch die Krankheit Vorteile im Sinne eines **Krankheitsgewinns;** insgesamt gesehen ist dies jedoch eine schwere Aufgabe, um den Gewinn zu erreichen.

Aufgrund der umfangreichen Arbeiten von S. Freud glaubte man längere Zeit die Wurzeln der Neurosen vorwiegend in der kindlichen Sexualität verankert. Nach neuerer Auffassung spielt die kindliche Sexualität zwar eine bedeutsame Rolle, jedoch müssen zahlreiche andere Trieb- und Interessensphären genauso berücksichtigt werden. Nahezu alle Triebe, Strebungen und Interessen können bei neurotischen Entwicklungen beteiligt sein.

Mit Sicherheit wirken sich bei der Entwicklung von Neurosen nicht nur aktuelle Konflikte des Erwachsenen, sondern weit mehr die ungelösten Konflikte aus der Kindheit aus. Freud hat versucht, die infantilen Wurzeln der Neurosen wissenschaftlich zu klären; seiner Ansicht nach handelt es sich dabei – wie oben erwähnt – überwiegend um psychische Traumen bei gestörter Eltern-Kind-Beziehung.

In den verschiedenen kindlichen Phasen können unterschiedliche kindliche Konflikte entstehen. Schwierigkeiten im Leben des Erwachsenen können dadurch neuroseerzeugende Bedeutung erhalten, wenn sie an eben jene frühkindliche Konflikte erinnern.

Beispiel!

Eine Frau mit großem Schutz- und Anlehnungsbedürfnis kann dieses an einem selbstunsicheren und hilflosen Ehemann nicht zufriedenstellen; dieser Konflikt gewinnt insofern an Bedeutung, als sie sich unbewusst erinnert, dass auch ihr Vater sie als Kind Mitmenschen gegenüber nicht in Schutz nahm.

In einer symbolhaften Form wird das neurotische Symptom den unbewussten, aber weiter wirkenden kindlichen Wünschen und Ängsten gerecht: Entspricht der Ehemann einer Frau nicht dem männlichen Idealbild, das sie am Erleben ihres Vaters erwarb, so kann dies zu einer Störung des Sexualempfindens dieser Frau führen. Ähnliches kann sich aber auch dann entwickeln, wenn die Frau ihren Mann unbewusst mit ihrem Vater gleichsetzt und dadurch erhebliche Hemmungen (Angst vor Inzest) in das eheliche Sexualleben hineinträgt.

Merke!

Nach der **psychoanalytischen Theorie** sind neurotische Symptome
- unteroptimale Lösungen für intrapsychische Konflikte
- Kompromisslösungen von Impuls mit Abwehr
- Symptome, die in Versuchungs- und Versagenssituationen ausgelöst werden
- Symptome, die auch in Form nahezu normal aussehender Handlungen auftreten können (Agieren).

Störungen in der psychischen Entwicklung des Kindes werden besonders anschaulich, wenn man sich dabei an die von der Psychoanalyse beschriebenen **Phasen der kindlichen Triebentwicklung** hält. Bereits S. Freud hielt diese Phasen der psychosexuellen Entwicklung schon deshalb für außerordentlich wichtig, weil er dem Entwicklungsstand, in dem sich ein Kind zur Zeit einer Belastung durch Konflikte oder Traumen befindet, eine Bedeutung für Thematik und Art der späteren Neurose beimaß. Den biologisch-psychosozialen Entwicklungsschritten in den Infantilphasen, in der Latenz-, Pubertäts- und Adoleszentenphase kommt eine besondere Bedeutung in der Charakterbildung zu.

Orale Phase (1.–3. Lebensjahr)

Merke!

Die Mundzone ist das zentrale Organ; im Mittelpunkt steht die Nahrungsaufnahme, mit anderen Worten: Triebbefriedigung und Lustgewinn durch Saugen. Neben der Ernährung ist vor allem die Pflege, Fürsorge und Zuwendung der Mutter wichtig, und ein Verlust dieser Bezugsperson in der oralen Phase kann sich durchaus verhängnisvoll auswirken. Man spricht von „primärem Objektverlust". So kann es bei mangelhafter oder inkonsequenter Erfüllung emotionaler Bedürfnisse des Säuglings zu schwerwiegenden Störungen der Entwicklung kognitiver und emotionaler Fähigkeiten sowie des Identitätsgefühls kommen. Nur durch die Mutter-Kind-Beziehung ist die Entstehung eines naiven Grundvertrauens (Urvertrauen) möglich, was für die Entwicklung des Selbstgefühls entscheidend ist.

In der oralen Phase finden folgende wichtige Entwicklungsschritte statt:
- Motorik und Wahrnehmung
- Differenzierung von Gesichtern
- Selbst- und Nichtselbst-Unterscheidung
- Urvertrauen und Urmisstrauen
- Trennungstoleranz (bzw. Trennungsempfindlichkeit).

In der oralen Phase bildet sich die Grundhaltung des Charakters. Daraus lassen sich auch die Identitätsstörungen und Charakterstörungen erklären, die durch Versagungen im 1. Lebensjahr entstehen können. Daneben kann auch die Ursache psychosomatischer Krankheiten durch Alterationen in der oralen Phase begründet sein (z.B. **Magersucht, Fettsucht).**

Anale Phase (2.–3. Lebensjahr)

Merke!

Das Kind erlebt zunehmend die Ausscheidung; Lustempfindungen sind an die Ausscheidungsorgane und Prozesse gebunden. Aufgrund der Beachtung der Ausscheidungsfunktionen durch die Erwachsenen gewinnt das Kind selbst Interesse daran. In dieser Phase entwickelt sich neben der Problematik der Reinlichkeit und Ordnung auch die Problematik des Habens und Nichthabens, ferner die Problematik des Gebens und Nehmens, der Selbstbestimmung gegen Fremdbestimmung, Selbstbeherrschung gegen Sichgehenlassen, Ordnung/Sauberkeit gegen Unordnung/Unsauberkeit. Es finden also die wesentlichen Schritte der Körperbeherrschung statt. Typisch für diese Zeit ist die **Trotzphase.** Hier wird die Grundlage für Beherrschung von Trieben und Gefühlen gelegt („ES-Kontrolle").

9

Übertriebene Sauberkeitserziehung oder sehr strenges Erziehen stören die Entwicklung des Kindes, indem Aggressivität und Frustrationsgefühle hervorgerufen werden. Häufige Verhaltensstörungen mit Entstehung in dieser Phase sind **Nachtangst, Phobien, Enuresis, Stottern.** Passives und initiativloses Verhalten tritt auf, wenn die Trotzphase mit Gewalt gebrochen und Übergefügigkeit zu erreichen versucht wurde.

Die anale Phase ist die Quelle der **Zwangscharaktere;** pedantische und zwanghafte Charakterzüge wurzeln in diesem Lebensabschnitt.

Ödipale Phase (phallische, infantil-sexuelle Phase, 4.–7. Lebensjahr)

Merke!

Hier finden sich Rivalität gegen den gleichgeschlechtlichen Elternteil und Ambivalenz gegen die Eltern, Entdeckung der Genitalien, Kastrationskomplex, Ödipuskomplex. Ab dieser Zeit will das Kind nun nicht mehr nur gepflegt, sondern auch anerkannt werden. Der Junge sucht seine Mutter, hasst und fürchtet den Vater als Rivalen. Da beide Gefühle, Liebe und Hass, jedoch ambivalent sind, fühlt sich der Junge gleichzeitig von der Mutter enttäuscht, bewundert jedoch den Vater.

Unter **positiv-ödipaler Situation** versteht man eine triadische Beziehung, in der das Kind um den gegengeschlechtlichen Elternteil wirbt und mit dem gleichgeschlechtlichen rivalisiert. Die positive Ödipuskrise enthält beim Jungen eine erotisch-sexuell gefärbte Haltung gegenüber der Mutter. Diese Haltung hat Enttäuschung zur Folge, aber auch Bewunderung gegenüber dem Vater und zugleich Eifersucht. Bei passiv-femininer Einstellung dem Vater gegenüber spricht man von **negativer Ödipuskrise,** wobei dann die Mutter Konkurrentin ist.

Beispiel!

Seit einigen Tagen erweist ein 5-jähriger Junge seinem Vater eine Reihe von Diensten: Er bringt ihm unaufgefordert seine Pfeife, holt ihm seinen Mantel, wenn er aus dem Haus geht etc. Schließlich erklärt er dem Vater: „Wenn Mutti wieder zur Oma reist, braucht sie nicht wiederzukommen, ich koche dann für dich."

Entsprechend der psychoanalytischen Theorie handelt es sich in diesem Fall um eine **negativ-ödipale Konstellation (negative Ödipuskrise).**

Der Ödipus-Komplex ist durchaus „physiologisch", und lediglich sein Persistieren infolge einer gestörten weiteren Entwicklung (konflikthafte Elternbeziehung mit Frustration, Angst, Aggression) ist als abnorm oder pathogen anzusehen. Beim Ödipuskomplex handelt es sich um den Prototyp eines Ambivalenzkonfliktes in den zwischenmenschlichen Beziehungen.

Latenzzeit (Ruhephase, 7.–12. Lebensjahr)

In diesen Zeitraum fällt der erste Gestaltwandel in Form der körperlichen Streckung. Die infantil-sexuellen Strebungen treten in dieser Zeit zurück. Das Kind ist allmählich in der Lage, Kausalzusammenhänge zu erkennen und wenigstens teilweise Realität und Irrealität voneinander zu unterscheiden. Das Gefühl der Ausdehnung, Maß, Material, Raum und Zeit wird in dieser Zeit zwischen dem 7. und 12. Lebensjahr gebildet. Im Allgemeinen ist dieser Zeitraum weniger anfällig für psychische Alterationen; allerdings können aufgrund schulischer Probleme **depressive Verstimmungen** auftreten.

Pubertät (14.–18. Lebensjahr)

Dieser biologische Einschnitt im Leben des Menschen bedingt eine Großzahl von Problemen. In diesen Lebensabschnitt fällt auch der zweite Gestaltwandel. Jetzt erst beginnt sich allmählich das abstrakte Denken zu entwickeln, und der Jugendliche wird in seinem Denken immer unabhängiger von der direkten unmittelbaren sinnlichen Anschauung. Jedoch nicht nur bezüglich der Sexualbetätigung, sondern auch ganz allgemein bleibt dem Jugendlichen der Zutritt zum Erwachsensein noch längere Zeit verschlossen. Endgültig vollzieht sich der Zutritt zur Erwachsenenwelt im dritten Lebensjahrzehnt.

Charakteristisch für die Pubertät ist die stark zunehmende, hormonell ausgelöste Triebspannung und außerdem die phasenspezifische Labilität des Gefühlslebens. Sehr leicht können sich in dieser Zeit neurotische und psychoseähnliche Verhaltensweisen herausbilden. Allerdings hat der Mensch in dieser Zeit noch einmal die Chance, alte Kindheitskonflikte zu lösen und sich somit dieser zu entledigen. Gelingt ihm dies nicht, kommt es zu einer Manifestierung der Fehlhaltung.

Typische Erkrankungen dieses Entwicklungsabschnittes sind

- die **psychogene Magersucht (Anorexia nervosa)**
- die **Bulimie**
- die **Bulimarexie**
- die **psychogene Fettsucht.**

Einen Beitrag zur psychischen Veränderung in diesem Lebensabschnitt leisten auch das Längenwachstum, Labilität von Kreislauf und Nervensystem und die Ausbildung der sekundären Geschlechtsmerkmale.

Adoleszenz (20.–30. Lebensjahr)

Hier kommt es zum Beginn der Zielsetzung, zur Selbstbestimmung und zur Übernahme von Verantwortung. Der Grundstein hierfür wird bereits in der Pubertät gelegt, Entwicklung und Ausbau dieser Fähigkeiten ist typisch für diesen Abschnitt des Lebens. In der Adoleszenz kommt es jedoch nicht selten zu Überforderungssituationen, und mitunter wird ein charakteristisches „Weltschmerzsyndrom" beobachtet, ähnlich dem der Pubertät. Häufig begegnet man der so genannten **Adoleszentenkrise**, die gekennzeichnet ist durch Depressionen mit Suizidalität, Arbeitsunlust, Antriebslosigkeit, Zukunftsangst, Aggressivität und Ablehnung der Gesellschaftsnormen.

Psychosoziale Abwehr und Neurosenübertragung

Folgen der Externalisierung intrapsychischer Konflikte sind die psychosoziale Abwehr sowie die Familien- und Gruppenneurosen. Relativ oft beobachtet man, dass Neurotiker ihre unbewältigten Konflikte durch raffiniert entwickelte psychosoziale Abwehrsysteme auf Lebenspartner abwälzen. Dies ist vor allem bei lang dauerndem Zusammenleben der Fall. Der Lebenspartner wird dann gezwungen, die eigene vermiedene Symptomatik auszutragen. Individuen, die ihre Konflikte in der Gesellschaft nicht direkt ausleben können, greifen unbewusst zum Mittel der **psychosozialen Abwehr.** So verführt beispielsweise ein im Zugreifen Gehemmter seine eigenen Kinder zum Stehlen und bestraft sie anschließend.

> **Beispiel!**
>
> Ein aggressionsgehemmter, überkorrekter, in seinem Verhalten wenig flexibler Mann heiratet eine impulsive, emotional spontane und wenig selbstkontrollierte Frau. Die Analyse ergab, dass eine seiner wichtigsten Motivationen für diese Partnerwahl war, dass er in der Identifikation mit seiner Frau einiges ihm „Unerlaubte" oder „Unmögliche" miterleben kann, während er gleichzeitig auch dieses Verhalten kritisieren darf.

Der Symptomträger ist in einer solchen neurotischen Gruppe meist nicht der Gestörteste, und die als Konfliktquelle fungierende Person, also der eigentliche Neurotiker, bleibt meist infolge von Symptomlosigkeit im Hintergrund und weitestgehend unauffällig.

Durch psychosoziale Abwehr können selbst größere Gruppen quasineurotische Struktur gewinnen. Auf einer solchen Basis können sich in Familien starre neurotische Gruppenmechanismen ausbilden, die in der gruppendynamischen Struktur in etwa so geformt sind wie die intrapsychische Dynamik einer Neurose. Typisches Beispiel einer Familienneurose ist die **Anorexia nervosa** mit der Patientin als Symptomträgerin.

Abwehrformen und Abwehrmechanismen

> **Merke!**
>
> Durch Abwehrmaßnahmen kann eine Entlastung erreicht werden, wenn Konfliktspannungen so groß sind, dass sie die Tragfähigkeit des Betroffenen übersteigen. Abwehrmechanismen sind Abwehrformen, die immer wieder und sehr oft in ähnlicher Weise auftreten und zwar überwiegend automatisch ohne bewusste Steuerung.

Wichtigste Mechanismen der Abwehr sind folgende:

Verdrängung: Das Individuum verdrängt Impulse, die mit dem Gesamterleben nicht zu vereinbaren sind, in den Bereich des Unbewussten. Dabei wird der Triebanspruch verdrängt. Durch das Verdrängen ist zwar die Strebung unbewusst, jedoch nicht unwirksam geworden. Dies wird entsprechend der Neurosenlehre deutlich in Träumen, Durchbrüchen der verdrängten Wünsche und Fehlhaltungen, ferner in körperlichen und seelischen Gesundheitsstörungen bzw. Störungen des Verhaltens. Neurotische Bedeutung kommt der Verdrängung dann zu, wenn ein zu einer anderen Strebung im Widerspruch stehendes vitales Bedürfnis unintegrierbar ist und durch Verdrängung unbewusst gemacht wird. Dieses Bedürfnis findet dann in einem Symptom seinen Ausdruck. Psychoanalytisch gesehen ist Verdrängung der typische Abwehrmechanismus des **Phobikers.**

Verleugnen: Davon spricht man, wenn etwas schwer Akzeptierbares (z. B. ein körperliches Gebrechen) nicht wahrgehabt werden will und eventuell mit inkonsequenten, unlogischen Argumenten wegdiskutiert wird. Typisch ist dieser Vorgang bei **Patienten nach einem Herzinfarkt** („Flucht-nach-vorne-Verhalten").

Isolierung: Hierbei handelt es sich um das isolierte Verdrängen von Affekten und Gefühlen aus dem seelischen Gesamtgeschehen. Dieser Vorgang ist aus psychoanalytischer Sicht von Bedeutung bei der Entstehung der **Zwangsneurose.** Das Individuum ist durchaus in der Lage, über seinen, die Angst hervorrufenden Konflikt zu sprechen; denn der zugehörige Affekt ist abgekoppelt. Dies ist auch der Grund, warum Zwangsneurotiker sachlich über ihren Zwang sprechen können.

Verkehrung: Hierunter versteht man eine Abwehrmaßnahme, bei der ein Sachverhalt ins Gegenteil „gekehrt“ wird. Dies ist der Fall, wenn Aggressionen gegen einen Menschen in ein Verhalten der Überfürsorglichkeit umschlagen, da die aggressiven Gefühle als unerlaubt erlebt und daher verdrängt werden. Dies ist der Fall bei extrem behütendem und verwöhnendem Verhalten der Mutter gegenüber einem unerwünschten Kind.

Projektion: Eigene Vorstellung und Impulse werden unbewusst auf einen anderen Menschen verlagert. An diesem werden dann die tatsächlich vorhandenen oder vermeintlichen angenommenen Regungen wahrgenommen und unter Umständen auch kritisiert. So beruht das Phänomen des „Sündenbocks“ auf dem Abwehrmechanismus der Projektion, bei der eigene unbewusste Fehler und Versäumnisse bei einer anderen Person gesehen, kritisiert und sanktioniert werden. Um das eigene Ich rein zu halten und gefährliche Impulse abzuwehren, werden untragbare Regungen als von außen kommend erlebt und auf Mitmenschen projiziert. Werden aggressive Impulse projiziert, kann es auch zu Verfolgungsideen kommen; bei Projektion sexueller Impulse kann ein Liebeswahn entstehen. Individuen, die selbst starke sexuelle Impulse aufweisen, empfinden andere als sexuell aufdringlich. Um eine typische Projektion handelt es sich, wenn ein Patient verspätet zur Therapiesitzung kommt und die Befürchtung äußert, der Therapeut habe diesmal wenig Lust, ihn zu sehen.

Ungeschehenmachen: Hier setzt das Individuum Gedanken, Wünsche und Triebimpulse mit Handlungen und Tätigkeiten gleich. Durch diese versucht es dann, vermeintlich abnorme Phantasien wieder rückgängig zu machen. Dies äußert sich in **rituellen Handlungen.**

Regression: In diesem Fall kommt es zu einer Rückverlagerung der Libido auf frühere psychische, meist kindliche Entwicklungsstufen. Typisch hierfür ist die **Hyperphagie**, die der Beseitigung von Konfliktängsten dienen soll. Um Regression handelt es sich beispielsweise, wenn ein höherer Beamter nach der Pensionierung zunehmend unselbstständig wird und seine Interessen nur mehr auf Nahrungsaufnahme und Ausscheidungsvorgänge verlagert, ohne dass mnestische Störungen oder organische Erkrankungen vorliegen würden oder wenn ein Erwachsener wieder wie ein Kleinkind zu sprechen beginnt (so genannte Babysprache).

Verschiebung: Hier kommt es zum Austausch von Triebobjekt und Ersatzobjekt. Blockierte Triebe können an dem Ersatzobjekt frei entladen werden, ohne dass Angst entsteht. Dies ist z.B. der Fall beim Zerstören von Gegenständen im Wutanfall. So verprügelt der von der Arbeit unzufrieden heimkehrende Ehemann seine Ehefrau als „Ersatzobjekt“. Ein Verschiebungsmechanismus findet sich auch bei der Traumarbeit sowie bei Phobien.

Reaktionsbildung: Hier zeigen sich eine Fortführung und ein weiterer Ausbau der Verkehrung. Der gegenteilige Antrieb wird ausgebaut (statt Hass – Zärtlichkeit, statt Hingabe – Neid). Charakterlich verfestigte Verhaltensweisen lassen häufig ein abgewehrtes Bedürfnis vermuten. So weisen übertriebene Ordnungsliebe und Sauberkeit eventuell hin auf abgewehrte Impulse des Beschmutzens oder betonte Freundlichkeit und ausgeprägtes Mitleid auf abgewehrte Grausamkeitsimpulse. Um eine Reaktionsbildung handelt es sich, wenn jemand behauptet, häufig Angst zu haben und sich immer an Ordnung und Disziplin klammern zu müssen, in der Angst, zu verlottern und zu verschlampen.

Sublimierung: Dies bedeutet ein Umlagern von Triebenergie auf Ziele, die in der jeweiligen Gesellschaft als edler angesehen werden (anstelle von sexuellen Trieben tritt künstlerische Betätigung). Typisches Beispiel ist der „unkreative Ästhet“.

Identifikation: Diese führt zu einer nur scheinbaren Konfliktlösung, indem Wünsche, Meinungen oder Motive des anderen übernommen werden. Der Vorgang spielt auch bei der Persönlichkeitsentwicklung des Kindes eine wesentliche Rolle und ist zudem ein neurotischer Abwehrmechanismus. Identifikation mit dem verlorenen Objekt liegt vor, wenn ein Witwer nach dem Tod seiner Ehefrau, die an einem Dickdarmkarzinom verstarb, plötzlich eine hochgradige Obstipation mit schweren Meteorismus und Unterbauchkrämpfen entwickelt, ohne dass eine organische Krankheit zugrunde liegt.

Rationalisierung: Man spricht auch von rationaler Scheinbegründung. Meinungen und Handlungen werden mit „fadenscheinigen“ Argumenten zu erklären versucht, in der unbewussten Absicht, unbewusste Triebinteressen zu verschleiern. Um Rationalisierung handelt es sich auch, wenn man „aus der Not eine Tugend macht“. Rationalisierung ist die Quelle der Vorurteilsbildung (z.B. „alle Neger stinken“).

Konversion: Der Konversionsmechanismus ist die Ursache von Organneurosen und Psychosomatosen. Seelische Konflikte führen zu körperlicher Erkrankung, wobei der Krankheit Symbolcharakter zukommt (psychogenes Asthma: „Schrei nach der Mutter", d.h. Bedürfnis nach Zärtlichkeit.) Konversion ist entsprechend der Psychoanalyse zentraler Abwehrmechanismus bei hysterischen Neurosen (z.B. psychogene Lähmung des rechten Armes bei ursprünglichem Impuls, jemanden zu erschlagen).

Wendung gegen die eigene Person: Auch durch eine Wendung gegen die eigene Person kann bei zunehmender Konfliktspannung eine Entlastung erreicht werden. Ein Individuum „wirft das Handtuch" oder „die Flinte in das Korn" und befreit sich so von innerer Spannung. Auch dies ist eine Möglichkeit, sich mit einem Konflikt nicht auseinandersetzen zu müssen. Diese Abwehrform setzt auch ein Mann ein, der in einer Psychotherapiesitzung sich selbst die Schuld an der schlechten Ehe gibt: „Ich könnte mich jedes Mal ohrfeigen, wenn ich so ungeduldig und lieblos zu meiner Frau bin." Damit nimmt er seine Ungeduld und Lieblosigkeit in Kauf, ist sich seines Fehlverhaltens voll bewusst, zieht es aber vor, sich lieber als Sünder zu akzeptieren, statt sein Verhalten zu ändern.

Versuchungs-/Versagungssituation: Frustrationen wecken Aggressionstriebe. Bereits S. FREUD maß den Versuchungssituationen eine wichtige Bedeutung bei der Neuroseentstehung bei. In der Versuchungssituation versucht das Individuum, ein Bedürfnis entgegen inneren Strebungen bzw. äußeren Verboten zu befriedigen. War der Versuchung eine Versagung vorausgegangen, so wird erstere wesentlich verstärkt. Wurde in der Kindheit die sexuelle Betätigung in der Familie unterdrückt, so wird diese Betätigung später eine besonders starke Versuchung darstellen. In Versuchungs-/Versagungssituationen des Erwachsenenlebens können frühe Konflikte der kindlichen Entwicklungsphase oben genannter Art wieder aktiviert werden.

Charakterneurosen und Symptomneurosen

Symptomneurosen sind durch das Vorhandensein von „Ich-fremden" neurotischen Symptomen gekennzeichnet. Dabei handelt es sich um unspezifische oder charakteristische Symptome. Die Charakterneurosen, auch **Kernneurosen** genannt, zeigen sich ohne bestimmte aktuelle klinische Symptomatik. Die Lösung, bzw. Scheinlösung des Konflikts erfolgt bei den Charakterneurosen durch eine Veränderung der gesamten Persönlichkeit, während bei den Symptomneurosen sich typische, einzelne neurotische Symptome ausbilden. Allerdings beobachtet man auch Kombinationen von beiden Neuroseformen.

Der Begriff „Symptomneurose" findet im ICD 10 keine Anwendung mehr. Der Begriff „Charakterneurose" wird der nicht näher bezeichneten Persönlichkeitsstörung (ICD 10: F 60.9) zugeordnet.

Primärer und sekundärer Krankheitsgewinn

Vom primären Krankheitsgewinn spricht man bei Vorteilen, die ein Kranker aus seinen neurotischen Symptomen und aus der Flucht in die Krankheit ziehen kann. So kann er unter Umständen durch die Krankheit den als schmerzlich empfundenen Situationen aus dem Weg gehen. Trotz des unangenehmen Charakters der Symptomatik gestattet diese doch, unangenehmen Konflikten auszuweichen und ein größeres Übel zu vermeiden. Der Patient setzt möglicherweise aber auch unbewusst in der Symptomatik einen Teil von verdrängten Bedürfnissen durch. Meist steht der primäre Krankheitsgewinn einer Heilung neurotischer Symptome im Wege.

Beim sekundären Krankheitsgewinn zieht ein Kranker nachträglich aus bereits bestehenden neurotischen Symptomen äußere Vorteile, z.B. eine Rentenzahlung, vermehrte Zuwendung oder Entlastung. Der sekundäre Krankheitsgewinn ist oftmals so im Vordergrund, dass er fälschlicherweise für die alleinige Ursache gehalten werden kann. Während die Entstehung der Symptomatik beim primären Krankheitsgewinn eng mit dem daraus resultierenden Gewinn zusammenhängt, entsteht der sekundäre Krankheitsgewinn aus den zunächst eventuell zufällig entstehenden Krankheitserscheinungen (z.B. Autounfall mit Folgen). Nicht immer aber ist es möglich, zwischen primärem und sekundärem Krankheitsgewinn scharfe Grenzen zu ziehen.

Die Macht der Krankheitsgewinne ist erheblich, was sich sehr eindrucksvoll bei den Rentenneurosen (tendenziöse Unfallreaktion, Entschädigungsneurose, Rententendenz) zeigt, bei denen die Gesundung gleichbedeutend mit dem Verlust der Rente ist. Gelegentlich spricht man heute statt vom „sekundären Krankheitsgewinn" von **psychogener Überlagerung.**

Pathogenese aus lerntheoretischer Sicht

Menschliches Lernen ist ein im Wesentlichen bewusstes und soziales Lernen, da der größte Teil menschlichen Lernens unter Einbeziehung von Bewusstseinsvorgängen und durch die Vermittlung von Menschen stattfindet. Lerntheoretische Feststellungen wurden vor allem für das kindliche und frühkindliche Lernen bestätigt, aber auch für das Lernen von Menschen, die in ihrer geistigen Leistungsfähigkeit beeinträchtigt sind.

Seit etwa 1960 beginnen die Ergebnisse in der Medizin Berücksichtigung zu finden. Behandlungsmethoden der Verhaltenstherapie, die vorwiegend auf den Lernmodellen des klassischen und instrumentellen Konditionierens basieren, können zur Beseitigung erworbener und erlernter Fluchtreaktionen (Phobien) und anderer neurotischer Verhaltensstörungen eingesetzt werden. Es können Verhaltensleistungen eingelernt (Sprechen, Essen, Anziehen) und Verhaltensänderungen herbeigeführt werden (z.B. bei selbstgefährdendem Verhalten, Bettnässen).

Die Lerntheorie interpretiert somit Verhaltensstörungen als **Fehlanpassung** und versucht auch, diese mittels anderer wiederum erlernter Verhaltensweisen im Rahmen der Verhaltenstherapie zu beseitigen.

Verlaufsformen und Prognose von Neurosen

Merke!

Allgemein gültige Verlaufsregeln für Neurosen existieren nicht. Es wurden jedoch prognostische Regeln aufgestellt, nach denen umso günstiger die Prognose zu sein scheint, je begabter und lebenstüchtiger die prämorbide Persönlichkeit, je akuter der Krankheitsbeginn und je verstimmter und emotional beteiligter das Zustandsbild ist.

Im Verlauf neurotischer Erkrankungen findet sich häufig ein **Symptomwechsel.** Darunter versteht man den Übergang von einer neurotischen Symptomatik zu einer anderen. Mit großer Wahrscheinlichkeit hängt der Neuroseverlauf von Umweltverhältnissen ab. Ungünstige Umweltverhältnisse können eine therapeutische Konfliktverarbeitung wesentlich behindern und den Verlauf der neurotischen Störung ganz erheblich verlängern. Unter Umständen können günstige Veränderungen in der Umwelt des Patienten die Konfliktlösung beschleunigen. Wie erwähnt, begünstigen existentielle Gefahren die Neurosenentwicklung kaum (z.B. Krieg); in diesen Zeiten treten Neurosen eher an Häufigkeit zurück. In Zeiten der Freiheit und Verwöhnung werden Neurosen häufiger beobachtet, ebenso bei sozialen Missständen, finanziellen und beruflichen Problemen.

Gelegentlich beobachtet man im mittleren Lebensalter eine Rückbildung neurotischer Fehlhaltungen, vermutlich weil Patienten mit neurotischen Störungen sich mit ihren Konflikten, neurotischen Symptomen und Umweltproblemen arrangieren im Sinne der Ausbildung eines gewissen Gleichgewichtes auf dem Wege über Anpassung, Reifung und vitaler Reduktion. Im Verlauf der Behandlung besteht immer die **Gefahr der iatrogenen Fixierung,** wenn sich neurotische Fehlhaltungen „organisch" äußern (z.B. Herzneurose, psychovegetatives Erschöpfungssyndrom). Dies trifft auch für eine medikamentöse Behandlung solcher neurotischer Störungen zu. Zwar kann eine medikamentöse Behandlung ergänzend eingesetzt werden; psychotherapeutische Verfahren haben jedoch den Vorrang.

Medikamente finden dann ihren Einsatz, wenn Patienten mit neurotischen Störungen z.B. durch Angst- oder Zwangsphänomene derart gequält sind, dass eine Aufnahme des therapeutischen Kontaktes behindert oder unmöglich wird. Andererseits können Medikamente eine Psychotherapie auch beeinträchtigen, indem sie den Leidensdruck aufheben.

Merke!

Neurotische Störungen können letztlich drei verschiedene Verläufe nehmen:

- Spontanremission
- verzögerte Remission bis zum mittleren Lebensalter
- Chronifizierung
- iatrogene Fixierung.

9.2 Belastungs- bzw. Anpassungsstörungen

Merke!

Diese Störungen haben ein oder auch zwei ursächliche Faktoren:

- ein schweres **belastendes Lebensereignis** mit der Folge einer akuten Belastungsreaktion
- eine **erhebliche Veränderung im Leben** mit entsprechender länger anhaltender unangenehmer Situation mit der Folge einer Anpassungsstörung.
  Dabei sind das belastende Lebensereignis oder die länger anhaltende unangenehme Lebenssituation der primäre und ausschlaggebende Kausalfaktor. Ohne solche Ereignisse und ohne solche Situationen ist eine Entstehung nicht möglich.

Die ICD 10 klassifiziert diese Störungen unter der Ziffer F 43; in diesem Abschnitt sind Reaktionen auf schwere Belastungen und Anpassungsstörungen aller Altersgruppen, auch von Kindern und Jugendlichen eingeschlossen. Zu diesem Bereich gehört auch die **posttraumatische Belastungsstörung** mit spezifischen und charakteristischen Merkmalen.

Beobachtet werden auch **Selbstschädigungen**, also suizidale und parasuizidale Handlungen. Am häufigsten sind selbst herbeigeführte Intoxikationen durch verordnete Medikamente.

9.2.1 Akute Belastungsreaktion !

▶ Hierbei handelt es sich um eine vorübergehende, schwere Störung bei ursprünglich psychisch unauffälligen Menschen als Reaktion auf eine außergewöhnliche körperliche und/oder seelische Belastung. In der Regel klingt die akute Belastungsreaktion innerhalb von Stunden oder Tagen ab. Die schwere körperliche und/oder seelische Belastung, also das auslösende Ereignis erschüttert den Betroffenen in seinen Grundfesten. Es handelt sich hierbei um Naturkatastrophen, schwerste Unfälle, Kriegsereignisse, Vergewaltigung, Mordversuche, oder um eine ungewöhnlich plötzliche und bedrohliche Veränderung in der sozialen Situation. Dies können mehrere hintereinander folgende Todesfälle sein, aber auch eine massive existentielle Bedrohung. Dabei ist auch zu berücksichtigen, dass nicht alle Personen, die die gleiche außergewöhnliche Belastung erleben, die gleiche Störung entwickeln. Hier ist die individuelle Vulnerabilität zu berücksichtigen.

Die **Symptomatik** der akuten Belastungsstörung ist sehr unterschiedlich. Anfänglich bestehen jedoch fast immer eine **Bewusstseinseinengung** sowie eine **eingeschränkte Aufmerksamkeit.** Der Betroffene ist unfähig, Reize zu verarbeiten und zeigt mitunter Desorientiertheit. Die Betroffenen ziehen sich zunehmend von der Umwelt zurück, was im Extremfall zum **dissoziativen Stupor** führen kann. Der Patient zeigt dann eine erhebliche Verringerung oder ein Fehlen willkürlicher Bewegungen und normaler Reaktionen auf äußere Reize (Licht, Geräusche, Berührung) oder liegt, bzw. sitzt lange Zeit überwiegend bewegungslos. Sprache und spontane oder gezielte Bewegungen fehlen und sind fast nicht mehr wahrzunehmen. An Muskeltonus, Haltung, Atmung und gelegentlichem Öffnen der Augen wird jedoch erkennbar, dass der Patient weder schläft noch bewusstlos ist. Andererseits kann die akute Belastungsstörung sich auch in einem **Unruhezustand** oder in **Überaktivität** zeigen. Dann treten vegetative Zeichen wie Angstzustände, Tachykardie und Schweißausbrüche auf.

Innerhalb weniger Minuten nach dem belastenden Ereignis treten die Symptome auf, verschwinden dann aber innerhalb von 2–3 Tagen, gelegentlich schon innerhalb weniger Stunden. Für diese Episode kann eine teilweise oder vollständige Amnesie bestehen.

9.2.2 Posttraumatische Belastungsstörung !!!

Auf eine kurze oder lang anhaltende Situation schwerster Bedrohung und massivsten Ausmaßes kann sich eine posttraumatische Belastungsstörung als **verzögerte oder protrahierte Reaktion** zeigen. Solche katastrophalen Erlebnisse können Naturereignisse, Kriegshandlungen, Vergewaltigungen, Terrorismus oder Folterungen sein. Im Gegensatz zur akuten Belastungsreaktion folgt die Störung dem Trauma mit einer **Latenz,** die Wochen bis Monate dauern kann. Dabei ist der Verlauf meist wechselhaft. In den meisten Fällen bildet sich die posttraumatische Belastungsstörung vollständig zurück und nur selten nimmt die Störung über viele Jahre einen chronischen Verlauf. Ist dies der Fall, geht die posttraumatische Belastungsstörung in eine dauernde Persönlichkeitsänderung über (ICD 10: F 62.0 andauernde Persönlichkeitsänderung nach Extrembelastung).

Patienten mit posttraumatischer Belastungsstörung erleben wiederholt das Trauma in sich aufdrängenden Erinnerungen (so genannte Nachhallerinnerungen, flashbacks). Auch Albträume, zunehmende Gleichgültigkeit, Teilnahmslosigkeit der Umgebung gegenüber, Grübelneigung, Ängste und Aggressionen werden beobachtet. Typisch ist übermäßige Schreckhaftigkeit und Schlaflosigkeit, verbunden mit Depressivität und Suizidgedanken.

Merke!

Von einer posttraumatischen Belastungsstörung kann nur dann gesprochen werden, wenn die Störung innerhalb von sechs Monaten nach einem traumatisierenden Ereignis von außergewöhnlicher Schwere aufgetreten ist. Ferner muss eine wiederholte Erinnerung des Ereignisses in Gedächtnis und Träumen vorhanden sein.

9

Bestehen Symptome nach extremer Belastung noch Jahrzehnte nach der belastenden Erfahrung, spricht man von einer **andauernden Persönlichkeitsänderung nach Extrembelastung** (ICD 10: F 62.0). Vereinzelt wird die posttraumatische Belastungsstörung auch als **traumatische Neurose** oder **Randneurose** bezeichnet.

9.2.3 Depressive Reaktion (neurotische Depression/Dysthymie) bzw. Anpassungsstörung und abnorme Trauerreaktion

!

Anpassungsstörungen

Bei den Anpassungsstörungen handelt es sich um Störungen mit emotionaler Beeinträchtigung und Behinderung sozialer Funktionen und Leistungen. Sie treten nach einer entscheidenden Lebensveränderung oder nach belastenden Lebensereignissen auf. Dabei kann es sich um Todesfälle oder Trennungen vom Partner handeln, ferner um Fluchtsituationen und Emigration. Anpassungsstörungen können ein einzelnes Individuum, gelegentlich auch ganze Gruppen oder Gemeinden betreffen. Dabei spielt die individuelle Disposition eine erhebliche Rolle.

Im Vordergrund stehen

- depressive Stimmung
- Ängste und Besorgnis
- Hilflosigkeit
- Einschränkungen bei der Bewältigung der alltäglichen Routine
- Störung des sozialen Verhaltens, vor allem bei Jugendlichen.

In der Regel beginnen Anpassungsstörungen innerhalb von Wochen nach dem belastenden Ereignis oder der gravierenden Lebensveränderung. Meist klingen die Symptome innerhalb von 6 Monaten ab.

Handelt es sich um einen vorübergehenden leichten depressiven Zustand, der weniger als 4 Wochen dauert, spricht man von **kurzer depressiver Reaktion** (ICD 10: F 43.20). Hält der leichte depressive Zustand als Reaktion auf eine länger anhaltende Belastungssituation länger als 4 Wochen bis zu 2 Jahren an, so spricht man von **längerer depressiver Reaktion** (ICD 10: F 43.21).

Der Verlust eines nahestehenden Menschen ruft einen schmerzhaften seelischen Prozess, eine Trauerreaktion hervor. Der Verlust wird allmählich akzeptiert und die emotionale Lösung vom verstorbenen Menschen allmählich vollzogen (so genannte Trauerarbeit). Bei einer Störung der Trauerarbeit spricht man von **abnormer** oder **krankhafter Trauerreaktion,** entsprechend dem ICD 10 von einer **längeren depressiven Reaktion**. Eine verlängerte Trauerreaktion wird durch Einsamkeit, Selbstvorwürfe, ambivalente Einstellung und Aggressionen zum Toten begünstigt. ◀

Neurotische Depression

Von einer **neurotischen Depression** (depressive Neurose) erwartet man eine Dauer von mehr als 2 Jahren. Es handelt sich um eine chronische depressive Verstimmung, die von der ICD 10 den affektiven Störungen und nicht den neurotischen Störungen zugerechnet wird. Die Betroffenen sind oft Tage oder Wochen beschwerdefrei, zeigen dann ein gutes Befinden. Andererseits fühlen sie sich monatelang müde und depressiv, fühlen sich ständig überanstrengt, können nichts mehr genießen. Im Vordergrund stehen Grübelneigung, Klagsamkeit, vor allem Einschlafschwierigkeiten und Überforderungsgefühl. Wesentliches Kennzeichen der neurotischen Depression, bzw. **Dysthymie** ist die lang dauernde, depressive Verstimmung. Meist beginnt sie im frühen Erwachsenenalter, dauert über viele Jahre hinweg, gelegentlich lebenslang. Mitunter tritt die Dysthymie, vor allem im höheren Lebensalter, nach einem Trauerfall oder einer anderen schweren Belastung auf.

> **Merke!**
>
> Es ist zu beachten, dass die Dysthymie (neurotische Depression) nicht der Trauerreaktion gleichzusetzen ist. Die Trauerreaktion entspricht der längeren depressiven Reaktion und dauert nicht länger als 2 Jahre.

Psychodynamisch gesehen liegt der neurotischen Depression meist kein isolierter, aktueller Konflikt zugrunde, sondern eine bis in die frühe Kindheit zurückreichende, länger anhaltende Konfliktkonstellation. Dem **psychodynamischen Erklärungsmodell** nach liegt der depressiven Neurose meist eine Störung in der oral-kaptativen oder der analen Phase zugrunde. Es besteht eine Fixierung oder Regression vorrangig auf die orale, gelegentlich auch auf die anale Phase. Von Bedeutung ist auch der Objektverlust in ambivalenten oder infantil-narzisstischen Beziehungen. Aus der Lebensgeschichte dieser Patienten ergeben sich immer wieder Hinweise auf orale Charakterzüge (orale Fixierung). Meist mangelt es in der Kindheit an echter Geborgenheit entweder durch mangelhafte fürsorgliche Zuwendung oder es bestand extreme Überfürsorglichkeit. Schon auf geringste Änderungen reagieren Menschen mit solchen Kindheitserfahrungen depressiv, da sie auch später abhängig und anklammerungsbedürftig bleiben. **Lerntheoretische Erklärungsmodelle** sehen als Ursache eine erlernte Hilflosigkeit.

Der neurotisch Depressive lenkt im Übrigen Aggressionen auf sich, wenn er aggressive Gefühle einem anderen, eigentlich geliebten Menschen gegenüber nicht zu ertragen vermag. Psychoanalytisch interpretiert man Selbstvorwürfe und Selbstmordimpulse mit dieser Art von Introjektion und Autoaggression. Selbstmordimpulse sind aus psychoanalytischer Sicht Mordimpulse und Anklagen gegen den anderen.

In der angelsächsischen Literatur werden häufig neurotische Depression und reaktive Depression gleichgesetzt. Die ICD 10 rechnet die depressive Reaktion wie auch die reaktive Depression zu den **rezidivierenden depressiven Störungen** (ICD 10: F 33). Depressive Neurose und neurotische Depression hingegen rechnet die ICD 10 zur **Dysthymie** (ICD 10: F 34.1). Gerade hier wird die **Uneinheitlichkeit der Begriffsverwendung** in der Psychiatrie deutlich.

Merke!

Tritt eine Depression im höheren Alter auf, so ist eine neurotische Depression eher unwahrscheinlich und es ist vorrangig an eine schwere depressive Episode (endogene Depression) oder eine depressive Reaktion infolge Alters und Altersproblemen aber auch an einen chronischen Arzneimittelmissbrauch zu denken.

Typische **Symptome** der neurotischen Depression/ Dysthymie

- traurige Verstimmung, meist mit Fähigkeit zum Weinen
- Fähigkeit, Trauer und vorübergehend auch Freude zu empfinden
- gelegentlich Auslenkbarkeit möglich
- Neigung zu Affektlabilität und Affektinkontinenz
- Antriebsminderung, Aggressionshemmung, Selbstwertproblematik
- kein oder selten Gefühl der Gefühllosigkeit
- eher Einschlafstörungen als Durchschlafstörungen
- häufig auch somatische Beschwerden ohne organisches Korrelat
- selten Tagesschwankungen, wenn, dann meist „Abendtief“
- meist nur unzureichendes Ansprechen auf Antidepressiva
- kein phasenhafter Verlauf und keine völlig freien Intervalle
- kein jahreszeitlich gehäuftes Auftreten
- oft freie Familienanamnese
- psychische Auffälligkeiten meist schon im Jugendalter
- oft rascher Wechsel der Symptomatik
- häufig Suizidversuche mit weniger aggressiven Methoden.

Therapie

Wichtig ist ein Gesprächspartner, der den Kranken ernst nimmt. Neurotisch-depressive Menschen sind immer entsprechend ihren oralen Bedürfnissen bemüht, sich an eine Person, z. B. Arzt zu binden. Auf Abweisung und Trennung reagieren sie mit schwerer Verlustangst, gelegentlich sogar mit suizidalen Handlungen, was für den Beginn und den Verlauf von großer Bedeutung ist. Suizidversuche können durch einen tragfähigen Kontakt verhindert werden. In erster Linie gehört die Behandlung in die Hand eines erfahrenen Psychiaters und/oder Psychotherapeuten. Medikamente müssen stets vorsichtig gehandhabt werden, da erhöhte Suchtgefahr und Neigung zur iatrogenen Fixierung bestehen, zudem aber auch durch Minderung des Leidensdruckes die Therapiemotivation abnimmt.

Bestehen bei neurotisch Depressiven starke Trennungsängste, so sollten dem Kranken Thymoleptika nicht vorenthalten werden, da diese eine Psychotherapie kaum beeinträchtigen, eine akute Suizidgefahr aber mindern, wenn sie primär antriebshemmend wirken. Auch Vitalstörungen sprechen relativ gut auf Thymoleptika an, etwas weniger gut die depressive Symptomatik selbst. Tranquilizer vom Benzodiazepintyp sind vorübergehend bei gleichzeitig bestehenden starken Ängsten und bei Suizidalität indiziert. Keine Wirkung zeigt der therapeutische Schlafentzug im Gegensatz zur affektiven Störung bzw. depressiven Episode.

9.3 Psychovegetative Syndrome und somatoforme Störungen

Merke!

Man spricht bei psychovegetativen Allgemeinstörungen auch von **vegetativer Dystonie.** Dieser können unbewältigte Konfliktsituationen, Arznei- und Genussmittelmissbrauch, körperliche und psychische Über- und Unterbelastungen, aber auch psychosexuelle Funktionsstörungen zugrunde liegen. Verstärken sich die diversen Störungsbedingungen gegenseitig, so entsteht ein Circulus vitiosus. Meist handelt es sich um atypische, zahlreiche und wechselnde Beschwerden.

Die ICD 10 spricht von **somatoformen Störungen.** Diese sind definiert durch die wiederholte Darbietung körperlicher Symptome in Verbindung mit hartnäckigen Forderungen nach medizinischen Untersuchungen trotzt wiederholter negativer Ergebnisse und Versicherung der Ärzte, dass die Symptome nicht körperlich begründbar sind. Die Patienten sind bemüht, die Ärzte von der Notwendigkeit weiterer Untersuchungen zu überzeugen und reagieren empfindlich auf ein abweisendes Verhalten ihrer Behandler. Oft halten die multiplen und unterschiedlichen körperlichen Symptome über Jahre hinweg an, ohne dass eine ausreichende somatische Erklärung gefunden wird. Durch das Verhalten der Patienten und die Art der Symptome entsteht eine gewisse Beeinträchtigung familiärer und sozialer Funktionen.

Abzugrenzen hiervon ist die **Neurasthenie** (ICD 10: F 48.0) bei der das Hauptcharakteristikum die Klage über vermehrte Müdigkeit nach geistigen Anstrengungen sowie das Gefühl abnehmender Arbeitsleistung und Effektivität der geleisteten Arbeit ist. Die Patienten klagen über Konzentrationsschwäche und allgemein uneffektives Denken. Begleitet wird die Symptomatik schon nach geringer Anstrengung von muskulären und anderen Schmerzen und der Unfähigkeit, sich zu entspannen. Es kommt zu Schwindelgefühlen, Kopfschmerzen, Gefühl der allgemeinen Unsicherheit, ferner zur Abnahme des geistigen und körperlichen Wohlbefindens, Reizbarkeit, Freudlosigkeit, leichter Depressivität und Ängsten. Anstelle von Schlaflosigkeit kann auch Hypersomnie bestehen.

Mit einer Vielzahl körperlicher Symptome (körperliche Erschöpfung, Schlafstörung, Kopf- und Rückenschmerzen usw.) sowie psychischer Symptome (Traurigkeit, Reizbarkeit, Schuldgefühle, Hoffnungslosigkeit usw.) geht auch das **Burn-out-Syndrom** einher. Es handelt sich um Reaktionen auf schwere berufliche Belastungen, vor allem im Bereich so genannter „helfender Berufe“. Depressive Syndrome oder Anpassungsstörungen stehen im Vordergrund dieser Störung.

Häufige psychovegetative Symptome sind

- **Erröten;** in schweren Fällen kommt es zur **Erythrophobie**.
- **Pelvopathia dolorosa**: Es kommt zu mehr oder minder starken Schmerzen im Unterleib, die von zahlreichen psychosomatischen Erkrankungen im Abdomen herrühren. Solche psychosomatischen Erkrankungen sind Reizkolon, Colitis ulcerosa, Ileitis terminalis, Pseudogravidität usw.
- **labiler Hypertonus**: Hier ist die Blutdruckregulation gestört und schon bei geringer Belastung kommt es zum „Überschießen“ des systolischen Druckes. Diese Blutdruckregulationsstörung tritt meist zwischen dem zweiten und dritten Lebensjahrzehnt, also in der Phase beruflicher und persönlicher Konsolidierung auf.
- **Psychogene Rhinitis**: Durch Ausfall des Sympathikus kommt es zu einer verstopften Nase.
- **Dysmenorrhoe:** Schmerzhafte Beschwerden vor, während und nach der Menstruation gehören mit zu den häufigsten Beschwerden bei gynäkologischen Konsultationen. Psychodynamisch gesehen liegt die Ursache meist in negativen Lernerfahrungen (Beispiel: „Während der Periode hat man in der Regel Schmerzen“). Während der Menstruation auftretende Beschwerden können zum Ausgangspunkt psychogener, neurotisch-somatisierender Verarbeitung werden. Die Menstruation ist für die somatische Ausgestaltung sehr geeignet und gleichsam ein Sammelbecken neurotischer Konflikte, ein Projektionsfeld vor allem für sexuelle Probleme.
- **Psychogene Potenzstörungen**: Diese zeigen sich bei der Frau in Orgasmusstörungen, beim Mann als Impotentia erigendi.
- **Aerophagie (unbewusstes Luftschlucken)**: Dies kommt häufig bei unbefriedigten Menschen mit Insuffizienzgefühlen vor, hauptsächlich in Situationen, denen sie nicht gewachsen sind und die sie durch innere Anspannung zu bewältigen versuchen. Viele Patienten erklären, sie hätten „viel zu schlucken“, müssten „viel in sich hineinfressen“ (so genannter „armer Schlucker“).

Psychosomatische und psychovegetative Störungen sind nicht ein und dasselbe; vielmehr sind psychovegetative Allgemeinstörungen ein Teilbereich der psychosomatischen Erkrankungen. Psychovegetative Störungen können sowohl als eigenständige Syndrome als auch als Begleitsymptome bei körperlichen Erkrankungen und Neurosen vorkommen.

Weitere somatoforme Störungen unklarer Genese sind

- **chronic-fatigue-Syndrom (CFS):** Charakteristikum dieses Syndroms ist eine anhaltende Müdigkeit sowie eine leichte Ermüdbarkeit, die über wenigstens 6 Monate hinweg anhält. Die Störung geht meist einher mit unspezifischen körperlichen Beschwerden (Lymphknotenschwellungen, Muskelschmerzen, Hals- und Kopfschmerzen, Gelenkschmerzen, Konzentrationsstörungen). Die Ursache dieses Syndroms ist heute noch unklar; diskutiert werden immunologische Prozesse nach Virusinfektionen. Möglicherweise besteht auch eine Verbindung zu affektiven Störungen, speziell der Dysthymie. Die Abgrenzung zur Neurasthenie und zum Fibromyalgie-Syndrom ist meist schwierig.
- **multiple chemical sensitivity (MCS):** Das Syndrom ist gekennzeichnet durch multiple körperliche Beschwerden. Besonders auffällig sind dabei Nahrungsmittelunverträglichkeiten, neurologische Beschwerden (Kopfschmerzen, Schwindel), ferner Konzentrations- und Gedächtnisstörungen, Geruchsempfindlichkeit, Kakosmie. Auffällig ist, dass die betroffenen Patienten Umweltgifte oder Elektrosmog hierfür verantwortlich machen. Eine Sonderform stellt das sick building Syndrom (SBS) dar, bei dem ein schlechtes Raumklima angeschuldigt wird.
- **Fibromyalgie-Syndrom:** Hier klagen die Patienten über Schmerzen, zunächst isoliert an bestimmten Körperteilen (Beinen, Armen, Wirbelsäule) später aber dann über Schmerzen am gesamten Körper. Der Verlauf ist meist chronisch progredient, gelegentlich auch schubförmig. Die Schmerzen betreffen letztlich alle Muskeln des Körpers, vor allem die Sehnenansätze. Das Fibromyalgie-Syndrom wird begleitet von vegetativen Symptomen (Mundtrockenheit, Hyperhidrosis, Tremor, usw.). Die Störung findet sich als **chronisches Schmerzsyndrom** vor allem bei Frauen mit Beginn zwischen dem 30. und 60. Lebensjahr, seltener bei Männern. Auch hier ist die Ursache der Erkrankung weitgehend unbekannt.

Medikamentös können trizyklische Antidepressiva oder das neuere Pregabalin (Lyrica®) verabreicht werden, das auch Einsatz bei generalisierten Angststörungen findet.

Stress und Stressfaktoren

Unter Stress versteht man eine psychische und/oder physische Dauerbelastung, die zu psychovegetativen Allgemeinstörungen und auch zu schweren organischen Erkrankungen führen kann. In der empirischen Stressforschung haben sich deutliche Hinweise gefunden, dass die Wahrscheinlichkeit, eine psychophysische Störung auszubilden, zunimmt, wenn bestimmte Störreize intensiv und dauerhaft einwirken. Dabei spielt auch eine Rolle, ob die Belastungssituationen durch die betroffenen Individuen kontrollierbar sind. Auch unregelmäßiges und unerwartetes Einwirken von Stressoren fördert die Ausbildung von psychophysischen Störungen, jedoch in Abhängigkeit von individuell verfügbaren Adaptions- und Bewältigungsmechanismen. Beachtenswert ist, dass Werktätige in Wechselschicht wesentlich häufiger über allgemeine Müdigkeit, Abgeschlagenheit, Appetitlosigkeit, Verstopfung und Durchfall klagen als solche, die nur in Tagschicht oder ausschließlich in Nachtschicht tätig sind. Wechselschicht ist ein erheblicher Stressfaktor für die meisten Menschen. Es ist aber zu bedenken, dass Stressfaktoren persönlichkeitsspezifisch sind und sich je nach psychischer Struktur mehr oder minder stark auswirken.

9.4 Angststörungen (Angstneurose), Paniksyndrome und phobische Störungen !!!

Dem Symptom **Angst** begegnet man bei fast allen neurotischen Störungen. Beherrscht es ganz überwiegend das Krankheitsbild, so spricht man von Angststörung oder Angstneurose.

Bei den Angststörungen, also bei der Angstneurose besteht eine **frei flottierende Angst**, die nicht oder kaum auf bestimmte Objekte bezogen ist.

Merke!

▶ Man unterscheidet bei den Angststörungen zwischen
- **Panikstörung** (episodisch paroxysmale Angst; ICD 10: F 41.0) und der
- **generalisierten Angststörung** (ICD 10: F 41.1). ◀

Generalisierte Angststörung

Bei der generalisierten Angststörung besteht eine generalisierte und anhaltende Angst, die grundsätzlich nicht auf bestimmte Situationen in der Umgebung beschränkt sind. Stets finden sich Beschwerden wie Nervosität, Muskelspannung, Herzklopfen, Schwindelgefühle, Schweißausbrüche und Luftnot. Die Betroffenen sprechen von Sorgen und Vorahnungen. In der Symptomatik, vor allem in der Intensität zeigen sich Schwankungen. Auch Chronifizierung ist möglich.

Eine generalisierte Angststörung wird psychodynamisch als **Reaktion auf ungelöste Konflikte,** speziell Trennungskonflikte, bzw. Trennungsängste bei Persönlichkeiten mit starker Abhängigkeit von „Schlüsselfiguren", angesehen. Möglicherweise spielt ein **Anlagefaktor** eine Rolle. Überwiegend findet man unter den Angstneurosen sensitive und übergewissenhafte Persönlichkeiten.

Charakteristisch ist für den „Angstneurotiker" eine **Aggressionshemmung.** Selten wird der Patient seinen Mitmenschen gegenüber Ärger und Wut äußern; er gibt sich meist freundlich, liebenswürdig und hilfsbereit. Ursache für dieses Verhalten sind unbewusste Motivationen: Ängste, Furcht vor dem Alleingelassenwerden, Angst vor dem Verlust der Zuwendung anderer. Diese „Anklammerungsneigung" muss auf die frühe Kindheit zurückgeführt werden. Auf dem Boden der **Trennungsempfindlichkeit** führen Trennungs- und Enttäuschungserlebnisse sowie unausgetragene unbewusste seelische Konflikte, körperliche und seelische Überforderungen, aber ebenso auch Unterbelastungen zur Manifestation von Angststörungen. Eine depressive Persönlichkeitsstruktur sowie eine **„angstneurotische Familienkonstellation"** sind oft prädisponierende Faktoren.

Symptomatik und Differentialdiagnose

Merke!

Die Angst der „Angstneurosen" besteht aus einer körperlichen und einer psychischen Komponente.

Unmittelbares **somatisches** Korrelat sind

- kalter Schweiß
- Tachykardie
- „zugeschnürte" Kehle und trockener Mund (Kloßgefühl)
- motorische Unruhe
- Durchfälle und Harndrang
- Schwindelgefühl
- Luftnot.

Das **psychische** Korrelat zeigt sich in

- innerer Unruhe
- depressiver Verstimmung
- affektiven Ausbrüchen oder totalem Rückzug
- Hilflosigkeit und Schlaflosigkeit
- nächtlichem ängstlichen Erwachen.

Ängste zeigen sich bei den Zyklothymien ebenso wie bei den Schizophrenien und vielen anderen psychischen Krankheiten. Die Diagnose lässt sich letztlich nur nach Berücksichtigung der Begleitsymptomatik und nach Erhebung der Biographie stellen. Die neurotische Angst hat ihren Unterschied zu diesen Angstformen in ihrer Entstehungsweise, in Wesen und Änderungsform.

Therapie der generalisierten Angststörung

Merke!

Schon allein die Anwesenheit von Schutzfiguren kann die Angstzustände lindern oder gar vorübergehend beseitigen, vor allem bei Patienten mit Trennungsempfindlichkeit.

Behandelt man das **Symptom „Angst",** so wählt man folgende Therapieformen:

- Medikamentöse Therapie (Betablocker, trizyklische Antidepressiva, Substanzen aus der Gruppe der selektiven Serotonin-Reuptake-Inhibitoren, kurzzeitig Benzodiazepine, eventuell niederpotente Neuroleptika). Seit März 2006 ist Pregabalin (Lyrica®) als Mittel bei Schmerzsyndromen auch für die Behandlung generalisierter Angststörungen zugelassen. Studien zeigen seinen starken anxiolytischen Effekt.
- Entspannungsverfahren (Autogenes Training, progressive Muskelrelaxation nach Jakobsen)
- Verhaltenstherapie
- tiefenpsychologisch orientierte Psychotherapie.

Beispiel!

Ein Patient erleidet erstmals einen schweren Angstanfall am 17. Juni. Auf Befragen erklärt er, dass er sich an kein besonderes Vorkommen und an keine angstauslösende Situation erinnern könne. Der Patient wird aufgefordert, den Tagesablauf genauer zu schildern, wobei ihm einfällt, dass er wegen des Anfalls ein Schachspiel gegen seinen Schwiegervater abbrechen musste, was schade gewesen sei, weil er erstmals gegen diesen hätte gewinnen können; allerdings sei er ein schlechter Verlierer. Dass sich der Patient an keinen besonderen Vorfall erinnern konnte, weist auf Verdrängung einer Erinnerung oder Verleugnung einer Wahrnehmung hin. Es handelt sich psychodynamisch gesehen um einen intrapsychischen Konflikt zwischen erwachsenem Sich-Durchsetzen und infantilem Bravsein; die Chance, im Schachspiel zu gewinnen, stellte für den Betroffenen eine Versuchungssituation dar.

Panikstörung

Merke!

▶ Bei der **Panikstörung (episodisch paroxysmalen Angst)** kommt es zu wiederkehrenden schweren Angstattacken (Panik), die sich nicht auf eine bestimmte Situation oder besondere Umstände beschränken und deshalb auch nicht vorhersehbar sind.

Das plötzliche und unvorhersehbare Einsetzen intensiver Befürchtungen mit Vernichtungsangst ist meist begleitet von Gefühlen drohenden Unheils. Akute Konflikte, Überforderungen, Trennungen und Enttäuschungen sind meist die Anlässe einer ersten Panikattacke. Hauptursache ist möglicherweise eine längere neurotische Entwicklung, wobei die Auslöser lediglich letzter Anstoß sind.

Bei Panikstörungen (Panikattacken) beobachtet man die Symptome der generalisierten Angststörung (Angstneurose), jedoch in meist weit heftigerer Form:

- Dyspnoe und schwere Tachykardie
- Hitzewallungen oder Kältegefühl
- Schweißausbrüche und Zittern
- Angst zu sterben und Angst vor Herzstillstand
- Erstickungs- und Beklemmungsgefühl
- Angst, verrückt zu werden oder unkontrolliert zu handeln
- Parästhesien
- Hyperventilationsneigung
- Dauer der Attacken über Minuten, seltener Stunden
- Suizidgefahr bei Patienten mit häufigen Anfällen (z.B. bei Panik-Krankheit)
- Schwindel, mit dem Gefühl, umzufallen
- in schweren Fällen massive Todesangst
- Angst, wahnsinnig zu werden.

Die Patienten erleben in einer Panikattacke häufig eine ständige Zunahme der Angst und der vegetativen Symptome, was zu einem fluchtartigen Verlassen der Örtlichkeit führt. Erlebt der Betroffene die Panikattacke in einer Situation, in der eine Flucht unmöglich ist (Menschenmenge, öffentliche Verkehrsmittel), so wird er zukünftig diese Situation meiden. Auf die Panikattacke folgt meist eine permanente Furcht vor einer erneuten Attacke, was zunehmend zum Phänomen der **„Angst vor der Angst"** führt.

Da häufig die Ängste um die Funktion des Herzkreislaufs bestehen, wird das Paniksyndrom oft mit dem **Herzangstsyndrom** (auch Herzphobie) gleichgesetzt. Das Verhältnis der Männer zu den Frauen beträgt beim Herzangstsyndrom 3:2. Kardiale Funktionsstörungen sind nicht Ursache dieser Panikanfälle. Oft klingen die Ängste beim Auftreten des Arztes rasch und meist schon ohne medikamentöse Intervention ab.

Ein Problem der Panikattacken und der Herzängste ist die Entwicklung einer **Panikkrankheit** bzw. einer **„Herzphobie"**, d.h. die Kranken leben in ständiger Angst vor dem nächsten Anfall und es kommt möglicherweise zu einer erheblichen Einschränkung im persönlichen Freiraum des Kranken, der mitunter die Wohnung nicht mehr verlässt, ständig seine Herzfunktionen kontrolliert, alle Anstrengungen meidet und sich immer mehr zurückzieht.

Panikattacken neigen unbehandelt zur Chronifizierung und führen nicht selten zur Frühinvalidität. Vereinzelt nimmt man auch eine organische Komponente der Panikkrankheit an, was durch die bei diesen Kranken gemessenen erhöhten Blutlaktatspiegel wahrscheinlich wird.

Wichtig ist unbenommen die **Differentialdiagnose** gegenüber einer **Angina pectoris** und einer **paroxysmalen Tachykardie.** Beim Herzinfarktpatienten ist die Angst weniger elementar und seltener, bei Angina pectoris sind die Anfälle von kürzerer Dauer.

Therapie der Panikstörung

Im akuten Anfall verabreicht man Benzodiazepine oral oder parenteral. Bei häufigerem Auftreten der Panikattacken ist psychotherapeutisches Vorgehen erforderlich.

Vorübergehend oder bei fehlender Motivation zu psychotherapeutischen Verfahren kann auch über längere Zeit mit trizyklischen Antidepressiva (z.B. Amitryptilin, Doxepin) oder mit selektiven Serotonin-Reuptake-Inhibitoren wie Paroxetin (Seroxat®) ein guter Erfolg, d.h. eine deutliche Reduktion der Panikattacken erreicht werden. Alprazolam ist in Deutschland als Tafil® oder als Xanax® speziell zur Therapie der Panikstörung bis zu einer Behandlungsdauer von 12 Wochen zugelassen.

Unbenommen ist aber die Psychotherapie das Mittel der Wahl zur Behandlung von Panikstörungen. Dabei ist der **kognitiven Verhaltenstherapie** der Vorzug zu geben, da spontane Panikattacken besonders gut auf eine Behandlung mit kognitiven Verfahren ansprechen.

75 % der Patienten mit Agoraphobie zeigen ein gutes Ansprechen bei der Anwendung von Expositionsverfahren, wenn die Symptomatik noch nicht chronifiziert ist.

Phobien

Phobien sind im Gegensatz zur Angststörung immer auf bestimmte Situationen und Objekte gerichtet. Sie sind durch unbegründete, für Gesunde nicht nachvollziehbare und objektiv nicht gerechtfertigte Ängste gekennzeichnet. Phobische Angst ist subjektiv, physiologisch und im Verhalten von anderen Angstformen kaum zu unterscheiden und reicht vom leichten Unbehagen bis hin zur panischen Angst. Dass andere Menschen die gleiche Situation als ungefährlich und nicht bedrohlich erachten, mildert die Angst des Betreffenden nicht. Im Allgemeinen entsteht Erwartungsangst, schon allein auf die Vorstellung hin, dass die phobische Situation eintreten könnte.

Meist geht die phobische Angst mit einer depressiven Stimmungslage einher.

Die **psychoanalytische Theorie** beschreibt die Phobie als Resultat von Abwehrmechanismen (Verdrängung, Vermeidung, Verschiebung und Projektion). Schuldgefühle der Triebspannungen werden abgewehrt und die Ängste auf eine Umweltgegebenheit verlagert. S. FREUD schilderte die Phobieentstehung am Beispiel vom „kleinen Hans", der seine Kastrationsangst vom Vater auf Pferde verschob und seine ödipalen Aggressionen auf diese Tiere projizierte. Hieraus resultierte starke Angst, von Pferden gebissen zu werden. Diesem Vorgang liegt ein Abwehrmechanismus zugrunde, der den Vorteil besitzt, dass der kleine Junge Pferden leichter aus dem Weg gehen konnte als dem Vater, was eine unteroptimale Konfliktlösung darstellte, da die Bewegungsfreiheit des Jungen nur mehr in einem kleinen Lebensbereich eingeschränkt war.

Im Gegensatz zur psychoanalytischen Theorie betrachtet die **Lerntheorie** die Phobie als fehlerhaft angepasstes, konditioniertes Verhalten. ◀

Es finden sich folgende phobische Störungen:

- **Agoraphobie** (Platzangst, Angst vor großen Plätzen): Die Ängste beziehen sich nicht nur auf offene Plätze, sondern häufig auch auf Menschenmengen, oder die Schwierigkeit sich leicht an einen sicheren Platz zurückziehen zu können. Dies führt allmählich auch zu der Angst, das eigene Haus zu verlassen, Geschäfte zu betreten, sich auf öffentliche Plätze in eine Menschenmenge zu begeben oder alleine in Zügen, Bussen oder Flugzeugen zu reisen. In schweren Fällen sind die Patienten letztlich völlig an ihre Wohnung gefesselt. Agoraphobie kommt bei Frauen deutlich häufiger vor als bei Männern.
- **Soziophobie** (soziale Neurose): Hier vermeiden Patienten soziale Situationen. Soziophobie kommt bei Männern und Frauen etwa gleich häufig vor und bezieht sich auf die Furcht vor prüfender Betrachtung durch andere Menschen in kleinen Gruppen, nicht hingegen in Menschenmengen. Zurückzuführen sind soziale Phobien auf ein niedriges Selbstwertgefühl und Furcht vor Kritik. Häufige Beschwerden sind Erröten, Meiden von Blickkontakt, Zittern, Übelkeit, Drang zum Wasserlassen. In schweren Fällen kann Soziophobie zu vollständiger sozialer Isolierung führen.
- **Akrophobie:** Hier bezieht sich die Phobie auf Höhen, d.h. die Betreffenden sind nicht in der Lage, Berge zu erklimmen oder Hochhäuser zu betreten.
- **Klaustrophobie:** Hier bezieht sich die Phobie auf enge oder abgeschlossene Räume, z.B. Lifte, enge Toiletten usw.
- **Tierphobie**
- **Examensangst.**

Das charakteristische Kennzeichen der Phobien ist die Angst selbst. Dabei bestehen oft auch enge Beziehungen zu neurotisch-hypochondrischen Syndromen mit auf Körperfunktionen bezogenen Ängsten.

Das Verhalten des Kranken ist darauf ausgerichtet, die Angst durch Vermeiden des Objektes oder der Situation zu bekämpfen. Allerdings neigen Phobien neben einer Spontanremission oft auch zur Ausbreitung auf andere Bereiche und damit zur erheblichen Einengung des Lebensraumes. Der Beginn einer Phobie ist bereits in der frühen Kindheit möglich.

Therapie der Phobien

Patienten mit spezifischen Phobien kommen nur selten in Behandlung, weil bei den meisten Fällen nur ein geringer Leidensdruck besteht (z.B. bei Tierphobien). Ansonsten kommt bei Phobien vorrangig Psychotherapie zur Anwendung, wobei mit verhaltenstherapeutischen Verfahren (gestufte Desensibilisierung mit Aufstellung einer Angsthierarchie) gute Erfolge erzielt wurden. Eine medikamentöse Therapie tritt in den Hintergrund und ist nur vorübergehend bei massiven Ängsten sinnvoll.

9.5 Dissoziative Störungen (Konversionsstörungen) !!!

▶ Erscheinen verdrängte Komplexe umgekehrt in körperlichen Äußerungen, so spricht man von **dissoziativen Störungen.** Ältere Begriffe waren **Hysterie, Konversionshysterie, Konversionsreaktion** und **hysterische Psychose**. Die Bezeichnung „Hysterie" wird heute aber wegen ihrer vielen verschiedenen Bedeutungen weitgehend vermieden.

Den Symptomen einer dissoziativen Störung (Konversionsstörung) kommt Ausdrucks- und Symbolcharakter zu; das Ziel ist ein Krankheitsgewinn. Es handelt sich um den Versuch der Konfliktlösung im somatischen Bereich, also um eine Scheinlösung eines intrapsychischen Konfliktes. So kann eine Lähmung der Beine bedeuten, dass es „nicht mehr weiter geht" oder eine Sehstörung, dass man „nichts mehr wissen will oder kann". Die Unfähigkeit, „Unangenehmes zu schlucken" zeigt sich möglicherweise in Form einer Schluckstörung. Das Individuum verlangt von der Umwelt Zuwendung und versucht, jene auf diese Art zu erzwingen, versucht die Umwelt zu alarmieren und zielt auf Entlastung von inneren oder äußeren Verpflichtungen ab. Nach Freud wird ein Krankheitsgewinn in zweifacher Hinsicht bezweckt: Einerseits wird durch Entstehung eines „hysterischen" Symptoms eine Befriedigung verdrängter Triebe (primärer Krankheitsgewinn), zum anderen aber auch eine größere Aufmerksamkeit, Geltung und Anerkennung als Kranker und damit eine narzisstische Befriedigung (sekundärer Krankheitsgewinn) erreicht. ◀

Die psychoanalytische Theorie sieht die Wurzeln der dissoziativen Störungen, bzw. „Konversionsneurosen" im ungelösten Ödipuskonflikt. Gelegentlich wird der sexuelle Ausdrucksgehalt besonders deutlich, wie beim so genannten Arc de cercle mit Hyperlordose und Hervorheben des Beckens bei Frauen während eines psychogenen Anfalles, was nach tiefenpsychologischer Theorie als Äquivalent einer unrealistischen sexuellen Befriedigung interpretiert werden kann.

▶ Den dissoziativen Störungen liegen keinesfalls Simulation, sondern reflexartige, automatische Abläufe zugrunde. Jedoch bestehen gelegentlich fließende Übergänge zu tendenziösem Vortäuschen. Dies trifft beispielsweise bei **psychogenen Dämmer- und Erregungszuständen in Haft** zu, wobei es sich entweder um eine Reaktion auf eine nicht zu bewältigende Situation und/oder um bewusste Demonstration scheinbarer Haftunfähigkeit handelt. ◀

Voraussetzung für die Entstehung von dissoziativen Störungen sind bestimmte Persönlichkeitsstrukturen und Umwelteinflüsse. Gerade bei histrionischen Persönlichkeiten werden dissoziative Störungen (Konversionsstörungen) häufiger beobachtet, weshalb man auch früher von **hysterischer Reaktion** oder von **Konversionshysterie** sprach. Besonders anfällig sind Personen, die rasch überforderbar sind und somit in Konflikte geraten. Schwere Störungen dieser Art nahmen in den mittel- und nordeuropäischen Ländern stark ab, während man ihnen weiterhin noch häufig in mediterranen Ländern begegnet.

Meist beginnen dissoziative Zustandsbilder plötzlich und enden oft auch ebenso schnell. Chronische Zustände, besonders Lähmungen und Gefühlsstörungen entwickeln sich manchmal recht langsam, vor allem wenn der Beginn mit unlösbaren Problemen oder interpersonellen Schwierigkeiten verbunden ist. Bestehen dissoziative Zustände unbehandelt länger als 1 bis 2 Jahre, so sind sie häufig therapieresistent. Bei dissoziativen Störungen verleugnen häufig Patienten offensichtlich vorhandene Probleme und Schwierigkeiten. Alle Probleme, die sie jedoch selbst erkennen, werden von ihnen auf die vorhandenen dissoziativen Symptome zurückgeführt.

Symptomatik

▶ Die Äußerungsformen dissoziativer Störungen sind recht unterschiedlich: Man beobachtet funktionell-motorische, sensible und sensorische Symptome, ferner Anfallszustände und Lähmungen einer oder mehrerer Extremitäten, auch Tremor und komplette Regungslosigkeit vergleichbar mit dem Totstellreflex mancher Tiere. Gelegentlich zeigen sich aber auch psychogene Erregungszustände mit Toben, Brüllen und Schreien. Im Gegensatz zu epileptischen Anfällen dauern die psychogenen Anfälle länger und sind durch suggestives und energisches Ansprechen oft beeinflussbar; außerdem besteht keine Bewusstlosigkeit sowie nur selten Amnesie.

Häufig zu beobachten ist ein psychogener, grobschlägiger Tremor, der zunächst an den proximalen Extremitätenabschnitten beginnt und zunehmend auch die distalen Bereiche befallen kann. Zuwendung führt zur Verstärkung, Nichtbeachtung zur Abschwächung und gelegentlich zum Sistieren der Symptomatik.

Anästhesien einzelner Hautpartien entsprechen keinesfalls der zentralen oder peripheren Innervation, sondern vielmehr laienhaften Körpervorstellungen. Man findet Imitationen fast jeder körperlichen Krankheit, und bereits vorhandene körperliche Störungen können im Zuge eines Konversionsvorganges aufgenommen, verstärkt und unterhalten werden. Auch spielen oft Identifizierungen mit dem Leiden anderer eine Rolle, was sich zu regelrechten „hysterischen Epidemien" auswachsen kann. ◀

Beispiel!

In einer Oberschulklasse fällt an einem besonders heißen Tag vor einer Mathematik-Klausur eine hochgeschossene, leicht verhaltensauffällige, aber durchaus beliebte Schülerin in Ohnmacht. Aufregung und Anteilnahme der Klasse sind groß. Obwohl die Schülerin nach 2 bis 3 Minuten wieder bei vollem Bewusstsein ist, überführt sie der gerufene Notarzt in das Krankenhaus, von wo sie nach 2 Stunden in hausärztliche Behandlung entlassen wird. Der Vorfall wiederholt sich vier Tage später, und in der folgenden Woche werden zwei andere Mitschülerinnen und drei Schülerinnen in einer anderen Klasse ebenfalls bewusstlos.

Beispiel!

Eine 37-jährige Patientin klagt über Völlegefühl im Unterleib, wie „wenn sich etwas bewegt oder etwas drückt", ferner über morgendliches Erbrechen, das bereits seit 3 Monaten anhält. Sie habe an eine Schwangerschaft gedacht; Schwangerschaftstests, internistische und gynäkologische Untersuchungen waren aber mehrfach unauffällig und auch die Periode kam regelmäßig. Die Beschwerden traten vor vier Monaten auf, nachdem ihr dreijähriges Kind bei einem Unfall tödlich verunglückte, wofür sie sich in gewisser Hinsicht verantwortlich fühlte.

Im ICD 10 werden verschiedene Formen dissoziativer Störungen angeführt:
- ▶ **dissoziative Amnesie**
- **dissoziative Fugue**
- **dissoziativer Stupor**
- **Trance- und Besessenheitszustände**
- **dissoziative Bewegungsstörungen**
- **dissoziative Krampfanfälle**
- **dissoziative Sensibilitäts- und Empfindungsstörungen**
- **gemischte dissoziative Störungen.** ◀

Der psychogene Dämmerzustand sowie die psychogene Verwirrtheit werden im ICD 10 zu den „anderen dissoziativen Störungen" gerechnet.

Differentialdiagnostische Überlegungen

Dissoziative Störungen sind abzugrenzen gegen
- Simulation
- histrionische Charakterstruktur
- Hyperventilationssyndrom
- zahlreiche organische Erkrankungen.

Bei organischen Erkrankungen lassen sich entsprechende und charakteristische Befunde erheben, was bei dissoziativen Störungen (Konversionsstörungen) nicht der Fall ist, wenn nicht zugleich zufällig eine organische Grunderkrankung besteht, auf die sich die Konversionssymptomatik aufgesetzt hat. So fehlen die typischen Änderungen der Muskeleigenreflexe bei psychogenen Lähmungen, und psychogene Sensibilitätsstörungen halten sich nicht an das physiologische Dermatomschema.

Zu beachten ist, dass psychogene Anfälle (dissoziative Krampfanfälle, so genannte Pseudoanfälle) echte epileptische Anfälle stark nachahmen und meist im Wechsel mit „echten" epileptischen Anfällen vorkommen. Bei psychogenen Krampfanfällen fehlen jedoch meist der Zungenbiss, ferner schwere Verletzungen durch Sturz. Statt eines Bewegungsverlustes finden sich Stupor, oder tranceähnliche Zustände.

Therapie und Prognose

Merke!

Akut auftretende Konversionssyndrome müssen umgehend einer Behandlung zugeführt werden, da sie sonst durch Fortschreiten der Automatisierung therapieresistent werden. Dazu besteht dann auch die Gefahr, dass sekundäre organische Schäden zusätzlich auftreten, so z. B. Arthrosen bei länger anhaltender psychogener Lähmung in Folge einseitiger Belastung. Die Patienten sind ausgesprochen suggestibel, weshalb Suggestivmaßnahmen im Vordergrund stehen.

An Therapiemaßnahmen finden Anwendung
- Krankengymnastik und physikalische Maßnahmen bei psychogenen Lähmungen
- Hypnose
- tiefenpsychologisch orientierte Psychotherapie
- Verhaltenstherapie
- Soziotherapie.

Therapeutisch sollte so vorgegangen werden, als ob es sich um eine organische Störung handelt. Dem Patienten wird dadurch die Chance gegeben, sich von seinem Symptom zurückzuziehen, ohne „sein Gesicht verlieren zu müssen". Im weiteren Vorgehen soll dann versucht werden, mit dem Patienten die Psychodynamik zu erhellen. Gelegentlich ist

Tab. 9.1 Typische Unterschiede zwischen epileptischen und dissoziativen Anfällen (mit freundl. Genehmigung von Frau Prof. Dr. B. Schmitz, Charité Berlin)

	Generalisiert tonisch-klonischer Anfall	Dissoziativer Anfall
Auslöser	definierte Reflexmechanismen oder Schlafentzug	emotionale Auslöser
Vorgefühl	stereotyp, kurz	variabel, protrahiert
Augen	initial Augen geöffnet	Augen geschlossen, geotrope Blickwendung
Sturz	abrupt durch tonischen, atonischen oder myoklonischen Haltungsverlust	Anfangsbewegungen, allmähliches Hinsinken, Sturz in Richtung auf Wand oder Umstehende, fehlende Verletzungen
Mydriasis	lichtstarre Pupillen	kommt vor (Sympathikotonus)
Automatismen	repetitive Stereotypien, oroalimentär (komplex-fokale Anfälle)	undulierend, changierend, bizarr, suggestibel, negativistisch (Augen Zukneifen), symbolträchtig, Weinen, Kopfschütteln
Konvulsionen	tonisch-klonisch mit decrescendo	irregulär, asynchron, crescendo oder „waxing and waning"
Verletzungen	stereotypes Verletzungsmuster, Verbrennungen	Selbstverletzung gezielte Fremdaggressionen
Zungenbiss	Zungenrand, Wange	fehlt, oder Zungenspitze, mitunter mehrere Bisse
Vokalisationen	unnatürlich	emotional, Schimpfen, Fluchen, Schmähungen
Enuresis	möglich	möglich (Stuhlabgang selten)
Atmung	Apnoe, reduzierte Sauerstoffsättigung	normal oder Atempausen ohne Zyanose
Gesichtsfarbe	zyanotisch	normal
Dauer	< 2 min	> 5 min
Amnesie	komplett	insulär und auflösbar
Postiktal	langsame Orientierung, Todd'sche Phänomene, Babinskizeichen	staunendes Erwachen, Augenreiben, Schreien, Wimmern, Stöhnen
Kopfschmerzen	postiktal	präiktal

aber auch „Nichtbeachtung" ein Erfolg versprechendes Behandlungsprinzip, vor allem bei schweren dramatischen Konversionsstörungen, bei Erregungszuständen und dissoziativen Krampfanfällen (Pseudoanfälle). Wird dem Patienten sein Publikum entzogen, bildet sich die Symptomatik oft rasch zurück. Allzu brüsker „Publikumsentzug" kann allerdings die Symptomatik gelegentlich verstärken.

9.6 Entfremdungssyndrome, Depersonalisations- und Derealisationssyndrome

▶ Entfremdung kann sich in Form von
- Depersonalisation und
- Derealisation zeigen.

Depersonalisation beobachtet man bei nahezu allen neurotischen Erkrankungen und wird auch als „Störung des Ich-Erlebens" bezeichnet. Wahrnehmung, Fühlen, Handeln und Denken werden nicht mehr als dem Ich zugehörig empfunden. Gemeinsam ist der Derealisation und der Depersonalisation das Erleben der Entfremdung. Die Umwelt wird bei der Derealisation als fremd oder verändert, unwirklich und fern, künstlich und farblos erlebt.

Auch im normalpsychologischen Bereich können solche Phänomene auftreten und es zeigt sich ein fließender Übergang zu der neurotischen Form.

Depersonalisationssyndrome zeigen sich erstmals während und bevorzugt kurz nach der Pubertät. Das neurotische Depersonalisationssyndrom kann vorübergehend auftreten, chronifizieren oder in eine Zwangsstörung übergehen. Depersonalisationserscheinungen begegnet man auch bei Schizophrenien sowie bei schweren Depressionen, ferner bei Zwangsstörungen und Abhängigkeitserkrankungen. Bei geistig gesunden Menschen können leichte Formen von Depersonalisations- und Derealisationserscheinungen bei schwerer Müdigkeit, Intoxikationen mit Halluzinogenen oder als hypnagoges Phänomen auftreten.

Bei neurotischen Formen der Depersonalisation und Derealisation ist tiefenpsychologisch orientierte Psychotherapie indiziert. Die Behandlung des Symptoms allein bleibt meist ohne Erfolg, und eine medikamentöse Therapie bringt allenfalls nur vorübergehende Besserung.

9.7 Artifizielle Störungen (Münchhausen-Syndrom)

Artifizielle und/oder akzidentelle Störungen sind verhältnismäßig selten. Die Patienten verletzen sich heimlich selbst oder führen sich durch bestimmte Manipulationen körperliche Symptome zu mit dem Ziel, eine organische Erkrankung vorzutäuschen, die entsprechend behandelt werden muss. Artifizielle und/oder akzidentelle körperliche Veränderungen sowie Krankheitszustände können Ausdruck und Folge von Suizidversuchen, Delikten, Unfällen und/oder sexuell motivierten Manipulationen sein. Andererseits können als Motivation aber auch tendenzielle, erpresserische Absichten und psychiatrische Erkrankungen Anlass sein. Weitere Motivationen sind bewusste und unbewusste Irreführung medizinischer Institutionen, Erregung von Aufmerksamkeit und Geltungsbedürfnis. Häufigste Manifestation artifizieller Störungen sind selbst induzierte Infektionen durch Injektion pyogenen Materials mit der Folge einer Entstehung rezidivierender Abszesse und Fieberschübe. Durch die gezielte Einnahme oraler Antidiabetika können Hypoglykämien induziert werden und selbst psychische Beschwerden lassen sich durch die Einnahme psychotrop wirkender Substanzen vortäuschen.

Merke!

Bei den artifiziellen Störungen handelt es sich **keinesfalls** um **Simulation,** da die Symptome nicht bewusst und nicht gezielt vorgetäuscht werden, um in einer bestimmten Situation einen Vorteil zu erlangen (Erlangen leichterer Haftbedingungen, finanzielle Zuwendungen, Verhinderung des Militärdienstes usw.). Artifizielle Störungen werden heimlich produziert, zumindest teilweise im Zustand qualitativer Bewusstseinsänderung. ◀

Von R. Asher wurden drei verschiedene Formen beschrieben

- abdominelle Form
- hämorrhagische Form
- neurologische Form.

Bei der hämorrhagischen Form werden Blutungen oder Anämien durch heimlichen Aderlass selbst induziert und dem Arzt damit eine Erkrankung vorgespiegelt.

Wird eine Erkrankung bei einer anderen Person vorgetäuscht, z. B. eine körperliche Schädigung eines Kindes durch seine Mutter, so spricht man vom **erweiterten Münchhausen-Syndrom.**

Die ICD 10 rechnet die artifiziellen Störungen zu den Persönlichkeits- und Verhaltensstörungen.

Andere Bezeichnungen für „artifizielle Störungen" sind: **Hospital Hopper Syndrome** oder **Mimikry-Syndrom.**

9.8 Hypochondrische Störungen

▶ Hier besteht eine anhaltende Überzeugung vom Vorhandensein einer oder mehrerer ernsthafter körperlicher Erkrankungen, ohne dass eine ausreichende körperliche Erklärung erbracht werden könnte. Die Versicherung zahlreicher Ärzte, dass den Symptomen keine körperliche Erkrankung zugrunde liegt, wird vom Betroffenen nicht akzeptiert. In der Regel betreffen hypochondrische Störungen vor allem Menschen, die eine enorm ängstliche Einstellung gegenüber ihrem Körper und ständige Selbstbeobachtung zeigen. Auch normale und allgemeine Empfindungen sowie Erscheinungen interpretiert der Betroffene als abnorm und belastend. Die Aufmerksamkeit richtet sich auf ein oder zwei Organe, manchmal auch auf ganze Organsysteme. Dies führt gelegentlich zu schweren depressiven Einbrüchen und Angstzuständen.

Hypochondrische Störungen treten bei Männern und Frauen gleich häufig auf, fast durchwegs aber mit einer Erstmanifestation vor dem 50. Lebensjahr. ◀

Streng genommen stellt die hypochondrische Störung, auch **Hypochondrie** oder **hypochondrische Neurose** genannt, keine Krankheit, sondern eine Reaktionsform dar. Eine große Rolle bei der Entstehung hypochondrischer Befürchtungen spielen Identifikationstendenzen: Erkrankt ein Familienmitglied, so fürchtet der Angehörige, ebenso an der Krankheit zu erkranken und von dieser bereits befallen zu sein. Hypochondrische Reaktionen können auch das Resultat von Schuldängsten sein, so z. B. bei Jugendlichen nach exzessiven Masturbationen.

Die Tiefenpsychologie interpretiert die Hypochondrie als Verschiebung der Aufmerksamkeit auf bestimmte und begrenzte Körperlokalisationen mit der Folge von Befindlichkeitsstörungen. Zu einer solchen Reaktion kommt es, wenn eine diffuse, aus aufgestauten aggressiven oder sexuellen Erlebnisinhalten entstandene Angst abgewehrt werden muss. Gelegentlich findet sich bei der Entstehung auch eine Beteiligung psychoreaktiver, endogener und organischer Faktoren, die auch ineinandergreifen können.

Oft entwickeln sich hypochondrische Ängste durch fehlgedeutete und falsch verstandene Äußerungen des Arztes und werden im Sinne einer **iatrogenen Hypochondrie** fixiert. Der Verlauf hypochondrischer Störungen ist oft chronisch progredient, und meist beherrscht die hypochondrische Einstellung den gesamten Lebenslauf.

▶ Die Kranken richten ihr Augenmerk vorrangig auf Herz, Magen-Darmtrakt, Harn- und Geschlechtsorgane, gelegentlich auch auf Gehirn und Rückenmark. Vegetativ innervierte Organe können dabei in ihrer autonomen Regulation gestört werden, was die hypochondrische Einstellung im Sinne eines Circulus vitiosus zusätzlich verstärken kann.

Mit pseudomedizinischem Wissen verteidigt der Betroffene vehement sein körperliches Leiden, was beim Arzt oft eine aggressive Reaktion bewirkt und zur Odyssee von Arzt zu Arzt führt.

Hypochondrische Symptome findet man auch bei

- depressiven Neurosen
- schweren depressiven Episoden
- Schizophrenien
- Hirnerkrankungen (Hirnatrophien)
- symptomatischen Psychosen
- Gesunden (z. B. Morbus clinicus bei Studenten der Medizin). ◀

Entscheidend ist die Begleitsymptomatik. Hypochondrische Symptome bei Schizophrenien sind abstrus und oft eingeengt auf die einzige Vorstellung, während man bei schweren depressiven Episoden die typische affektive Störung beobachtet.

Da es dem Hypochonder an Einsicht über die Krankhaftigkeit seiner Vorstellungen fehlt, ist der Zugang zu ihm erschwert. Psychotherapeutische Bemühungen bringen deshalb oft keinen Erfolg. Durch Autogenes Training kommt es mitunter zu einer Verstärkung der hypochondrischen Selbstbeobachtung. Durch Einleitung einer medikamentösen Therapie wird beim Kranken die Auffassung geweckt, dass er tatsächlich körperlich krank ist. Therapeutisches Ziel ist es, den Rang, den hypochondrische Ängste im Gesamtleben einnehmen, zu vermindern und nach ausreichender medizinischer Abklärung ärztliche Gespräche über die hypochondrischen Befürchtungen zu führen. Durch Verbesserung der Lebenssituation mittels soziotherapeutischer Maßnahmen lässt sich dann die hypochondrische Fehlhaltung wenigstens zum Teil beherrschen. Insgesamt zeitigt die Behandlung hypochondrischer Neurosen leider nur wenige Erfolge.

9.9 Nichtorganische Schlafstörungen

Schlafstörungen bedürfen einer eingehenden diagnostischen Abklärung. Kann man idiopathische und körperlich begründbare Psychosyndrome, Hirnkrankheiten, internistische und andere Organkrankheiten ausschließen, und handelt es sich letztlich um eine nichtorganische Schlafstörung auf dem Hintergrund einer **psychoreaktiven Störung,** muss ganz vorrangig die psychoreaktive Störung psychotherapeutisch behandelt werden. Die Schlafstörung ist eine ausgesprochen häufige Störung, die auf vielfältigen Faktoren beruhen kann. Vor Einsatz von Hypnotika und Sedativa sollte versucht werden, die Störung mit aufklärenden und beratenden Gesprächen zu beheben. Sinnvoll ist dabei ausreichende körperliche Aktivität und Bewegung am Tag sowie die Vermeidung schlafstörender Substanzen wie koffeinhaltige Getränke, Alkohol und ballastreiche Kost vor dem Nachtschlaf. Vor allem die Schlafhygiene ist von Bedeutung: Schlaf sollte in ruhiger Umgebung ohne Lärmeinwirkung sowie im ausreichend abgedunkelten Zimmer erfolgen. Ungünstig auf den Nachtschlaf wirken sich vor allem Schlafphasen tagsüber aus.

Vor allem bei Schlafstörungen im Alter kann durch entsprechende Schlafhygiene eine Nachtschlafverbesserung erreicht werden. Dabei sind die Patienten auch darüber zu informieren, dass sie den ihrer Ansicht nach erforderlichen Schlafbedarf überschätzen. Günstig wirken sich festgelegte Zeiten für Schlafbeginn und Aufstehen aus.

9.10 Zwangsstörungen !!

▶ Drängen sich Denkinhalte oder Handlungsimpulse immer wieder erneut auf und können diese nicht verdrängt oder unterdrückt werden, obwohl deren Unsinnigkeit erkennbar ist, liegt ein Zwang vor. Betroffene mit Zwangsstörungen sind nicht oder kaum in der Lage, diesen Impulsen zu widerstehen, da sich sonst unerträgliche Angst einstellt. Dabei ist weniger der Zwangsinhalt das Krankhafte, sondern vielmehr dessen dominierender Charakter.

Der früher als **Zwangsneurose** genannten Zwangsstörung liegt meist eine zwanghafte (anankastische) Wesensart zugrunde, auf deren Boden sich dann die Zwangssymptomatik weiter entwickelt und verfestigt. Auffällig sind familiäre Häufung und hohe Konkordanzraten bei Zwillingen. Wahrscheinlich wirkt bei Zwangsneurosen ein Anlagefaktor mit.

Merke!

Typisches Merkmal der Zwangsneurose ist die ausgeprägte Ambivalenz, die sich entsprechend der psychoanalytischen Theorie aus dem ausgeprägten Kontrast zwischen ES und ÜBER-ICH ergibt. Krankheitsfördernd wirken vermutlich eine zu strenge Erziehung sowie ständiges Anhalten zu Ordnung und Sauberkeit, Ablehnung sexueller Regungen und übertriebene Sauberkeitserziehung, also eine allgemeine Frustrierung kindlicher Triebbedürfnisse. ◀

Neben der starken Polarität zwischen Es und Über-Ich ist nach psychoanalytischer Lehre ferner die Fixierung auf die anale Phase von großer Bedeutung, wobei eine übertriebene Reinlichkeitserziehung eine bedeutsame Rolle zu spielen scheint. In der auf die anale Phase folgenden ödipalen Phase werden frustriert-aggressive und frustriert-sexuelle Triebansprüche verdrängt und bleiben auf die anale Phase fixiert. Dies wird auch deutlich im magischen Denken des Zwangskranken, da das magische Denken (Aberglaube, Glaube an Geister) typisch für die anale Phase ist. Abwehrmechanismen für die Zwangsneurose sind **Isolierung, Reaktionsbildung, Ungeschehenmachen** und **Rationalisierung.**

Zur Auslösung einer Zwangsstörung (Zwangsneurose) kommt es in spezifischen Versuchungs- und Versagungssituationen. Die psychoanalytische Lehre deutet den Waschzwang als symbolisches Reinwaschen von schuldhaft erlebten Sexual- und Aggressionswünschen. Beim Waschzwang sind im Rahmen der Kompromissbildung die Abwehrtendenzen im manifesten Bild stärker ausgeprägt als die abzuwehrenden Impulse.

Hingabe erleben solche Menschen als Bedrohung und wehren deshalb die Angst durch übertriebene Rationalisierung ab. Zwangsneurotiker haben einen großen Leidensdruck, der sich in depressiven Verstimmungen bis hin zum Suizid äußert. Die Tragik lässt sich verdeutlichen, wenn man sich vorstellt, ein Zimmer völlig staubfrei halten zu müssen.

Im Gegensatz zu anderen Neuroseformen wird der Angstaffekt nicht verdrängt, sondern bleibt dem Kranken im Bewusstsein. Der verantwortliche Konflikt allerdings bleibt unbewusst.

▶ Leichte Zwangsphänomene können oft noch dem normalpsychologischen Bereich zugeordnet werden. Diese unterscheiden sich vom pathologischen Zwang dem Inhalt nach meist nur graduell, der Intensität nach hingegen grundlegend. Dabei unterscheidet man

- **Zwangsvorstellungen**
- **Zwangsimpulse**
- **Zwangshandlungen (Kontrollzwänge).**

Entwickeln sich Zwänge bereits während oder kurz nach der Pubertät, so sind diese in der Regel besonders stark ausgeprägt. Bei ständig voranschreitender Symptomatik führt die Zwangsstörung, auch Zwangsneurose oder anankastische Neurose genannt, zur schweren Zwangskrankheit bis hin zur Lebensuntüchtigkeit. ◀

Dem Mitmenschen und dem Arzt gegenüber verhalten sich Personen mit Zwangsstörungen höflich und korrekt, lösen jedoch beim Gegenüber aufgrund ihrer Steifigkeit, Pedanterie, Hartnäckigkeit und Unspontaneität oft ärgerliche Reaktionen und eine unbewusste rigide Abwehrhaltung aus. Beobachtet wird ein ausgeprägtes Interesse für Geld und Besitz bei oftmals bestehender Sparsamkeit und Geiz.

Beispiel!

Eine 25-jährige Patientin ist gezwungen, ständig ihre Küche sauber zu halten, reinigt täglich mehrmals den Küchenschrank und den Herd und kommt zu kaum einer anderen Arbeit, kann keine anderen Räume der Wohnung mehr sauber halten, da sie den gesamten Tag nur mit ihrer Küche beschäftigt ist. In letzter Zeit ist sie zudem gezwungen, bis zu 50-mal täglich die Hände zu waschen, die inzwischen gerötet und schrundig sind. Sie ist sich aber der Unsinnigkeit dieser Handlungen bewusst.

Bei Zwangsstörungen sind **differentialdiagnostische Überlegungen** erforderlich. So begegnet man Zwangssymptomatik auch bei

- Gesunden während Schwangerschaft und Wochenbett, vorübergehend im Klimakterium und nach postinfektiösen Erschöpfungszuständen
- schweren depressiven Episoden, speziell bei depressiven Phasen bipolarer Störungen (so genannte anankastische Depression)
- Schizophrenien (besonders zu Beginn der Erkrankung als Frühsymptom)
- zwanghaften Persönlichkeitsstrukturen
- Dysthymien (neurotische Depression)
- hirnorganischen Störungen.

Zwang und Sucht müssen strikt auseinandergehalten werden, wenn auch Sucht gelegentlich zwangartig erscheinen mag. Dennoch wird Sucht vom Süchtigen gern motiviert und zumindest subjektiv sinnvoll empfunden, während Zwang als Ich-fremd und unsinnig erlebt wird. Gelegentlich kann die Unterscheidung zwischen Zwangsstörung und depressiver Störung schwierig sein, da beide Symptome oftmals gleichzeitig auftreten. Bei einer akut auftretenden Episode soll stets die Diagnose Vorrang haben, deren Symptome sich zuerst entwickelt haben. Sind beide Symptome gleich stark ausgeprägt (Depression und Zwang), so ist die Depression als primär zu betrachten. Treten Zwang und Depression chronisch in Erscheinung, sollte die Diagnose nach demjenigen Symptom genannt werden, das häufiger persistiert, wenn das jeweils zweite Symptom abklingt.

▶ Im ICD 10 wird die Zwangsstörung unterteilt in

- vorwiegend Zwangsgedanken oder Grübelzwang (F 42.0)
- vorwiegend Zwangshandlungen (Zwangsrituale; F 42.1)
- Zwangsgedanken und Zwangshandlungen gemischt (F 42.2). ◀

Die **Prognose** bei ausbleibender Therapie ist ungünstig. Während bei Kindern Zwänge oft wieder verschwinden, neigen sie bei Jugendlichen und jungen Erwachsenen zu Verstärkung und Ausbreitung.

▶ **Therapeutisch** finden psychotherapeutische Verfahren Anwendung (Verhaltenstherapie oder tiefenpsychologisch orientierte Verfahren), paradoxe Intentionen und autosuggestive Verfahren, Hypnose, medikamentöse Therapie (trizyklische Antidepressiva, nur kurzzeitig Benzodiazepine und Neuroleptika). In schwersten Fällen wurden stereotaktische Operationen mit Erfolg durchgeführt. ◀

9.11 Entschädigungsneurose und Rentenneurose

Es handelt sich um eine Form der Begehrungsneurose, bei der ein Unfall Anlass aber nicht Ursache der Reaktion ist. Synonym spricht man auch von **Rentenbegehren, Rententendenz, Unfallneurose** und **tendenziöser Unfallreaktion.** Diese Form einer neurotischen Störung zeigt sich in einem hartnäckigen Streben nach einer Rente als Entschädigung für Krankheit oder Unfall. Ironisch hat man die Rentenneurose als einen krankhaften Zustand bezeichnet, der aus der Angst entsteht, durch Habsucht aufrechterhalten, durch Rechtsanwälte ständig genährt und durch ein in Kraft getretenes ablehnendes Gerichtsurteil geheilt wird.

Pfropfen sich neurotische Rentenforderungen auf tatsächliche Körperschädigungen, insbesondere unfallbedingte Hirnschädigungen auf, ist eine Unterscheidung oft schwer. Aggravation, d.h. die übertriebene Darstellung und Verstärkung der bestehenden Störungen bei einer Entschädigungsneurose ist dem Bewusstsein nicht voll zugänglich und soll deshalb nicht mit Simulation gleichgesetzt werden. Es besteht Verwandtschaft mit der dissoziativen Störung (Abschnitt 9.5).

Einfachste Form ist die Verdeutlichungstendenz, bei der ein Verunfallter seine Umwelt davon überzeugen will, wie schwer der Unfall war oder wie schwer sich eine Erkrankung auswirkt. Dies ist dann der Fall, wenn vom Patienten angenommen wird, man nehme seitens der Ärzte oder seiner Mitmenschen die Krankheit nicht ausreichend ernst. Aber auch finanzielle Entschädigungen können eine Verdeutlichungstendenz bewirken. Hypochondrische Fehlhaltungen, sensitive Persönlichkeitsstrukturen oder querulatorische Persönlichkeiten neigen zu rentenneurotischem Verhalten, bei dem es zuletzt dem Betroffenen weniger auf die Entschädigung als mehr auf die Wahrung des vermeintlichen Rechts gegenüber Behörden, Versicherungen und Gerichten ankommt.

Die Behandlung ist schwierig, häufig wenig Erfolg versprechend, und oft folgen jahrelange Prozesse und Eingaben. Letztlich folgt dann aber meist doch die Berentung. Psychotherapeutische Maßnahmen sind indiziert, scheitern aber häufig an der fehlenden Motivation des Betroffenen.

In der ICD 10 wird die Rentenneurose (Entschädigungsneurose) als Entwicklung körperlicher Symptome aus psychischen Gründen (F 68.0) klassifiziert.

9

9.12 Anorexia nervosa und Bulimie

▶ Anorexia nervosa und Bulimia nervosa (Bulimie) sind zwei wichtige und eindeutige Syndrome, die in der ICD 10 unter dem Oberbegriff „Essstörungen" beschrieben werden.

Bei der Anorexia nervosa handelt es sich oft um eine typische **„Familienneurose"** mit gestörten familiären Interaktionen und eingeschränkter Nahrungsaufnahme. So bekommt der Arzt häufig auch den Widerstand der Familienangehörigen in erheblicher Weise zu spüren, da die Betroffene die Symptomträgerin darstellt und die anderen Familienmitglieder entlastet.

Die Erkrankung beginnt in der Regel in der Pubertät oder in der Adoleszentenzeit und geht mit Abmagerung, anfallsweisem Hunger, exzessivem Essen sowie heimlichem, selbstinduzierten Erbrechen und Abführmittelmissbrauch einher. Steht der massive Hunger mit anschließendem selbstinduzierten Erbrechen und eher normalem oder erhöhtem Körpergewicht im Vordergrund, so spricht man von Bulimie. Anorexie und Bulimie können sich in unterschiedlicher Weise verbinden oder abwechseln, wobei dann gelegentlich der Begriff „Bulimarexie" Gebrauch findet. Nicht geklärt ist bis heute, ob es sich um eine oder zwei völlig verschiedene Erkrankungen handelt.

Fast 95 % der Erkrankten sind Mädchen oder junge Frauen, wobei die Bulimie etwas später beginnt, die Anorexia nervosa hingegen meist schon in der Pubertät.

Symptomatik der Anorexia nervosa

- Störung des Körperschemas in der Selbstwahrnehmung
- Nahrungsverweigerung bis zur Kachexie, mitunter sogar bis zum Exitus
- Gefühl des Völlegefühls und des „Nichtdickseinwollens"
- gelegentlich heimliche Fressanfälle, meist nachts, mit Kühlschrankplünderungen
- starke Abmagerung bis auf 45 % des Ausgangsgewichtes
- Bradykardie, Ödeme, erniedrigter Grundumsatz
- gesteigertes Bewegungsbedürfnis
- keine oder nur selten Avitaminose
- häufig Obstipation
- Gebrauch von Abführmitteln
- Elektrolytstörungen und sekundärer Hyperaldosteronismus
- Einnahme von Appetitzüglern
- seltener zerebrale Anfälle
- fast immer sekundäre Amenorrhoe, eventuell Uterushypoplasie
- Rückgang von Libido und Sexualfunktionen
- oft Depressionen und Suizidalität
- Widerstand gegen ärztliche Interventionen
- unbehandelt meist chronisch-rezidivierender Verlauf
- Muskelatrophie
- gelegentlich Akrozyanose
- häufig Lanugo-Behaarung
- in schweren Fällen kortikale Atrophie als Komplikation
- Quetelets-Index von 17,5 oder weniger (Index = Körpergewicht in kg : Körpergröße in m).

Symptomatik der Bulimie

- Störung des Körperschemas in der Selbstwahrnehmung
- Fressanfälle mit Essen jeglicher verfügbarer Lebensmittel
- Nahrungszufuhr sehr schnell und ohne Kauen
- sehr häufig selbstinduziertes Erbrechen nach dem Essen
- Gebrauch von Abführmitteln
- starkes Krankheitsgefühl und bestehende Krankheitseinsicht
- häufig Depressionen
- oft normales Körpergewicht
- geringere körperliche Störungen als bei der Anorexia nervosa. ◀

Bei der Anorexia nervosa liegt eine **Retardierung der allgemeinen und der psychosexuellen Entwicklung** vor. Die betroffenen Frauen und Mädchen können die Geschlechtsrolle, die Rolle der erwachsenen Frau, nicht akzeptieren. Im Erbrechen und in der Appetitstörung spiegelt sich der Ekel vor Sexualität wider. Entsprechend der analytischen Meinung werden im Rahmen der neurotischen Regression Essen und Schwängerung, Gewichtszunahme und Schwangersein unbewusst gleichgesetzt.

Durch Abmagerung werden unbewusst die weiblichen Körperformen wie auch die Schwangerschaft abgewehrt. Durch die Entwicklung von Magersucht und Amenorrhoe kann die Betroffene der Anforderung, Partnerin und Mutter zu sein, nicht nachkommen. Fast immer ist die Beziehung zur Mutter gestört, oftmals auch gleichzeitig zum Vater. Persönliche Konflikte der Eltern lassen sich oft mit der Anorexie in Verbindung bringen.

Im Vordergrund einer **Therapie** stehen die tiefenpsychologisch orientierte Psychotherapie sowie die Verhaltenstherapie, begleitet von somatischen Therapien bei erheblichem Untergewicht. Therapeutische Maßnahmen sind oft über einen längeren Zeitraum hinweg stationär erforderlich. Meist wird Familientherapie sinnvoll sein, vor allem bei sehr jungen Kranken. Gewohnheiten der Nahrungsaufnahme werden zugleich aber auch verhaltenstherapeutisch mit Hilfe des **operanten Konditionierens** (vorhandene Verhaltensweisen werden durch wiederholte Belohnung verstärkt, bei Ausbleiben der Belohnung oder bei Bestrafung werden diese gelöscht) angegangen. Dies gilt auch für die Bulimie. Konfliktpsychotherapie ist vor allem bei letzterer indiziert.

Merke!

Zusammenfassung der Entstehungsbedingungen
- soziokulturelle Faktoren (z. B. Schönheitsideal)
- biologische Faktoren (z. B. genetische Prädisposition)
- gestörte Familienstruktur
- Lernprozesse
- dysfunktionale Kognitionen
- unbewusste Konflikte
- akute und chronische Belastung durch Lebensereignisse.

Neben der Anorexia nervosa und der Bulimia nervosa führt die ICD 10 weitere Formen von Essstörungen auf:
- Essattacken bei anderen psychischen Störungen (F 50.4)
- Erbrechen bei anderen psychischen Störungen (F 50.5; psychogenes Erbrechen, psychogene Hyperemesis gravidarum)
- andere Essstörungen (psychogener Appetitverlust F 50.8)
- nicht näher bezeichnete Essstörungen (F 50.9).

9.13 Persönlichkeitsstörungen !!!

Bei Persönlichkeitsstörungen handelt es sich um ausgeprägte **Extremvarianten menschlicher Wesensart.** Es zeigen sich tief verwurzelte, anhaltende Verhaltensmuster, die als starre Reaktionen bei verschiedenen persönlichen und sozialen Lebenslagen auftreten. Dabei liegt die Abweichung vom Durchschnitt mehr in der Ausprägung des Merkmals selbst. Grundsätzlich finden sich fließende Übergänge vom Gesunden zur Psychopathie, und oft ist die Abgrenzung einer neurotischen Störung von einer abnormen Persönlichkeit kaum möglich. Erst die Kenntnis über die Entstehungsbedingungen lässt die Diagnose zu.

Nicht zu den **Persönlichkeitsstörungen (Psychopathien)** rechnet man Geisteskrankheiten und Schwachsinn, ebenso wenig wie die psychischen Krankheiten, die erst im Verlauf eines Lebens auftreten.

Merke!

Persönlichkeitsstörungen unterscheiden sich von den **Persönlichkeitsänderungen** durch den Zeitpunkt sowie die Art und Weise ihres Auftretens. Persönlichkeitsstörungen beginnen in der Kindheit oder Adoleszenz und bestehen weiterhin im Erwachsenenalter. Persönlichkeitsänderungen hingegen werden im Erwachsenenalter erworben, zum Beispiel als Folge schwerer Belastungen, bei extremer, umweltbedingter Depravation oder bei Hirnerkrankungen oder Hirnverletzungen.

Die **Einteilung der Persönlichkeitsstörungen** ist unbefriedigend, wie dies auch bei der Einteilung gesunder Persönlichkeiten der Fall ist. K. Schneider wählte eine andere Einteilung als E. Kahn.

Ursprünglich und auch heute noch verwendet, findet sich folgende **Einteilung:**
- Asthenische (abhängige, passive) Persönlichkeiten
- sensitive Persönlichkeiten
- anankastische Persönlichkeiten
- schizoide Persönlichkeiten
- depressive Persönlichkeiten
- hyperthyme Persönlichkeiten
- haltschwache Persönlichkeiten
- gemütsarme Persönlichkeiten
- erregbare Persönlichkeiten
- emotional instabile Persönlichkeiten
- querulatorische Persönlichkeiten
- hysterische (histrionische, infantile) Persönlichkeiten.

Die ICD 10 wählte hingegen eine andere Einteilung:
- ▶ paranoide Persönlichkeitsstörung (F 60.0)
- schizoide Persönlichkeitsstörung (F 60.1)
- dissoziale Persönlichkeitsstörung (F 60.2)
- emotional instabile Persönlichkeitsstörung vom impulsiven Typus und vom Borderline Typus (F 60.3)
- histrionische Persönlichkeitsstörung (F 60.4)
- anankastische (zwanghafte) Persönlichkeitsstörung (F 60.5)

9

- ängstliche (vermeidende) Persönlichkeitsstörung (F 60.6)
- abhängige Persönlichkeitsstörung (F 60.7)
- andere Persönlichkeitsstörungen (F 60.8)
- kombinierte und andere Persönlichkeitsstörungen (F 61). ◀

Lebenslauf und Lebensbewältigung, Krisen und deren klinisches Bild sowie soziale Probleme und dissoziales Verhalten hängen von der jeweiligen „psychoplastischen Anlage" ab. Bei Persönlichkeitsstörungen handelt es sich um ein Zusammenspiel von Anlagefaktoren, Konfliktreaktionen und sozialen Faktoren (z. B. dissoziales Kindheitsmilieu).

Persönlichkeitsstörungen finden sich gehäuft auch bei Hirnerkrankungen, wobei solche Störungen aber streng genommen nicht zu den Psychopathien gerechnet werden dürfen. Einige Autoren nehmen frühe Objektbeziehungsstörungen (Störungen in der Mutter-Kind-Beziehung) als Mitursache der Entstehung von Persönlichkeitsstörungen an. Andere Autoren sprechen von Defekten in der Ich-Struktur bei narzisstischen Störungen.

In unterschiedlicher Umgebung wirken sich Persönlichkeitsstörungen verschieden aus, und nicht selten wird durch einen Milieuwechsel gelegentlich eine Verbesserung der außerhalb der Norm liegenden Persönlichkeit erreicht.

Von den Persönlichkeitsstörungen (Psychopathien) abzugrenzen sind Persönlichkeitsvarianten auf der Basis früh entstandener Hirnschäden, ferner neurotische Störungen, Psychosen und so genannte **Pseudopsychopathien**. Bei Letzteren handelt es sich um Persönlichkeitsbesonderheiten, die durch fetal, peri- und postnatal erworbene Schäden entstanden sind und einer Persönlichkeitsstörung sehr gleichen. Persönlichkeitsstörung ist eigentlich eine **Ausschlussdiagnose**, wobei u.U. die gesamte neuropsychiatrische Filterdiagnostik Anwendung finden muss. Generell kann gesagt werden, dass **pseudopsychopatische Syndrome** auf der Basis früher Hirnschäden doch wesentlich häufiger zu beobachten sind als schwere Defektzustände, etwa nach zerebraler Poliomyelitis oder bei früh erworbenem Schwachsinn. Das Resultat sind abnorme Verhaltensweisen, Kontaktstörungen, Aufmerksamkeits- und Konzentrationsschwäche, Reizüberempfindlichkeit, Gehemmtheit und Distanzunsicherheit, herabgesetztes Durchhaltevermögen mit gleichzeitig gesteigertem Antrieb, also Symptome, die denen abnormer Persönlichkeiten sehr gleichen.

Nachfolgend die wichtigsten Persönlichkeitsstörungen:

Paranoide Persönlichkeitsstörungen

▶ Hier besteht die Neigung, Erfahrungen und Erlebnisse als gegen die eigene Person gerichtet zu interpretieren. Solche Individuen sind misstrauisch, leicht kränkbar und führen mitunter einen unbelehrbar-rechthaberischen Kampf gegen das vermeintliche Unrecht, bzw. für eine Idee oder Vorstellung (Fanatiker). Beobachtet wird auch die Neigung zu pathologischer Eifersucht. Man begegnet meist streitsüchtigem und beharrlichem, einer Situation unangemessenen Bestehen auf eigenen Rechten. Daneben besteht die Tendenz zu überhöhtem Selbstwertgefühl in Verbindung mit ständiger Selbstbezogenheit.

Abzugrenzen sind das paranoide Syndrom, die sensitive sowie die narzisstische Persönlichkeitsstörung, ferner die paranoid-halluzinatorische Form der Schizophrenie.

Schizoide Persönlichkeitsstörung

Es handelt sich hier um **zwiespältige Konfliktpersönlichkeiten,** die zum einen ein oft kühles und schroffes Wesen an den Tag legen, zum anderen jedoch sehr überempfindlich reagieren. Sie sind kontaktgehemmt, zeigen meist immer Distanz, leider aber durch die sich daraus ergebende Isolierung. Ein Aufbau zwischenmenschlicher Beziehungen fällt ihnen schwer, da sie voller Misstrauen und Zwiespalt sind. Nähe zum Mitmenschen macht ihnen Angst, was zur Distanz führt und dadurch wieder Wunsch nach Nähe erzeugt, was aber die Angst nicht zulässt. Individuen mit schizoider Persönlichkeitsstörung sind nicht in der Lage, Freude zu erleben (Anhedonie). Es besteht wenig Interesse an sexuellen Erfahrungen mit einer anderen Person, ferner schwache Reaktion auf Lob oder Kritik. Enge, vertrauensvolle Beziehungen liegen meist nicht vor und können kaum aufgebaut werden. Es besteht eine übermäßige Vorliebe für Phantasie, einzelgängerisches Verhalten und in sich gekehrte Zurückhaltung.

Stark ausgeprägt sind Ambivalenz und Ambitendenz; wegen Gegeneinfällen und Gegenantrieben gestaltet sich bei ihnen das Handeln oft äußerst schwierig. Haben sie sich allerdings einmal zu einer festen Überzeugung durchgerungen, halten sie stur und unbekümmert daran fest. Oft begegnet man Moralismus, fanatischer Religiosität und Prinzipienreiterei, ferner Egoismus und Fanatismus. Andererseits sind Schizoide charakterfest, eigenständig, meist originell und schöpferisch.

> **Merke!**
> Mit „schizophren" hat „schizoid" nichts gemeinsam, was natürlich nicht bedeutet, dass nicht etwa Schizophrene auch schizoid sein können. Schizoide Persönlichkeitsstrukturen zeigen jedoch keine Übergänge in die Schizophrenie.

Differentialdiagnostisch abzugrenzen sind Schizophrenie und depressive Persönlichkeitsstörung sowie die schizotype Störung.

Dissoziale Persönlichkeitsstörung

Menschen mit dieser Persönlichkeitsstörung neigen zu dissozialem Verhalten, zu Delinquenz und Rücksichtslosigkeit gegenüber den sozialen Spielregeln und Normen. Sie sind betont egoistisch, neigen auch oft zur Verwahrlosung.

Diese Persönlichkeitsstruktur, auch soziopathische Persönlichkeit genannt, wurde besonders eingehend untersucht. Charakteristisch ist die mangelnde Fähigkeit, aus Erfahrungen zu lernen. Auch leiden solche Menschen nur wenig unter den Konsequenzen ihres Verhaltens, Strafen schrecken sie kaum ab. In belastenden Lebenssituationen reagieren sie nicht oder mit weniger Angst und emotionaler Anspannung als ihre Mitmenschen. Dissoziale Persönlichkeiten zeigen sich familiär gehäuft; die Konkordanz ist bei eineiigen Zwillingen höher. Begünstigend für eine dissoziale Entwicklung sind dissoziale Väter, mangelnde Fürsorge und Zuwendung durch die Mutter, inkonsequentes Erziehungsverhalten. Schon in der Kindheit beobachtet man häufig Diebstähle und Weglaufen, ferner Schuleschwänzen. Jugendliche vernachlässigen die Ausbildung, neigen zu Drogenkonsum und Alkoholismus.

Im frühen Erwachsenenalter tritt oftmals eine Wende ein, und im mittleren Lebensalter ist dann nur noch jeder Dritte in dieser Weise auffällig, nach dem 60. Lebensjahr dann kaum noch jemand.

Differentialdiagnostisch abzugrenzen sind schizophrene Psychosen des Jugendalters und des frühen Erwachsenenalters, ferner hirnorganische Psychosyndrome, Abhängigkeiten, Borderline-Schizophrenien (schizotype Störungen) und Borderline-Persönlichkeitsstörungen (emotional instabile Persönlichkeitsstörungen).

Emotional instabile Persönlichkeitsstörung

Bei dieser Persönlichkeitsstörung finden sich zwei verschiedene Formen:

- emotional instabile Persönlichkeitsstörung, **impulsiver Typus**
- emotional instabile Persönlichkeitsstörung vom **Borderline Typus.**

Bei dieser Störung besteht eine deutliche Tendenz, Impulse auszuagieren ohne Berücksichtigung von Konsequenzen bei wechselnder und launenhafter Stimmung. Die Betroffenen zeigen Ausbrüche von intensivem Ärger, bis hin zur Gewalttätigkeit und explosiblem Verhalten, sind nicht in der Lage voraus zu planen und das oftmals nur durch geringe Auslöser hervorgerufene Verhalten zu steuern. Fast immer findet sich Impulsivität und mangelnde Selbstkontrolle. Stimmung, Affekte und zwischenmenschliche Beziehungen sind instabil.

Es finden sich Phobien verschiedenster Form, frei flottierende Ängste, perverse Sexualpraktiken, chronisches Depersonalisationserleben und Tendenzen zur Abhängigkeit.

Wie erwähnt, ist die Impulskontrolle deutlich herabgesetzt und neben heterodestruktiven Handlungen werden auch selbstdestruktive Handlungen beobachtet, vor allem bei gleichzeitig auftretenden Depressionen. Mitunter begegnet man pseudohalluzinatorischen Erlebnissen.

Beim **impulsiven Typus** steht emotionale Instabilität und mangelnde Impulskontrolle mit Ausbrüchen von gewalttätigem und bedrohlichem Verhalten im Vordergrund. Vor allem eine Kritik durch Mitmenschen verstärkt solche Ausbrüche. Man spricht auch von **reizbarer (explosibler) Persönlichkeit** oder von **aggressiver Persönlichkeit**.

Beim **Borderline Typus** steht ebenso wie beim impulsiven Typus die emotionale Instabilität im Vordergrund, wobei gleichzeitig das eigene Selbstbild und Ziele unklar und gestört sind. Solche Persönlichkeiten neigen zu intensiven, jedoch unbeständigen Beziehungen, was zu wiederholten emotionalen Krisen mit Suiziddrohungen oder selbst schädigenden Handlungen führen kann. Für diese Persönlichkeitsstörung vom Borderline Typus findet auch der Begriff **Borderline Persönlichkeitsstörung** Anwendung.

Schwierigkeiten in der Diagnostik ergeben sich in der Abgrenzung zur Schizophrenie. Abzugrenzen sind ferner narzisstische Persönlichkeitsstörungen. Meist wird die Diagnose zu häufig gestellt; sie sollte nur dort Anwendung finden, wo tief greifende Ich-Störungen bestehen, wie sie sich vor allem im Laufe von therapeutischen Prozessen herauskristallisieren können. Die Abgrenzung zur Schizophrenie wird deshalb erschwert, weil gelegentlich kurzfristige psychotische Dekompensationen vorkommen.

Histrionische Persönlichkeitsstörung

Bei histrionischen (hysterischen) Persönlichkeiten handelt es sich um geltungssüchtige Menschen mit einer starken **Neigung zu Effekthascherei** und demonstrativem, unechtem Verhalten. Es zeigt sich eine Dramatisierung bezüglich der eigenen Person, ein theatralisches Verhalten mit übertriebenem Ausdruck von Gefühlen. Für diese Menschen gilt der Grundsatz: „Mehr scheinen als sein". Mit effektvoller Darstellung wird die Aufmerksamkeit der Umwelt auf sich gezogen, entweder durch übertriebenes Auftreten oder durch demonstratives Leiden. Hinzu kommt eine oftmals unstillbare Erlebnissucht. Kennzeichnend sind die Tendenz zur Symbolisierung, die intensive Phantasietätigkeit, die hohe Suggestibilität sowie die Hypo- und Pseudohypersexualität. Gleichzeitig empfindet der Betroffene hautnah die Insuffizienz seiner Persönlichkeit. Geltungssucht und Erlebnissucht sind hierzu die entsprechenden Kompensationsvorgänge. Menschen mit histrionischer Persönlichkeitsstörung wirken egozentrisch, besitzen ein dauerndes Verlangen nach Anerkennung bei gleichzeitig erhöhter Kränkbarkeit. Es zeigt sich ein dauernd manipulatives Verhalten zur Befriedigung eigener Bedürfnisse.

Oft sind die Berichte dieser Menschen derart übersteigert und unglaubwürdig, dass dies zur Erheiterung ihrer Umwelt führt. Erzählungen des „Hysterikers", seine Wunschvorstellungen, sind dabei oft so lebhaft, dass er sie meist selbst glaubt **(Pseudologia phantastica).** Aber auch die Mitmenschen fallen nicht selten auf die Überzeugungskraft des Hysterikers herein und Bleuler berichtet von großen Geldsummen, die eine Frau erhielt, indem sie auf glänzende Einkünfte aus ihren „Petroleumanpflanzungen in der Wüste Sahara" verwiesen hatte. Bekannt ist auch der Werdegang einer holländischen Hausfrau, die Mann und Kind verließ und nach Paris ging, um unter dem Namen Mata Hari als Tänzerin zu arbeiten. Sie behauptete, mehrere Jahre in Indien (wo sie jedoch nie war) als Tempeltänzerin ausgebildet worden zu sein; ihre als fernöstliche Religion getarnten erotischen Tänze hatten jedoch sensationellen Erfolg.

Oft entstehen wegen der Unfähigkeit, tiefere und tragfähige Bindungen einzugehen, Komplikationen hinsichtlich mitmenschlicher Beziehungen. Ursache ist die mangelnde Erlebnisfähigkeit und die fehlende Liebesfähigkeit trotz eines ungewöhnlich starken Kontaktbedürfnisses.

Für die in der ICD 10 als histrionische Persönlichkeitsstörung geführte Persönlichkeitsstörung finden sich auch die Begriffe **infantile Persönlichkeitsstörung** und **hysterische Persönlichkeitsstörung.**

Differentialdiagnostisch abzugrenzen sind die narzisstische Persönlichkeitsstörung und die Borderline-Persönlichkeitsstörung (emotional instabile Persönlichkeitsstörung vom Borderline Typus).

Anankastische (zwanghafte) Persönlichkeitsstörung

Hier handelt es sich um pedantische und perfektionistische Persönlichkeiten, die in allen Lebenslagen übergenau sind und eine übertriebene, vielfach belächelte Ordnung zeigen. Die Lebensführung ist sparsam und solide bei meist festgefahrenen Prinzipien. Im Beruf sind sie oft wegen ihrer Genauigkeit und Zuverlässigkeit geschätzt, oftmals zeigen sie sich aber auch sehr unflexibel und umständlich. Bei schweren Formen begegnet man Zwangsimpulsen und Kontrollzwängen, ähnlich wie bei den Zwangsstörungen (Abschnitt 9.10). Gelegentlich zeigt sich zu diesen auch ein fließender Übergang.

Persönlichkeitsmerkmale der anankastischen Persönlichkeitsstörung sind Unentschlossenheit, Zweifel und übermäßige Vorsicht, übermäßige Gewissenhaftigkeit aber auch Skrupelhaftigkeit und unverhältnismäßige Leistungsbezogenheit unter Vernachlässigung von Vergnügen und zwischenmenschlichen Beziehungen, Rigidität und Eigensinn, Neigung zum extrem frühzeitigen und detaillierten sowie unveränderbarem Vorausplanen aller Aktivitäten.

Differentialdiagnostisch abzugrenzen sind Zwangsstörungen sowie schizophrene Zwangssyndrome und Zwänge bei Depressivität. ◀

Ängstlich (vermeidende) Persönlichkeitsstörung

Bei ängstlichen Persönlichkeiten besteht eine permanente Anspannung und Besorgtheit bei gleichzeitig andauernder Sehnsucht nach Zuneigung und Akzeptiertwerden. Solche Personen sind außerordentlich empfindlich gegenüber Zurückweisung und Kritik. Der Lebenswandel wird eingeschränkt zugunsten der Bedürfnisse nach Gewissheit und Sicherheit. Potentielle Gefahren werden überbewertet und alltägliche Risiken führen zur zunehmenden Vermeidung bestimmter Aktivitäten mit zunehmender Beeinflussung der Lebensqualität.

Bei ängstlichen Persönlichkeiten sind die persönlichen Bindungen stark eingeschränkt und Beziehungen werden nur sehr zögerlich aufgebaut.

Abhängige (asthenische) Persönlichkeitsstörung

▶ Asthenische Persönlichkeiten sind rasch erschöpfbar und leicht ermüdbar, leiden an einem Mangel an Spannkraft und geringer Ausdauer. Sie empfinden körperlich und seelisch ein Gefühl der Schwäche, ohne dass diesbezüglich körperliche Ursachen nachzuweisen sind. Häufig sind vegetative Labilität und Schlafstörungen. Vermutlich handelt es sich um eine „gelernte Hilflosigkeit". Asthenische Menschen neigen häufig auch zu depressiven Reaktionen.

Asthenische Persönlichkeiten überlassen die Verantwortung für wichtige Bereiche des Lebens anderen Menschen. Eigene Bedürfnisse werden denen anderer Personen untergeordnet, vor allem solchen Personen, zu denen eine Abhängigkeit besteht. Angemessene Ansprüche können gegenüber Mitmenschen kaum geäußert werden. Asthenische Persönlichkeiten fühlen sich hilflos, inkompetent und schwach, neigen zu Ängsten vor dem Verlassenwerden und dem beständigen Bedürfnis, sich des Gegenteils zu versichern. Ereilt solche Menschen ein Missgeschick, tendieren sie dazu, die Verantwortung anderen zuzuschieben.

Alternative Begriffe der abhängigen Persönlichkeitsstörung sind: **inadäquate Persönlichkeitsstörung, passive Persönlichkeitsstörung.**

Differentialdiagnostisch abzugrenzen sind depressive Störungen und die Neurasthenie. ◀

Narzisstische Persönlichkeitsstörung

Hier besteht eine Störung des Selbstwertgefühls, die sich dadurch zeigt, dass auf der einen Seite Größenphantasien mit **Selbstidealisierung** und auf der anderen Seite **unrealistische Minderwertigkeitsgefühle** mit Drang nach Bestätigung durch die Mitmenschen bestehen. Die zwischenmenschlichen Beziehungen sind meist gestört, weil der Betroffene abnorm auf sich selbst bezogen ist. Narzisstische Menschen sind sehr verletzbar, andererseits tendieren diese im Umgang mit anderen zur Entwertung. Das Gefühlsleben ist oberflächlich.

In Versagenssituationen sind narzisstische Menschen besonders suizidgefährdet. Ansonsten meinen solche Individuen, die meisten anderen Menschen weit hinter sich zu lassen und erwarten deshalb uneingeschränkte Bewunderung sowie den Wunsch bevorzugt behandelt zu werden. Oberflächlich betrachtet wirken sie überheblich und arrogant.

Die Bereitschaft zur Psychotherapie ist bei Personen mit narzisstischer Persönlichkeitsstörung nur selten vorhanden. Tiefenpsychologisch orientiertes Vorgehen ist als psychotherapeutische Behandlung vorzuziehen. Konfrontationen während der psychotherapeutischen Behandlung sind unvermeidlich.

Haltschwache Persönlichkeitsstörung (willenlose Persönlichkeiten)

Man spricht auch von „willensschwachen Psychopathen". Ihnen fehlt das zielgerichtete Steuern ihres Handelns; sie sind leicht beeinflussbar und verführbar, anfällig in Versuchungssituationen. Neue gute Vorsätze werden rasch und immer wieder gefasst aber ebenso schnell verworfen. Hieraus ergibt sich die Gefährdung für Sucht, Kriminalität und Prostitution.

Die meisten Haltschwachen fallen durch ihre anpassungsfähige, nachgiebige und freundliche Art auf; sie erwecken selbst vor Gericht Mitleid und Sympathie. Alkoholisierte haltschwache Individuen werden selten aggressiv oder gewalttätig.

Dissozial und asozial werden Willenlose aus Schwäche; sie sind die Passiven und Benutzten. Haltschwache/willenlose Persönlichkeiten sind aber guten Einflüssen zugänglich und in Kliniken und Fürsorgeinstitutionen fleißig, lenksam und anspruchslos. Gute Vorsätze halten bei ihnen nicht lange und sie folgen in Versuchungssituationen ihren Triebimpulsen.

Gemütsarme (gefühlskalte) Persönlichkeitsstörung

Solche Menschen sind unfähig, mit ihren Mitmenschen gemeinsam zu erleben und zu fühlen. Sie sind berechnend und rücksichtslos, sind nur auf ihren Vorteil bedacht und versuchen diesen mit allen Mitteln durchzusetzen. Zu zwischenmenschlichen Bindungen sind sie nicht fähig und neigen oft zu Sadismus, perversem Verhalten und Brutalität. Auch kennen gefühlskalte Menschen keine Reue, weshalb Gewalttäter mit dieser Persönlichkeitsstörung meist wieder zu Rückfalltätern werden und somit eine große Gefahr für die Allgemeinheit darstellen.

Da viele scheinbar gefühlskalte Menschen bei intensiver Zuwendung doch mitunter Gefühle zeigen, ist die Diagnose mit Vorsicht zu stellen.

Depressive Persönlichkeitsstörung

In der neuen Klassifikation (ICD 10) wurde die bisher geläufige und heute noch übliche Persönlichkeitsdiagnose nicht mehr aufgenommen. Gründe sind hierfür, dass die neurotische Depression mit der depressiven Persönlichkeitsstörung weitgehend identisch sein soll. Die depressive Persönlichkeitsstörung wird entsprechend der Klassifikation nach ICD 10 unter F 34.1 (Dysthymia) verschlüsselt.

Da die Wiedereinführung der Diagnose „depressive Persönlichkeitsstörung“ geplant ist, wird diese nachfolgend kurz beschrieben.

Es zeigen sich eine pessimistisch-skeptische Lebenseinstellung, Gehemmtheit, gedrückte Stimmungslage, Kontaktstörungen. Das Dasein erscheint diesen Menschen qualvoll, sie erwarten für sich nichts vom Leben, leben zurückgezogen, knüpfen kaum Kontakte zu den Mitmenschen. Einige dieser Menschen nörgeln gern und freuen sich am Unglück anderer. In der Gesellschaft bleiben solche Menschen meist im Hintergrund; gehobene berufliche Positionen werden selten erreicht.

Abzugrenzen sind die depressiven Psychosen und Neurosen, organisch bedingte depressive Syndrome, ferner die depressiven Reaktionen. Die depressive Persönlichkeitsstruktur entspricht der depressiven Charakterneurose nach alter Einteilung.

Hyperthyme Persönlichkeitsstörung

Solche Menschen sind nahezu immer gut aufgelegt, von oberflächlich fröhlich-heiterer Grundstimmung und gesteigert aktiv. Sie sind lebhaft, und werden dadurch oftmals zur Belastung für ihre Umwelt. In leichter Ausprägung sind solche Menschen beliebte Unterhalter und Gesellschafter, in stärkerer Ausprägung mit Distanzlosigkeit, ständiger Unruhe und Aufdringlichkeit werden sie meist gemieden.

Differentialdiagnostisch abzugrenzen sind Manie, maniforme Syndrome, Frontalhirnsyndrome.

Querulatorische Persönlichkeitsstörung

Entsprechend der ICD 10 werden die querulatorischen (fanatischen) Persönlichkeiten der paranoiden Persönlichkeitsstörung untergeordnet. In der psychiatrischen Literatur wird den querulatorischen (fanatischen) Persönlichkeitsstörungen eine eigene Rubrik gewidmet. Zu dieser Gruppe gehören auch die **Kampffanatiker**, die Gerichte und Behörden belästigen und beleidigen, ferner die expansiven **Ideenfanatiker**, wie man sie unter politisch wirksamen Figuren in der Geschichte häufig findet. Unduldsamer Eifer und Einsatz für eine absolut gesetzte überwertige Idee gehören zu ihrem Wesen. Sie sind unbedingt überzeugt von der Richtigkeit und Gerechtigkeit der eigenen Ideologie und zeigen ein unbeirrbares und für jede Kritik unzugängliches Sendungs- und Heilsbewusstsein. Deren suggestiver Einfluss auf die Mitwelt und der unbeirrbare Einsatz zugunsten ihrer Vorstellungen führte zur entsprechenden Wirkung auf die Massen (z.B. Robespierre, Hitler).

Querulanten zeichnen sich durch eine besonders ausgeprägte Verletzbarkeit des Rechtsgefühls, durch Starrsinn und Unbelehrbarkeit aus und beharren auf der Durchsetzung ihres Rechtsstandpunktes. Diese Menschen sind fanatisch, halsstarrig, rechthaberisch und unbelehrbar; sie sind leicht zu beleidigen und reagieren empfindlich. Das Recht anderer gilt ihnen wenig, ihre eigenes Recht dafür umso mehr. Sie akzeptieren allenfalls noch das gesetzlich geschützte Recht der Mitmenschen. Dem Querulanten geht es meist weniger um die materielle Wiedergutmachung als vielmehr um das eigentliche „Recht bekommen“. Typisches Beispiel ist Kleist’s Michael Kohlhaas.

Ganser-Syndrom

▶ Hier besteht der Wunsch, geisteskrank bzw. unzurechnungsfähig zu erscheinen. Man beobachtet dieses keineswegs seltene Syndrom bei Häftlingen, histrionischen Persönlichkeitsstörungen und geistig Behinderten. Das Ganser-Syndrom wird von einigen Autoren mit der Pseudodemenz gleichgesetzt. Die „Kranken“ machen gezielt alles falsch, versuchen beispielsweise den Schlüssel umgekehrt in das Schlüsselloch zu stecken oder reiben das Zündholz mit der Holzseite an der Reibefläche. Verwandt mit diesem Syndrom ist der **hysterische Puerilismus,** bei dem ein Erwachsener ein kleines Kind spielt, dies aber völlig inkonsequent und nur in bestimmten Bereichen des Alltagslebens. Häufig findet sich zugleich ein demonstratives motorisches Gebaren im Sinne eines Faxensyndroms.

Mitunter wird das Ganser-Syndrom oder der „Ganser’sche Dämmerzustand“ den **reaktiven Haftzuständen** zugeordnet. Diese sind gewöhnlich sehr bewusstseinsnahe oder ganz überlegt gespielte, d.h. simulierte Zweckreaktionen. Hier findet sich neben dem Ganser-Syndrom auch der so genannte „Zuchthausknall“, eine Reaktion auf eine Inhaftierung mit rasch abklingenden Affektreaktionen, verbunden mit Wut- und Schimpfanfällen und blinder Zerstörung.

Das Ganser-Syndrom wird nach der ICD 10 den dissoziativen Störungen (Konversionsstörungen) zugeordnet (unter F 44.80). ◀

Therapie der Persönlichkeitsstörungen

Bei der Therapie abnormer Persönlichkeiten können bestimmte Persönlichkeitszüge (z.B. Geltungsbedürfnis, anankastische Übergewissenhaftigkeit) therapeutisch genutzt werden. Dabei sind aber psychopathische Persönlichkeiten in der Regel nur zeitweise und zum Teil, z.B. bei auftretenden inneren und äußeren Konflikten, behandlungsbedürftig.

Psychoreaktive Störungen, die sich auf der Grundlage einer psychopathischen Persönlichkeitsstruktur entwickeln, werden psychotherapeutisch behandelt, wobei meist eine **führende** und **stützende Psychotherapie** auf lange Sicht indiziert ist. Eine Psychoanalyse oder tiefenpsychologisch orientierte Psychotherapie kommt nur in Ausnahmefällen in Betracht.

Eine große Bedeutung kommt **soziotherapeutischen Vorgehensweisen** zu, vor allem soziotherapeutisch orientierten Wohngemeinschaften. Von gleich großer Bedeutung sind **verhaltenstherapeutische Verfahren.** Gelegentlich wird es notwendig sein, vorübergehend Medikamente zu verabreichen, besonders bei Auftreten akuter Krisen.

10 Sexualstörungen und Sexualabweichungen

10.1 Sexuelle Funktionsstörungen und deren Entstehung

In der Geschlechtsentwicklung ist zwischen quantitativen und qualitativen Irregularitäten zu unterscheiden. Quantitative Abweichungen sind die unregelmäßige Sexualentwicklung, die Kastration, der psychische Infantilismus und der Hypererotismus. Behinderungen können während jeder der nachfolgend aufgeführten Phasen der psychosexuellen Entwicklungen auftreten.

Embryonale Phase: Unregelmäßigkeiten sind hier physischer Natur, und die Behinderungen beziehen sich auf organische Unregelmäßigkeiten bei der Ausbildung der Geschlechtsorgane.

Ödipale Phase: Aus tiefenpsychologischer Sicht Kulminationspunkt der Triebentwicklung. Die Bewältigung des Ödipuskomplexes ist die Voraussetzung für eine spätere reife genitale Sexualität.

Ruhestandsperiode (Latenzphase): Unregelmäßigkeiten sind überwiegend psychischer Natur. Es entwickeln sich Eigentümlichkeiten, die sich für das gesamte Leben fixieren können.

Pubertätsphase: Hier sind die Unregelmäßigkeiten sowohl physischer als auch psychischer Natur. Die Phase ist also bedeutungsvoll für die Entwicklung der physischen wie psychischen Sexualität.

Störungen aller Phasen behindern den normalen Prozess der sexuellen Entwicklung und verhindern das Erreichen der Vollgeschlechtlichkeit. Die Sexualität bleibt auf einer frühen Stufe stehen, und je nach Phase der Entstehung der Störung sind solche Menschen aus körperlichen und/oder seelischen Gründen nicht fähig, die jeweilige Stufe der Sexualentwicklung zu verlassen.

In der Geschlechtsorganentwicklung entwickelt sich beim männlichen und beim weiblichen Embryo das gleiche sexuelle Grundorgan ab der 6. Woche nach der Zeugung. Erst später entfalten sich aus dieser geschlechtlich undifferenzierten Einheit die entsprechenden männlichen bzw. weiblichen Geschlechtsorgane mit den jeweiligen Geschlechtsdrüsen.

Entwicklungsstörungen der Keimdrüsen können sich folgendermaßen zeigen:

- vollkommenes Fehlen der Geschlechtsdrüsen (z. B. Anorchie)
- unterentwickelte Geschlechtsdrüsen (z. B. Hodenhypoplasie)
- gestörte Weiterentwicklung normal entwickelter Geschlechtsdrüsen (z. B. Kryptorchismus).

Hinsichtlich der Folgen solcher Entwicklungsstörungen ist es verständlich, dass die betroffenen Drüsen unfähig sind, ihre Doppelfunktion wahrzunehmen, z. B. die Synthese von Samen (äußere Sekretion) und von Hormonen (innere Sekretion). Die Folgen sind Unfruchtbarkeit und/oder Fehlen sekundärer Geschlechtsmerkmale.

Ein angeborener Defekt der Ovarien führt fast immer zu einem kindlichen Aussehen erwachsener Individuen bei bestehender Unfruchtbarkeit und unterentwickelten oder fehlenden sekundären Geschlechtsmerkmalen. Der sexuelle Impuls fehlt völlig oder ist in nur unbedeutendem Ausmaß vorhanden. Intellektuelle Defekte sind in der Regel nicht vorhanden.

Grundsätzlich kommt es vor, dass ursprünglich normal entwickelte und gelagerte Geschlechtsdrüsen zu einem späteren Zeitpunkt zu Schaden kommen und atrophieren. Hauptregulator geschlechtlicher Funktionsabläufe ist die Hypophyse. Ihr Ausfall führt auch zum Ausfall der Keimdrüsentätigkeit und zur Behinderung der sexuellen Entwicklung. Dann verzögert sich entweder die Pubertät oder zeigt sich in unvollständiger Form. Die Pubertät bleibt bei völlig fehlender Hypophysentätigkeit ganz aus, was zu **sexuellem Infantilismus** und Wachstumsstörungen, ferner zur **Dystrophia adiposogenitalis** führt.

Für den sexuellen Infantilismus lassen sich vier verschiedene Formen einteilen:

- genitaler Infantilismus
- somatischer Infantilismus
- psycho-sexueller Infantilismus
- psychischer Infantilismus.

Im Gegensatz zum Infantilismus steht die **Frühreife**, bei der die Pubertät vor dem 10. Lebensjahr auftritt.

Auch hier ergeben sich vier verschiedene Formen:

- genitale Frühreife
- somatische Frühreife
- psycho-sexuelle Frühreife
- psychische Frühreife.

Bei psycho-sexueller Frühreife sind die physischen Charakteristika völlig normal ausgebildet, wobei bereits kleine Kinder zweifellos sexuelle Akte vollführen können. Eine große Bedeutung kommt hier wohl auch einem erlernten Verhalten zu.

Hemmungen der Sexualfunktionen können demnach entstehen durch

- körperliche Ursache und/oder
- emotionale Ursachen.

Körperliche Ursachen mit Hemmung der Orgasmusfähigkeit

- Hirn- und Rückenmarkverletzungen sowie entsprechende Erkrankungen
- chronische toxische Schäden (Alkohol, Drogen, Medikamente)
- gestörte endokrine Funktion von Hoden, Ovarien und Nebennierenrinde
- Hypothyreose und Diabetes mellitus
- genitale Missbildungen und Erkrankungen (z.B. Phimose, Z.n. Prostataoperation).

Emotionale Ursachen mit Hemmung der Orgasmusfähigkeit

- gestörte Entwicklung des geschlechtlichen Rollenbewusstseins und der Liebesfähigkeit
- gestörte Persönlichkeitsentwicklung mit Selbstwertproblematik und übertriebener Angstanfälligkeit
- gestörte Partnerbeziehung
- gestörtes emotionales und technisches Verhalten bei Vorbereitung und Durchführung des Geschlechtsaktes
- Depressionen und andere psychische Krankheiten.

10.2 Geschlechtsspezifische Formen sexueller Funktionsstörungen

10.2.1 Sexuelle Funktionsstörungen des Mannes

Impotentia coeundi (Erektionsschwäche)

Die Ursachen dieser häufigsten Form der Impotenz sind überwiegend seelischer Natur (Erwartungsangst, neurotische Fehlhaltung usw.). Somatische Ursachen können Missbildungen und Genitalerkrankungen sein, ferner Arzneimittelmissbrauch, vaskuläre Störungen, Krankheiten innerer Organe sowie Stoffwechselkrankheiten. Erektionsunfähigkeit kann selbstverständlich auch mangelnde Libido zur Ursache haben (so genannte **Impotentia concupiscentiae).**

> **Merke!**
>
> An eine psychoreaktive Genese ist zu denken, wenn nur beim Kohabitationsversuch die Erektionsfähigkeit ausbleibt.

Meist besteht nur eine relative Impotenz mit nicht völlig aufgehobener, sondern unregelmäßiger und unvollständiger Erektion. Besonders häufig ist eine Erektionsschwäche bei gesteigerter Erwartungsspannung und willentlicher Anstrengung, wie dies vor allem bei sexuell leicht erregbaren und unerfahrenen Männern vorkommt. Suggestivmaßnahmen und paradoxe Intentionen sind hier meist erfolgreich: Ein vorgeschriebenes Abstinenzgebot wird mit Erfolg übertreten. Seltener und vorwiegend bei komplizierter psychischer Dynamik wird eine analytische oder verhaltenstherapeutisch orientierte Psychotherapie erforderlich sein.

Ejaculatio praecox

Hier besteht eine zu früh erfolgende Ejakulation, d.h. vor der Immissio penis oder in deren unmittelbaren Folge. Oft geht diese Störung zusätzlich mit einer Erektionsschwäche einher.

Ejaculatio retardata

Hier besteht eine Verzögerung oder ein Ausbleiben des Samenergusses. Die Ursache kann organischer oder psychischer Art sein. Psychodynamisch wird diese sexuelle Funktionsstörung als Todes- oder Kastrationsangst und Hemmung der Hingabetendenzen erklärt.

Ejaculatio tarda

Es handelt sich hierbei um einen gehemmten Orgasmus. Die Störung ist deutlich seltener als die Ejaculatio praecox. Im Vordergrund steht die Angst vor dem orgastischen Erleben sowie vor dem emotionalen Einlassen auf den Partner. Besteht die Störung chronisch, ist an eine homosexuelle Entwicklung zu denken. Aber auch Medikamente oder Alkoholkonsum sowie neurologische Erkrankungen sind mögliche Ursachen.

Impotentia satisfactionis

Es kommen hier nur Ejakulationen ohne Orgasmus vor. Ursache sind Störungen emotionaler Form.

Impotentia generandi

Hierbei handelt es sich um Fertilitätsstörungen mit gestörter Spermiogenese bei normaler Kohabitationsfähigkeit.

Hypererotismus

Sowohl bei Männern **(Satyriasis)** als auch bei Frauen **(Nymphomanie)** finden sich Individuen, deren sexueller Trieb kaum zu stillen ist. Allerdings ist die Intensität des Sexualtriebes so unterschiedlich, dass es sich hier noch mehr als auf anderen sexuellen Gebieten als schwierig erweist, zwischen „normal" und „pathologisch" klar zu trennen. Betrachtet man den sexuellen Rhythmus als das Durchschnittsmaß, dann stellt übermäßige Sexualität, bzw. Hypererotismus den Grad der Libido dar, bei dem die Geschlechtsbegierde sofort oder kurz nach der Befriedigung wieder erwacht. Außer dem normalen heterosexuellen Geschlechtsverkehr wird gewöhnlich auch die Masturbation ausgeführt.

Hinter gesteigertem Sexualstreben und extremer Sexualbetätigung kann sich mangelnde Liebesfähigkeit verbergen. Ursache können auch eine psychische Krankheit (z.B. Manie), eine neurotische Störung oder eine organische Hirnerkrankung sein.

Priapismus

Dies beschreibt einen pathologischen Zustand, bei dem der Betreffende unter tagelangen Erektionen leidet, die allerdings meist keine Beziehung zum Geschlechtstrieb haben, sondern organischer Natur sind, ähnlich den morgendlichen Erektionen bei gefüllter Blase. Durch den Beischlaf nimmt der Priapismus noch zu und ist mit erheblichen Schmerzen verbunden; erotisches Vergnügen besteht nicht. Auch Medikamente können einen Priapismus hervorrufen, so z.B. – wenn auch selten – bei Einnahme von Risperidon.

10.2.2 Sexuelle Funktionsstörungen der Frau

Orgasmusunfähigkeit (Anorgasmie)

Beim weiblichen Geschlecht sind der Erlebnisvollzug, das sexuelle Bedürfnis und die sexuelle Befriedigung am häufigsten beeinträchtigt. Anorgasmie wird von vielen Frauen oft als gegeben und „normal" hingenommen; man beobachtet Zusammenhänge zwischen der jeweiligen soziokulturellen Wertung der weiblichen Sexualität und der Anorgasmie.

Bei eingeschränkter sexueller Erlebnisfähigkeit der Frau finden sich alle Grade von Ekel und Ablehnung über Indifferenz bis hin zur aktiven Hingabe. Die Erlebnisfähigkeit der Frau unterliegt weit mehr als beim Mann zeitlichen Schwankungen und der partnerschaftlichen Beziehung. So lässt die Orgasmusfähigkeit kurz vor der Menstruation mehr oder minder stark nach. Auch Stresssituationen, Unerfahrenheit und neurotische Störungen beeinflussen die sexuelle Erlebnisfähigkeit in hohem Maße.

Vaginismus

Gelegentlich kommt es bei Frauen mit erhöhter Empfindlichkeit gegen Berührung des Scheideneinganges beim Einführen des Fingers, Penis oder Spekulums zum Scheidenkrampf. Es handelt sich dabei um einen reflektorisch-muskulären Abwehrvorgang mit Kontraktionen des Musculus bulbocavernosus und des Musculus levator ani verbunden mit Einwärtsrollen der Oberschenkel. Die Ursache ist psychogen. Keinesfalls kommt es zum Einklemmen des Penis beim Koitus (so genannter „penis captativus"), da bei Vaginismus ohnehin die Erektion beim Mann nachlässt.

Nymphomanie

Hierbei handelt es sich um den Hypererotismus der Frau mit krankhaft gesteigertem heterosexuellen Geschlechtstrieb. Ursache kann wie beim Mann eine psychische Krankheit (Manie) oder eine neurotische Fehlentwicklung sein. Synonyme sind: Furor uterinus, Andromanie, Kytheromanie.

In seltenen Fällen steigert sich der unbefriedigte Hypererotismus der Frau bis zum Grad koitaler Halluzinationen. Hysterische Frauen können tatsächlich während eines eingebildeten Koitus in Ekstase geraten, ihr Uterus kann Kontraktionen zeigen, und es kann zu orgastischen Gefühlen kommen. Gelegentlich haben solche Paroxysmen im Rausch, in narkotischen und hypnotischen Zuständen zu falschen Beschuldigungen und Vergewaltigungsvorwürfen geführt.

10.2.3 Sexuelle Funktionsstörungen bei Kontrazeption

Bei Anwendung von Ovulationshemmern kommt es häufig zu Störungen im Sexualleben der Frau. Vermutlich handelt es sich hier nicht oder nicht nur um einen pharmakologischen Effekt, da sowohl Steigerung als auch Abschwächung oder Aufhebung sexuellen Empfindens vorkommen. Psychoreaktive Momente spielen offensichtlich die bedeutendere Rolle, geheime Ängste und Konflikte können durch die Kontrazeption sowohl aktiviert als auch gelöst werden. Zu Störungen beim Mann kann es durch Verwendung des Kondoms kommen und bei der Frau kann ein Pessar zur psychischen Belastung werden.

Der Gebrauch von Ovulationshemmern bei der Frau kann gelegentlich zu Potenzstörungen beim Mann führen, da Frauen mit Kontrazeption oft selbstsicherer und fordernder auftreten.

10.3 Sexuelle Funktionsstörungen mit Vorkommen bei beiden Geschlechtern

Dyspareunie

Unter diesem Begriff verstand man früher das Unbeteiligtbleiben der Frau während des Geschlechtsverkehrs. Genau genommen handelt es sich aber um jede Art des körperlichen oder seelischen Nichtzusammenpassens der Partner mit schmerzhaftem Geschlechtsverkehr. Dabei ist die Frau meist mehr betroffen als der Mann; die Schmerzen werden bei ihr am Scheideneingang und am hinteren Scheidengewölbe empfunden. Ursachen sind vorwiegend neurotische Störungen, unbewusste Ablehnung des Partners, gelegentlich organische Ursachen (enger Scheideneingang mit Schmerzen bei Mann und Frau, Entzündungen).

Liebeszwang

Hier handelt es sich um einen Zustand extrem gesteigerter sexueller Erregung. Hierzu gehören auch sich dem Bewusstsein gegen den Willen aufdrängende Vorstellungen, die sexuelle Vorgänge zum Inhalt haben.

Alibidinie

Das sexuelle Bedürfnis ist herabgesetzt oder völlig aufgehoben. Ätiologisch kommen körperliche und/oder seelische Faktoren in Frage.

Störungen nach dem Orgasmus

Beobachtet werden Kopfschmerzen, Schlaflosigkeit, Übelkeit, Erbrechen, Kreislaufstörungen, usw.

Verborgene Sexualstörungen hinter organisch anmutenden Beschwerden

Hier beobachtet man Fluor vaginalis bei der Frau, Prostatabeschwerden beim Mann, pelvine Schmerzsymptomatik usw.

10.4 Psychodynamische Erklärungsmodelle sexueller Funktionsstörungen

Die überwiegende Zahl an Sexualstörungen beruht auf psychischen Konflikten, wobei soziale Belastungen, verdrängte frühe Konflikte, neurovegetative Labilität und abnorme Persönlichkeitsstrukturen, aber auch Konflikte in der Geschlechtsrollenfindung im Vordergrund stehen. Meist liegt die Ursache bei beiden Partnern.

Psychodynamisch von Bedeutung für die **Impotenz des Mannes** können eine starke Gefühlsbindung an einen Elternteil, latente Aggressivität gegenüber der Frau, Selbstunsicherheit bei mangelnder männlicher Identitätsfindung sowie unbewusste Straf- und Beschädigungsängste sein. Auch kann eine unbewusste Bindung an das Bild einer bestimmten Frau oder eines Frauentyps zu Erektionsstörungen führen. Umgekehrt kann **Frigidität** bei der Frau durch die unbewusste Ablehnung eines Partners bedingt sein.

Im Rahmen tiefenpsychologisch orientierter Therapien ergaben sich häufig folgende **Ursachen für Frigidität und Anorgasmie sowie Alibidinie bei der Frau:** Fixierung infantiler Sexualvorstellungen, unbewusste Angst vor Genitalverletzung und Tötung, ungelöste Vaterbindungen, Trennung von sexuellem und erotischem Empfinden, nicht abgeschlossene und rudimentäre psychosexuelle Entwicklung, nicht ausreichendes Zusammenspiel von Sexualität und Gesamterleben, unbewusste Strafangst wegen Sexualtabuübertretung, Nichtakzeptieren der eigenen Geschlechtsrolle bei problematischer Mutterbeziehung, unbewusste Vorstellung vom Mann als aggressiv und ausbeuterisch, unbewusste oder bewusste Angst vor Schwangerschaft, sexueller Missbrauch in der Kindheit und Jugend.

Nymphomanie ist nicht selten Ausdruck überkompensierter Frigidität, d.h. das Triebbedürfnis ist zwar ausgeprägt, die Erlebnismöglichkeit aber gering.

10.5 Therapie sexueller Funktionsstörungen

Anwendbar sind die **Einzeltherapie** und die **Paartherapie**. Die Therapie beider Partner ist der nur eines Partners vorzuziehen, da ansonsten die Möglichkeit besteht, dass bei der Behandlung nur eines Partners der andere, unbehandelte Partner seinen neurotischen Konflikt behält, während der Behandelte sich von diesem frei macht. Einzeltherapie kann durchaus zur Gefahr für den Fortbestand einer Ehe werden. Durch therapeutische Intervention sind heute sexuelle Funktionsstörungen zwischen Partnern behebbar, Ehen und Partnerschaften können dadurch erhalten werden. Oft zeitigt schon eine Gesprächstherapie zwischen Arzt und beiden Partnern Erfolge.

Bekanntestes Therapieverfahren ist die symptomorientierte verhaltenstherapeutische **Paartherapie** nach Masters und Johnson. Anwendung findet dieses Programm bei Erektionsstörungen, Vaginismus, Orgasmusstörungen, Ejaculatio praecox, Dyspareunie. Das Behandlungsprogramm besteht aus zwei Behandlungsabschnitten, dem Vorgespräch mit Anamneseerhebung, Untersuchung und dem Gespräch zwischen allen Beteiligten als erster Abschnitt und der individuellen Anpassung entsprechend den Störungen sowie der Wahl des Verfahrens entsprechend der Funktionsstörung als zweiter Abschnitt.

Weitere heute häufig angewendete Verfahren sind die nach Singer-Kaplan sowie nach Arentewicz und Schmidt, deren Akzente auf der verhaltenstherapeutischen Sexualberatung und der stärkeren Berücksichtigung der Psychodynamik liegen.

Merke!

Grundsätzlich ist immer nach organischen Ursachen zu fahnden; diese sind stets vorrangig zu behandeln, wenn möglich zu beseitigen. Kann eine organische Störung nicht vollständig behoben werden, so ist eine zusätzliche psychotherapeutische Behandlung erforderlich. Letzteres trifft hauptsächlich für Patienten zu, die unter bestehenden Sexualfunktionsstörungen und deren Folgen leiden.

10.6 Abweichendes sexuelles Verhalten

10.6.1 Definition und Formen !

Bei abweichendem sexuellem Verhalten handelt es sich um eine Fixierung auf ungewöhnliche Sexualziele oder Sexualpraktiken. Früher sprach man auch von **Perversion** oder **Paraphilie.** Gebräuchliches Synonym: **sexuelle Deviation.**

Stets findet man bei sexuell abweichendem Verhalten ein krankhaftes Abweichen des Geschlechtstriebes. Hierzu gehören nicht die Normvarianten, die moralistischen Anschauungen missfallen. Für die Einordnung ist vor allem der tiefenpsychologische Hintergrund maßgebend; letztlich kann auch eine übertriebene Tugend gelegentlich abnorm sein. Eine scharfe Abgrenzung zwischen normaler und „perverser" Sexualbetätigung lässt sich nur schwer festlegen. Sind beispielsweise ungewöhnliche Sexualpraktiken auf den regelhaften Geschlechtsakt bezogen, stimmen beide Partner in solchen Praktiken aber überein und sind diese im Geschlechtsakt integriert, so können diese noch als „normal" angesehen werden. Von Bedeutung ist, dass sexuelle Deviationen sich niemals durch den Nachweis organischer Störungen erhärten lassen, also auch **nicht** durch entsprechende technische Untersuchungen (EEG, CCT, durch Chromosomenuntersuchungen oder Hormonspiegelveränderungen).

Abweichendes sexuelles Verhalten kann sich nur in einer Abwandlung des Sexualaktes oder in der Partnerwahl zeigen, kann sich aber auch in süchtiger Form ungewöhnlicher sexueller Betätigungen äußern.

Exhibitionismus

▶ Dieser Ausdruck bezeichnet das Zeigen des entblößten männlichen Genitale vor Kindern oder/und Frauen mit oder ohne gleichzeitiger Masturbation. Im Allgemeinen handelt es sich um scheue, infantile, selbstunsichere, kontaktschwache Persönlichkeiten. Dem Exhibitionismus begegnet man auch reversibel und behandlungsfähig im Rahmen neurotischer Persönlichkeitsentwicklungen. Die Übergänge vom hochgradig Abnormen zum Normalen sind fließend. Exhibitionismus stellt 30 % aller Sexualvergehen dar.

Exhibitionismus kann, muss aber nicht mit Minderbegabung einhergehen. Exhibitionisten haben häufig neben ihrer Störung auch heterosexuelle Kontakte. Nur selten neigen Exhibitionisten zu Vergewaltigungen.

Wesentlicher Zug im Benehmen des Exhibitionisten ist eine große Freude an der Reaktion seines Opfers; er will heftige Gefühle erregen, so dass die Entblößung begleitende Akte nur von sekundärem Charakter sind. Mit allen Mitteln soll Aufmerksamkeit auf das entblößte Geschlechtsteil gelenkt werden, gelegentlich verstärkt durch Worte, Pfeifen, Husten usw. Einige der Exhibitionisten sprechen Frauen und Mädchen gegenüber nur obszöne Worte aus, benutzen hierzu auch das Telefon; man spricht dann von „Verbalexhibitionisten", denen der empörte Ton des Opfers genügt, um Lust zu empfinden und Entlastung zu finden. Die meisten Exhibitionisten empfinden ihren inneren Drang als schwer kontrollierbar und persönlichkeitsfremd. Ihre Neigung kann eventuell nur in Zeiten emotionaler Belastung oder in gewissen Situationen manifest werden, dazwischen können lange Perioden ohne solches Verhalten vorkommen.

Dem Exhibitionismus liegt psychodynamisch eine **Störung der phallischen Phase** zugrunde. Der Exhibitionist versucht gleichsam in der Zurschaustellung seines erigierten Gliedes dem weiblichen Geschlecht gegenüber seine männliche Überlegenheit zu beweisen. Reagiert das Opfer neutral, mitleidig oder lachend, verschwindet beim Exhibitionisten der Spannungszustand sofort. Die ICD 10 klassifiziert den Exhibitionismus unter den Störungen der Sexualpräferenz mit F 65.2. ◄

Scopophilie

Hier handelt es sich um die am weitesten verbreitete und letztlich harmlose Anomalie des Geschlechtslebens. Scopophilie bedeutet „Schaulust" und umfasst im weitesten Sinne das Betrachten und Beobachten eines Aktes oder Prozesses zum Zwecke sexueller Lustbefriedigung, bzw. Lusterregung. Gerade hier ist die Trennung von „normal" und „pathologisch" nur schwer möglich; denn wie ein jeder bis zu einem gewissen Grad Exhibitionist ist, ist ein jeder letztlich bis zu einem gewissen Grad scopophil. Stellt eine Frau ihre Reize vorteilhaft zur Schau, ist dies gewiss nicht exhibitionistisch; ein Mann, der beim Anblick einer hübschen nackten Frau erotisches Vergnügen empfindet, kann auch nicht als scopophil bezeichnet werden.

> **Merke!**
>
> Hauptkriterium der pathologischen Scopophilie ist der dominante Charakter des Dranges, seine unüberwindliche Kraft.

Typisch ist das suchtähnliche Verhalten, gewisse Dinge oder Prozesse zu beobachten, die mit dem eigentlichen Geschlechtsleben nichts gemeinsam haben, so z. B. die Schaulust des Toilettenscopophilen, der beim Anblick der Entleerung anderer sexuelle Lust empfindet.

Fetischismus

„Fetisch" bedeutet so viel wie Zauber, Idol, Objekt der Verehrung. Dementsprechend versteht man unter sexuellem Fetischismus eine besondere Art erotischer Idolatrie, die auf den Körper der geliebten Person, ihre Kleider oder andere Dinge ihres Eigentums gerichtet ist. Der pathologische Fetischismus unterscheidet sich vom „normalen" dadurch, dass ersterer sich in seiner extremen Form darin manifestiert, dass der Patient einen hohen Grad sexueller Erregung von einem Gegenstand herleitet, der gänzlich von der geliebten Person getrennt ist (z. B. Haarlocke, Schuh, Unterwäsche). Der echte Fetischist wünscht nicht einen Geschlechtspartner, sondern ist mit einem Symbol zufrieden; er entwickelt seinen Kult zu einer regelrechten und komplizierten Religion, zu einem ausgeklügelten Ritual, das er ehrfürchtig einhält. Leicht erregbaren Personen genügt es, den Fetisch zu sehen oder zu berühren, um Orgasmus und Ejakulation zu erreichen. Der Fetisch ersetzt den Geschlechtspartner in jeder Beziehung. Unterformen des Fetischismus sind Zopfabschneiden, Monumentophilie und letztlich auch der fetischistische Transvestismus.

Die ICD 10 klassifiziert auch den Fetischismus unter den Störungen der Sexualpräferenz mit F 65.0.

Voyeurismus

Hiervon spricht man, wenn Befriedigung durch heimliches Zuschauen beim Entkleiden oder Geschlechtsakt anderer Menschen erreicht wird. Voy-

Franzose raubt 699 Damen-Slips

METZ — 699 Damenslips, 460 Büstenhalter und 178 Korsetts hatte ein 37jähriger Franzose in dem kleinen Ort Thillot bei Metz gesammelt. Am Dienstag räumte die Polizei nun seine Wohnung aus. Der Wäsche-Fetischist hatte die Dessous von Wäscheleinen gestohlen.

Abb. 10.1 Beispiel eines „Damen-Unterwäsche-Fetischismus" (Zeitungsausschnitt aus dem Münchner Merkur vom 24.09.1980).

eurismus wird fast nur bei Männern beobachtet. Sexuelle Stimulierung durch pornographische Bilder ist mit dem Voyeurismus zwar verwandt, kann aber nicht als sexuelle „Perversion" bezeichnet werden.

Ein wesentliches Charakteristikum des Voyeurismus ist die Heimlichkeit und die Anonymität des Tuns, weshalb auch FKK und Striptease dem Voyeur wie dem Exhibitionisten keine Befriedigung verschaffen. Verwandt mit dem Voyeurismus ist der **Renifleurismus,** bei dem der Betreffende durch Einatmen von Urinduft Befriedigung erzielt. In ähnlicher Weise kommen **Koprolagnisten** zur Befriedigung bei Berührung von Exkrementen.

Die ICD 10 klassifiziert den Voyeurismus unter F 65.3, rechnet also auch diesen zu den Störungen der Sexualpräferenz.

Frotteurismus

Dies bezeichnet das Reiben und Andrücken an Menschen in einer Menge. Der Frotteur bevorzugt dabei entweder das eigene oder das andere Geschlecht, der eine nur Erwachsene, der andere wiederum nur Kinder.

Pädophilie

Hier handelt es sich um den Trieb, mit Kindern geschlechtlich zu verkehren. Dabei richtet sich der Trieb wahllos auf Kinder beider Geschlechter und bleibt an ein bestimmtes Lebensalter fixiert. Die sexuelle Präferenz für Kinder bezieht sich meist auf Kinder in der Vorpubertät oder im frühen Stadium der Pubertät.

Pädophile sind von Homosexuellen zu unterscheiden, die ausschließlich Beziehungen mit Knaben unterhalten **(Päderastie).** Besonders häufig kommt bei Oligophrenen und psychoorganisch veränderten senilen Männern die Unzucht mit Kindern als Straftatbestand vor. Bei Frauen ist Pädophilie selten.

Merke!

Zwei Merkmale sind für die Pädophilie von besonderer Bedeutung:

- die Altersdifferenz zwischen Opfer und Täter
- die Motivation des Täters, also die sexuelle Stimulation.

Zu unterscheiden ist zwischen Pädophilie und Kindesmissbrauch. Überschneidungen sind zwar häufig; allerdings findet sich der kindliche Missbrauch vorwiegend im familiären Umfeld des Opfers, wobei die Täter sozial schwer gestörte und zerrüttete Persönlichkeiten sind. Risikofaktoren des kindlichen Missbrauchs sind große Familien in engen Wohnräumen, Abhängigkeit von Alkohol und Drogen, chronische Disharmonie innerhalb einer Familie sowie gestörte soziale Strukturen.

Sadismus und Masochismus

Beim Sadismus ist die Befriedigung des Geschlechtstriebes an die Misshandlung und Demütigung des Partners gebunden. Dabei reichen die Handlungen von Kratzen und Beißen über Schlagen und Auspeitschen bis hin zu schweren Verletzungen mit Tötung und Zerstückelung der Leiche. Es handelt sich beim Sadismus also um sexuellen Lustgewinn durch Zufügen von Leiden.

Beim Masochismus sind sexuelle Lustgefühle mit dem Gequältwerden oder mit den Vorstellungen daran gebunden.

Sadismus und Masochismus sind die häufigsten Sexualanomalien. Wie auch andere Formen sexueller Deviation gehören beide bis zu einem gewissen Grad zum „normalen" Geschlechtsverkehr: Erst wenn die Aggressivität ihre normalen Grenzen überschreitet, oder wenn die Unterwürfigkeit zu sexueller Hörigkeit sinkt, sollte von Sadismus, bzw. Masochismus gesprochen werden. Sadismus kommt vorrangig bei Männern vor, Masochismus deutlich häufiger bei Frauen. Männliche Masochisten und weibliche Sadisten werden auch als **Metatropisten** bezeichnet.

Die Lust am Quälen und am Gequältwerden liegen nahe beieinander, äußern sich oft zugleich bei einem Individuum, was dann als **Sadomasochismus** bezeichnet wird.

Psychodynamisch gesehen bedeutet Sadismus eine Abwehr von Kastrationsängsten; was der Sadist befürchtet, vollzieht er aktiv (symbolisch) an anderen. Der Sadist versucht durch seine Handlung auch den Partner zu nötigen, ihn zu lieben und ihm zu vergeben, was die Schuldgefühle aufhebt, von denen der Geschlechtsverkehr begleitet wird.

Sexueller Sadismus kann oftmals nur schwer unterschieden werden von Grausamkeit in sexuellen Situationen oder bei Wut, die nichts mehr mit Erotik zu tun haben.

Sodomie

Hierunter versteht man den Geschlechtsverkehr mit Tieren. Meist handelt es sich um Schwachsinnige, Demente, einsam lebende Hirten und überhaupt um Personen, denen die Gelegenheit zum normalen Geschlechtsverkehr fehlt. Sodomie kommt gelegentlich auch bei Frauen vor, die mit ihren Hunden intim und eng zusammenleben.

In den meisten Ländern ist Sodomie strafbar, nicht mehr jedoch in Deutschland seit dem 1. April 1970.

Nekrophilie

Hierbei handelt es sich um eine fixierte sexuelle Befriedigung mit Leichen. Mit anderen Worten: Nekrophilie ist die sexuell motivierte Leichenschändung.

Zusammen mit Sodomie und dem Frotteurismus sowie einigen anderen seltenen sexuellen Praktiken wird Nekrophilie in der ICD 10 unter F 65.8 klassifiziert.

Kleptomanie als Sexualdeviation

Bei Frauen kann Kleptomanie eine Sexualdeviation sein, wenn es bei der Tat zum Orgasmus kommt, und eine orgastische Erfüllung beim Stehlen höher geschätzt wird als beim Geschlechtsverkehr. Echte sexuelle Empfindungen haben kleptomane Frauen nicht immer; häufig ist eine allgemeine, faszinierende Erregung, die ausschließlich in ihrem raschen Ansteigen und Abflauen dem Orgasmus gleicht.

10.6.2 Therapie abweichenden sexuellen Verhaltens

Bei sexuellen Deviationen ist Psychotherapie dann angezeigt, wenn Leidensdruck besteht und die Fehlhaltung neurotisch bedingt ist. Nur bei ausreichend starkem Leidensdruck zeitigt eine Psychotherapie Erfolg. Die Prognose der Therapie ist umso günstiger, je weniger der Betroffene seine Sexualität annimmt, je besser seine heterosexuellen Kontaktmöglichkeiten und je stärker seine heterosexuellen Bedürfnisse sind. Ist das abweichende sexuelle Verhalten anonym, oder sind die sozialen Sanktionen gering, dann sind auch die Erfolgsaussichten einer psychotherapeutischen Intervention entsprechend gering.

Operative oder hormonelle Kastration ist sinnvoll bei schwerer sexueller Deviation verbunden mit der Gefahr der Schädigung anderer (z.B. bei pädophilen Straftätern). Eine temporäre medikamentöse Kastration wird mit Antiandrogenen durchgeführt (Cyproteronacetat, Handelsname: Androcur®).

Die operative Kastration hat gegenüber der hormonellen an Bedeutung verloren. Nur noch selten werden stereotaktische Operationen mit Ausschaltung von Zentren des Sexualverhaltens durchgeführt.

Androcur® wird einer Östrogenbehandlung vorgezogen, da bei letzterer oft eine starke Feminisierung sowie eine Hodenatrophie auftritt, was bei Androcur® nicht der Fall ist. Allerdings reduziert sich die Wirkung von Androcur® rasch, wenn das Präparat abgesetzt oder mit Alkohol eingenommen wird. Nebenwirkungen von Androcur® sind Müdigkeit, Depressivität und gelegentlich Gynäkomastie.

Bei leichten Formen krankhaft übersteigerter abnormer Sexualität reichen gelegentlich Benzodiazepine aus. Im Übrigen zeigt die medikamentöse Androcur®-Behandlung je nach Deviationsform unterschiedliche Erfolgsquoten.

Hormonbehandlungen werden bei Gerichtsurteilen berücksichtigt, gelegentlich wird für die Dauer der Therapie die Strafe ausgesetzt. Eine Dauertherapie mit Antiandrogenen ist allerdings nicht möglich.

10.7 Homosexuelles Verhalten als Normvariante

Homosexualität gilt heute nicht mehr als Sexualstörung. In der Psychiatrie ist man mit Homosexualität meist nur bei psychischen Krisensituationen konfrontiert und in der ICD 10 ist die diskriminierende Diagnose „Homosexualität“ als nosologische Entität nicht mehr enthalten. Allerdings erfolgt die Klassifizierung unter der Ziffer F 66.8 „andere psychische und Verhaltensstörungen in Verbindung mit der sexuellen Entwicklung und Orientierung“.

Somit ist es möglich, die sexuelle Orientierung mit einer fünften Stelle im ICD 10 als heterosexuell (F 66.80), homosexuell (F 66.81) und bisexuell (F 66.82) zu kennzeichnen.

Da heute aber noch häufig die alten Begriffe und Modelle sowie Formen der Homosexualität zu finden sind, wird nachfolgend dennoch näher darauf eingegangen.

10.7.1 Definition, Entstehung, psychodynamische Erklärungsversuche

Unter Homosexualität versteht man das auf das eigene Geschlecht gerichtete Geschlechtsempfinden. Bei Männern spricht man auch von Uranismus und Päderastie, bei Frauen von lesbischer Liebe, Tribadie und Sapphismus. Weitere ältere Synonyma sind Homophilie, Homoerotismus und konträre Sexualempfindung.

Der homosexuelle Mann liebt seinen männlichen Partner als Mann, wobei es nicht unbedingt zu sexuellen Handlungen kommen muss; homosexuelles Verhalten kann sich auch lediglich auf Zusammensein und Betrachten des Partners beschränken. Andere Äußerungsformen sind gegenseitige Masturbation, analer und oraler Verkehr.

Echte Homosexualität besteht nur, wo die physischen Handlungen ein Produkt homosexueller Mentalität sind. Andernfalls handelt es sich um **Pseudohomosexualität.**

Bei Männern finden sich seltener stabile homosexuelle Zweierbeziehungen, hingegen aber häufige Partnerwechsel. Sexuelle Handlungen treten bei Lesbischen in den Hintergrund. Zärtlichkeit und emotionale Zuwendung ist vorrangig.

Genaue Zahlen finden sich nicht, weil zum einen die Dunkelziffer wegen der leider immer noch bestehenden sozialen Diskriminierung relativ groß ist und viele Homosexuelle und Lesben auch heterosexuelle Kontakte unterhalten.

Gelegentlich kommt es vor, dass ein homosexueller Akt im Rauschzustand von Leuten begangen wird, die ansonsten heterosexuell strukturiert sind. Aber auch das Gegenteil wird gelegentlich beobachtet. Einige Wissenschaftler sehen in diesen Fällen eine Bestätigung ihrer Theorie über die ursprüngliche Bi-Sexualität des Menschen. Die Homosexualität der Frau (lesbische Liebe) ist noch weit weniger erforscht als die Homosexualität des Mannes. Eine gesellschaftliche Diskriminierung besteht nur in geringem Umfang; lesbischer Liebe wird zudem in der Gesellschaft kaum Beachtung geschenkt. Die Häufigkeit in der Bevölkerung wird mit knapp 2 % angenommen. Lesbische Frauen sind – im Gegenteil zu homosexuellen Männern – häufig bisexuell.

Psychoanalytische Versuche wurden in großer Zahl unternommen und sind zum Teil widersprüchlich.

Häufig finden sich bei Homosexuellen narzisstische Fixierungen. Bräutigam spricht von einer Befriedigung sexueller Triebe und Partialtriebe bei ausgeprägtem Narzissmus und bestehendem Sadomasochismus und Aggressivität. Seiner Ansicht nach besteht eine Fixierung in der oralen oder analen Entwicklungsstufe bei der Libidoentwicklung und Objektwahl sowie Ängste vor dem weiblichen Genitale.

Nicht mehr gültig ist die Theorie, dass Homosexualität durch Verführung allein entsteht.

Freud nahm hinsichtlich der Entstehung von Homosexualität eine Fehlidentifizierung an, d. h. er sah die Ursache sowohl in einer extremen Fixierung des Jungen an die Mutter als auch in der bisexuellen Anlage des Menschen.

Der Streit um die Frage, ob es sich bei Homosexualität und lesbischem Verhalten mehr um eine anlagebedingte oder mehr um erworbene sexuelle Variationen handelt, erübrigt sich insofern, als man erkannt hat, dass verschiedenste Entstehungsbedingungen zu homosexuellen Verhalten führen können, und man deshalb auch verschiedene Formen unterscheiden kann.

Wie nahezu jede Minderheit bewirken auch Homosexuelle bei den „Normalen" Ängste, Selbstzweifel und Aggression. Die Anfeindung hat ihre Ursache oft in der Angst vor einer eigenen, verborgenen homosexuellen Neigung. Eine Rolle spielt der Homosexuelle aber auch als Sündenbock für Aggressionen und Frustrationen. Selbst ein Therapeut ist vor solchen Mechanismen nicht immer frei, muss deshalb versuchen, sich von allgemeinen Vorurteilen und Tabus frei zu machen und seine Reaktionen und Gegenübertragungen bei homosexuellen Patienten zu überprüfen.

10.7.2 Formen der Homosexualität

Wie bereits erwähnt, existiert in der ICD 10 die diskriminierende Diagnosc „Homosexualität" nicht mehr. Vielfach ist aber in der Literatur noch häufig die alte Typeneinteilung der Homosexualität zu finden, weshalb diese nachfolgend der Vollständigkeit halber aufgeführt ist:

Neigungshomosexualität

Man spricht auch von genuiner Homosexualität. Diese Form liegt vor, wenn beim männlichen Geschlecht eine andauernde und entschiedene sexuelle Neigung zum geschlechtsreifen männlichen Partner besteht.

Hemmungshomosexualität

Hier finden sich retardierte Individuen, die auf das ihnen vertraute eigene Geschlecht zurückgreifen. Ihnen erscheint eine heterosexuelle Beziehung zu riskant und fremd; homosexuell-pädophile Handlungen sind häufig. Hemmungshomosexuelle findet man bei Oligophrenen, Schizophrenen sowie unter Altershomosexuellen.

Entwicklungshomosexualität

Dieser Form begegnet man in der Pubertät bei noch fehlendem heterosexuellem Kontakt. Entwicklungshomosexualität ist in der Regel passager, weit verbreitet, stellt nur eine Episode und keine neurotische Anomalie dar. Nahezu 30 % der Jugendlichen machen eine solche Phase durch; verantwortlich für den Verlauf ist die jeweilige soziale Gruppe.

Pseudohomosexualität

Diese Form ist von anderen Homosexualitätsformen streng abzugrenzen. Es handelt sich hier um Menschen, die sich passiv zu gleichgeschlechtlichen Handlungen hergeben, ohne eigentlich selbst homosexuell zu empfinden. Der materielle Gewinn steht eindeutig im Vordergrund (Prostitution), während Triebbefriedigung entweder keine oder zumindest eine nur untergeordnete Rolle spielt. Pseudohomosexuelle sind häufig wechselnde Partner der echten Homosexuellen (auch der Lesben). Nicht selten werden letztere von Pseudohomosexuellen erpresst und sogar zum Suizid getrieben.

10.7.3 Therapie

Homosexualität an sich wird nicht behandelt, da eine Änderung des Triebes auch nicht erwünscht ist. Fast nie besteht ein Leidensdruck wegen der Homosexualität selbst, allenfalls aufgrund der Folgen durch soziale Diskriminierung. Arzt und Psychotherapeut werden erst dann aufgesucht, wenn durch das abweichende sexuelle Verhalten Konflikte und neurotische Störungen aufgetreten sind. Eine psychotherapeutische Beeinflussung durch stützende Gespräche in solchen Krisen ist durchaus möglich und sinnvoll. Vorrangig werden die Folgen sozialer Diskriminierung behandelt (z. B. Depressionen); außerdem ist es erforderlich, ein besseres Verhältnis zur eigenen Homosexualität beim Homosexuellen zu erreichen.

Bei **Hemmungshomosexualität** kann Psychotherapie erfolgreich sein, wenn ausreichender Leidensdruck vorhanden ist.

Entwicklungshomosexualität bedarf in der Regel wegen des passageren Auftretens keiner Therapie, und **Pseudohomosexualität** ist ein soziales und juristisches Problem, bei dem einem therapeutischen Vorgehen eine untergeordnete Rolle zukommt.

10.8 Transvestismus und Transsexualismus !!

▶ Unter **Transvestismus** versteht man die Störung der sexuellen Selbstidentität mit dem Bedürfnis, die Kleider des Gegengeschlechts zu tragen und in dieser Rolle akzeptiert zu werden. Der Transvestismus unter Beibehaltung beider Geschlechtsrollen ist vom **fetischistischen Transvestismus** zu unterscheiden, da bei letzterem das Umkleiden von sexueller Erregung begleitet ist, während dies beim Transvestismus nicht der Fall ist. Der Wunsch nach langfristiger Geschlechtsumwandlung oder chirurgischer Korrektur besteht beim Transvestismus im Gegensatz zum Transsexualismus nicht.

Partnerwahl, Sexualtendenz und Sexualbetätigung sind beim Transvestismus weniger gestört, jedoch vielmehr das Erleben der eigenen Geschlechtsrolle. Männer sind unter Transvestiten mit Abstand häufiger vertreten als Frauen. Männliche Transvestiten beabsichtigen, nicht nur für eine Frau gehalten, sondern auch als Frau anerkannt zu werden.

Einige Autoren rechnen den Transvestismus zu den sexuellen Deviationen.

Bei **Transsexualismus** besteht die unerschütterliche Überzeugung, dem Gegengeschlecht anzugehören mit dem Kampf um medizinische und soziale „Geschlechtsumwandlung".

Die Übergänge vom Transvestismus zu Transsexualismus sind manchmal fließend. Es finden sich unterschiedliche Sexualbetätigung und ein unterschiedliches Sexualbedürfnis; einige sind außerordentlich triebschwach, andere verkehren heterosexuell bei starkem Geschlechtstrieb.

Die Gewissheit, mit der sich Transsexuelle zum anderen Geschlecht rechnen, nimmt fast wahnhaften Charakter an. Dies kann so weit führen, dass Transsexuelle sich selbst zu kastrieren versuchen.

Von Bedeutung ist die Kenntnis der chromosomalen Situation; denn Chromosomensatz, Körperbau und endokrine Befunde entsprechen nicht dem vom Betroffenen gewünschten Geschlecht. Es bestehen weder bei Transvestismus noch beim Transsexualismus Beziehungen zu Hermaphroditen (Zwittern). ◀

Beispiel!

Gelegentlich schrecken männliche Transsexuelle nicht vor der Illusion einer Mutterschaft zurück. So ließ ein Transsexueller Milch aus einem Krug in einen Teelöffel fließen und träufelte diese dann auf seine Brustwarzen, um den Anschein zu erwecken, eine stillende Mutter zu sein. Andere wiederum versuchten in ihrer Kleidung den Eindruck einer Schwangerschaft zu erwecken.

Viele männliche Transvestiten und Transsexuelle haben erhebliche Schwierigkeiten bei der zeitweiligen oder ständigen Unterdrückung ihres Impulses, ihre Weiblichkeit zu unterstreichen. Die Unterdrückung hat auf solche Menschen einen lähmenden und letztlich zerstörerischen Effekt mit Depressionen, Ängsten und Suizidhandlungen.

Von der Gesellschaft werden Transvestismus und Transsexualismus überwiegend abgelehnt und entsprechend sanktioniert, die Betroffenen werden gemieden, verspottet oder gar verfolgt. Akzeptanz erfahren sie meist nur in Kabaretts.

Transvestiten und Transsexuelle sind auf der Suche nach einer sexuellen Selbstidentität. Das Schwergewicht liegt nicht auf dem Ziel von Lustgewinn und Triebbefriedigung. Gelegentlich zu beobachtendes deviantes Verhalten stellt meist nur ein Umweg zur Erreichung des Orgasmus dar, da der normale heterosexuelle Weg zur Erreichung des Triebzieles gestört ist.

Eine spezifische **Therapie** ist nicht bekannt. Oft wird die operative Geschlechtsumwandlung abgelehnt, vor allem wegen grundsätzlicher Bedenken und im Hinblick auf die Ergebnisse. Relativ gering sind die Erfolge mittels tiefenpsychologisch orientierter Psychotherapie und Verhaltenstherapie. Geschlechtsumwandlung ist medizinisch und gesetzlich zwar möglich, jedoch nach wie vor umstritten, wenngleich auch insgesamt positiver beurteilt. Die Behandlung mit Sexualhormonen kommt dem Empfinden des Transsexuellen entgegen, indem sich sekundäre weibliche Geschlechtsmerkmale ausbilden.

Transvestiten und Transsexuelle akzeptieren meist nur Hilfen, die die spezifischen Wünsche der Verwirklichung näherbringen. Versuche, Transsexualität zu ändern, bringen oft depressive oder trotzige Reaktionen bis hin zu Suizid oder Selbstkastration mit sich.

▶ Durch das Transsexuellengesetz von 1980 wurden die Probleme der Geschlechtszugehörigkeitsfeststellung und die Änderung des Vornamens befriedigend gelöst. ◀

11 Formen der Intelligenzminderung

11.1 Definition, Ätiologie und Manifestationsbedingungen

Oligophrenie und Demenz sind Formen intellektueller Behinderung unterschiedlicher Genese.

> **Merke!**
>
> **Demenz** bezeichnet die erworbene „Verblödung"; Demenz ist somit nicht angeboren und wird nicht vererbt.
> **Oligophrenie** ist die angeborene oder sehr früh erworbene Minderung der psychischen und intellektuellen Entwicklung. Es handelt sich um keinen ätiologisch einheitlichen Begriff. Bisher sind weit über 50 Formen differenziert worden.

Sowohl bei Oligophrenie wie bei Demenz bestehen affektive Störungen und intellektuelle Ausfälle.

Bei **Oligophrenie** besteht ein anlagebedingter oder pränatal erworbener Intelligenzmangel mit meist gleichzeitig bestehender mangelhafter Persönlichkeitsdifferenzierung. Fast 3 % aller Menschen sind minderbegabt, wobei man verschiedene Schweregrade unterscheiden muss:

Debilität: Leichteste Form. Solche Individuen können das Sprechen erlernen, sind auch schulfähig und können einen einfachen Beruf ausüben. Der Intelligenzquotient liegt zwischen 60 und 70; Werte zwischen 70 und 85 sind dem Grenzbereich der Norm zuzuordnen (so genannte Grenzdebilität). Etwa 85 % der Schwachsinnigen sind debil.

Imbezillität: Solche Individuen sind nur beschränkt bildungsfähig, eine Arbeit kann meist nur unter Aufsicht in beschützenden Werkstätten ausgeübt werden. Der Intelligenzquotient liegt zwischen 35 und 60. Der Anteil unter den Schwachsinnigen beträgt etwa 10 %.

Idiotie: Schwerste Form des Schwachsinns mit völliger Bildungsunfähigkeit und einem Intelligenzquotient unter 35. Anteil ca. 5 % der Schwachsinnigen.

Über die Hälfte aller Schwachsinnsformen lässt sich ätiologisch nicht eindeutig klären.

Die ICD 10 klassifiziert vier verschiedene Intelligenzminderungen:

- leichte Intelligenzminderung (F 70). Hierzu gehören die Begriffe „leichte Oligophrenie", „leichte geistige Behinderung" und „Debilität".
- mittelgradige Intelligenzminderung (F 71). Dazugehörige Begriffe sind „Imbezillität", „mittelgradige geistige Behinderung" und „mittelgradige Oligophrenie".
- schwere Intelligenzminderung (F 72). Zu dieser Intelligenzminderung mit einem Intelligenzquotient zwischen 20 und 34 gehören die „schwere geistige Behinderung" und die „schwere Oligophrenie".
- schwerste Intelligenzminderung (F 73). Hier liegt der IQ unter 20. Hierzu gehören die Begriffe „Idiotie" sowie „schwerste geistige Behinderung" und „schwerste Oligophrenie".

Die **Ursachen für Oligophrenien** lassen sich in vier Hauptgruppen einteilen

- **chromosomal bedingt:** numerische und struktu[...]relle Chromosomenaberrationen
- **metabolisch-genetisch bedingt:** Störung[...] Aminosäuren-, Zucker-, Hormon-, [...]en; und Vitaminstoffwechsels; selten [...]rid- neurologischen und somatis[...] Störungen des Lipid- un[...]

stoffwechsels, häufig verbunden mit neurologischen Symptomen
- **exogen bedingt:** prä-, peri- und postnatale Schädigungen; infektiös, toxisch oder mechanisch verursacht
- **unklare Ursache:** meist nicht erkannt, bzw. nicht erkennbare Chromosomenaberrationen.

Im Gegensatz zur Oligophrenie ist die **Demenz** immer erworben. Ursachen sind Spätmanifestationen von Stoffwechselstörungen und heredodegenerative Erkrankungen (z. B. Morbus Pick, Demenz vom Alzheimertyp, Chorea Huntington). Spät erworbene Stoffwechselerkrankungen sind z. B. Morbus Wilson, Friedreich'sche Erkrankung, Nonne-Marie'sche Krankheit.

Von einigen Autoren werden die erblich bedingten **Minusvarianten der Intelligenz** ebenfalls zu den Oligophrenien gerechnet.

Differentialdiagnostisch sind leichte Oligophrenien abzugrenzen
- von Teilleistungsschwächen wie der Legasthenie (Lese-Rechtschreib-Schwäche)
- vom frühkindlichen Autismus
- vom psychischen Hospitalismus
- von hyperkinetischen Syndromen
- von neurotisch oder sozial bedingten Formen der Pseudodebilität.

Grundsätzlich beruhen alle Schwachsinnsformen auf dem Zusammenwirken von **Anlage- und Umweltfaktoren.** Man spricht von **multiplikativer Verknüpfung.** Der Schweregrad einer Oligophrenie wird nicht ausschließlich von Umfang und Ausmaß des exogenen und endogenen Schadens bestimmt; auch ein Zuwenig an Zuwendung und ungünstige soziale Strukturen können das Ausmaß der Oligophrenie noch verstärken. Durch entsprechende Erziehungsformen kann eine Verschlechterung der Symptomatik verhindert werden und ausgewählte soziokulturelle Maßnahmen können intellektuelle Fähigkeiten des Betroffenen oftmals entscheidend verbessern. Dennoch kann die Steigerung des Intelligenzgrades bis zur Norm nicht erreicht werden. Grundsätzlich sollte versucht werden, die Ursache zu finden, etwa durch Screening in der Neugeborenenperiode. Dann kann u.U. die Manifestation verhindert werden, wie dies z. B. bei der Phenylketonurie durch Elimination schädlicher Substanzen aus der Nahrung möglich ist.

11.2 Symptomatik

Debilität (leichte Intelligenzminderung, F 70)

Es besteht eine verzögerte Sprachentwicklung, ein eingeschränktes Adaptionsvermögen an neue und ungewohnte Situationen, verminderte sprachliche Ausdrucksfähigkeit; eine durchschnittliche Volksschulbildung ist nur gelegentlich möglich, aber es bestehen meist Fähigkeiten zum Erlernen eines einfachen Berufes unter spezieller Ausbildung. Vorkommen etwa bei 3–4 % der Gesamtbevölkerung. Der IQ liegt bei 60–70.

Mittelgradige Intelligenzminderung (Imbezillität, F 71)

Hier bestehen ein deutlich eingeengter geistiger Bewegungsradius sowie eine starke Behinderung der sprachlichen Ausdrucksmöglichkeiten. Der Erwerb von Fähigkeiten im Bereich der Selbstversorgung und der motorischen Fertigkeit ist ebenso verzögert, und einige Individuen benötigen lebenslange Beaufsichtigung. Es besteht meist Unfähigkeit, sich ohne Hilfe im praktischen Leben zurechtzufinden. Ausübung einfachster Arbeiten unter laufender Betreuung ist zwar möglich, hingegen fehlt die Möglichkeit zu abstraktem und logischem Denken. Dieser Grad Intelligenzminderung findet sich bei 0,5 % der Gesamtbevölkerung. Der IQ liegt bei 35–60.

Schwere (F 72) und schwerste Intelligenzminderung (Idiotie, F 73)

Diesen Individuen ist nur die Übernahme einiger weniger einfacher Worte oder Wortverbindungen möglich, eventuell auch das Erlernen von Ankleiden und selbstständigem Essen. Oft besteht Einnässen und Einkoten. Bei den Betroffenen kann nicht von „lernen“ gesprochen werden; es handelt sich lediglich um Gewöhnung. Bei schwersten Formen ist völlige Pflegebedürftigkeit gegeben; ferner besteht Unfähigkeit, selbst einfachste Verrichtungen ohne fremde Hilfe durchzuführen. Betroffen ist etwa 0,25 % der Gesamtbevölkerung. Der IQ liegt in der Regel unter 35, bei schwerster Intelligenzminderung unter 20.

11.3 Grundprinzipien der Diagnostik und differentialdiagnostische Überlegungen

In der Regel lässt bereits die Anamnese die mangelnde Fähigkeit zur sozialen Einordnung erkennen: schlechte schulische Leistungen, berufliches Versagen, gestörte Kontaktfähigkeit, mangelhafter sprachlicher Ausdruck, egoistische Einstellungen usw. Bei Oligophrenien ist – im Gegensatz zu Demenzen – die Entwicklung der Intelligenzfunktionen, der Erwerb von Wissen und Fähigkeiten von Anfang an beeinträchtigt.

Die für die Einteilung der Schweregrade notwendigen Intelligenzquotienten werden durch **testpsychologische Untersuchungen** festgestellt (z. B. Hamburg-Wechsler Intelligenztest für Erwachsene oder für Kinder). Oft bringen aber eingehende Verhaltensbeobachtungen wertvollere Resultate als psychometrische Verfahren, zumal der IQ mit zunehmender Schwere einer Oligophrenie an Aussagekraft verliert.

Bei Schwachsinnsformen ohne neurologische oder somatische Leitsymptome führen auch **Laboruntersuchungen** zur Aufklärung, bzw. zum Ausschluss der in Frage kommenden Erkrankungen (z. B. Zucker- und Aminosäureausscheidung im Urin, Blutzucker, Serumelektrolyte, pH-Wert, Ketonkörper in Blut und Urin).

Liegen neurologische Symptome oder somatische Stigmata vor, so ergeben diese oft bereits den Verdacht auf eine bestimmte Gruppe von Erkrankungen, z. B. Lipidosen oder Chromosomenaberrationen. Dann können auch gezielte Enzymbestimmungen oder eine Rektum- oder Suralisbiopsie die Diagnose sichern (z. B. bei Dystrophia myotonica Curschmann-Steinert).

Mitunter sind spezielle Untersuchungstechniken erforderlich, z. B. EEG, CCT, NMR, PET (Positronenemissionstomographie).

Die **Chromosomenuntersuchung** ist bei bestimmten somatischen Stigmata indiziert.

Die Abgrenzung der **Oligophrenie** muss erfolgen gegen

- den frühkindlichen Autismus (Kanner-Syndrom)
- den psychischen Hospitalismus
- Varianten der Norm
- die Legasthenie (Lese-Rechtschreib-Schwäche)
- die Pseudodebilität
- die verzögerte kindliche Entwicklung (verspätetes Gehenlernen und Sprechenlernen)
- den Salonschwachsinn
- die autistische Psychopathie (Asperger-Syndrom)
- die Heller'sche Demenz (Dementia infantilis)
- Depressionen in der Kindheit
- die hyperkinetischen Syndrome
- alle sonstigen Demenzformen.

Die Untersuchung darf sich nicht ausschließlich auf einen Intelligenztest beschränken. Erst durch die Anwendung weiterer Leistungstests (z. B. Benton-Test) kann man sich ein Bild vom Umfang der geistigen Behinderung machen. Finden sich sehr schwere Schwachsinnsgrade, so spricht dies eher für eine Krankheitsfolge oder für Missbildung. Aber erst durch somatische Untersuchungen wird eine Diagnose zu sichern sein. Sprechdefekte sowie Störungen des sprachlichen Verstehens, Störungen motorischer Koordination, mangelnde Integration und Beherrschung leiblicher Triebregungen sprechen für schwere Schwachsinnsgrade, während bei Debilen sogar einzelne Fähigkeiten wie Rechnen, Musikalität und Merkfähigkeit gelegentlich überdurchschnittlich gut ausgeprägt sein können.

Von der echten Debilität ist die **Pseudodebilität** abzugrenzen, bei der neurotische Individuen trotz ausreichender Begabung schulisch und leistungsmäßig versagen.

Beim **Salonschwachsinn** liegt lediglich ein im Verhältnis zu äußerem Habitus, gesellschaftlicher Stellung und gewählter Kleidung zu niedriges Intelligenzniveau vor. Dieser Sachverhalt fand sich häufig in den literarischen Salons des 19. Jahrhunderts.

Die **Heller'sche Demenz** (Dementia infantilis) ist eine Sammelbezeichnung für langsam oder rasch verlaufende Verblödungsprozesse im Kindesalter, oftmals auf dem Boden einer Stoffwechselstörung oder einer degenerativen Erkrankung.

▶ Die Abgrenzung der Oligophrenie vom **frühkindlichen Autismus** ist gut möglich, da Oligophrene – im Gegensatz zu Autisten – auf Reize von außen sowie auf Ansprechen mehr oder minder differenzierte Reaktionen zeigen. Oligophrene sind im Gegensatz zu autistischen Individuen weitaus lebhafter, oftmals sogar hyperagil mangels Steuerungsfähigkeit. Auch beim **psychischen Hospital-** **mus** imponieren wie beim frühkindlichen Aut… Introvertiertheit und Kontaktverweigerun… gensatz zum eher hypermotorischen V… gophrener.

Beim **frühkindlichen Autis… drom)** kann die Intelligenz …

tellektueller Behinderung und durchschnittlicher Begabung variieren. Die weitaus häufiger bei Jungen vorkommende Störung zeigt sich in fehlender Kontaktaufnahme, in Mangel an emotionaler Resonanz auf andere Menschen, und die Patienten bleiben meist immer auf fremde Hilfe angewiesen. Ätiologisch werden erbliche und hirnorganische Faktoren angenommen. Ebenfalls eine Störung sozialer Interaktionen, wie beim Kanner-Syndrom, zeigt sich beim **Asperger-Syndrom** (autistische Psychopathie). Die Störung zeigt sich in Verbindung mit eingeschränkten, sich wiederholenden, stereotypen Verhaltensmustern bei weitestgehend erhaltener sprachlicher oder kognitiver Entwicklung und normaler allgemeiner Intelligenz. Auch hier ist das männliche Geschlecht erheblich überrepräsentiert. ◀

Die **testpsychologische Befunderhebung** ergänzt den klinisch-psychopathologischen Befund, kann diesen aber keinesfalls ersetzen. Anwendung finden im Rahmen der Diagnostik

- Intelligenz- und spezielle Leistungstests
- Persönlichkeitstests
- Leistungs- und Fähigkeitstests.

Diagnostisch von Bedeutung sind **Diskrepanzen zwischen Verbal- und Handlungsteil** bei Intelligenztests. Erhebliche Differenzen mit schlechten Ergebnissen im Handlungsteil und in einzelnen Untertests sprechen eher für eine erworbene Beeinträchtigung der intellektuellen Leistungsfähigkeit im Rahmen einer organischen Hirnerkrankung und gegen einen angeborenen Schwachsinn.

11.4 Prävention, Therapie und Prognose

Im Rahmen der Prävention steht die **Elternberatung** in genetischen Beratungsstellen an erster Stelle. Ferner sind **Untersuchungen während der Schwangerschaft** von Bedeutung (z. B. Amniozentese, Ultraschalluntersuchung). Bei Verdacht auf eine vererbbare Erkrankung sollte auf Nachkommen verzichtet werden; pathologische Untersuchungsergebnisse bei bestehender Schwangerschaft rechtfertigen u.U. einen Schwangerschaftsabbruch.

Die Feststellung einer Stoffwechselkrankheit kurz nach der Geburt erfordert eine entsprechende Diät (z. B. bei Phenylketonurie).

Schwachsinn ist oft mehr ein pädagogisches Problem als ein medizinisches. Bei beschränkt Bildungsfähigen und bei leichteren Fällen stehen eine **spezifische Erziehung** und **sozial fürsorgliche Maßnahmen** im Vordergrund. Hierfür ist speziell geschultes Personal erforderlich. Wichtig ist es, Schwachsinn frühzeitig zu diagnostizieren und die Betroffenen entsprechenden Einrichtungen (Sonderkindergärten, Tagesbildungsstätten, beschützende Werkstätten) zuzuführen. Zusätzlich bedarf es einer eingehenden Aufklärung der Eltern im Umgang mit ihrem geistig behinderten Kind.

Dem Kind muss entsprechend der Bildungsfähigkeit

- ein geeigneter Lebensraum geschaffen werden
- eine angepasste Arbeit vermittelt werden
- eine Überforderung erspart bleiben
- ein Schutz vor Konflikten in einer verständnislosen Umwelt gewährt werden.

Die **Prognose** hängt neben dem Einsatz für den Betroffenen vor allem vom Grad der geistigen Behinderung ab. Debile sind oft nur bedingt in der Lage eine qualifizierte Berufsausbildung mit üblichem Berufsschulabschluss zu erlangen. Besteht Unfähigkeit zum Hauptschulabschluss, so stehen fördernde Sonderschulen zur Verfügung.

Menschen mit Minderbegabung und der daraus resultierenden fehlenden oder zumindest eingeschränkten Kritikfähigkeit werden gelegentlich straffällig. Dann muss die Frage einer aufgehobenen oder verminderten Schuldfähigkeit gestellt werden. Hier sind, wie auch bei anderen psychisch Kranken, neben dem Intelligenzquotienten auch die Gesamtpersönlichkeit und die Tatsituation zu berücksichtigen. **Sexualdelikte** sind unter den strafbaren Handlungen bei geistig Behinderten besonders häufig vertreten.

12 Kinder- und Jugendpsychiatrie

12.1 Frühkindliche Hirnschädigungen und Funktionsstörungen

Der Begriff **„frühkindliche Hirnschädigung“** umfasst sämtliche Folgen aller pränatalen, perinatalen und postnatalen zerebralen Schädigungen, die zwischen dem 6. Schwangerschaftsmonat (Beginn der Hirnrindenreifung) und dem Ende des 1. Lebensjahres entstanden sind. Beim exogenen Psychosyndrom finden sich Leistungs- und Persönlichkeitsstörungen. Man spricht auch von **Hirnfunktionsstörungen,** wobei eine ausgesprochene komplexe Schädigung des Gehirns nicht besteht.

Frühkindliche Hirnschädigungen sind verhältnismäßig häufig und werden meist nicht wahrgenommen, vor allem nicht die leichten Formen mit geringen Störungen, vorrangig Teilleistungsstörungen. Bei diesen spricht man auch von **minimalen zerebralen Dysfunktionen.**

Bei Teilleistungsstörungen ist die Lernfähigkeit behindert. Dies wird oft nicht erkannt und eine Minderbegabung angenommen. Teilleistungsstörung bedeutet aber keinesfalls Minderbegabung.

Das kindliche Gehirn ist bis zum sechsten Schwangerschaftsmonat so weit entwickelt, dass exogene Schäden kaum größere Missbildungen bewirken können. Reifungshemmungen hingegen sind möglich.

12.1.1 Ätiologie

Ursachen kindlicher Hirnschädigungen können sein:

1. **Pränatale Schädigungen**
- persistierende Hyperemesis der Mutter
- Infektionskrankheiten der Mutter
- Eklampsie und EPH-Gestose
- Nephropathien
- Erythroblastose
- späte Schwangerschaftsblutungen
- Alkohol- und Nikotinmissbrauch der Mutter.

2. **Perinatale Schädigungen**
- Geburtstraumen
- Sauerstoffmangel
- Geburtsasphyxie
- Medikamente im Rahmen des Geburtsvorganges.

3. **Postnatale Schädigungen**
- Infektionskrankheiten
- Ernährungsstörungen
- Krampfanfälle
- Bilirubineinlagerungen im Gehirn (Kernikterus)
- mechanische Schädigungen (Schädelfrakturen bei Sturz).

Aus kinderpsychiatrischer und pädagogischer Sicht kommt den perinatalen Hirnschädigungen, vor allem den leichten Formen, die größte Bedeutung zu. Anfällig sind vor allem Frühgeburten: 25 % der Frühgeborenen zeigen später Teilleistungsschwächen.

12.1.2 Manifestationsformen

Merke!

Wichtige **Manifestationsformen** sind zerebrale Bewegungsstörungen, zerebrale Anfälle, intellektuelle Minderung, gestörte Sprachentwicklung, kindliches hirnorganisches Psychosyndrom mit Teilleistungsstörungen.

Man beobachtet bei frühkindlichen Hirnschädigungen

- Verhaltens- und Kontaktstörungen
- Aufmerksamkeitsschwäche
- verminderte emotionale Belastungsfähigkeit
- Lese- und Rechtschreibschwäche
- Psychomotorische Unruhe
- Differenzierungsstörungen und verminderte Kritikfähigkeit
- apathisches Verhalten und Trinkschwäche
- gelegentlich misstrauisches Verhalten
- gestörter Schlafrhythmus.

Zerebrale Bewegungsstörung

Merke!

Bewegungsstörungen liegen nur selten in reiner Form vor. Meist handelt es sich um Mischformen, bei denen die eine oder andere Störung im Vordergrund steht. Dabei ist die Motorik oft so gravierend verändert, dass zunächst eine Hirnschädigung übersehen wird. An wichtigen Bewegungsstörungen beobachtet man

- Rigidität
- Spastik
- Athetose
- Hyperkinesen
- Ataxie
- Muskelhypertonie.

Diagnostisch ist eine genaue Lokalisation der Schädigung meist schon durch eingehende neurologische Befunderhebung möglich. Aber auch die Verlaufsbeobachtung ist wichtig und erfolgt möglichst stationär, um die Progredienz der Erkrankung beurteilen zu können.

Die Therapie sollte immer kausal sein. Im Vordergrund steht deshalb eine entsprechende Diät; wichtig sind ferner krankengymnastische und heilpädagogische Behandlungen. Medikamente sind meist wenig hilfreich; allenfalls werden muskelrelaxierende Mittel gelegentlich sinnvoll sein. Mit Schienen, Liegeschalen und Stützapparaten oder operativ werden Stellungskorrekturen vorgenommen.

Frühkindliches hirnorganisches Psychosyndrom

Die Pädopsychiatrie spricht vom „**frühkindlichen exogenen (hirnorganischen) Psychosyndrom**“, das auch den Boden späterer neurotischer Fehlentwicklungen abgeben kann. Es tritt im Gefolge frühkindlicher Hirnschädigungen auf, die etwa zwischen dem 6. Schwangerschaftsmonat und dem 1. Lebensjahr auf das kindliche Gehirn eingewirkt haben. Es ist somit die Folge geringgradiger nataler, bzw. perinataler Enzephalopathien (sog. minimal brain damage).

Frühkindlich hirngeschädigte Individuen sind wegen der herabgesetzten Frustrationstoleranz emotional weniger belastungsfähig und können Konflikte aller Art deutlich schlechter verarbeiten als Gesunde. Leistungs- und Persönlichkeitsstörungen stehen deshalb hier im Vordergrund. Man beobachtet hauptsächlich Teilleistungsstörungen, z.B. Sprachentwicklungsstörungen, Legasthenie, Konzentrationsschwäche, Beeinträchtigung der sozialen Gefühle. Oft begegnet man aber zugleich der Entwicklung differenzierter Fähigkeiten auf anderen Leistungsgebieten. Gelegentlich besteht auch ein hyperkinetisches Syndrom mit psychomotorischer Unruhe, impulsivem und aggressivem Verhalten sowie mangelnder Aufmerksamkeit (siehe auch 12.5).

Auf die Persönlichkeitsentwicklung wirkt sich die Tatsache ungünstig aus, dass durch Teilleistungsstörungen die Lernfähigkeit behindert ist, und so Minderbegabung vorgetäuscht werden kann. Die Syndromdiagnose lässt sich mit Hilfe verschiedener psychologischer Testverfahren stellen. Liegen neurologische Symptome vor, sind diese für die Diagnose aber meist wenig ergiebig. Das EEG zeigt nur selten Veränderungen, dann aber auch nur in leichter Ausprägung.

Prognostisch ist das Syndrom eher günstig; zwar ist die kindliche Entwicklung in mancher Hinsicht verzögert, aber dennoch recht gut möglich. Selbst zunächst fehlende soziale Anpassung und Differenzierung werden – wenn auch verzögert – noch erreicht. Eine ungünstige Entwicklung beruht meist auf Erziehungsfehlern. Ein rechtzeitiges Erkennen bedeutet eine gute Prognose.

Voraussetzung für eine erfolgreiche Behandlung sind große Geduld bei Eltern und Erziehern sowie die Berücksichtigung der geringen Frustrationstoleranz beim Kind. Nicht selten reagieren Eltern und Erzieher gereizt auf Fehlleistungen des Kindes. Durch umgehend eingeleitete **heilpädagogische Maßnahmen** lassen sich eine Neurotisierung und damit eine langjährige Psychotherapie vermeiden.

12.2 Umschriebene Funktionsstörungen und Fehlentwicklungen im Kindesalter

12.2.1 Lese-/Rechtschreibstörung (Legasthenie) und Rechenstörung (Dyskalkulie)

Der Begriff „Legasthenie" wurde 1916 von P. Raschburg geprägt, um die angeborene Leseschwäche zu kennzeichnen, die von der Agraphie und der Alexie zu unterscheiden ist. Bis heute ist die genaue Ursache noch nicht bekannt, und es besteht noch immer keine Einigkeit hinsichtlich der Ansichten über psychologische Untersuchungsverfahren und pädagogische Förderprogramme.

Genetische Ursachen spielen vermutlich eine Rolle, was Familienuntersuchungen zeigen. Verschiedene Autoren vermuten einen Zusammenhang mit einer Entwicklungsstörung der Hemisphärendominanz, andere vertreten die Ansicht, dass Legasthenie die Folge abnorm langsamer oder unvollständiger Entwicklung bestimmter anderer Hirnregionen ist. Aber auch Umgebungseinflüsse werden angenommen.

Letztlich handelt es sich um eine spezielle, aus dem Rahmen der übrigen Leistungen fallende Schwäche im Erlernen des Lesens und indirekt auch des selbstständigen fehlerfreien Schreibens bei sonst intakter oder – im Verhältnis zur Lesefähigkeit – relativ guter Intelligenz. Von Legasthenie spricht man nur dann, wenn ein Kind von ungefähr normaler Intelligenz unter normalen Schulverhältnissen und trotz aller Bemühungen der Erwachsenen das Lesen oder Schreiben nicht oder nur mit größter Anstrengung zu erlernen vermag, während auf anderen Gebieten keine auffallenden Probleme vorhanden sind. Ungünstige erzieherische Voraussetzungen und eine unterdurchschnittliche Begabung schließen eine Legasthenie im Allgemeinen aus. Der neurologische Befund bleibt fast immer unauffällig.

Diese Teilleistungsschwäche wird meist erst in der Schule bemerkt, wenn das Kind nicht in der Lage ist, in einer normalen Zeit mit üblichen Methoden das Lesen und/oder das Schreiben zu erlernen. Dabei kann die Unfähigkeit verschiedene Ursachen haben, so z. B. eine mangelnde optische Differenzierung der Buchstaben oder aber eine akustische Differenzierungsstörung der Laute. Legasthenie ist also nicht gleich Legasthenie, da unterschiedliche Teilleistungsschwächen vorliegen, und jede für sich zu der entsprechenden Legastheniefom führt. Probleme treten im psychosozialen Bereich auf, wenn die Kinder als minderbegabt eingestuft werden und die Schule schwänzen sowie auch in anderen Bereichen schulischer Leistungen die Mitarbeit verweigern und das Lernen letztlich ganz einstellen. Verhaltensstörungen sind dann vorprogrammiert. Hier sind Eltern wie Pädagogen gefordert.

Symptomatik

Individuen mit Lese/Rechtschreibschwäche können ein ganzes Wort nicht visuell erfassen, und es gelingt ihnen nur mühevoll oder überhaupt nicht, aus Buchstaben Worte zu bilden, bzw. Worte in Buchstaben zu zerlegen. Die mangelhafte Ausbildung der Figur-Hintergrund-Differenzierung führt zu einem Verwechseln und Vertauschen der Buchstaben untereinander, vor allem von Buchstaben, die zueinander spiegelbildliche Ähnlichkeiten haben, wie d und b, q und p, M und W sowie n und u. Ähnliches beobachtet man auch bei gesunden Kindern am Anfang des Erlernens von Lesen und Schreiben.

Die Lese-/Rechtschreibschwäche zeigt verschiedene Schweregrade:

- **Syntheseschwäche:** Quasi-Analphabet mit sehr mangelhafter Buchstabenkenntnis und Unfähigkeit, aus einzelnen Buchstaben Silben und Wörter zu bilden.
- **Speicherschwäche:** Unfähigkeit, sehr häufig vorkommende Operatoren (Artikel, Präpositionen, Pronomen usw.) zu lesen oder zu schreiben
- **Analyseschwäche:** Zahlreiche Wörter werden durch Auslassungen entstellt; Lesen erfolgt schwierig und zäh.
- **Regelschwäche:** Rechtschreibregeln sind unbekannt oder werden nicht beachtet, während das Lesen meist fließend möglich ist.

Diagnostik

Im Wesentlichen beruht das Erkennen de-
thenie auf dem Ausschluss anderer U... n.
Lernschwierigkeiten, von somatisch... der-
gen, Intelligenzminderung und
Zum Nachweis sind psycholo

lich. Weiterhin ist die Überprüfung von bestimmten Teilleistungen durch zusätzliche informelle Verfahren unerlässlich. Die Diagnosestellung ist von großer Bedeutung, da nur so die Grundlagen für Behandlungs- und Förderungsmaßnahmen geschaffen werden können, die dann den betroffenen Kindern eine weitgehend ungestörte Entwicklung und Entfaltung ihrer Persönlichkeit ermöglichen helfen.

Die Diagnose lässt sich meist erst mit Hilfe eines Diktats im Alter von sechs bis sieben Jahren stellen. Erst wenn das gesamte Alphabet beherrscht wird, lassen sich die typischen Fehler erkennen. Ergänzt wird die Legastheniediagnostik durch einen Intelligenztest (z.B. Hamburg-Wechsler-Intelligenztest für Kinder).

Abzugrenzen sind **Alexie** als Form der optischen Agnosie mit Unfähigkeit, den Sinn von Geschriebenem zu erfassen, obwohl das Sehvermögen intakt ist, und **Agraphie** als Unfähigkeit, sich schriftlich richtig auszudrücken, obwohl die Fähigkeit dazu früher vorhanden war und die Intelligenz intakt ist. Nicht zur Legasthenie gehört der Begriff der **Alexithymie** als „Lesestörung von Gefühlen" bei psychosomatischen Erkrankungen.

Therapie und Prognose

Therapeutische Maßnahmen sind:

- ständiges Üben
- Steigerung des kindlichen Selbstwertgefühls
- psychotherapeutische Behandlung bei bereits neurotisierten Kindern
- eingehende Aufklärung von Eltern und Erziehern
- Einleiten eines speziellen Legasthenieunterrichtes, wobei das Kind in der Schulklasse belassen wird und lediglich vom Deutschunterricht befreit werden sollte.

Ein therapeutisches Grundkonzept sind gezielte Lese- und Rechtschreibübungen mit individuellem Behandlungsplan. Das **chronologische Stufentraining** ist aufgebaut in Grundtraining, Speichertraining und Analysetraining.

Die **Prognose** ist unsicher und oftmals ist selbst bei intensiven Bemühungen nur ein geringer Erfolg sichtbar, während in anderen Fällen wiederum die Fehlleistung nahezu völlig verschwindet. Erhebliche Schwierigkeiten treten beim Erlernen von [illegible]emdsprachen auf; trotzdem sind unter Legasthe[illegible]n auch Hochschulabsolventen bekannt. [illegible]ätzlich sei darauf hingewiesen, dass ein [illegible] Legasthenie nicht in die Sonderschule ab[illegible]verden darf.

Rechenstörungen (Dyskalkulie)

Im Gegensatz zu den Lese-Rechtschreib-Störungen haben die Rechenstörungen deutlich weniger wissenschaftliches und pädagogisches Interesse gefunden. Über Zusammenhänge von Rechenstörungen mit anderen psychischen Erkrankungen ist kaum etwas bekannt. Wie die Legasthenie kann die Dyskalkulie zu emotionalen und dissozialen Störungen führen, als Folge des Leistungsversagens, der erlebten Erschütterung des Selbstwertgefühls und der Interaktionsstörungen durch Eltern, Lehrer und Mitschüler. Abzugrenzen sind allgemeine Leistungs- und Intelligenzminderungen sowie hirntraumatisch erworbene Akalkulien und Dyskalkulien. Bei der Rechenstörung sind meist Lese- und Rechtschreibfähigkeit intakt, wenngleich auch hier Kombinationen beobachtet wurden.

12.2.2 Entwicklungsstörungen der Sprache und des Sprechens

Merke!

Für eine normale Sprachentwicklung ist nicht nur ein intaktes Gehör, sondern auch eine sich im Normbereich befindliche intellektuelle Entwicklung Voraussetzung, ebenso wie ein Mindestmaß an sprachlicher Zuwendung. Etwa im zweiten Lebensjahr beginnt die Sprachentwicklung und läuft beim Knaben langsamer ab als beim Mädchen. Von Sprachentwicklungsstörungen spricht man, wenn ein Kind ab dem 3. Lebensjahr noch keine oder eine nur sehr rudimentäre Sprache entwickelt hat.

Ursachen für eine Sprachentwicklungsstörung sind

- fehlende Sprachanregung von außen
- familiäre Sprachschwäche
- Intelligenzdefekte
- hirnorganische Schäden
- Störungen des Hörorgans
- Schädigungen der Sprachregion.

Bei Schädigung der zentralen Sprachregion kann sich eine so genannte **Entwicklungsaphasie** mit motorischer oder sensorischer Stummheit bei vorhandenem gutem Gehör ergeben. Fälschlich wird der Begriff Aphasie als Verlust der menschlichen Sprache bei hochgradigen Sprachentwicklungsstörungen benutzt.

Merke!

Von Aphasie sollte nur dann gesprochen werden, wenn ein Kind eine bereits erlernte Sprache wieder verloren hat.

Ebenfalls zu den zentralen Sprachstörungen gehört die **Dysarthrie** (innervatorische Apraxie der Artikulationsmotorik). Sie tritt vorrangig bei infantilen Zerebralparesen auf und verändert auch meist den Sprachklang (Näseln) sowie die Sprachdynamik (monotone Sprache, skandierende Sprache).

Stark verzögert ist der Spracherwerb bei autistischen Kindern, wobei diese verzögerte Sprachentwicklung von einem Mangel an sprachlicher Anregung (z.B. bei Hospitalismus) abzugrenzen ist.

Wie bereits oben erwähnt, ist eine normale Sprachentwicklung nur bei intaktem Gehör möglich; taub geborene Kinder können eine Sprache nicht erlernen. Geläufig ist der Begriff „Taubstummheit", wenngleich diese Bezeichnung eigentlich falsch ist; denn eine echte Stummheit liegt nicht vor, vielmehr aber ein Nichterlernen der Sprache bei vorbestehender Taubheit. Wird der natürliche Lauschtrieb des Kindes bereits in den ersten vier Lebensjahren bei extremer Schwerhörigkeit durch Hörhilfen so befriedigt, dass das Kind eine Sprache verstehen kann, und unterstützt man das Kind gleichzeitig durch Logopädie, so kann es das Sprechen durchaus erlernen.

Abzugrenzen von den Entwicklungsstörungen der Sprache sind die **Störungen des Sprechens.** Zu diesen gehören Stottern, Stammeln und Poltern.

Stottern

Hier besteht eine Störung des normalen Sprachflusses bei intakten peripheren Sprachorganen, eine Hemmung des Sprechablaufes mit spastischen und unharmonischen Veränderungen von Atmung, Stimme und Artikulation. Zugrunde liegen kann eine neurotische Störung oder eine frühkindliche Hirnschädigung. Physiologisch ist das zwischen dem 2. und 4. Lebensjahr auftretende **Entwicklungsstottern** als Ausdruck der Diskrepanz zwischen dem Wunsch, Gedanken auszudrücken und einer noch mangelhaften Sprechfähigkeit anzusehen. Falsch ist es grundsätzlich, von den Kindern ein langsames, nochmaliges und richtiges Nachsprechen zu verlangen, da dies lediglich eine Verstärkung der Störung bewirkt.

Als pathologische Formen beobachtet man das **klonische Stottern** mit Wiederholung von Wörtern und Silben, vor allem am Satzanfang, und das **tonische Stottern**, gekennzeichnet durch Pressen, Ersatzbewegungen und manierierte Gesichtsmimik.

Die Störung findet sich bei 2 % der Bevölkerung in mittlerer bis schwerer Ausprägung und bei 10 % in leichter und sehr leichter Form. Die primären Ursachen werden verstärkt durch Selbstwertproblematik und Erwartungsangst. Aggressionshemmung spielt ebenfalls eine Rolle, ebenso wie chronische Konflikte.

Therapeutische Maßnahmen sind Psychotherapie und heilpädagogische Verfahren, ferner Logopädie und in schweren Fällen medikamentöse Sedierung bei starken Erwartungsängsten. Wichtig ist eine möglichst frühe Behandlung. Leider ist die Prognose nicht sehr günstig, und eine vollständige Beseitigung wird nur in 50 % der Fälle erreicht.

Stammeln

▶ Hier besteht die Unfähigkeit, bestimmte Laute oder Lautverbindungen richtig zu formen. Auch hier beobachtet man wie beim Stottern eine physiologische Form zwischen dem 2. und 4. Lebensjahr. Werden die meisten Konsonanten falsch ausgesprochen, so spricht man vom **multiplen Stammeln.**

Am häufigsten ist der **Sigmatismus** (Lispeln) mit der Unfähigkeit, S-Laute zu artikulieren. Als organische Ursache kommen Zahnlücken, motorische Störungen der Zunge und Verlust des Hochtonhörens in Frage. Beim **Gammazismus** werden G wie D, beim **Kappazismus** K wie T oder D gesprochen. Ein gleichzeitig bestehender Entwicklungsrückstand ist häufig.

Das **therapeutische Vorgehen** hängt von der Ursache der Störung ab. Logopädie und Psychotherapie können erforderlich sein. Nur gelegentlich sind kieferorthopädische Eingriffe erforderlich, können aber in entsprechend gelagerten Fällen zu einer Besserung führen.

Poltern

Hier handelt es sich um eine Störung des Sprachablaufes mit hastigem, überstürztem Sprechen. Die Artikulation ist verwaschen, Worte werden verändert und Silben verschluckt. Gelegentlich liegt eine hirnorganische Störung zugrunde, wobei diese auch sehr gering sein kann. Im Gegensatz zum Stottern ist die Gefahr einer sekundären Neurotisierung gering.

Die **Therapie** besteht in intensivem Sprechtraining, eventuell ergänzt durch motorische Übungen und rhythmische Gymnastik.

Differentialdiagnostisch müssen Stottern, Stammeln und Poltern gegen psychogene Sprechstörungen, aber auch gegen Agrammatismus und Mutismus abgegrenzt werden. Letzterer entsteht nach weitgehend abgeschlossener Sprachentwicklung. Eine Abgrenzung muss auch zum **elektiven Mutismus** erfolgen, bei dem es sich um einen partiellen Mutismus handelt. ◀

12.3 Schulversagen

12.3.1 Intellektuelle Leistungsfähigkeit

In den meisten Fällen lässt sich Schulversagen auf eine der entsprechenden Schulform nicht angemessene intellektuelle Leistungsfähigkeit zurückführen. Das Kind als Prestigeobjekt der Eltern wird gezwungen, die von den Eltern ausgesuchte Schule zu besuchen; die Leistung wird mit elterlicher Anerkennung oder aber Bestrafung gesteuert. Hier wird oft der Grundstein für neurotische Störungen gelegt.

Da die Einschulung eines Kindes von dessen Reife und vom gewählten Schultyp abhängt, wurden spezielle Intelligenztests entwickelt. Der so genannte Schulreifetest soll die verschiedenen Aspekte prüfen, die zur Schulreife erforderlich sind. So ist heute oftmals üblich, dass alle Kinder im schulpflichtigen Alter vor Eintritt in die Schule einer psychologischen und körperlichen Untersuchung zugeführt werden. Diese Tests prüfen – zumeist im spielerischen Rahmen – Einzelfähigkeiten.

12.3.2 Psychische und psychosoziale Ursachen von Schulversagen

Häufige Ursachen sind

- Schulphobie als Folge von Trennungsängsten
- Schulangst bei Schwierigkeiten mit Lehrern und Mitschülern
- unzureichende oder fehlende Leistungsmotivation
- neurotische Leistungshemmung
- Schulschwänzen bei Störung des Sozialverhaltens.

Fast 25 % aller Kinder mit Schulschwierigkeiten weisen eine überdurchschnittliche Intelligenz auf. Häufig ist die Behinderung des Lernens Folge, oftmals aber auch Ursache einer psychischen Störung. Das Kind wird gehindert, die vorhandene Intelligenz zu nutzen. Dabei kann die Behinderung u. a. auf das Schulsystem, die Familie, auf Mitschüler oder auf einen aktuellen Konflikt zurückgeführt werden.

Häufige Ursachen für Schulphobie, Schulangst und Schuleschwänzen sind

- Trennungsängste
- Schwierigkeiten mit Mitschülern und Lehrern
- mangelnde Anpassungsfähigkeit
- körperliche Gebrechen
- mangelnde Aufsicht seitens des Elternhauses
- geistige Überforderung bei Intelligenzmangel
- Aufwachsen im dissozialen Milieu
- Störung der Sprache oder des Sprechens.

Differentialdiagnostisch abzugrenzen sind

- phasenspezifische Einflüsse, z. B. Pubertät
- beginnende und blande verlaufende Psychosen
- beginnende Demenzprozesse
- nicht erkannte zerebrale Anfallsleiden
- ungenügend berücksichtigte Hirntraumata.

Wichtige **Testverfahren** bei Schulversagen und auch für das Kindesalter sind

- Fähigkeitstests
- Entwicklungstests
- Schulreifetests
- Intelligenztests
- projektive Verfahren zur Persönlichkeitstestung.

12.4 Frühkindliche Psychosen

12.4.1 Vorkommen und Ätiologie !!!

Psychosen im Kindesalter sind ausgesprochen selten. Von einigen Autoren wird das Existieren von Psychosen bei Kindern, speziell der Psychosen aus dem schizophrenen Formenkreis, bestritten.

Unter frühkindlichen Psychosen versteht man Psychosyndrome, die innerhalb der ersten 36 Monate auftreten und sich vom angeborenen oder früh erworbenen Schwachsinn unterscheiden. Sie sind in der Regel irreversibel. Bekannteste Form ist der **frühkindliche Autismus.**

Für die Entstehung des kindlichen Autismus gibt es eine Reihe von Hypothesen, von denen aber noch keine sicher bewiesen werden konnte. Am verbreitetsten ist heute die Meinung, dass eine anlagebedingte und früh erworbene kognitive Erfassungsstörung vorliegt, die bei den Kindern die Reizaufnahme sowie die Reizverarbeitung so verändert, dass der Aufbau eines gemeinsamen Realitätsbezuges nicht möglich ist. In Familien mit autistischen Kindern finden sich gehäuft Kontaktgestörte und Schizoide, was auf einen Anlagefaktor hindeuten könnte. Ungeklärt ist, warum autistische Kinder deutlich häufiger in Familien der Oberschicht und der oberen Mittelschicht vorkommen.

Zu beachten ist, dass die ICD 10 die hier abgehandelten frühkindlichen Psychosen unter den „tiefgreifenden Entwicklungsstörungen" (F 84) klassifiziert. Der Begriff „frühkindliche Psychose" findet in der ICD 10 keine Anwendung.

Frühkindlicher Autismus

▶ Dieser ist differenzialdiagnostisch gegen die Schizophrenie abzugrenzen. Es fehlen die typischen Symptome der echten Schizophrenie. An charakteristischen **Symptomen** beobachtet man

- **Autismus (Selbstbezogenheit):** Kinder nehmen in schweren Fällen keinerlei Kontakt zu den sie umgebenden Menschen auf, auch nicht zur Mutter. Diese wird lediglich wie ein Objekt behandelt. Vermutlich entfalten die Kinder ein lebhaftes Innenleben, an dem sie niemanden teilnehmen lassen.
- **Intensive Objektbeziehung:** Es besteht in schweren Fällen eine ausgeprägte und starre Fixierung an bestimmte Gegenstände. In leichten Fällen besteht lediglich eine Spezialisierung auf eine bestimmte Art von Gegenständen. Diese beanspruchen die ganze geistige Aktivität des Kindes.
- **Veränderungsangst:** In schweren Fällen gerät das Kind in Panik, wenn sich Veränderungen in der Art, Form und Anordnung der fixierten Gegenstände ergeben. In leichten Fällen zeigt sich lediglich eine Art Ritualisierung der täglichen Abläufe. Hier fällt eine Perseverationstendenz auf.
- **Sprachstörungen:** In schweren Fällen bleibt die Sprachproduktion gänzlich aus. Vermutlich fehlt dann auch das Sprachverständnis. In leichteren Fällen beobachtet man bei guter Sprachentwicklung Wortneuschöpfungen, manierierte Sprechweise und ständige Wiederholungen im Wortklang. Typisch ist das verspätete Erlernen besitzanzeigender Fürworte.

Der frühkindliche Autismus wird in der ICD 10 unter F 84.0 klassifiziert und zu den **tiefgreifenden Entwicklungsstörungen** (F 84) gerechnet. Dazugehörige Begriffe sind

- autistische Störung
- infantiler Autismus
- Kanner-Syndrom
- frühkindliche Psychose.

Beim frühkindlichen Autismus ist das männliche Geschlecht 3–4-mal häufiger vertreten. Neben den oben genannten Symptomen zeigen sich auch ungewöhnliche Reaktionen auf akustische, gelegentlich auch visuelle Eindrücke. Bemerkenswert ist auch die so genannte pronominale Umkehr, wobei die Kinder von sich selbst in der dritten Person sprechen oder das „Du" statt des „Ich" gebrauchen.

Die Intelligenzleistungen können zwischen schwerer intellektueller Behinderung und durchschnittlicher Begabung variieren. Eine deutliche Intelligenzminderung findet sich bei 75 % der Kinder.

Der frühkindliche Autismus ist gegenüber den ausgesprochen seltenen Schizophrenien im Kindesalter abzugrenzen, was oft nur durch langfristige Beobachtung möglich ist. Der gelegentlich behauptete Übergang eines Autismus in eine Schizophrenie ist bis heute nicht bewiesen. ◀

Abzugrenzen vom frühkindlichen Autismus sind ferner

- die autistische Psychopathie (Asperger-Syndrom)
- endogene Depressionen in der Kindheit
- symbiotische Psychose (Mahler-Syndrom, Mahler-Typ)
- Rett-Syndrom
- Heller-Syndrom.

Autistische Psychopathie (Asperger-Syndrom, ICD 10: F 84.5)

▶ Hier zeigt sich eine Störung sozialer Interaktionen, ähnlich wie beim Kanner-Syndrom. Auch hier finden sich eingeschränkte, sich wiederholende, stereotype Verhaltensmuster, allerdings ohne wesentliche sprachliche oder kognitive Entwicklungsverzögerung und bei meist **normaler Intelligenz.** Wie beim frühkindlichen Autismus (Kanner-Syndrom) ist auch hier das männliche Geschlecht weitaus häufiger betroffen (8-mal häufiger). Gelegentlich zeigen sich ausgeprägte psychotische Episoden, und das Syndrom persistiert manchmal bis in die Adoleszenz und sogar in das Erwachsenenalter. Gelegentlich beobachtet man extreme Spezialinteressen mit weit überdurchschnittlichen Einzelleistungen, wobei diese kaum in Bezug zu den übrigen Kenntnissen und Fähigkeiten stehen, d. h. eine soziale Verwertbarkeit ist meist nicht gegeben. Da die Kinder oftmals ihre Störungen selbst bemerken, reagieren sie hierauf depressiv oder sogar mit Suizidideen.

Gelegentlich wird für das Asperger-Syndrom auch der Begriff „schizoide Störung des Kindesalters" verwendet. ◀

Endogene Depressionen in der Kindheit

Ob es kindliche Schizophrenien oder kindliche endogene Depressionen gibt, ist umstritten. Phasenverläufe sind im Jugendalter selten, im Kindesalter sehr selten. Es ist im Kindesalter kaum möglich, die verschiedenen depressiven Erscheinungen einer speziellen Diagnose zuzuordnen. Gelegentlich zeigen Kinder im 4. oder 5. Lebensjahr Schuldgefühle und Versündigungsideen, die aber nicht ohne weiteres mit den typischen Wahnideen des endogen Depressiven gleichgesetzt werden können. Bei den seltenen Fällen kindlicher Zyklothymien fällt die Symptomatik zum Teil in erheblichem Ausmaß aus, d.h. Tagesschwankungen im Befinden können extrem sein und manische Phasen können mit erhöhter Aggressivität und extremer motorischer Unruhe einhergehen. Wahn bei Kindern zu diagnostizieren ist schwierig, weil Kinder ohnehin über eine lebhafte Phantasietätigkeit verfügen und oft wahnhaft anmutende Ideen entwickeln. Gleiches gilt für Sinnestäuschungen. Häufiger begegnet man hier den illusionären Verkennungen, vor allem bei Affekten und bei Fieber.

Rett-Syndrom (ICD 10: F 84.2)

▶ Dieses Zustandsbild wurde bisher nur bei Mädchen beschrieben, wobei die Ursache bis heute unbekannt ist. Einer scheinbar normalen oder weitgehend normalen frühen Entwicklung folgt ein teilweiser oder vollständiger Verlust von erworbenen Fähigkeiten im Gebrauch der Hände und der Sprache, zusammen mit einer Verlangsamung des Kopfwachstums. Der Krankheitsbeginn liegt meist zwischen dem 7. und 24. Lebensmonat. Besonders charakteristisch ist der Verlust zielgerichteter Handbewegungen, Stereotypien in Form winkender Handbewegungen und Hyperventilation. In den ersten 2 oder 3 Jahren ist die Sozial- und Spielentwicklung gehemmt, wobei aber ein gewisses soziales Interesse noch aufrechterhalten bleibt. Im Verlauf des mittleren Kindesalters besteht die Tendenz zur Entwicklung einer Rumpfataxie und Apraxie, einhergehend mit Skoliose oder Kyphoskoliose. Der Intellekt ist in der Regel immer schwer beeinträchtigt und häufig entwickeln sich zusätzlich Anfälle während der frühen oder mittleren Kindheit. ◀

Atypischer Autismus (ICD 10: F 84.1)

Der atypische Autismus wird vielfach auch als atypische kindliche Psychose bezeichnet. Hier zeigt sich eine tief greifende Entwicklungsstörung, die sich im Gegensatz zum frühkindlichen Autismus meist erst nach dem 3. Lebensjahr manifestiert. Die deutlich nachweisbaren Auffälligkeiten zeigen sich nur in ein oder maximal zwei der für die Diagnose eines Autismus geforderten psychopathologischen Bereiche. Häufig zeigen sich ein eingeschränktes, stereotypes, zur Wiederholung neigendes Verhalten sowie eine Störung der sozialen Interaktion und Kommunikation.

Symbiotische Psychose (Mahler-Typ)

Bei dieser seltenen Form lebt das Kind mit der Mutter in der „Wir-Welt" und bezieht bei intensivstem Kontakt mit ihr keine andere Person mit ein. Eine Lösung der Mutterbeziehung ist nicht mehr möglich, und die Selbstfindung bleibt aus. Oft verstärken die Mütter aus eigenem Bedürfnis diese Bindung zusätzlich und ungewollt.

Die ICD 10 klassifiziert die symbiotische Psychose unter den „anderen desintegrativen Störungen des Kindesalters" (F 84.3). Symbiotische Psychose darf nicht verwechselt werden mit symbiontischem Wahn (siehe 2.3.1).

Heller-Syndrom

Die Dementia infantilis Heller ist ein in früher Kindheit einsetzender Demenzprozess, dessen Ursache noch nicht bekannt ist und der häufig mit episodischen Verhaltensauffälligkeiten psychotischer Valenz einhergeht. Nach zunächst ungestörter Kindheitsentwicklung tritt die Hellersche Demenz im Alter von 3–4 Jahren auf und führt zum massiven Intelligenzabbau (bis zur Imbezillität bzw. Idiotie). Charakteristisch ist, dass bis in die Endstadien hinein ein differenzierter, intelligenter Gesichtsausdruck (so genanntes „Prinzengesicht") erhalten bleibt. Dabei durchläuft der geistige Abbauprozess folgende Etappen: Abnahme des Spiel- und allgemeinen Umweltinteresses bis zum völligen Autismus, progressiver Sprachzerfall bis hin zur Aphasie, gelegentlich aber auch Erhaltenbleiben einer unverständlichen „Kauderwelsch-Sprache", die nicht mehr als Kommunikationsmittel dient. In der Regel müssen solche Patienten in Langzeiteinrichtungen untergebracht werden.

Die ICD 10 klassifiziert auch das Heller-Syndrom unter den „anderen desintegrierten Störungen des Kindesalters" (F 84.3).

Abzugrenzen vom frühkindlichen Autismus ist der **psychische Hospitalismus** als Frühverwahrlosung durch ungenügende affektive Betreuung während der ersten Lebensjahre. Der psychische Hospitalismus zeigt eine verzögert verlaufende motorische Entwicklung sowie eine verzögerte Sauberkeitsentwicklung. Man beobachtet Apathie, Verlangsamung und Unlust, verzögerte Sprachentwicklung und mangelndes Interesse an sachlichen Umweltbezügen. Gelegentlich kommt es auch zu motorischer Unruhe, Bewegungsstereotypien und Jaktationen (rhythmische Bewegungen von Kopf und Körper), zu Händewedeln und Automanipulationen. Das gestörte Kontaktverhalten beim psychischen Hospitalismus täuscht Autismus vor.

12.4.2 Therapie und Verlauf

Behandelt wird vorwiegend psychotherapeutisch und heilpädagogisch über einen langen Zeitraum hinweg. Die Therapie erfasst gegebene sensorische Fähigkeiten, die zum Kommunikationsaufbau geeignet sind (z.B. Musikalität). Teilerfolge lassen sich mit der Festhaltetherapie nach Tinbergen und Welch erzielen, allerdings nur im emotionalen Bereich, kaum im kognitiven.

Pädagogische Förderung ist beim Asperger-Syndrom indiziert. Eine medikamentöse Behandlung ist nicht bekannt.

Der Verlauf ist vom Schweregrad sowie von der Konsequenz der Therapie abhängig. Eine Heilung wird nicht erreicht, lediglich eine Besserung im begrenzten Maße. Während das Kanner-Syndrom einer lebenslangen geschützten Unterbringung und Betreuung bedarf, ist beim Asperger-Syndrom je nach Intelligenz und Bereitschaft der Umwelt eine soziale Eingliederung möglich. Einige Individuen mit Asperger-Syndrom fallen später lediglich noch als Sonderlinge auf, während andere in der Pubertät dekompensieren und zunehmend das Bild einer schizophrenen Psychose zeigen, ohne dass es sich um eine Schizophrenie handelt.

12.5 Hyperaktive Syndrome und Aufmerksamkeitsdefizit-Syndrom (ADS) !!

▶ Nach heutigem Stand der Wissenschaft spielen beim ADS (Aufmerksamkeitsdefizit-Syndrom) sowie beim Aufmerksamkeitsdefizit-Hyperaktivitäts-Syndrom (ADHS) biologisch-genetische Faktoren eine wichtige Rolle. So zeigen Verwandte ersten Grades von Individuen mit einem ADHS eine 5- bis 8-fach höhere Wahrscheinlichkeit, hieran zu erkranken. Möglicherweise spielen Veränderungen des Dopaminstoffwechsels in fronto-striatalen Strukturen eine Rolle. Umwelteinflüsse und Erziehungsmethoden sind vermutlich von untergeordneter Bedeutung. Allerdings werden die sekundären Folgen dieser Erkrankung in hohem Maße durch das psychosoziale Umfeld und physikalische Lebensbedingungen beeinflusst.

Man spricht beim hyperkinetischen Syndrom auch vom „Zappelphilipp-Syndrom". Bei Kindern mit Intelligenzmangel und Schulschwierigkeiten begegnet man häufig überaktiven Syndromen; solche Kinder treiben es gelegentlich besonders wild, übernehmen die Rolle des „Klassenkaspers" um bei den Mitschülern Anerkennung zu finden.

Merke!

Hyperaktive Syndrome und Aufmerksamkeitsdefizitstörungen beginnen in der Kindheit und zeigen als **Leitsymptome**

- gestörte Aufmerksamkeit
- Impulsivität
- emotionale Instabilität
- Überaktivität.

Etwa jedes 10. erkrankte Kind zeigt das Vollbild der Störung auch noch im Erwachsenenalter. Soziale und psychische Konsequenzen können dann zu erheblichen Folgen führen.

Die **Aufmerksamkeitsstörung** zeigt sich in Konzentrationsstörungen und Desorganisiertheit. Die Betroffenen sind unaufmerksam, wirken zerstreut und sind vergesslich. Sie sind leicht ablenkbar, sind voller Ideen, ohne diese konsequent umzusetzen. Tätigkeiten, die eine erhöhte Aufmerksamkeit und gleichmäßige Aktivitäten erfordern, werden meist wieder aufgegeben. Wegen der **Impulsivität** werden vor allem Entscheidungen unbedacht getroffen. Im Erwachsenenalter führt dies zu riskanten beruflichen Handlungen, zu unüberlegten Arbeitsplatzwechseln und waghalsigen Unternehmungen. Bereits im Kindesalter zeigt sich im **affektiven Erleben** ein rascher Stimmungswechsel zwischen Euphorie und Dysphorie. Im Erwachsenenalter beobachtet man allgemeine Unzufriedenheit, Depressivität und Langeweile.

Die motorische Hyperaktivität des Kindes zeigt sich im Erwachsenenalter oft nur noch in leichterer Form, manchmal ist sie gänzlich verschwunden. Besteht sie fort, äußert sie sich im Erwachsenenalter dann als Gefühl innerer Unruhe und Anspannung, in der Form, „nicht mehr abschalten zu können". Als „Blitzableiter" dient dann bei den Erwachsenen eine übertriebene Aktivität, häufig durch regelmäßige und vor allem extreme sportliche Aktivitäten.

Ein Zurechtweisen der Kinder beeindruckt diese nur wenig und nur für kurze Zeit. Manchmal zeigen sie sich über ihr Verhalten betroffen, nehmen sich gute Vorsätze, ohne diese aber lange durchhalten zu können. Hyperaktivität ist weder Mutwilligkeit noch Bosheit.

In der Diagnostik stehen körperliche, neurologische und psychiatrische Untersuchungen neben Testverfahren im Vordergrund. Weiterhin ist eine eingehende Verhaltensbeobachtung, möglicherweise stationär erforderlich.

Heilpädagogische Maßnahmen sind hier die wesentliche Therapieform: Unterricht in reizarmer Umgebung, in möglichst kleinen Klassen mit kurzen Unterrichtseinheiten unter individueller Zuwendung. Weiterhin sind psychomotorisches Turnen und andere sportliche Betätigungen sinnvoll.

Eine Besserung der Hyperaktivität wurde bei Gabe des Amphetamin-Derivats Methylphenidat (Ritalin®, Medikinet®) beobachtet. Dieses Präparat unterliegt dem Betäubungsmittelgesetz und führt bei der Behandlung des ADS im Kindesalter zu einer Besserung in etwa 70 % der Fälle. Im Erwachsenenalter sprechen allerdings nur etwa die Hälfte der Betroffenen auf dieses Präparat an. Die Einnahme von Methylphenidat (Ritalin®) muss wegen der kurzen Wirkdauer auf mehrere Einzeldosen verteilt werden; das Präparat sollte in den Abendstunden wegen der möglicherweise verursachten Schlafstörungen nicht verabreicht werden. Bei Kindern lässt sich diese Medikation nur zusammen mit kooperativen Eltern durchführen. Kommt es unter der Gabe von Methylphenidat zu keiner Besserung oder sind Stimulantien kontraindiziert, so kann ein Versuch mit noradrenerg oder dopaminerg wirksamen Antidepressiva versucht werden, wobei aber zu beachten ist, dass diese Präparate in Deutschland für das ADS noch nicht zugelassen sind. ◀

12.6 Häufige emotionale Störungen in Kindheit und Jugend

12.6.1 Formen und Symptomatik !!!

Die Symptomatik solcher Störungen ist vorzugsweise geprägt durch

- Ängstlichkeit und Niedergeschlagenheit
- Empfindlichkeit und Abkapselung
- Kontaktschwierigkeiten
- Identifikationsprobleme bei Jugendlichen.

Angstsymptome sind in der Kindheit recht häufig, jedoch nicht immer pathologisch (z. B. „Achtmonatsangst" als Differenzierungsangst im 8. Lebensmonat). Oft ist Ängstlichkeit induziert durch überängstliche Mütter. Entspricht die Situation nicht der bestehenden Angst, so ist letztere pathologisch und kann zu weiteren psychischen oder psychosomatischen Störungen führen.

Man unterscheidet zwischen den für das Kindesalter und die Adoleszenz typischen emotionalen Störungen und den für das Erwachsenenalter typischen neurotischen Störungen. Viele emotionale Störungen im Kindesalter scheinen eher Verstärkungen normaler Entwicklungstrends als eigenständige, qualitativ abnorme Phänomene darzustellen.

Die ICD 10 klassifiziert die emotionalen Störungen des Kindesalters unter der Ziffer F 93.

Daumenlutschen oder Lutschen an Fingern und/oder Zehen

Pathologisch ist die Persistenz dieses Verhaltens jenseits des 2. Lebensjahres. Das Daumenlutschen stellt eine Ersatzbefriedigung dar. Ursachen sind milieubedingte Störungen und mangelnde Zuwendung durch die Mutter sowie Tendenzen des Kindes, in einer passiv-kleinkindhaften Rolle zu verharren. Häufig ist die Kombination mit anderen Verhaltensauffälligkeiten. Ein Persistieren bei Mädchen ist häufiger als bei Jungen. Die Prognose ist schlecht; auch verhaltenstherapeutische Versuche (z. B. Behandlung der Finger mit bitteren Lösungen) führen meist nur selten zum Erfolg.

Nägelbeißen (Onychophagie)

Diese Störung tritt häufig zwischen dem 8. und 11. Lebensjahr auf und ist mit die häufigste Form habitueller Manipulationen am eigenen Körper. Varianten sind Beißen auf Fingergliedern, Handrücken, in Bleistiftenden und Federhalter sowie das Zähneknirschen (Bruxismus). Ursachen sind vermutlich eine mangelnde Möglichkeit zu individueller Entfaltung, zum Sichaustoben im Spiel sowie verhaltene aggressive Entäußerungen. Auch konstitutionell bedingte Impulsivität und Hyperaktivität spielen eine Rolle. Meist verschwindet dieses Fehlverhalten von selbst, kann aber bis in das Erwachsenenalter hinein in abgeschwächter Form fortbestehen.

Haareausreißen (Trichotillomanie)

▶ Es handelt sich um eine relativ seltene aber schwere seelische Beeinträchtigung. Noch deutlicher als beim Nägelbeißen wird hier die Verbindung lustvoller und schmerzhafter Empfindung. Varianten sind das Schlagen mit Fäusten oder Knien in das Gesicht sowie das Schlagen des Kopfes gegen die Wand (Automutilatio). Nicht zu dieser Gruppe gehören die Autoaggressionen bei Harnsäure-Enzephalopathie. ◀

Genitale Manipulationen

Sowohl bei Jungen als auch bei Mädchen finden sich im Vorschulalter diese Verhaltensstörungen gehäuft und zwar im Sinne einer Spielonanie ohne Orgasmus. Die Übergänge zu den zielgerichteten und gewohnheitsmäßigen Manipulationen mit Orgasmus sind fließend und treten nahezu in allen Altersstufen auf, besonders in der Pubertät. Jungen reizen manuell das äußere Genitale und Mädchen pressen die Oberschenkel zusammen (so genanntes „Drucksen"). Mitunter führen letztere auch Gegenstände in die Vagina ein. Ursachen sind oftmals sexuelle Probleme in der Ehe der Eltern, ungenügende Spielmöglichkeiten, Langeweile und seelische Mangelsituationen. Differentialdiagnostisch sind lokale Reizzustände, wie unzweckmäßige Kleidung, Madenwürmer und Phimose abzugrenzen.

Jaktationen

Hier handelt es sich um stereotype, streng rhythmische Bewegungen, meist bei allein gelassenen Kindern, die sich als Pendelbewegungen des Kopfes zur Seite oder aber in heftigen Vor- und Rückwärtspendelbewegungen des Oberkörpers, gelegentlich verbunden mit Grunzen und Singen, äußern. Jaktationen treten vor allem beim Einschlafen auf. Die Kinder wirken traumverloren, manchmal auch angespannt und erregt. Jaktationen treten vorrangig bei älteren Säuglingen und Kleinkindern, besonders häufig bei Heimkindern mit seelischen Mangelsituationen auf, ferner bei debilen Kindern und bei konstitutionell oder enzephalopathisch überaktiven Kindern sowie bei Ängstlichkeit und familiären Spannungen.

Tic

▶ Hier erkennt man rasch koordinierte, unwillkürliche Bewegungen, die in unregelmäßigen Abständen funktionell zusammengehörige Muskelgruppen erfassen, wobei vorrangig Kopf- und Schulterbereich betroffen sind. Auch beobachtet man Augenzwinkern, ruckartige Kopfbewegungen zur Seite, Stirnrunzeln, Augenbrauenbewegungen. In schweren Fällen gesellen sich dazu Schnüffeln, Schnauzbewegungen, Ausstoßen von Lauten, heftiges Grimassieren, auch unter Beteiligung von Zwangsmechanismen. Bei Erregung nehmen die Symptome zu, im Schlaf ab. Als Ursache werden chronische Überforderung, starke Mutterbindung und eine Einengung der motorischen Entfaltung diskutiert. Auch eine konstitutionelle Disposition wird vermutet. Die therapeutische Beeinflussbarkeit ist oft nur gering; Besserungen erreicht man durch spannungsfreies Milieu und medikamentöse Unterstützung. Eine Sonderform ist das **Gilles-de-la-Tourette-Syndrom** als besonders schwere Form mit Beginn zwischen dem 6. und 10. Lebensjahr. Es zeigt sich mit Ausstoßen von Grunz- und Schmatzlauten; hierzu kommen Echolalie, Echokinese und Koprolalie (Ausstoßen grober Schimpfwörter, meist aus dem Fäkalbereich). Kinder und Jugendliche sind etwa 10-mal häufiger betroffen als Erwachsene und Jungen bis zu 5-mal häufiger als Mädchen. Ursächlich werden für dieses Syndrom genetische, neurobiologische und psychologische Wirkmechanismen diskutiert, wobei die biologischen Mechanismen im Vordergrund stehen. Therapeutisch kommen bei Tics verhaltenstherapeutische Techniken zur Anwendung, ergänzt durch Pharmakotherapie (z.B. Risperidon, Haloperidol, Pimozid, Tiaprid). Beim Gilles-de-la-Tourette-Syndrom sind zusätzlich heilpädagogische Maßnahmen erforderlich; allerdings ist die Prognose ungünstig und die Symptome können lebenslang andauern.

Die ICD 10 spricht beim Gilles-de-la-Tourette-Syndrom von einer kombinierten vokalen und multiplen motorischen Ticstörung und klassifiziert dieses unter F 95.2. ◀

Respiratorische Affektkrämpfe

Diese zeigen sich zwischen dem 6. Monat und dem 3. Lebensjahr in einem Aussetzen der Atmung in der Exspirationsphase zu Beginn des erregten Schreiens des Kindes. Dieses Phänomen zeigt sich bei seelischer Erregung im Zusammenhang mit Wut, Angst und Trotz. Die Kinder werden rasch zyanotisch, fuchteln hilflos mit den Armen, bis sich der Zustand nach etwa 15 Sekunden mit tiefer Inspiration von selbst wieder löst. Gefährlich sind die Anfälle nicht, können aber leicht mit generalisierten tonisch-klonischen Krampfanfällen verwechselt werden. Es besteht keine Beziehung zur Epilepsie. Therapeutische Grundregel ist hier das Ignorieren der Anfälle neben leichter medikamentöser Sedierung und Elterntherapie. Abzugrenzen sind **Wutanfälle** älterer Kinder, die nicht den Charakter des reflektorischen Ablaufes haben, sondern sich in Form von Schreien, Toben, Sich-Hinwerfen und Zerstörungsdrang äußern. Bestrafungen sind hier ebenso wie bei respiratorischen Affektkrämpfen sinnlos. Auch hier gilt das oben erwähnte Ignorieren, ferner das Meiden der auslösenden Situation.

Psychogene Anfälle im Kindes- und Jugendalter

Diese sind im Kindesalter eher selten, nehmen aber zur Pubertät hin an Häufigkeit zu, finden sich vorrangig bei Mädchen und zeigen eine der Hysterie ähnliche Symptomatik mit Ringen der Hände, Vorwölben des Beckens, Sich-fallen-Lassen. Von epileptischen Anfällen lassen sich psychogene Anfälle wegen des erhaltenen Bewusstseins leicht unterscheiden; schwieriger ist allerdings die Abgrenzung von psychogenen Dämmerzuständen, die gelegentlich auch mit einer gesteigerten motorischen Aktivität einhergehen können. Psychotherapie ist hier die Therapie der Wahl.

> **Merke!**
>
> Typisch für psychogene Anfälle sind die meist während des Anfalls geschlossenen Augen.

Psychogene Lähmungen

Auch bei Kindern, vorwiegend im Pubertätsalter, können psychogene Lähmungen als Konversionssymptomatik auftreten. Da der Lähmungstyp nicht den anatomischen Verhältnissen entspricht, ist eine Abgrenzung gegen neurologische Erkrankungen gut möglich. Versucht man, die Patienten mit der scheinbaren Lähmung aus dem Bett zu heben, so machen sie sich steif; sobald die Füße den Boden berühren, lassen sie sich langsam zu Boden gleiten, darum bemüht, sich nicht zu verletzen. Ursachen sind meist Anforderungen, denen die Kinder nicht gewachsen sind. Dies gilt für den Leistungsbereich wie für den sexuellen Bereich. Wie bei den psychogenen Anfällen ist Psychotherapie die Therapie der Wahl.

Mutismus

▶ Hier handelt es sich um ein Verstummen der Kinder nach weitgehend abgeschlossener Sprachentwicklung. Im Rahmen einer hysteriformen Reaktion oder bei akuten psychotischen Zustandsbildern kann es dabei zum **totalen Mutismus** kommen. Bleibt die sprachliche Kommunikation mit vertrauten Menschen der nächsten Umgebung erhalten, besteht aber gegenüber anderen Menschen eine krankhafte Sprechscheu, so spricht man vom **elektiven Mutismus**. Hiervon abzugrenzen sind Hörstummheit, Aphasie bei hirnorganischer Erkrankung sowie Autismus.

Schlafstörungen

Häufig sind **Einschlafstörungen** im Rahmen einer Trennungsangst von der Mutter. Eine Verstärkung tritt in der ersten Ablösungsphase des Trotzalters oder in Situationen auf, in denen das Kind vermehrte Zuwendung durch die Mutter wünscht. Letzteres ist beispielsweise bei der Geburt von Geschwistern der Fall. **Durchschlafstörungen** treten mit oder ohne Angstsymptomatik auf: Kinder beginnen oftmals mitten in der Naht in ihren Betten zu spielen, ohne dass hierfür eine Ursache erkennbar ist. Andererseits rufen Kinder ängstlich nach der Mutter, kommen zu ihr in das Bett. Eine Sonderform stellt der **Pavor nocturnus** dar, der 30 Minuten bis zu 2 Stunden nach dem Einschlafen auftritt. Die Kinder schreien gequält auf, weinen, berichten bruchstückhaft von Angsterlebnissen, zeigen dabei inadäquates Verhalten auf eine Anrede und erscheinen bewusstseinsgetrübt. Fließender Übergang besteht zum **Somnambulismus (Noctambulismus),** volkstümlich auch Schlafwandeln genannt. Hier kommt es bei zurücktretender Angstsymptomatik zu koordinierten handlungs-, geschicklichkeits- und situationsgerecht erfolgenden Handlungsabläufen, ohne dass die Betroffenen ansprechbar wären. Therapeutisches Ziel ist die Beseitigung der auslösenden Spannungen bei eingehender Beratung der Eltern. ◀

Lügen

Erst im Verlauf der sozialen Reife wird die Verpflichtung zur Wahrhaftigkeit als tragender Bestandteil zwischenmenschlicher Beziehungen erkannt und erlernt. Kinder sagen die Unwahrheit nicht immer in Absicht; vielfach entstehen Lügen auf dem Boden von Wunschvorstellungen. Bei kleineren Kindern handelt es sich dabei um naive Konfabulationen. Um die Reaktion Erwachsener zu testen, setzen Kinder auch ganz bewusst Lügen geradezu experimentell ein. Dies kann spielerisch geschehen oder aber nachahmend dem Verhalten der Bezugspersonen entsprechen. Das echte Lügen zeigt sich bei Kindern mit mangelndem Vertrauen zur Umwelt, ferner bei Angst vor Strafe und körperlicher Züchtigung oder Liebesentzug. Ausgeprägtes **Phantasielügen** im Sinne einer Pseudologia phantastica kommt bei übersteigertem Geltungsbedürfnis als Kompensation erheblicher Selbstwertproblematik vor. Psychotherapie ist hier die adäquate Therapieform.

Stehlen

Stehlen ist erst dann als pathologisch anzusehen, wenn das Kind bereits gelernt hat, fremdes Eigentum zu respektieren. Kleinere Gelddiebstähle aus elterlichen Geldbörsen sind ein Hinweis auf mangelnde Liebeszuwendung. Von älteren Kindern wird bei Gleichaltrigen Zuwendung mit gestohlenem Geld erkauft. Immer häufiger begegnet man dem Stehlen aus Abenteuerlust in kleineren Gruppen. Krankhaftes Stehlen bezeichnet man als **Kleptomanie**; oftmals persistiert dieses Verhalten bis in das Erwachsenenalter hinein.

Fortlaufen

Wache und antriebsreiche Kinder zeigen oftmals die Tendenz, wann immer möglich, auf „Entdeckungsreise" zu gehen. Als Folge einer starken affektiven Reaktion der Mutter erscheint dann dem Kind sein Verhalten derart interessant, dass es sogar Strafen in Kauf nimmt und dieses Verhalten fortsetzt. Das Fortlaufen kann zunehmen und zu ausgeprägten Machtkämpfen zwischen Mutter und Kind führen. Das Verhalten gewinnt Krankheitswert im späteren Lebensalter des Kindes und ist ein Hinweis darauf, dass das Kind sich in der Familie nicht akzeptiert fühlt und durch sein Weglaufen die Zuwendung über eine Ängstigung der Eltern erzwingen will. Abzugrenzen ist das krankhafte Weglaufen vom Weglaufen aus Sehnsucht nach einem vom Kind getrennten Elternteil oder aufgrund der Suche eines Adoptivkindes nach seinen leiblichen Eltern.

Suizidversuche im Kindesalter

Diese beobachtet man selten, in zunehmendem Maße aber in der Pubertät. Kindliche Suizidversuche dienen der Aufmerksamkeitsgewinnung sowie dem Erzwingen von Zuwendung. Auch als Bestrafung einer gehassten Person kann das Kind Suizidhandlungen ausführen. Weitere Motive sind der Verlust einer geliebten Person und der Wunsch nach Wiedervereinigung mit dieser sowie körperliche und sexuelle Misshandlungen.

Aggressivität

Im Umgang mit Gleichaltrigen entdecken Kinder, dass sie stärker sind als diese und entwickeln manchmal eine naive Freude, die schwächeren Kinder umzustoßen. Als spielerisches Ausprobieren, als Austestung der Toleranzschwelle sind aggressive Entäußerungen gegen Eltern und Erwachsene einzuordnen. Zerstören von Spielzeug dient oft dem kindlichen Forschungsdrang. Eine Zunahme der Aggressivität beobachtet man bei Rivalität gegenüber älteren und überlegenen Geschwistern im Sinne einer Aggression durch Frustration. Therapeutisch darf der Aggression nicht wieder mit Aggression begegnet werden. Psychotherapie ist meist erforderlich. Differentialdiagnostisch abzugrenzen ist die krankhafte Aggressivität bei postenzephalopathischen Zustandsbildern.

Enuresis

▶ Hiervon sollte man erst dann sprechen, wenn nach Vollendung des 4. Lebensjahres mit Regelmäßigkeit eingenässt wird. Dies trifft angeblich für 20 % der Kinder zu. Überwiegend handelt es sich um nächtliches Bettnässen (Enuresis nocturna), seltener um Einnässen am Tag (Enuresis diurna). Auch eine Kombination aus beiden ist möglich. Wichtig ist die Unterscheidung zwischen **primärer Enuresis** (Kind war nie trocken) und **sekundärer Enuresis** (Kind war wenigstens sechs Monate trocken). Nicht krankhaft ist gelegentliches Einnässen im Vor- oder Grundschulalter bei Aufregungen, Klimawechsel oder im Spiel. Die Ursachen der Enuresis sind vielfältig: Die sekundäre Enuresis entsteht weitaus häufiger psychogen als die primäre Form. Ursachen sind Geburt von Geschwistern, Ehescheidung, berufliche Krisen des Vaters, sexueller Missbrauch, schulische Überforderung. Die Prognose der beim Jungen häufigeren primären Form ist gut bei meist spontaner Normalisierung. Bei der sekundären Form kann das Bettnässen bis in das Erwachsenenalter persistieren, spricht aber oft gut an auf verhaltenstherapeutische Methoden (z. B. Klingelmatte, Weckgerät nach Stegat). Weitere Möglichkeiten sind Blasentraining als übendes Verfahren sowie die abendliche Gabe von Imipramin (Tofranil®) oder Vasopressin (Minirin®). Abendliches Aufwecken hat das Ziel, Tiefschlafphasen zu unterbinden und eine noch im Schlaf wirksame innere Bereitschaft zur Selbstkontrolle zu erzeugen. Differentialdiagnostisch abzugrenzen sind organische Störungen im Bereich der ableitenden Harnwege. ICD 10: F 98.0.

Enkopresis

Enkopresis kommt meist zwischen dem 7. und 9. Lebensjahr vor, häufiger beim Jungen als beim

Mädchen. Dabei ist die sekundäre und hauptsächlich psychogen entstandene Form häufiger als die primäre, auf dem Boden eines allgemeinen Entwicklungsrückstandes oder einer erzieherischen Verwahrlosung sich entwickelnden Form. Ursächlich kommen für die sekundäre Form schwerwiegende Konflikte, übertrieben strenge Erziehung, unausgelebte Aggressionen und liebloses Verhalten durch die nächste Bezugsperson in Frage. Differentialdiagnostisch abzugrenzen ist das idiopathische Megakolon sowie die Incontinentia alvi. Die Therapie sollte unter stationären Bedingungen erfolgen, ist meist langwierig und oftmals nicht von Erfolg gekrönt. Sinnvoll ist bei kinderpsychotherapeutischer Behandlung die Einbeziehung der Eltern. ICD 10 F: 98.1. ◀

Appetitstörungen

Diese sind bei Kindern sehr häufig und dann zu beachten, wenn sie nach der Umstellung auf selbstständiges Essen zur Zeit der Trotzphase auftreten oder wenn bestimmte Speisen einmal bevorzugt, dann wieder abgelehnt werden. In der Regel genügt die Beruhigung der Mutter. Lediglich bei schweren Formen ist psychotherapeutische Behandlung des Kindes, meist auch der Mutter erforderlich, da die Haltung dieser meist von erheblicher Ambivalenz dem Kind gegenüber gekennzeichnet ist. Differentialdiagnostisch abzugrenzen sind akute Appetitstörungen bei körperlichen Erkrankungen und Depressionen.

Kindliche Adipositas

Ursache ist meist eine gewohnheitsmäßige Polyphagie verbunden mit Bewegungsmangel und passiven Formen der Bedürfnisbefriedigung. Eine Rolle spielen auch oft erzieherische Fehlhaltungen bei Müttern von Einzel- und Adoptivkindern („Zuwendung“ in Form von Nahrungszufuhr). Abzugrenzen ist die Bulimie (siehe 9.12). Grundvoraussetzung für eine erfolgreiche Therapie ist die drastische Reduktion der Kalorienzufuhr sowie die Verordnung einer Diät. Um depressiven Reaktionen und sich entwickelnden süchtigen Haltungen vorzubeugen, muss neben heilpädagogischen Maßnahmen auch Therapie durch die Eltern sowie bei den Eltern selbst erfolgen.

Obstipation

Darmträgheit kann organische und psychogene Ursachen haben. Häufige Ursachen sind familiär-konstitutionelle Darmträgheit, Stuhlverhaltung bei Angst vor Schmerz bei Analfissuren, Hyperaktivität mit Stuhlverhaltung wegen „nicht genügend Zeit“ beim Spiel. Psychogene Ursachen lassen sich auf hypochondrische Ängstlichkeit oder Depressivität in der Familie zurückführen. Gerade bei Kindern mit chronischer Obstipation kontrollieren Mütter regelmäßig exzessiv die Darmträgheit des Kindes. Leichte Unregelmäßigkeiten veranlassen die Mutter zur Verabreichung von Abführmitteln und Einläufen, was die Obstipation zusätzlich verstärkt. Die Defäkation wird zum Machtkampf zwischen Mutter und Kind. Therapeutisch steht die symptomatisch-medikamentöse Behandlung einerseits und die Elternberatung bzw. Elterntherapie andererseits im Vordergrund. Erfolge brachten bei älteren Kindern Entspannungstechniken. Eine chronische Obstipation bedarf u.U. einer stationären Behandlung.

Kopfschmerzen

Angeblich leidet ein Viertel aller deutschen Schuldinder an rezidivierenden Kopfschmerzen, wobei der Altersgipfel zwischen dem 9. und dem 11. Lebensjahr liegt. Beide Geschlechter sind etwa gleich häufig betroffen. Häufig werden Kopfschmerzen morgens beklagt, gelegentlich verbunden mit Erbrechen. Grundsätzlich sind organische Ursachen auszuschließen, vor allem Erkrankungen des ZNS. Psychogene Kopfschmerzen sind als Spannungskopfschmerzen meist an Tageszeiten gebunden. Auch spielt in Familien mit häufig geklagten Kopfschmerzen beim Kind ein gewisser Lerneffekt eine Rolle (so genannte Symptomtradition). Weitere Ursachen sind Schlafmangel, Ernährungsfehler, häufiges Fernsehen, schulische Überforderung, Leistungsdruck bei leistungsbezogenen Eltern und aktuelle Konflikte. Auch Aggressionshemmung wird parallel zu Kopfschmerzen beobachtet. Kopfschmerzmittel sollten bei Kindern nur in Ausnahmefällen gegeben werden; ansonsten steht auch hier psychotherapeutisches Vorgehen im Vordergrund. Auch auf ausreichende Freizeit, auf Spiel und Sport ist ein Augenmerk zu richten.

Psychische Folgen nach Misshandlung und sexuellem Missbrauch

Als **kurzfristige Folgen** finden sich: physische Verletzungen, Schmerzen, Misstrauen, Resignation und Depression. Das Selbstwertgefühl ist meist massiv beeinträchtigt und es besteht das Gefühl der Ohnmacht und des Ausgeliefertseins. In der Schule kommt es zu Leistungsversagen, zu sozialem Rückzug, häufig zu Suizidgedanken oder Suizidversuchen. Bei sexuellem Missbrauch innerhalb der Familie kommen Kinder und Jugendliche, vor allem Mädchen, in Loyalitätskonflikte. Vor allem das Gebot der Geheimhaltung liegt als bedrückende Last auf dem Opfer. Versuchte Gegenwehr wird meist durch Gewaltanwendung zunichte gemacht. Häufig ist Müttern der sexuelle Missbrauch beim Kind durch Familienmitglieder bekannt; sie dulden diesen aber stillschweigend, unter anderem wegen der wirtschaftlichen Folgen durch Bestrafung des Täters oder wegen der vermeintlichen Schande, die über die Familie kommt.

Die **mittel- bis langfristigen Folgen** finden sich in drei Bereichen:

- Beeinträchtigung der sexuellen Befriedigung und Partnerschaftsstörungen
- Störungen der Identitätsentwicklung und der Rollenübernahme
- psychische Störungen und Erkrankungen mit schweren Verhaltensauffälligkeiten und Tendenz zu selbstverletzendem und autodestruktivem Verhalten.

Faktoren, die Dauerschäden begünstigen können, sind Gewalt und Dauer des Missbrauchs, früher Beginn und großer Altersunterschied zwischen Täter und Opfer.

12.6.2 Diagnostik, Therapie und Prognose

Für alle Formen kindlicher und jugendlicher emotionaler Störungen gilt: je früher die Behandlung, desto besser die Prognose. Allerdings bilden sich die recht zahlreichen und häufig auftretenden passageren Verhaltensstörungen rasch, spontan, nachhaltig und meist auch vollkommen zurück. Immer ist auch das Alter des Auftretens zu berücksichtigen: Daumenlutschen gilt erst jenseits des 3. Lebensjahres als pathologisch. Andererseits können Verhaltensstörungen sich auch hartnäckig bis über die Pubertät hinaus halten und selbst noch im Erwachsenenalter persistieren. In einigen Fällen bewährt sich abwartendes Verhalten bei konsequenter Beobachtung der Verhaltensstörung. Kommt es zur Verstärkung der Symptomatik, ist rascher Therapiebeginn erforderlich.

Eine spezifische Therapie ist für die emotionalen Störungen des Kindes und Jugendlichen nicht bekannt. Wichtige Bestandteile der Therapie sind verhaltenstherapeutisch orientiertes Vorgehen, Beratung und eventuell auch Behandlung der Eltern, Entspannungsverfahren, Heilpädagogik, aber auch die Herausnahme des Kindes aus einem pathogenen Milieu.

Die Prognose der einzelnen Störungen ist unterschiedlich und hängt – wie erwähnt – von der Therapie sowie von der Krankheit selbst ab. So ist die Prognose der primären Enuresis recht gut, die des krankhaften Weglaufens und der Trichotillomanie schlecht.

12.7 Störungen des Sozialverhaltens

12.7.1 Ätiologie und Pathogenese

Für die Entstehung gestörten Sozialverhaltens spielen nachfolgende Faktoren eine Rolle:

- Anlage und Vererbung
- frühkindliche organische Schädigungen
- Erziehung und emotionaler Kontakt
- Empfindlichkeit der jeweiligen Altersstufen.

Selbst ein kleiner, möglicherweise erzieherisch bedingter Verhaltensdefekt kann sich ausweiten und zu immer umfangreicheren und schwereren Verhaltensabweichungen führen. Stigmatisierungseffekte haben eine kumulierende Wirkung.

Eine frühkindliche Hirnschädigung kann als Faktor entweder die Entwicklung eines adäquaten Sozialverhaltens stören oder aber die Wurzel gestörten Sozialverhaltens sein. Ein zerebral geschädigtes Kind vermag Lebenskonflikte weit weniger gut zu bewältigen als ein hirngesundes.

Letztlich sind alle psychischen Störungen des Kindes und Jungendlichen auch Störungen des Sozialverhaltens oder führen hierzu. So ist auch für die Neurosenentstehung die Auseinandersetzung des Individuums mit der Gesellschaft und den sich daraus ergebenden Konflikten bedeutsam.

12.7.2 Formen, Symptomatik und Verlauf !

Es lassen sich Störungen aller Schattierungen beobachten. Eigentlich hat fast jeder Mensch eine mehr oder minder ausgeprägte soziale Verhaltensstörung, der jedoch zumeist keine krankhafte oder zumindest keine erhebliche Bedeutung beigemessen werden kann. Als Beispiele seien die allgemeine Gehemmtheit bei fremden Personen, Effektheischerei und die Redeangst vor größerem Publikum genannt. Eine scharfe Grenze lässt sich nur schwer ziehen, zumal gesellschaftliche Normen miteinbezogen werden müssen. Außerdem sind auch das soziale Milieu und der Kulturkreis des Kindes zu berücksichtigen.

Zeitweiliges Sozialversagen ist zu unterscheiden vom **anhaltenden Sozialversagen**. So machen sich im Kindesalter immer wieder passagere abnorme soziale Verhaltensweisen bemerkbar, deren Auftreten jedoch im Rahmen der Persönlichkeitsentwicklung zu sehen ist. Solche Störungen können allerdings auch bestehen bleiben, erst im Laufe von Jahren abklingen oder aber sich verstärken und fixieren.

Die Störungen des sozialen Verhaltens sind dadurch gekennzeichnet, dass sich ein Muster dissozialen, aggressiven und/oder aufsässigen Verhaltens ständig wiederholt und andauert. Dies kann bis zu schwersten Verletzungen altersentsprechender sozialer Verhaltensweisen führen. Störungen des sozialen Verhaltens sind keinesfalls gleichzusetzen mit gewöhnlichem kindlichen Unfug oder jugendlicher Aufmüpfigkeit. Auch können nicht einzelne dissoziale oder kriminelle Handlungen Grund dafür sein, eine Störung des Sozialverhaltens anzunehmen. Eine Störung des sozialen Verhaltens kann erst dann diagnostiziert werden, wenn die entsprechenden Verhaltensmuster über einen **längeren Zeitraum hinweg** andauern.

Bestehen Störungen des sozialen Verhaltens über einen längeren Zeitraum hinweg, so kann sich eine **dissoziale Persönlichkeitsstörung** entwickeln. Meist treten diese Störungen in Zusammenhang mit schwierigen psychosozialen Umständen auf, vor allem bei unzureichenden familiären Beziehungen und bei Schulversagen. Eine Abgrenzung zur Hyperaktivität ist oft schwierig; Überschneidungen sind häufig.

▶ Die ICD 10 unterscheidet verschiedene Störungen des Sozialverhaltens, nämlich

- auf dem familiären Rahmen beschränkte Störung des Sozialverhaltens (F 91.0)
- Störung des Sozialverhaltens bei fehlenden sozialen Bindungen (F 91.1)
- Störung des Sozialverhaltens bei vorhandenen sozialen Bindungen (F 91.2)
- Störung des Sozialverhaltens mit oppositionellem aufsässigem Verhalten (F 91.3)
- andere Störungen des Sozialverhaltens (F 91.8). ◀

Von den Störungen des Sozialverhaltens grenzt die ICD 10 die kombinierte Störung des Sozialverhaltens und der Emotionen (F 92) ab.

Nicht als eigene Störung des Sozialverhaltens wird das **sozial unsichere Verhalten** von der ICD 10 erfasst. Bei sozial unsicherem Verhalten spricht man auch von Schüchternheit und Gehemmtheit. Folge ist meist der Weg in die soziale Isolierung und Einsamkeit. Sozial unsicheres Verhalten kann sich auf verschiedenen Bereichen zeigen:

- **verbaler Bereich:** Das Kind erzählt nichts, spricht undeutlich und leise, antwortet nur mit „Ja" oder „Nein". Oft hiermit verbunden ist eine Sprachstörung.
- **nonverbaler Bereich:** Das Kind weint oft, ist unsicher, hält keinen Blickkontakt. Es ist zittrig, spielt nervös mit den Fingern, bewegt sich nicht von der Stelle, zeigt stereotype Bewegungen.
- **sozialer Bereich:** Das Kind spielt nicht allein, zeigt keine Interessen, hat kein Hobby oder aber es spielt ausschließlich alleine und nicht mit anderen Kindern. Soziale Verpflichtungen in Familie und Schule werden verweigert. Trennung von Bezugspersonen ist nicht möglich; das Kind verlässt die elterliche Wohnung nicht.

Merke!

Sozial unsicheres Verhalten kann in mangelnden sozialen Fertigkeiten oder aber in einer sozialen Angst begründet sein. Einige Autoren führen es auch auf eine erlernte Hilflosigkeit zurück.

Beispiel!

Der Lehrer ruft Martin auf, die von ihm gestellte Frage zu beantworten. Martin weiß die Antwort auch, senkt aber den Kopf, blickt nervös nach unten, spielt verlegen mit den Händen, murmelt irgendetwas vor sich hin. Keiner versteht ihn. Der Lehrer fordert ihn erneut auf zu antworten. Doch Martin bleibt stumm.

Bei den **Störungen des sozialen Verhaltens bei vorhandenen sozialen Bindungen** findet sich ein andauerndes dissoziales oder aggressives Verhalten bei Kindern, die eigentlich gut in ihrer Altersgruppe eingebunden sind. Allerdings besteht diese Bezugsgruppe häufig aus delinquenten oder dissozialen Kindern und Jugendlichen. Emotionale Störungen sind gewöhnlich nur sehr gering ausgeprägt. Zu dieser Störung des Sozialverhaltens bei vorhandenen sozialen Bindungen gehören auch die Begriffe: Verhaltensstörung in der Gruppe, Gruppendelinquenz, gemeinsames Stehlen, Schulschwänzen, Vergehen im Rahmen einer Bandenmitgliedschaft.

Störung des Sozialverhaltens mit oppositionellem, aufsässigem Verhalten tritt typischerweise bei Kindern unter 10 Jahren auf. Sie zeigen ein erheblich aufsässiges, ungehorsames und trotziges Verhalten, ohne dass es zu schweren dissozialen oder aggressiven Handlungen kommen würde. Dabei ist das Hauptmerkmal, dass die **negativistischen, feindseligen aufsässigen Verhaltensweisen** permanent vorhanden sind und das Maß deutlich über dem normalen Verhalten eines gleichaltrigen Kindes liegt. Die Frustrationstoleranz solcher Kinder ist gering, was auch erklärt, dass sie sehr schnell wütend reagieren. Von den anderen Störungen des Sozialverhaltens weicht diese Störung deshalb ab, weil es nicht zu Verletzungen der Gesetze oder Grundrechte anderer kommt, also Diebstahl, Grausamkeiten, Quälen und Destruktivität nicht beobachtet werden.

Bei der **Störung des Sozialverhaltens bei fehlenden sozialen Bindungen** besteht bei den betreffenden Kindern eine **Isolationstendenz**, ein Mangel an Freunden und ein Fehlen einer dauerhaften und wechselseitigen Beziehung zu Gleichaltrigen. Den Erwachsenen gegenüber zeigen sich solche Kinder häufig feindselig und lösen bei diesen Verärgerung aus. Aggressive Übergriffe werden allein begangen und häufig beobachtet man exzessives Streiten, Tendenz zu Erpressung und Gewalttätigkeit, extreme Ausmaße von Ungehorsam und unkontrollierte Wutausbrüche. Dies führt mitunter zur Zerstörung von Eigentum, Grausamkeiten gegenüber Kindern und Tieren. Die Tendenz zu kriminellem und delinquentem Verhalten ist hoch.

Eine **Störung des Sozialverhaltens** kann aber auch nur auf den **familiären Rahmen** beschränkt sein. Dann tritt keine bedeutsame Störung des Sozialverhaltens außerhalb der Familie auf; d.h. die Sozialbeziehungen des Kindes bewegen sich außerhalb der Familie in normalem Rahmen. Meist liegt eine schwer gestörte Eltern-Kind-Beziehung vor; die Kinder stehlen den Eltern Geld, vergreifen sich an deren Eigentum und auch hier beobachtet man vorsätzliches destruktives Verhalten mit Zerstören von Spielzeug oder Schmuck, Zerreißen von Kleidungsstücken, Schnitzen an Möbeln oder Zerstören teurer Gegenstände. Gelegentlich kommt es auch zur Gewaltanwendung gegenüber Familienmitgliedern.

12.7.3 Diagnostik und Therapie, Prognose und Prävention

Merke!

Nahezu immer ist es erforderlich, nicht nur das Kind, sondern auch die Eltern zu behandeln. Dabei richtet sich die Therapie nach dem Grad des Fehlverhaltens.

Die **Diagnostik** sozial gestörten Verhaltens umfasst:
- Verhaltensbeobachtung durch Eltern und Psychologen
- neurologische und körperliche Untersuchung
- psychiatrische Untersuchung
- Gespräche mit Eltern und Kind, gemeinsam und getrennt
- psychologische Testverfahren.

Die **Therapie** besteht in
- pädagogischer Intervention
- Unterbringung in intensivtherapeutischer Einrichtung bei schweren Fällen
- Therapie auch der Bezugspersonen
- Aufnahme in speziellen Schulen
- verhaltenstherapeutischer Intervention
- Entspannungsverfahren
- Spieltherapie
- Aufnahme in Mutter-Kind-Gruppe.

Gestörtes Sozialverhalten im Kindesalter ist vielfach nur eine vorübergehende Erscheinung. Dies gilt beispielsweise für die Trotzphase, das aggressive Verhalten des pubertierenden Kindes und für kleinere Eigentumsdelikte im Kleinkindesalter.

Liegen dem gestörten Sozialverhalten keine hirnorganischen Schäden oder schwerere Erziehungsfehler zugrunde, ist die Prognose meist gut. Wenig ist mit Gewalt zu erreichen; Tadeln und Bestrafung verstärken oft das abweichende Verhalten und begünstigen die Entwicklung einer neurotischen Störung.

Präventive Maßnahmen sind pädagogische Erziehungsberatung, ausreichende emotionale Zuwendung, Vermeidung von übermäßiger Überforderung und unnötigem und häufigem Schul- und Wohnungswechsel, Vermeidung von Ehekrisen, Verhaltensbeobachtung bei Auftreten abnormer Verhaltensweisen sowie rechtzeitige und adäquate therapeutische Intervention.

13 Suizidalität

13.1 Formen der Selbsttötung

In Deutschland steht seit 40 Jahren das Erhängen bei den zum Tod führenden Suizidversuchen an erster Stelle, gefolgt von Erdrosseln, Vergiftung, Ertränken, Erschießen, Überfahrenlassen, Sturz aus der Höhe, Stich und Schnitt. Die Häufigkeit der einzelnen Methoden veränderte sich allerdings durch zeitgeschichtliche Einflüsse, so z.B. durch Entgiftung von Stadtgas und Verbot von Schusswaffen. In den letzten Jahren und Jahrzehnten wurde ein deutliches Anwachsen der Suizidversuche mittels Tabletten beobachtet.

Bei der Wahl der Mittel zeigt sich auch ein geschlechtsspezifischer Unterschied: So bevorzugen Männer so genannte „harte" Methoden wie Erhängen und Erschießen; Frauen neigen zu „weichen" Methoden wie Vergiften und Eröffnen von Pulsadern, wobei letzterem mehr ein demonstrativer Charakter zukommt. Zunehmend wird auch das Auto als Tatmittel eingesetzt.

Bei Kindern und Jugendlichen weisen die Suizidmethoden ebenfalls geschlechtsbezogene Unterschiede aus. Jungen bevorzugen mehr das Erhängen und Erdrosseln, Mädchen die Einnahme von Tabletten und giftigen Substanzen, aber auch das Überfahrenlassen durch Zug und U-Bahn. Bei Jugendlichen und alten Menschen beobachtet man gehäuft Paarsuizide.

Wichtigste Suizidformen sind

- Medikamentenüberdosierungen und Gifteinnahme
- Erhängen
- Pulsadernеröffnung
- Sturz in die Tiefe
- Erschießen
- Überfahrenlassen
- Suizid mit Kfz
- Stromsuizid
- Giftgasinhalation (Autoabgase)
- Selbstverbrennung
- Ertränken.

▶ Zu unterscheiden sind **Doppelsuizid** und **erweiterter Suizid.** Bei Ersterem wird der Partner mit seinem Einverständnis einbezogen, bei Letzterem werden einer oder mehrere Menschen gegen ihren Willen mit in den Tod genommen. ◀ Abgegrenzt vom erweiterten Suizid wird vielfach der **Mitnahmesuizid,** bei dem gelegentlich Mütter mit affektiven Störungen oder Schizophrenien ihre Kinder mit in den Tod nehmen. Bei rational geplanten und überlegten Handlungen bei aussichtslos erlebten Situationen spricht man vom **Bilanzsuizid.** Selten sind **Kindersuizide;** diese lassen sich von Unfällen oft auch nur schwer abgrenzen. Von einem **protrahierten Suizid** spricht man bei selbstschädigendem Verhalten, z.B. bei schweren Essstörungen und Suchterkrankungen. Bestehen konstant anhaltende suizidale Krisen oder treten immer wieder suizidale Handlungen auf, so spricht man vom **chronischen Suizid**. Letzterem begegnet man häufig bei Persönlichkeitsstörungen und Suchterkrankungen.

13.2 Epidemiologie und Einflussfaktoren

13.2.1 Häufigkeit und besonders gefährdete Personengruppen

▶ Nach Schätzungen des WHO begeht jährlich etwa eine halbe Million Menschen Suizid; in Deutschland sterben jährlich etwa 14 000 Menschen durch Selbstmord. Dies sind 21 gelungene Suizide pro 100 000 Einwohner. Mit anderen Worten: Etwa 1,8 % aller Todesfälle sind Suizide. In der Altersgruppe zwischen 15 und 35 Jahren ist Selbstmord die zweithäufigste Todesursache.

Der prozentuale Anteil der Suizide an sämtlichen Sterbefällen in der Altersklasse von 25 bis 35 Jahren beträgt etwa 18 % und in der Altersklasse zwischen 75 und 85 Jahren etwa 0,5 %.

Während Selbstmordversuche häufiger von Frauen und Jugendlichen unternommen werden, sind gelungene Suizide bei Männern und älteren Menschen häufiger.

Die Selbstmordrate ist relativ stabil, die Zahl der Versuche allerdings nahm in den letzten 10 Jahren erheblich zu und liegt um ein Vielfaches über der Selbstmordrate.

Besonders gefährdete Personengruppen

Besonders gefährdet sind

- Menschen mit endogenen und exogenen Psychosen
- Suchtkranke
- Personen mit Trennungs- und Verlusterlebnissen
- sozial Isolierte, alte und einsame Menschen
- existentiell Bedrohte, Personen in finanzieller Notlage
- chronisch und unheilbar Kranke
- rassisch, religiös und politisch Verfolgte
- Inhaftierte
- Alleinstehende (etwa doppelt so häufig wie Verheiratete)
- Menschen mit häufigen und chronischen zwischenmenschlichen Konfliktsituationen (Ehekrisen, Differenzen am Arbeitsplatz)
- Menschen mit tief greifenden Veränderungen im Leben (Berentung, Aufnahme in einem Altenheim, Tod des Lebenspartners). ◀

Menschen begehen Selbstmord, um sich dem Leben in unerträglich und unlösbar scheinenden Situationen zu entziehen. Bei Psychosen können auch Wahn und imperative Stimmen Grund für einen Suizid sein.

Bei vielen Selbstmördern wird der Suizid ohne genauen Plan durchgeführt, und in der Mehrzahl der Fälle ist eine Rettung einkalkuliert. Oft ist es Absicht des Betreffenden, die Umwelt zu alarmieren, Angehörige in Angst und Schrecken zu versetzen. Nicht immer aber ist der Appell an die Umwelt die Ursache. Auch genauestens vorgeplante und den Tod voll einkalkulierende Suizidhandlungen sind nicht selten, aber deutlich weniger häufig als Suizidhandlungen zur Alarmierung der Umwelt.

Mit zunehmendem Alter nimmt die Ernsthaftigkeit der Selbstmorde zu. Ältere und alleinstehende Menschen haben wegen der meist geringen zwischenmenschlichen Beziehungen ein höheres Suizidrisiko. Einsamkeit stellt grundsätzlich eine erhöhte Gefährdung dar; dies gilt für Ledige, Geschiedene, Flüchtlinge, kontaktarme Menschen und Menschen nach zerbrochener Partnerschaft (Liebeskummer). Die Existenz des so genannten **Bilanzselbstmordes,** der planmäßigen und überlegten Selbsttötung, wird heute angezweifelt, da es fraglich ist, ob ein Mensch tatsächlich die Gründe für den beabsichtigten eigenen Tod so nüchtern beurteilen kann, wie er es vielleicht bei anderen tun würde.

Süchtige verüben häufig den Suizid unter Drogen- oder Alkoholeinfluss, versuchen Hemmung und Angst vor dem Tod zu beseitigen.

Besonders gefährdet sind Personen, die von Suizid sprechen; falsch ist die Meinung, dass derjenige nicht zu Selbstmordhandlungen neigt, der über diese spricht. Eine erhöhte Gefährdung besteht auch zu Beginn einer psychiatrischen Behandlung, vor allem, wenn mit primär antriebssteigernden Antidepressiva behandelt wird.

Besonders hoch ist die Selbstmordgefahr auch bei Jugendlichen in der pubertären und vorpubertären Phase, also in der Phase der Ablösung von den Eltern. Selten sind Suizidhandlungen bei kleinen Kindern und Kindern bis zum 10. Lebensjahr.

13.2.2 Typische Krankheiten mit gehäuftem Suizid

Merke!

Aus der Vielzahl von Publikationen ist bekannt, dass **Depressionen** das Hauptrisiko in Bezug auf Suizidhandlungen darstellen. Für die Beurteilung der Suizidalität ist nicht die nosologische, sondern die phänomenologisch-syndromale Diagnose ausschlaggebend.
Statistisch (nach W. Öldinger) verteilen sich die Suizidversuche auf die psychischen Erkrankungen wie folgt:

- depressive Erkrankungen etwa 62 %
- Alkoholismus und Drogenabhängigkeit etwa 21 %
- Neurosen und Pubertätskrisen etwa 7 %
- andere psychische Störungen etwa 10 %.
  Bei agitierten und angstbesetzten Depressionen ist die Gefährdung größer als bei gehemmten Depressionen, da bei Letzteren die willentliche und psychomotorische Hemmung die Umsetzung einer geplanten Suizidhandlung verhindert.

13.2.3 Psychodynamische Überlegungen

Nach Kaschnig unterscheiden sich Selbstmord und Selbstmordversuch dadurch, dass der Versuch eine „strategische Funktion" hat, um Konfliktsituationen zu lösen, während der Selbstmord hingegen nur dann durchgeführt wird, wenn der „soziale Tod" bereits eingetreten ist. Allerdings gibt es hier fließende Übergänge. In der Regel entwickelt sich der Gedanke an eine Selbsttötung bis zur Ausführung der Tat nicht von heute auf morgen, abgesehen von Kurzschlusshandlungen. Es können Tage, ja Monate und Jahre über eine derartige präsuizidale Entwicklung vergehen. Der Verlauf lässt sich folgendermaßen darstellen:

Erwägung: Psychodynamische Faktoren (Aggressionshemmung und soziale Isolierung) sowie suggestive Momente (Suizide in der Familie und Umgebung, Pressemeldungen, Literatur und Film)

Ambivalenz: Direkte Suizidankündigung (Hilferuf als Ventilfunktion, Kontaktsuche)

Entschluss: Indirekte Suizidankündigung (Vorbereitungshandlungen, „Ruhe vor dem Sturm").

Bei der Erwägung wird der Suizid als mögliche Problemlösung betrachtet. Dabei spielen sowohl suggestive Momente als auch nach innen gerichtete Aggressionen eine große Rolle. In der Folge kommt es zum Kampf zwischen selbsterhaltenden und selbstzerstörerischen Kräften. In dieser Situation deutet der Suizident den Selbstmord an. Diese Appelle, die das zweite Stadium der suizidalen Entwicklung (Ambivalenz) kennzeichnen, sind als Hilferuf zu verstehen. Im dritten Stadium kommt es dann zum Entschluss. Auffällig ist die Beruhigung, die Ruhe vor dem Sturm. Diese Phase wird oft falsch gedeutet; es wird angenommen, dass die Krise und damit die Gefahr vorbei ist.

13.3 Hinweise auf Suizidgefahr und präsuizidales Syndrom

Merke!

▶ Aktuelle Hinweise auf eine bestehende Suizidgefahr sind
- schwere depressive Verstimmungen
- vorangegangene Suizidversuche
- direkte und indirekte Suiziddrohungen
- konkrete Vorstellungen über Durchführung und Vorbereitung
- gelegentlich rasche unerwartete Besserung einer Depression und scheinbare Beseitigung suizidaler Tendenzen.

Aus Mimik und Gestik ist mitunter mehr zu entnehmen als aus Worten. Von erheblicher Bedeutung ist die **Verhaltensbeobachtung** durch Ärzte und Krankenpflegepersonal, die den Patienten nicht täglich sehen; denn wer den Patienten in Abstand von mehreren Tagen sieht, registriert sein Anderssein weitaus alarmierender und drastischer. Die Kenntnis des so genannten **präsuizidalen Syndroms** nach Ringel genügt in der Regel nicht, um eine drohende Suizidgefahr sicher zu beurteilen. Wenn aber bei einem Menschen Einengung, gehemmte Aggression und der Wunsch nach Flucht in die Unwirklichkeit sichtbar werden, deutet dies auf Selbstmordabsichten hin.

Die Scheu des Therapeuten und Arztes, das Thema zu berühren, erschwert das Urteil; doch gerade das Ansprechen einer möglichen Suizidalität ist von erheblicher Bedeutung für die Beurteilung der Suizidgefahr.

Wertvolle Hinweise liefern gezielte Fragen, die in einem Fragenkatalog nach Pöldinger zusammengestellt und damit auswertbar sind:

- Dachten Sie in letzter Zeit an Selbstmord?
- Haben sich Ihnen diese Gedanken aufgedrängt, ohne es zu wollen?

- Hatten Sie konkrete Ausführungspläne?
- Haben Sie schon einmal einen Selbstmordversuch unternommen?
- Hat in Ihrem Bekannten- oder Familienkreis jemand versucht, sich zu suizidieren?
- Fällt es Ihnen schwer, an etwas anderes zu denken?
- Halten Sie Ihre Situation für aussichts- und hoffnungslos?
- Haben Sie deutlich weniger mitmenschliche Kontakte als früher?
- Interessieren Sie sich noch für Beruf und Hobbys?
- Haben Sie jemand, mit dem Sie offen sprechen können?
- Wohnen Sie allein oder mit Bekannten oder Verwandten?
- Fühlen Sie sich durch erhebliche familiäre oder berufliche Verpflichtungen belastet?
- Fühlen Sie sich in einer religiösen bzw. weltanschaulichen Gemeinschaft verwurzelt?
- Können Sie Aggressionen zeigen, können Sie hassen?

Merke!

Aus einer Vielzahl von Beobachtungen bei Suizidpatienten arbeitete Ringel das **präsuizidale Syndrom** heraus, das sich unabhängig von der psychiatrischen Diagnose zur Beurteilung der Suizidalität bewährt hat. Dieses Syndrom, das in jedem Fall auf einen psycho-pathologischen Zustand hinweist, baut sich aus drei großen Symptomenbereichen auf:

- Einengung
- gehemmte und auf die eigene Person gerichtete Aggression
- Selbstmord- und Todesphantasien.

Die Einengungen lassen sich in vier Bereiche unterteilen: situativ, dynamisch, zwischenmenschlich und wertspezifisch.

Bei der **situativen Einengung** fühlt man sich durch schwierige Lebensumstände (objektiv oder subjektiv) überwältigt, ohnmächtig, bedroht und hilflos. Man hat das Gefühl, in eine Sackgasse geraten zu sein. Unter der dynamischen Einengung versteht Ringel, dass sich die Gefühle des Menschen in eine bestimmte Richtung bewegen, nämlich in die Richtung der Depression, der Verzweiflung, der Hoffnungslosigkeit. Die sonst vorhandenen Gegenregulationsmechanismen versagen. Die **Einengung in zwischenmenschlicher Hinsicht** entspricht dem Sachverhalt, dass der Betroffene ein vereinsamter Mensch ist. Dabei erstreckt sich das Erscheinungsbild dieser sozialen Isolierung vom alten Menschen, der keine Kommunikation mehr hat, bis hin zu Personen mit anscheinend guten sozialen Beziehungen, die jedoch nur äußerlichen Kontakten ohne tragfähige Basis entsprechen. Die **Einengung der Wertwelt** beruht auf einer Reduktion des Selbstwertgefühls. Diese Menschen glauben nicht an die Wichtigkeit ihrer Existenz. Der Sinn des Lebens wird in Frage gestellt.

Der zweite Baustein des präsuizidalen Syndroms beschreibt eine spezifische Art der **Aggression**. So ist der Selbstmordgefährdete nicht in der Lage, seine Aggressionen nach außen abzureagieren, sondern richtet sie in ohnmächtiger Wut gegen die eigene Person. Zwar wird die eigene Person getroffen; zugleich findet aber auch eine Rachetendenz an anderen ihre Befriedigung.

Den letzten Baustein des Syndroms stellen Selbstmordphantasien dar. Dabei flüchtet sich der Mensch aus einem unerträglich empfundenen Dasein ins Phantasieren: Er möchte tot sein und spielt mit Selbstmordgedanken, macht sich aber auch konkrete Gedanken über die Ausführung. ◀

13.4 Suizidverhinderung

Suizidhandlungen sind meist überraschende Handlungen, und es ist oftmals nicht möglich, noch rechtzeitig zu intervenieren. Viele Selbstmörder kündigen ihre Absicht an, häufig aber nur versteckt, so dass Andeutungen zu spät erkannt werden. Vorausgegangene Suizidversuche sind ein ernster Hinweis auf eine erhöhte Suizidgefährdung.

Merke!

Dem Suizidalen stehen verschiedene Instanzen zur Verfügung:

- der Hausarzt
- die Telefonseelsorge
- der Psychiater oder Nervenarzt
- der Psychotherapeut
- der Seelsorger.

▶ Über die Hälfte der Suizidgefährdeten suchen drei bis vier Wochen vor der Tat einen Arzt auf, weshalb dem Arzt eine Schlüsselstellung bei der Suizidprophylaxe zukommt. Der Suizidgefährdete muss die Gelegenheit haben, sich über das auszusprechen, was ihn bewegt. Nahe Bezugspersonen sollten mit in das Vorgehen einbezogen werden, da der Patient in der kritischen Zeit nicht alleingelassen werden soll.

Auch sollte der Arzt **mit dem Suizidgefährdeten einen Pakt abschließen**, in welchem dieser per Handschlag und Ehrenwort verpflichtet wird, über einen gewissen Zeitraum hinweg, also z. B. bis zur nächsten Konsultation, nicht Hand an sich zu legen.

In Fällen akuter Suizidalität ist eine **stationäre Einweisung** unbedingt erforderlich, unter Umständen auch eine Zwangseinweisung. Gelegenheit zur Entlastung durch ein Gespräch bietet die Telefonseelsorge.

Was man als Arzt beachten sollte

- Selbstmordgedanken immer hinterfragen
- Drohungen ernst nehmen
- Vorsicht walten lassen, wenn Alkohol im Spiel ist
- Familienmitglieder und Freunde des Betroffenen als Verbündete im Sinne für den Patienten gewinnen
- auf verschlüsselte Andeutungen achten
- Vorsicht, wenn ein Suizidgefährdeter keinen neuen Termin vereinbaren will
- Misstrauen hegen bei allen Unfällen, hinter denen sich ein Suizidversuch verbergen könnte
- demonstrative Suizidversuche ernst nehmen
- an den Imitationseffekt nach einem Suizid denken und besonders wachsam sein
- Vorsicht bei der Verschreibung von Medikamenten (nur kleinste Packungsgrößen)
- auch Suizidäußerungen von Kindern ernst nehmen, zumal sie im Zunehmen begriffen sind. ◀

Was man als Arzt vermeiden sollte

- dem Trugschluss verfallen, dass bestimmte Formen von Suizidversuchen mehr oder weniger große Gefährdung bedeuten
- Anhaltspunkte nach missglücktem Suizid geben, warum die Selbsttötung misslungen ist
- feindliche Haltung einnehmen und den Richter spielen
- bei Patienten nach Suizidversuch Zeitmangel und Eile vorgeben
- sich Illusionen machen, dass es eine sichere Suizidprophylaxe gibt
- bei Suizidgefährdeten Medikamente in größeren Dosen verschreiben
- einem Suizidalen Vorwürfe machen.

13.5 Therapeutisches Handeln nach Suizidversuch !

▶ Die Therapie nach Suizidhandlungen besteht aus zwei Bereichen:

- Akutbehandlung (Reanimation, Entgiftung in speziellen Abteilungen, Krisenintervention)
- Nachbehandlung (stationäre und ambulante Psychotherapie, Soziotherapie, Familientherapie, Gruppentherapie, Selbsthilfegruppen, Beratungsstellen und soziale Hilfestellung).

Die Selbstmordhandlung birgt in sich eine eigene Dynamik, die die Lebenssituation positiv verändern kann. Die **kathartische Funktion** des Suizidversuchs bedeutet eine affektive Entladung und damit eine Entlastung. Das **wiedergeschenkte Leben** wird meist als Gottesurteil erlebt, als eine schicksalhafte Fügung, die akzeptiert wird. Auch ist der Appell an die Umwelt meist erfolgreich; der Betreffende erfährt mehr Zuwendung aus der Umgebung mit der Folge einer Änderung der früheren Lebenssituation.

Der Arzt oder Psychologe sollte im Rahmen der Krisenintervention eine tragfähige Bindung herstellen und den Suizidpatienten einladen, bei ähnlichen verzweifelten Situationen in Zukunft freiwillig wiederzukommen, selbst wenn erfahrungsgemäß dieses Angebot nur relativ selten genutzt wird.

Grundsätzlich ist es von vorrangiger Bedeutung, die dem Suizidversuch zugrunde liegende Erkrankung (z. B. eine Psychose) sofort zu behandeln. Bei weiter bestehender Suizidgefahr können simultan zur Antidepressivatherapie auch dämpfende Neuroleptika oder Benzodiazepine so lange verabreicht werden, bis die eigentliche stimmungsaufhellende, antidepressive Wirkung einsetzt.

Besonders stark gefährdet sind Patienten, die sich auch nach dem Suizidversuch nicht besser oder gar schlechter fühlen. Dann ist längerfristige stationäre Behandlung unter Überwachung angezeigt. Etwas weniger gefährdet sind solche Patienten, die ihre Handlung bedauern, sich schämen oder das Überleben als Schicksalsfügung ansehen. ◀

Um das Risiko richtig einschätzen zu können, ist von großer Bedeutung

- die diagnostische Klärung und Analyse der Vorgeschichte
- die Analyse der Vorbereitung
- die Analyse der Methode und der Durchführung
- die Analyse der Reaktion des Patienten und seiner Umgebung
- die Analyse des Motivs.

Entscheidend ist die Frage, ob der Selbsttötungsversuch geplant oder impulsiv unternommen wurde, ob allein oder in Anwesenheit anderer Personen. Wichtig ist auch die Klärung der Frage, ob rechzeitige Entdeckung sichergestellt oder zufällig war.

Wichtig ist ferner die Unterstützung des Betreffenden nach der Entlassung aus der Klinik; hier ist an eine fortzusetzende ambulante Psychotherapie und an soziale Hilfestellungen zu denken.

Die kathartische und entlastende Wirkung des Suizidversuchs und die neue Lebensmotivation sollten durch eine psychotherapeutische Krisenintervention gefördert werden. Bei bindungsschwachen Menschen ist Gruppentherapie besonders geeignet, die Katharsis zu fördern.

Es erscheint nicht sinnvoll, in den Monaten nach dem Suizidversuch die Suizidhandlungen totzuschweigen und nicht mehr anzusprechen. Vielmehr sollte sie in die folgende längerfristige Therapie dosiert mit eingebaut werden. Aus dem umfassenden Charakter des Suizidproblems ergeben sich Anhaltspunkte für eine wirksame Nachbetreuung selbstmordgefährdeter Patienten. Der Erfolg der Nachbetreuung darf nicht nur allein an der Vermeidung neuer suizidaler Handlungen gemessen werden. So erscheint es notwendig, den sozialen Bereich, in dem sich letztlich das Leben des Menschen abspielt, als wesentliches Kriterium für die Entwicklung von Suizidabsichten schwerpunktmäßig zu erfassen.

14 Psychotherapeutische Verfahren in der Psychiatrie

14.1 Übersicht und Definition

Psychotherapie fand ihren Eingang als Fachdisziplin in der Medizin erst, als das Interesse an psychotherapeutischen Dienstleistungen zunahm, also Anfang der 50er Jahre. Der Einzug in die Medizin hatte aber zur Folge, dass die Psychotherapie unter den Druck gesetzt wurde, ihre therapeutischen Grundlagen und Möglichkeiten wissenschaftlich zu klären und ihren Standort in der ärztlichen Versorgung zu bestimmen.

Psychotherapie ist Grundlage jeder psychiatrischen und eigentlich jeder ärztlichen Therapie. Wenn man sich aus historischer Sicht der Frage nähert, was Psychotherapie überhaupt darstellt, so muss man erkennen, dass Ansätze der Psychotherapie in autoritativen Behandlungsmethoden liegen, die heute unter dem Begriff der suggestiven Behandlungsverfahren zusammengefasst werden (z. B. Hypnose).

Letztlich war das erste Paradigma in der Psychotherapie die Formulierung der Psychoanalyse durch S. Freud. Aber nicht nur die psychoanalytische Entwicklungslinie, sondern auch die Verhaltenstherapie, die sich aus dem Behaviorismus und der Reflexologie entwickelte, war mit Wegbereiter. Dabei ist die Verhaltenstherapie, im Gegensatz zur Psychoanalyse, weder an die Theorien über Persönlichkeitsentwicklung, interseelische Konflikte und seelische Krankheiten gebunden, sondern beschränkt sich vorrangig auf die Anwendung experimentell ermittelten Wissens über Lernvorgänge bei der Behandlung psychischer Störungen und Krankheiten.

Anfang der 50er Jahre entwickelten sich dann eigene psychotherapeutische Behandlungskonzepte, wie die vom Psychoanalytiker Rogers entwickelte wissenschaftliche Gesprächspsychotherapie, die verschiedenen erlebnisorientierten Therapien (z. B. Gestalttherapie) sowie die an der Kommunikationswissenschaft unter Systemforschung orientierten Psychotherapien (z. B. nach Watzlawik).

Eine Definition für Psychotherapie zu finden ist schwer wegen der vielen verschiedenen Therapieformen. Grundsätzlich handelt es sich bei Psychotherapie um einen bewussten und interaktionellen Prozess zur Beeinflussung von Verhaltensstörungen und Leidenszuständen mit psychologischen Mitteln, verbal oder nonverbal, in Richtung auf ein definiertes, nach Möglichkeit gemeinsam erarbeitetes Ziel (z. B. Symptomänderung, Symptombeseitigung, Strukturänderung der Persönlichkeit) mittels lehrbarer Techniken auf der Basis einer Theorie des normalen und pathologischen Verhaltens. Dabei stützt sich Psychotherapie sowohl auf die Sprache als auch auf die Gestik des Therapeuten und bemüht sich um eine veränderte Haltung und Erfahrung des Patienten.

Merke!

Eine der vielen Definitionen lautet: „Psychotherapie ist das methodische Handhaben psychologischer Verfahren auf emotionaler, kognitiver und verhaltensbezogener Ebene zur Therapie von psychischen oder psychosomatischen Störungen oder Bearbeitung von Lebensproblemen".

▶ Man unterscheidet
- einfache Intervention
- psychoanalytische Verfahren
- klientzentrierte Verfahren (Gesprächspsychotherapie)
- tiefenpsychologisch orientierte Verfahren
- Verhaltenstherapie
- suggestive Verfahren
- Gruppenpsychotherapie
- soziotherapeutische Techniken (Familientherapie, Paartherapie).

14.2 Psychoanalytische Verfahren, tiefenpsychologisch orientierte Verfahren

!

Allen Varianten der „klassischen" Technik FREUDS ist das tiefenpsychologische Vorgehen gemeinsam (Erinnern, Wiedererleben, Verarbeiten). Ziel ist die **Konfliktaufdeckung** und **Konfliktbearbeitung** durch Introspektion und Deutung unbewusster Vorgänge unter besonderer Beachtung der Beziehung zum Analytiker. Der Patient soll bis dahin unbewusste Persönlichkeitsanteile kennen lernen und in seine eigene Gefühls- und Wunschwelt Einblick gewinnen. Dabei beschränkt sich die Psychoanalyse nicht nur auf die Bearbeitung frühkindlicher Konflikte. ◀

Das Gespräch zwischen Therapeut und Patient unterscheidet sich vom konventionellen Gespräch und der üblichen Arzt-Patienten-Unterredung grundlegend. Psychoanalyse ist eine spezielle Technik, die darauf abzielt, in das Unbewusste verdrängte Erlebnisse in die freie Verfügbarkeit des Ichs zurückzubringen und überstarke Über-Ich-Forderungen zu reduzieren. Sowohl über freie Assoziationen als auch über Verhalten und Fehlhandlungen, aber auch über Träume kann Zugang zum Unbewussten erreicht werden. Dabei gilt die Grundregel, den Patienten anzuhalten, sich seinen spontanen Einfällen hinzugeben und all das mitzuteilen, was er denkt, fühlt und empfindet oder ihm plötzlich in den Sinn kommt. Der Analytiker folgt dem freien Assoziieren des Patienten aufmerksam, bleibt aber im Allgemeinen passiv; er ist gewissermaßen Katalysator, der die Gedankenassoziationen in Gang bringt, ohne aktiv einzugreifen.

Entsprechend der psychoanalytischen Theorie setzt der Patient dem Wiederbewusstwerden verdrängter Erlebnisinhalte und Impulse im neurotischen Geschehen **Widerstand** entgegen. Daneben existieren weitere individuelle Abwehrmechanismen, die in der individuellen Persönlichkeitsstruktur des Patienten ihre Ursache haben. Hauptaufgabe analytischen Vorgehens ist die Analyse der Widerstände. Widerstand kann sich beispielsweise dadurch äußern, dass der Patient der Analysesitzung fernbleibt oder zu spät kommt.

▶ Früheres Verhalten wird in der **Übertragung** wiederholt; man spricht von „Übertragungsneurose". So kann es sich z.B. um eine „Neuauflage" der Vater- oder Mutterbeziehung handeln. Im weiteren Sinne bedeutet Übertragung das Ausrichten von Gefühlsregungen auf einen anderen Menschen. Unter „Übertragungsneurose" versteht man eine Wiederholung der infantilen Neurose innerhalb der psychoanalytischen Behandlung. Durch Übertragung soll es dem Patienten möglich werden, frühere ungelöste Konflikte erneut aufzugreifen, nachzuerleben, mit dem Analytiker durchzuarbeiten und in positiver Weise zu lösen.

Es besteht aber auch die Möglichkeit, dass der Therapeut in seiner Beziehung zum Patienten ebenso reagieren kann, wie dieser ihm gegenüber. Man spricht hier von **Gegenübertragung.** Bleibt diese unkontrolliert, so kann sie die Behandlung erheblich stören. Wie die Übertragung bedarf die Gegenübertragung einer Analyse in Form einer Selbstanalyse oder Kontrollanalyse durch einen erfahrenen Analytiker. Unbewusste und unkontrollierte Gegenübertragung kann sich sehr ungünstig für den Patienten auswirken. ◀

Übertragungsanalyse und Widerstandsanalyse kommen hauptsächlich auf dem Wege der **Deutung** zustande. Scheinbar Sinnloses wird wieder sinnvoll, Unklares wird geklärt, Fremdes vertraut und Unbeachtetes oder Liegengebliebenes erhält plötzlich einen neuen und dynamischen Bewegungsgehalt.

Nicht beabsichtigtes Versprechen und ungewollt fehlerhaftes Verhalten werden aus analytischer Sicht als **Fehlleistung** bezeichnet.

Aus der Psychoanalyse hervorgegangen ist die **tiefenpsychologisch orientierte Psychotherapie,** die sich von der Psychoanalyse vor allem darin unterscheidet, dass keine Übertragungsneurose mehr angestrebt wird. Übertragungsphänomene werden nur dann bearbeitet, wenn sie zu einer Fehleinschätzung der realen Lebenssituation führen. Die soziale Komponente steht bei der tiefenpsychologisch orientierten Psychotherapie im Vordergrund; außerdem ist sie von kürzerer Dauer, was sich durch einen weitgehenden Verzicht auf Regression und Übertragungsneurose ergibt.

Die **Behandlungsfrequenz** der klassischen Psychoanalyse beträgt 3–5 Stunden pro Woche, die der tiefenpsychologisch orientierten Therapie 1–2 Stunden pro Woche. Eine Psychoanalyse erstreckt sich über Jahre und wird selten unter 200 Stunden beendet sein.

Bei der tiefenpsychologisch orientierten Psychotherapie sitzen sich Patient und Therapeut zur Vermeidung der Regression gegenüber, bei der Psychoanalyse liegt der Patient, während der Therapeut am Kopfende hinter ihm sitzt.

▶ Die **Behandlungsregeln** der klassischen Psychoanalyse:
- Behandlungsfrequenz 3–5 Wochenstunden zu je 50 Minuten
- Patient liegt, Therapeut sitzt am Kopfende
- Behandlung muss freiwillig sein
- Patient soll alles erzählen, was ihm einfällt
- Patient darf mit Außenstehenden nicht über die Analyse sprechen
- während der Analyse sollten keine lebenswichtigen Entscheidungen getroffen werden
- Übertragungsneurose soll hergestellt werden und Analytiker deutet Übertragung und Widerstand
- keine Beratung durch den Therapeuten in lebenswichtigen Entscheidungen.

In der Theorie der **Behandlungstechnik** der Psychoanalyse sind folgende Maßnahmen wichtig:
- Klären (Herausarbeiten der Problematik in Lebenssituationen)
- Durcharbeiten (gewonnene Einsichten wiederholen und ausformen)
- Konfrontation (Aufzeigen von Vermeidungen, Widerständen usw.)
- Deutung (unbewusste Quellen des Erlebens bewusst machen). ◀

Sonderformen und Varianten sind
- tiefenpsychologisch orientierte Psychotherapie
- Fokaltherapie (maximal 50 Sitzungen, eine Stunde pro Woche; auch **konfliktzentrierte Psychotherapie** genannt)
- Neopsychoanalyse (zwei Richtungen, von den Thesen S. Freuds ausgehend)
- analytische Therapie nach C.G. Jung
- Individualpsychologie nach A. Adler.

Merke!

▶ Indikationen für eine klassische Psychoanalyse oder verwandte Verfahren sind
- chronifizierte (bis 10 Jahre) und aktuelle Neurosen
- charakterneurotisch fixierte Neurosen
- psychosomatische Erkrankungen. ◀

Nachteilig sind die lange Dauer und die damit verbundenen hohen Kosten der Psychoanalyse, ferner die geringe Zahl gut ausgebildeter Psychoanalytiker.

Ungünstige Voraussetzungen für eine Psychoanalyse sind
- schwache asthenische Persönlichkeiten
- chronifizierte Neurosen über 10 Jahre Dauer
- sexuelle Perversionen
- unstete, süchtige und verwahrloste Persönlichkeiten
- schwere endogene Psychosen
- geringer Leidensdruck.

Merke!

Indikationen für tiefenpsychologisch orientierte Verfahren sind
- akute Konflikte, Ängste und depressive Reaktionen
- Panikzustände und Katastrophenreaktionen
- Suizidgefährdung und Zeit nach Suizidversuch
- Lebenskrisen mit neurotischem Hintergrund.

Die Prognose ist in jedem Fall ungünstig, wenn der Patient sich nicht völlig freiwillig in Therapie begibt, sondern von Angehörigen und Ärzten hierzu gedrängt wird. Eine unterstützende Mitarbeit von Angehörigen ist bei der Psychoanalyse im Gegensatz zu den Kurztherapien unerwünscht.

14.3 Klientzentrierte Psychotherapie (Gesprächspsychotherapie)

!

Schöpfer der Gesprächspsychotherapie oder auch „nicht-direktiv" genannten Therapieform ist der amerikanische Psychologe Rogers. Diese Therapieform ist auf den Patienten und nicht auf die Krankheit oder Symptomatik bezogen. Ärztlich-psychotherapeutische Gespräche, tiefenpsychologisch orientierte Kurzpsychotherapien und diese Therapieform haben wesentliche Gemeinsamkeiten.

▶ Charakteristisches Merkmal dieser Therapieform ist der Arzt-Patient-Dialog, der durchaus sehr unterschiedliche Formen annehmen kann.

Wichtig ist die unbedingte emotional positive Zuwendung und Annahme des Patienten, „Echtheit" und empathisches Verstehen. Nur wenige Regeln bestimmen das praktische Vorgehen: Alles, was der Patient über sein Erleben und Verhalten berichtet, wiederholt der Therapeut, formuliert dies möglichst genau, präzisiert das Gesagte durch sprachliche Verdeutlichung, ohne jedoch in Form von Deutungen zu intervenieren. Es wird damit versucht, den Patienten zur Selbstexploration zu bewegen, damit er den emotionalen Gehalt seiner Erlebnisse zu erkennen vermag.

Hauptziele sind

- Unterstützung der Selbstentfaltungstendenz und Förderung emotionaler Sicherheit
- Förderung von Flexibilität im Denken und Verhalten
- Entwicklung von Verhaltensalternativen zur Situationsveränderung des Patienten nach seinen Zielen und durch ihn selbst
- Förderung von Bereitschaft und Fähigkeit zur Aufnahme und Gestaltung sozialer Beziehungen
- Förderung der Fähigkeit, Konflikte und Probleme zu verarbeiten.

Hinsichtlich der Technik gibt es nur wenige Regeln:

- der Therapeut wiederholt alles, was der Patient über sein Erleben und sein Verhalten erzählt und versucht, dies zu präzisieren und zu verdeutlichen ohne zu deuten
- der Therapeut regt zur Selbstexploration an
- diese Therapie umfasst in der Regel 4–20 Gespräche von je 45 Minuten Dauer. ◀

ROGERS selbst hält die Technik für verhältnismäßig unwichtig; viel wichtiger erscheint ihm die menschliche Zuwendung und Einfühlung des Therapeuten.

Anwendung findet dieses Verfahren bei

- ▶ Persönlichkeitsstörungen
- Kriseninterventionen
- aktuellen Konflikten (beruflich, sexuell, partnerschaftlich)
- Anpassungsschwierigkeiten
- Selbstwertproblematik
- allgemeiner Ängstlichkeit und Unsicherheit. ◀

Für Patienten, die im klinischen Sinne als krank gelten, ist die klientzentrierte Psychotherapie **nicht** das geeignete Behandlungsverfahren.

14.4 Verhaltenstherapie !!!

Die Verhaltenstherapie entwickelte sich aus Experimenten und Theorien der Lernpsychologie der letzten 30 Jahre. Vor allem die an Tieren gewonnenen lernpsychologischen Erkenntnisse versuchte man sich nutzbar zu machen.

Verhaltenstherapie sieht Verhaltensstörungen als gelerntes Fehlverhalten im Sinne einer Konditionierung an, und neurotisches und anderweitig psychopathologisches Verhalten wird als fehlerhaft angepasstes, erlerntes Verhalten betrachtet.

▶ In der Verhaltenstherapie sind lerntheoretische Grundbegriffe von Bedeutung

- klassische Konditionierung
- operante Konditionierung (Lernen am Erfolg)
- Imitation (Lernen am Modell). ◀

Verhaltensmodifikation wird erreicht durch Anwendung klassischen und/oder operanten Konditionierens.

An die Stelle fehlerhafter Verhaltensweisen sollen neue erwünschte Verhaltensweisen treten. Verhaltenstherapie orientiert sich an Modellvorstellungen der Neurophysiologie, der Kybernetik, der Lerntheorien und vor allem an experimentell erhobenen Befunden. Wichtigstes methodisches Prinzip ist das **Konditionieren.**

Merke!

Das Prinzip der Verhaltensänderung ist immer das Einüben oder Löschen von bedingten Reflexen.

▶ Wichtigste verhaltenstherapeutische und nach diesem Prinzip aufgebaute Methoden sind

- Desensibilisierung
- Selbstbehauptungstraining
- operantes Konditionieren
- Aversionstherapie (negatives Üben)
- Biofeedback
- Kontakttraining.

Die **systematische Desensibilisierung** findet Anwendung bei Phobien. Der Patient soll sich in entspanntem Zustand die ihm geläufigen Angstreize vorstellen, wobei diese in ihrer Intensität abgestuft sind. Die angstauslösenden Reize und Situationen listet man in der Folge ihrer Stärke der Wirkung auf (so genannte **Angsthierarchie).** Bei gelungener

Entspannung kommt es zur Hemmung der Angstreaktion, da Angst und Entspannung zwei Reaktionen darstellen, die miteinander nicht vereinbar sind. Wichtig ist eine ausreichende Kooperationsbereitschaft des Patienten.

Beim **Selbstbehauptungstraining** werden soziale Ängste geschwächt oder beseitigt und ein soziales Verhalten stufenweise aufgebaut. Die Durchführung erfolgt u.a. mittels Rollenspiel in Gruppen, wobei emotionales Sprechen, Widersprechen, expressives Sprechen, Angreifen und der häufige Gebrauch des Wortes „ich" sowie allgemeine Spontaneität erlernt werden sollen. ◀

Bei chronisch Schizophrenen mit Verhaltensstörungen und Autismus findet das **operante Konditionieren** Anwendung. Erwünschte Verhaltensweisen werden nach dem Prinzip der Verstärkung belohnt. Zu dieser Methode gehört auch das **Tauschpfand-System (token-economy);** dieses arbeitet mit systematischen Verstärkungen.

Die **Aversionstherapie** findet Anwendung z.B. bei Tics, Nägelkauen und süchtigem Verhalten (z.B. Alkoholismus). Süchtiges und abartiges Verhalten wird mit so genannten Aversivreizen gekoppelt. Die „Bestrafungen" führen dann zu einer Aversion gegen das ursprüngliche Verhalten. Eine typische Aversionstherapie ist die Einnahme von Antabus® bei Alkoholikern. Meist findet die Aversionstherapie Anwendung zusammen mit anderen verhaltenstherapeutischen Verfahren.

▶ Bei dem Verfahren des **Biofeedbacks** sollen dem Patienten vegetative Prozesse sichtbar gemacht werden, damit er dadurch auf die beobachteten Körperfunktionen bewussten Einfluss nehmen kann. Hier finden sich im Handel Geräte, die eine Rückmeldung des Muskeltonus oder der Herzfrequenz in Form akustischer oder optischer Signale vermitteln. Der Patient soll dann durch entsprechende Interventionen (Methoden zur Muskelentspannung, Atemtechniken, usw.) lernen, die physiologischen Reaktionen zu beeinflussen und dadurch sich zu entspannen. Anwendung findet dieses Verfahren bei Spannungskopfschmerzen, Migräne und arterieller Hypertonie. ◀

14.5 Suggestive Verfahren

Bei Suggestion sind Einsicht und Kritik ausgeschaltet; die emotionalen „Tiefenschichten" werden direkt angesprochen. Beeinflusst wird das Es, das Ich bleibt unberührt. Suggestive Techniken arbeiten mit der bewusst eingesetzten direkten oder indirekten Beeinflussung der Vorstellungen des Patienten. Suggestion ist eigentlich legitimer, ja sogar wichtiger Bestandteil der ärztlichen Behandlungsform. Auf Suggestion beruht auch der **Placebo-Effekt,** der zu Fehlbeurteilungen von Medikamenten führen kann.

Merke!

Suggestion kann auch gezielt eingesetzt werden. Bei suggestiven Therapieformen ist Suggestion Hauptbestandteil der Therapie. Zu den gebräuchlichsten suggestiven Verfahren gehören

- Fremdhypnose
- Autohypnose (autogenes Training)
- progressive Relaxation (nach JAKOBSEN).

Die Bewusstseinsveränderung bei **Fremdhypnose** gleicht dem Dämmerzustand. Gegenüber der Wachsuggestion handelt es sich bei Fremdhypnose um eine **Suggestion bei veränderter Bewusstseinslage.** Entwickelt wurde diese Hypnoseform von M. ERIKSSON, J. HALEY und P. WATZLAWICK. Erzeugt wird bei der Suggestion eine veränderte Bewusstseinslage, ein schlafähnlicher Zustand, bei dem die Bewusstseinslage eingeengt ist und ein Schwere- und Wärmegefühl induziert wird. Ist der Zustand tiefer Entspannung erreicht, werden über bestimmte kurze positive und suggestive Formeln spezielle Problembereiche angesprochen und modifiziert. In der Regel dauert die Fremdhypnose 30 Minuten und wird oft in mehreren Sitzungen pro Woche durchgeführt.

Anwendung findet die Fremdhypnose bei einfachen Schlafstörungen, Tics, Schmerzsyndromen, Schreikrämpfen sowie bei konversionsneurotischen Syndromen, aber auch bei Angst- und Spannungszuständen und somatoformen Störungen. Kontraindikation besteht bei Psychosen.

Von allen Psychotherapieverfahren sind ärztliche Führungsintensität und Patientenabhängigkeit bei Hypnose am stärksten ausgeprägt.

Das **autogene Training** wurde von J. H. SCHULZ entwickelt und dient der konzentrativen Selbstentspannung mit einer Minimalisierung der Abhängigkeit vom Arzt. Die Aktion des Arztes beschränkt sich auf die Einübung der autohypnotischen Techniken. Es handelt sich somit um eine autosuggestive Entspannungsmethode, bei der ein hypnoseähnlicher Zustand erreicht wird, wodurch vegetative Prozesse durch Entspannung beeinflusst werden.

Der Patient soll die Methode ein bis mehrmals täglich üben, entweder im Sitzen oder im Liegen. Indiziert ist das Verfahren zur allgemeinen Ruhigstellung, zur Entspannung sowie bei akuten und chronischen Schmerzen, bei psychovegetativen Syndromen, bei leichten Angststörungen sowie bei stressbedingten körperlichen Störungen (z.B. Muskelverspannungen). Wie die Fremdhypnose ist auch das autogene Training bei schizophrenen Psychosen und schweren Depressionen kontraindiziert.

Auch bei der **progressiven Relaxation** handelt es sich um ein suggestives Verfahren. Der Patient selbst ist aktiv und erlernt das Verfahren vom Arzt. In der ersten Phase lernt der Patient die Empfindung bei Muskelanspannung und in der zweiten Phase den Übergang von der Anspannung zur Entspannung zu vollziehen. Er muss verschiedene Muskelgruppen nacheinander anspannen und entspannen. Bekannteste Methode ist die **progressive Muskelrelaxation** nach Jacobsen. Weitere Verfahren sind die aktive Tonusregulierung nach Stokvis, die gestufte Aktivhypnose von Kretschmer und Langen sowie die Entspannungsübungen zur Geburtserleichterung nach Dick-Read.

14.6 Gruppenpsychotherapie

Man bedient sich heute verschiedener Verfahren mit unterschiedlich starker Beachtung der Gruppensituation. Bei diesen Therapieformen werden auf verschiedene Teilnehmer verschiedene Übertragungen gebildet; man spricht von **multilateraler Übertragung.**

Gruppenpsychotherapie hat gegenüber der Individualpsychotherapie Vorteile und Nachteile.

Vorteile sind

- Möglichkeiten der Nachahmung (Identifizierung mit anderen und Lernen am Modell)
- Katharsis als Möglichkeit, Gefühle in wohlwollender Atmosphäre auszudrücken
- Gruppenkohäsion wegen des Erlebens von Zusammenhalt und Kontinuität in der Gruppe
- korrigierende Wiederholung von Erfahrungen aus der Familie als Primärgruppe.

Nachteile sind

- häufig bestehender Zeitmangel und damit keine umfassendere Konfliktbearbeitung
- Affektverstärkung ist meist nicht kontrollierbar
- häufig künstlich zusammengestellte Gruppen nach dem Motto: „So heterogen wie möglich und so homogen wie nötig".
- Entwicklung einer festen Bindung an bestimmte Interaktionspartner, die sich komplementär zur eigenen Persönlichkeitsstruktur verhalten.

Bei Gruppentherapien wird die Dynamik der Gruppe ausgenutzt, um bei jedem der etwa 8–10 Gruppenteilnehmer einen psychotherapeutischen Prozess in Gang zu bringen. Belastungen müssen die Teilnehmer selbst bearbeiten. Die Gruppe dient als Modell einer sozialen Situation.

Sowohl Verhaltenstherapie, Entspannungsverfahren als auch analytisch orientierte Verfahren können in Gruppen durchgeführt werden. Speziell für eine Gruppe von Patienten wurden die **analytische Gruppentherapie** und die **„therapeutische Gemeinschaft"** geschaffen.

Für die Dauer der Gruppenarbeit sollte die Gruppe in sich geschlossen bleiben. Pro Woche werden eine oder zwei Sitzungen von 90-minütiger Dauer abgehalten. Nach psychoanalytischen Prinzipien werden durch Besprechung von Träumen, freie Assoziation und Analyse von Widerstand und Übertragung, Konflikte der Gruppenmitglieder behandelt und bearbeitet.

Speziell für die Gruppe entwickelte Verfahren sind

- das **Psychodrama** nach Moreno, das sich Elemente des Spiels, vor allem des Theaterspiels zunutze macht. Dabei spielt der Patient gemeinsam mit anderen Kranken unter ärztlicher Anleitung problematische und unbewältigte Situationen aus seinem Leben. Der Konflikt eines Patienten wird zusammen mit anderen dargestellt und über eine Art Handlungskatharsis zu lösen versucht. Das Psychodrama findet heute nur noch selten Anwendung.
- das **Gruppenlabor,** bei dem durch so genannte Gruppenexperimente den Patienten Gelegenheit zur Selbsterfahrung gegeben werden soll.
- Die **Selbsthilfegruppen,** zu denen sich Patienten mit gleichen Störungen zusammenschließen, um innerhalb der Gruppe Probleme besser zu lösen (z.B. anonyme Alkoholiker).
- die **Milieugruppen,** in denen Menschen zusammenleben und Lebensgemeinschaften bilden. Sie dienen der Findung neuer Rollen und der Einübung sozialer Flexibilität. Es handelt sich um offene Gruppen mit bis zu 40 Mitgliedern.
- die **kreativen Aktionsgruppen.**

Der psychotherapeutisch geschulte wie ungeschulte Arzt ist im Allgemeinen ohne Hilfen, also ohne Supervision nicht längere Zeit in der Lage, bei Patienten als psychotherapeutische Stütze zu fungieren. Aus diesem Grunde entwickelten sich Supervisionsgruppen, geführt von ausgebildeten und erfahrenen Psychotherapeuten. Nach ihrem Begründer wurden sie **Balint-Gruppen** genannt. Hier sollen Ärzte ihre Behandlungserfahrungen und Behandlungsschwierigkeiten vorbringen und gemeinsam erörtern. Es kommt dabei sehr darauf an, bekannte Phänomene in neuem Licht zu sehen. So soll der therapeutisch tätige Arzt erkennen lernen, warum er bei einem bestimmten Fall empfindlich und bei einem anderen Fall unempfindlich reagiert oder bei einem Patienten in emotionale Beziehung kommt und bei einem anderen gleichgültig bleibt.

Selbsterfahrungsgruppen haben hingegen einen anderen Akzent. Angehende Psychotherapeuten bilden eine Lehrgruppe, in der die persönlichen Probleme der Teilnehmer, ihre Schwierigkeiten in Behandlungen einschließlich ihrer unbewussten Motivationen bearbeitet werden sollen. In abgewandelter Form finden sich Selbsterfahrungsgruppen auch bei Patienten. Zur verhaltenstherapeutischen Weiterbildung gehören Selbsterfahrungsgruppen ebenfalls.

14.7 Paar- und Familientherapie

▶ Die Familientherapie als jüngster Zweig der Psychotherapie sieht in der Familie das wichtigste Beziehungsfeld des Patienten und zielt zudem therapeutisch auf die Familie selbst ab. Sie bezieht sich also auf die gesamte Familie und nicht nur auf das einzelne Familienmitglied. Man spricht auch vom „Patient Familie". Viele Verhaltensstörungen, vor allem bei Jugendlichen, können nur erfolgreich behandelt werden, wenn zugleich eine Familientherapie erfolgt (z.B. bei Anorexia nervosa). ◀

Vielfach ist Familientherapie gleich Paartherapie; Paartherapie ist letztlich die einfachste Form einer Familientherapie. Paartherapie, bzw. Familientherapie dienen der Bearbeitung von interpersonellen Konflikten auf der Basis von psychoanalytischen, lerntheoretischen und/oder systemtheoretischen Modellen.

Paartherapie (Ehetherapie) und Familientherapie befassen sich vorrangig mit den wechselseitigen Erwartungen der Partner, bzw. der Mitglieder, wobei diese Erwartungen ausgesprochen oder unausgesprochen sein können. Von der Gruppenpsychotherapie unterscheidet sich die Familientherapie nicht nur durch die Anzahl der Teilnehmer; von größerer Bedeutung ist die Tatsache, dass die Teilnehmer der Familientherapie miteinander durch eine gemeinsame Lebenssituation und fast immer durch eine gemeinsame Lebensgeschichte verbunden sind.

Die Familientherapie ist eine überwiegend einsichtsorientierte Therapie in zum Teil verhaltenstherapeutisch ausgerichteter Form. Zwingende Voraussetzung ist eine umfassende Ausbildung des Therapeuten sowohl in individueller Psychotherapie als auch in Gruppenpsychotherapie.

Ziel der Paartherapie ist:

- Abbau von Konflikten und Symptomen
- Anbieten von Informationen (Psychoedukation)
- Verbesserung der partnerschaftlichen Kommunikation
- Vermitteln von Kompetenzen zur Bewältigung von Problemen und Stresssituationen.

Wenn die in einer Partnerschaft aufgetretenen Probleme nicht mehr durch die bereits vorhandenen Kompetenzen und Ressourcen bewältigt werden können, ist Paartherapie indiziert.

14.8 Psychoedukation

Der Begriff Psychoedukation ist ein Sammelbegriff für alle Behandlungsformen, die zum Ziel haben, den Patienten und dessen Angehörigen umfangreiche Informationen und Kenntnisse über Entstehungsbedingungen, Auswirkungen und Behandlungsmöglichkeiten psychischer Erkrankungen zu vermitteln. Man geht von der Tatsache aus, dass nahezu alle Patienten umfassend und vollständig über ihre Diagnose und den Behandlungsplan informiert werden wollen. Dabei ist es auch Ziel, den Patienten aktiv in die Behandlung einzubeziehen und seine Mitwirkung zu erreichen.

Durch das Verständlichmachen psychischer Krankheiten und der notwendigen therapeutischen Interventionen bei Patient und Angehörigen kann Folgendes erreicht werden:

- Reduktion von Angst
- Schaffen von Vertrauen in den Behandler und die Behandlung
- Erreichen von Eigenaktivität beim Patienten
- Erzeugen von Bereitschaft zur Verantwortung und Selbstkontrolle beim Patienten
- Reduktion der Rückfallquote bei psychischen Erkrankungen.

Vor allem in der Verhaltenstherapie spielt Psychoedukation als therapeutische Intervention eine bedeutsame Rolle. Psychoedukation findet Anwendung als

- Patientenratgeber
- psychoedukative Therapieprogramme
- Selbsthilfeprogramme.

Bei **Patientenratgebern** handelt es sich um Literatur für Patienten und Angehörige, in denen verschiedene Erkrankungen, deren Entstehung, Folgen und Behandlungsmöglichkeiten auf einfache und verständliche Weise dargestellt werden.

Bei **psychoedukativen Therapieprogrammen** handelt es sich um Therapieelemente oder Therapieprogramme, die auf die Behandlung einer bestimmten psychischen Erkrankung ausgerichtet sind. Dabei handelt es sich um so genannte **störungsspezifische Ansätze.** Konzentrieren sich die Therapieprogramme auf ein bestimmtes Problem, so wird von **problemorientierten Ansätzen** gesprochen. Soll der Erwerb bestimmter Fertigkeiten erreicht werden, sind **zielbezogene Ansätze** erforderlich. Letztere finden z.B. Anwendung, wenn das Ziel der angemessene Umgang mit Emotionen ist. Beim psychoedukativen Training für schizophrene Patienten von KIERSERG und HORNUNG handelt es sich um störungsspezifische psychoedukative Interventionen. Psychoedukation spielt aber auch in psychotherapeutischen Behandlungen von Angststörungen, Zwangsstörungen, Essstörungen und Schlafstörungen eine bedeutsame Rolle.

Gesundheitsinformationsgruppen für Patienten und Angehörige finden in der Regel wöchentlich statt; hierbei handelt es sich um **störungsübergreifende Ansätze.** Es werden verschiedene psychische Erkrankungen und bestimmte krankheitsbezogene Themen behandelt, die entweder von den Patienten selbst oder von deren Angehörigen ausgewählt werden.

Neben den Patientenratgebern werden auch Selbsthilfeprogramme in Buchform angeboten, die Informationen zu bestimmten psychischen Krankheiten geben. Im Gegensatz zu den einfach gestalteten Patientenratgebern sind Selbsthilfeprogramme hoch strukturierte und in didaktisch sinnvoller Weise dargestellte therapeutische Verfahren, die der Patient selbst zur Behandlung seiner Problematik anwenden soll. Solche Selbsthilfeprogramme werden für Depressionen, Panikstörungen und Zwangsstörungen angeboten.

15 Forensische Psychiatrie

15.1 Strafrecht

15.1.1 Schuldfähigkeit !!

Im Rahmen einer forensisch-psychiatrischen Begutachtung ist die Diagnostik der Persönlichkeit von erheblicher Bedeutung. Im Vordergrund stehen die ausführliche psychiatrische Exploration, testpsychologische Verfahren und die biographische Anamnese. Weiterhin sind Fremdanamnese, Verhaltensbeobachtungen und körperliche Untersuchungen erforderlich.

In der Bundesrepublik Deutschland und in der Schweiz sowie in Österreich wird weiterhin am Schuldstrafrecht festgehalten. Seit dem 1.1.1975 regeln die §§ 20 und 21 die Frage der Schuldfähigkeit und ersetzten damit den früheren § 51 StGB.

§ 20 StGB: Schuldunfähigkeit wegen seelischer Störungen

▶ Ohne Schuld handelt, wer bei Begehung der Tat wegen einer krankhaften seelischen Störung, wegen einer tief greifenden Bewusstseinsstörung oder wegen Schwachsinns oder einer schweren anderen seelischen Abartigkeit unfähig ist, das Unrecht der Tat einzusehen oder nach dieser Einsicht zu handeln.

§ 21 StGB: Verminderte Schuldfähigkeit

Ist die Fähigkeit des Täters, das Unrecht der Tat einzusehen oder nach dieser Einsicht zu handeln, aus einem der im § 20 bezeichneten Gründe bei Begehung der Tat erheblich vermindert, so kann die Strafe nach § 49 Abs. 1 gemildert werden.

Bei der Schuldfähigkeitsbeurteilung muss der Gutachter vor allem darauf achten, den ihm gesetzten Rahmen nicht zu überschreiten. Aufgabe des Sachverständigen ist es, durch klinische psychiatrische, psychopathologische und verhaltensanalytische Untersuchungen die momentanen psychischen Gegebenheiten und den psychischen Zustand zur Tatzeit zu ergründen.

Der § 20 spricht nicht von den medizinischen Begriffen „krankhafte Störung der Geistestätigkeit" oder „Geistesschwäche", sondern von **„krankhaften seelischen Störungen".** Weiterhin spricht der § 20 von „tief greifender Bewusstseinsstörung", wobei hier nicht organisch bedingte Bewusstseinsstörungen gemeint sind, sondern vielmehr nichtkrankhafte Zustände aus dem normal-psychologischen Bereich (z. B. Ermüdung, hochgradiger Affekt, Erschöpfung, Schlaftrunkenheit).

Eine Schuldminderung oder Schuldlosigkeit ist nur bei besonderem Schweregrad zuzuerkennen. ◀

15.1.2 Maßregeln zur Besserung und Sicherung

Im Vordergrund steht heute das Ziel zur Besserung mit Wiedereingliederung eines Straftäters. Auf diese Weise kam die forensische Psychiatrie in ein neues Licht, und man hat ihr damit wesentliche therapeutische Aufgaben übertragen. Für den psychiatrischen Sachverständigen sind folgende **Maßregeln** von Bedeutung:

- § 63 StGB – Unterbringung in einer psychiatrischen Krankenanstalt
- § 64 StGB – Unterbringung in einer Entziehungsanstalt.

Besteht bei einem psychisch kranken Straftäter die Gefahr einer erneuten Straftat, so kann nach § 63 und § 64 eine Unterbringung angeordnet werden. Dabei müssen erneute Straftaten „zu erwarten sein", was bedeutet, dass diese Straftaten nicht nur „möglicherweise" sondern vielmehr „mit Wahrscheinlichkeit" begangen werden. Durch eine Unterbringung soll somit eine vorbeugende Maßnahme ergriffen werden. Allerdings kann die Maßregelvollstreckung nach § 67 b zur Bewährung ausgesetzt werden, wenn die Gefahr, die von einem Straftäter ausgeht, anderweitig ausreichend behoben werden kann. Dies ist beispielsweise der Fall bei einer freiwilligen Aufnahme in ein psychiatrisches Krankenhaus oder bei kontinuierlicher ambulanter Behandlung. Bei Aussetzen des Maßregelvollzuges auf Bewährung wird aber grundsätzlich **Führungsaufsicht** notwendig (§ 67 b–d).

Ist der Straftäter vermindert schuldfähig, so wird in der Regel der **Maßregelvollzug** noch vor einer Freiheitsstrafe durchgeführt, jedoch dann nicht, wenn eine vorangehende Freiheitsstrafe für die darauf folgende Maßregel von Vorteil wäre. Folgt eine Freiheitsstrafe einer Maßregel, so wird die Zeit hierauf angerechnet.

Nach § 62 StGB darf eine Maßregel der Besserung und Sicherung nicht angeordnet werden, wenn sie zur Bedeutung der vom Täter begangenen oder zur erwartenden Taten sowie zu dem Grad der von ihm ausgehenden Gefahr außer Verhältnis steht. Hier gilt der Grundsatz der Verhältnismäßigkeit. Grundsätzlich muss jedoch das Interesse der Allgemeinheit schwerer wiegen als die Freiheitsbeschränkung für den Betroffenen.

Sind dringende Gründe für die Annahme vorhanden, dass jemand eine rechtswidrige Tat im Zustand der Schuldunfähigkeit oder verminderten Schuldfähigkeit begangen hat und dass eine Unterbringung in einem psychiatrischen Krankenhaus oder Entziehungsanstalt angeordnet werden wird, so kann das Gericht nach § 126 a Strafprozessordnung (StPO) durch Unterbringungsbefehl die einstweilige Unterbringung in einer dieser Anstalten anordnen, wenn die öffentliche Sicherheit es erfordert.

15.2 Zivilrecht (Bürgerliches Recht)

Im bürgerlichen Recht muss der psychiatrische Gutachter vorrangig feststellen, ob die Tätigung von Rechtsgeschäften durch bestehende seelische Störungen verhindert oder beeinträchtigt wird oder aber beeinträchtigt werden kann. Rechtsgeschäfte können angefochten werden, wenn bei Abgabe einer Willenserklärung aufgrund einer psychischen Erkrankung eine freie Entscheidung nicht möglich war. Dies hat dann eine Nichtigkeitserklärung des Rechtsgeschäftes zur Folge.

15

15.2.1 Geschäftsunfähigkeit

§ 104 BGB regelt die Geschäftsunfähigkeit

Merke!

Als **geschäftsunfähig** gilt:

- Wer nicht das 7. Lebensjahr vollendet hat
- Wer sich in einem die freie Willensbestimmung ausschließenden Zustand krankhafter Störung der Geistesfähigkeit befindet, sofern nicht der Zustand seiner Natur nach ein vorübergehender ist.

Bis zum 18. Lebensjahr, also bis zur Volljährigkeit, gilt die Person als minderjährig und damit als nur **beschränkt geschäftsfähig.** Erst ab dem 18. Lebensjahr ist volle Geschäftsfähigkeit gegeben.

Für eine Geschäftsunfähigkeit muss eine **schwere seelische Störung** vorliegen, eine psychische Verfassung, bei der die Unfreiheit des Willens als gesichert gelten kann. Die Beurteilung gestaltet sich häufig schwierig, weil oft erst jahrelang nach Abschluss eines Geschäftes eine Beurteilung erfolgt und auf Zeugenaussagen nicht immer Verlass ist. Im Übrigen kann die Fassade eines Patienten noch derart gut erhalten sein, dass sogar schwerere Störungen der freien Willensbestimmung oder der Affektivität sowie der Kritikfähigkeit einem Nichtsachverständigen kaum auffallen. Grundsätzlich ist die Beweisführung von demjenigen zu führen, der die Geschäftsunfähigkeit eines Geschäftspartners behauptet.

Während es bei Personen vor dem 18. Lebensjahr hinsichtlich der Geschäftsfähigkeit eine Abstufung gibt (geschäftsunfähig, beschränkt geschäftsfähig), existiert beim Erwachsenen keine Abstufung wie etwa bei der Schuldfähigkeit. Allerdings gibt es eine partielle oder gegenständlich beschränkte Geschäftsunfähigkeit (z. B. Prozessunfähigkeit bei Wahnkranken).

15.2.2 Betreuungsrecht

Das alte Recht kannte die Vormundschaft (§ 6 BGB) und die Gebrechlichkeitspflegschaft (§ 1910 BGB).

Künftig kann kein Erwachsener mehr unter Vormundschaft stehen. Für Minderjährige gilt aber nach wie vor das Vormundschaftsrecht des BGB; die Gerichte, die sowohl für Minderjährige wie für Volljährige zuständig sind, heißen weiterhin „Amtsgericht – Vormundschaftsgericht". Die Gebrechlichkeitspflegschaft wurde 1992 durch das **Betreuungsgesetz (§§ 1896–1908 BGB)** abgelöst. Für Volljährige gilt das neue Rechtsinstitut der Betreuung, das auf die bisherige Gebrechlichkeitspflegschaft aufbaut.

Die vom Betreuungsrecht Betroffenen bekommen für die Angelegenheiten, die sie ganz oder teilweise nicht mehr besorgen können, einen Betreuer als gesetzlicher Vertreter, den das Vormundschaftsgericht bestellt (§ 1896 BGB). Der Betreuer muss eine natürliche Person sein (§ 1897 I und II BGB), kann jedoch Angehöriger einer Behörde (§ 1900 Abs. 4 BGB) oder eines Betreuungsvereins (§ 1900 Abs. 1 BGB) sein. Das Gericht definiert Aufgabenkreise, für die der Betreuer zuständig ist.

Die Voraussetzungen für eine Betreuung ergeben sich aus § 1896 BGB: **„Kann ein Volljähriger aufgrund einer psychischen Krankheit oder einer körperlichen, geistigen oder seelischen Behinderung seine Angelegenheiten ganz oder teilweise nicht besorgen, so bestellt das Vormundschaftsgericht auf seinen Antrag oder von Amts wegen für ihn einen Betreuer. Den Antrag kann auch ein Geschäftsunfähiger stellen. Ein Betreuer darf nur für Aufgabenkreise bestellt werden, in denen die Betreuung erforderlich ist. Die Betreuung ist nicht erforderlich, soweit die Angelegenheiten des Volljährigen durch einen Bevollmächtigten oder durch andere Hilfen, bei denen kein gesetzlicher Vertreter bestellt wird, ebenso gut wie durch einen Betreuer besorgt werden können."**

Die Betreuung hat keine automatischen Auswirkungen auf die Geschäftsfähigkeit. Wer die Bedeutung seiner Erklärung im Rechtsverkehr einzusehen und auch nach dieser Einsicht zu handeln vermag, kann also auch als Betreuter Kaufverträge und andere Rechtsgeschäfte abschließen, heiraten oder ein Testament errichten. Nur wenn jemand sich selbst oder sein Vermögen erheblich gefährdet (z. B. durch häufige und für ihn wirtschaftlich ruinöse sinnlose Versandhausbestellungen großen Umfangs), wird das Gericht einen **Einwilligungsvorbehalt** (§ 1903 BGB) anordnen. Dann kann der Betreute nur mit Zustimmung seines Betreuers rechtswirksame Willenserklärungen abgeben. Auf die Eheschließung und auf Verfügung von Todes wegen kann sich ein Einwilligungsvorbehalt aber nie beziehen; kein Betreuer darf also durch Einverständnis oder Ablehnung die Entscheidung eines Volljährigen lenken, wen er heiraten oder zum Erben einsetzen will.

Der § 1903 BGB – **Einwilligungsvorbehalt** führt Folgendes aus: **„Soweit dies zur Abwendung einer erheblichen Gefahr für die Person oder das Vermögen des Betreuten erforderlich ist, ordnet das Vormundschaftsgericht an, dass der Betreute zu einer Willenserklärung, die den Aufgabenkreis des Betreuers betrifft, dessen Einwilligung bedarf (Einwilligungsvorbehalt)".**

Demnach sind also beim Einwilligungsvorbehalt Willenserklärungen des Betreuten ohne Zustimmung des Betreuers in definierten Bereichen nicht wirksam, wenn dies zur Abwendung einer erheblichen Gefahr für die Person oder das Vermögen des Betroffenen erforderlich ist.

Die Bestellung eines Betreuers hat auf das **Wahlrecht** der Betreuten grundsätzlich keinen Einfluss. Nur dort, wo sich die Betreuung ausnahmsweise auf alle Angelegenheiten erstreckt, können Betreute nicht mehr zur Wahl gehen, bzw. nicht mehr rechtskräftig wählen.

Eingriffe in Rechte der Betroffenen sind nur so weit und so lang zulässig, wie dies erforderlich ist. So wird dem Betreuer nur derjenige Aufgabenkreis zugewiesen, für den der Betroffene Unterstützung benötigt (z. B.: „Bestimmung der ärztlichen Behandlung einer genau bezeichneten Krankheit"; „Unterbringung in einem Heim, Wohnungsauflösung"; „Angelegenheiten in Zusammenhang mit Arbeitsverträgen"; „Verwaltung von Immobilienbesitz" usw.) Nach längstens fünf Jahren muss die Betreuerbestellung überprüft werden. Soll sie verlängert werden, so sind ihre Voraussetzungen in einem Gerichtsverfahren mit entsprechenden Verfahrensgarantien erneut festzustellen.

Die Betreuung tritt gegenüber anderen – privaten oder öffentlichen – Hilfen zurück. Wo die Unterstützung durch den Ehegatten, Verwandte, Nachbarn, kirchliche oder soziale Einrichtungen ausreicht, ist die Betreuung nicht erforderlich (§ 1896 Abs. 2 BGB). Auf sie kann vor allem dann verzichtet werden, wenn der oder die Betroffene in Voraussicht einer späteren altersbedingten Geschäftsunfähigkeit jemand anderem eine Vollmacht erteilt („Altersvorsorgevollmacht"). Selbstverständlich gilt dies auch für Vollmachten, die für andere künftige Situationen – etwa Handlungsunfähigkeit wegen eines Unfalls – oder zu einer Hilfsbedürftigkeit erteilt wurden. Muss der Bevollmächtigte überwacht werden, so kann ein „Kontrollbetreuer" bestellt werden.

Lehnen die Betroffenen eine bestimmte Person als Betreuer ab, so soll hierauf ebenfalls Rücksicht genommen werden (§ 1897 Abs. 4 BGB). Nur bei Vorliegen besonderer Gründe darf dieser dann zum Betreuer bestellt werden. Schlägt der oder die Betroffene niemanden vor, der zum Betreuer bestellt werden kann, so hat das Gericht bei der Auswahl des Betreuers auf die verwandtschaftlichen und sonstigen persönlichen Bindungen des Volljährigen, insbesondere auf die Beziehungen zu Eltern, Kindern und zum Ehegatten, sowie auch auf die Gefahr von Interessenkonflikten Rücksicht zu nehmen.

Wünsche der Betroffenen sind nicht nur dann zu beachten, wenn sie im Verfahren auf Betreuerbestellung oder während einer laufenden Betreuung geäußert werden. Schon in „guten Tagen" kann jeder – wie oben erwähnt – durch eine Betreuungsverfügung (vielfach auch als „Alterstestament" bezeichnet) vorsorglich Anordnungen für einen späteren Betreuungsfall treffen. So kann man festlegen, wer Betreuer werden soll. Auch Anordnungen für die Lebensführung und Vermögensverwaltung können niedergelegt werden.

Merke!

Zur Personensorge gehört vor allem die Sorge für die Gesundheit und die Freiheit des Betreuten. Innerhalb seines Aufgabenkreises hat jeder Betreuer dazu beizutragen, dass Möglichkeiten genutzt werden, die Krankheit oder Behinderung des Betreuten zu beseitigen, zu bessern, die Verschlimmerung zu verhüten oder ihre Folgen zu mildern. ◀

Für besonders wichtige Angelegenheiten der Personensorge enthält das Gesetz Sonderregelungen, nämlich für

- Gesundheitsfürsorge (§ 1904 BGB)
- Sterilisation (§ 1905 BGB)
- Unterbringung und unterbringungsähnliche Maßnahmen (§ 1906 BGB)
- Wohnungsangelegenheiten (§ 1907 BGB).

Die Aufhebung oder Änderung der Betreuung wird im § 1908 d BGB geregelt. Demnach ist die Betreuung aufzuheben, wenn ihre Voraussetzungen wegfallen. Fallen diese Voraussetzungen nur für einen Teil der Aufgaben des Betreuers weg, so ist dessen Aufgabenkreis einzuschränken. Ist der Betreuer auf Antrag des Betreuten bestellt, so ist die Betreuung auf dessen Antrag aufzuheben, es sei denn, dass eine Betreuung von Amts wegen erforderlich ist. Den Antrag kann auch ein Geschäftsunfähiger stellen. Wenn es erforderlich ist, kann der Aufgabenkreis des Betreuers auch erweitert werden.

Die von der Rechtsprechung entwickelten Verfahrensgarantien sind in das Gesetz aufgenommen und noch verstärkt worden. So weit es Betroffenen möglich ist, können sie sich selbst am Verfahren aktiv beteiligen. Für die Entmündigung war früher das Prozessgericht zuständig und verfuhr nach den Vorschriften der Zivilprozessordnung (ZPO). Über Fragen der Vormundschaft und der Gebrechlichkeitspflegschaft hatte seinerzeit das Vormundschaftsgericht zu entscheiden. Das Verfahren richtete sich nach dem **Gesetz über die freiwillige Gerichtsbarkeit (FGG).** In Betreuungsverfahren werden alle Betreuungs- und Unterbringungsangelegenheiten vom Vormundschaftsgericht in einem einheitlichen FGG-Verfahren geführt (§ 65–70 n BGB). Betroffene sind in allen Verfahren, die sich auf die Betreuung beziehen, auch dann verfahrensfähig, wenn sie geschäftsunfähig sind. Das Gericht bestellt nur dann einen Verfahrenspfleger (z. B. Rechtsanwalt), wenn dies erforderlich ist (§ 67 FGG).

Das Gericht muss den Betroffenen zu Beginn des Verfahrens über dessen möglichen Verlauf unterrichten (§ 69 a FGG). Vor der Bestellung des Betreuers oder der Anordnung eines Einwilligungsvorbehaltes hat das Gericht die Betroffenen persönlich anzuhören (§ 68 FGG). Ausnahmen sind nur unter ganz engen Voraussetzungen möglich (z. B. wenn die Anhörung einen Gesundheitszustand verschlechtern würde). Auch Angehörige und Vertrauenspersonen des Betroffenen sollen angehört werden, wenn dies ohne erhebliche Verzögerung möglich ist.

▶ Betreuer dürfen erst bestellt werden, nachdem ein Gutachten eines Sachverständigen über die Notwendigkeit der Betreuung eingeholt worden ist (§ 68 b FGG). Ein ärztliches Attest reicht nur dann aus, wenn der Betroffene auf die Begutachtung verzichtet und die Gutachtenseinholung im Hinblick auf den Umfang des Aufgabenkreises des Betreuers unverhältnismäßig wäre. Das Ergebnis der Anhörung, das Gutachten des Sachverständigen oder das ärztliche Zeugnis, der Umfang des Aufgabenkreises und die Frage, welche Person oder Stelle als Betreuer in Betracht kommt, sind mit dem Betroffenen mündlich in einem Schlussgespräch zu erörtern.

Für die Unterbringung des oder der Betreuten durch den Betreuer, für die Unterbringung eines Kindes durch Eltern, Vormund oder Pfleger, für unterbringungsähnliche Maßnahmen und für polizeirechtliche Maßnahmen nach Landesrecht gilt künftig ein einheitliches Gerichtsverfahren, das durch starke rechtsstaatliche Garantien geprägt ist (Verfahrensfähigkeit ab dem 14. Lebensjahr, erforderlichenfalls Verfahrenspfleger, persönliche Anhörung, Begutachtung). ◀

Betreuungen und Einwilligungsvorbehalte werden spätestens alle fünf Jahre gerichtlich überprüft, Unterbringungen jährlich und bei offensichtlich langer Unterbringungsbedürftigkeit alle zwei Jahre. Mit Inkrafttreten des Betreuungsgesetzes im Jahr 1992 wandelten sich bestehende Vormundschaften über Erwachsene und Gebrechlichkeitspflegschaften automatisch in Betreuungen nach neuem Recht um. Vormünder oder Pfleger wurden Betreuer.

15.2.3 Testierfähigkeit

Im § 2229 Abs. 4 BGB wird die Testierfähigkeit geregelt: **„Wer wegen krankhafter Störung der Geistestätigkeit, wegen Geistesschwäche oder wegen Bewusstseinsstörung nicht mehr in der Lage ist, die Bedeutung einer von ihm abgegebenen Willenserklärung einzusehen und nach dieser Einsicht zu handeln, kann ein Testament nicht errichten".**

Bei der Testierfähigkeit handelt es sich streng genommen um eine „Spezialform" der Geschäftsfähigkeit.

Auch eine nachträgliche Stellungnahme zur Testierfähigkeit abzugeben, ist nicht immer leicht, da man sich dabei auf Aktenunterlagen und Zeugenaussagen verlassen muss. Argumente von hohem Verlässlichkeitsgrad sind notwendig und in vielen Fällen nicht zu finden. Grundsätzlich ist hier ein „mit an Sicherheit grenzender Wahrscheinlichkeit" bestehender positiver Nachweis erforderlich. Zweifel an der Testierfähigkeit allein reichen grundsätzlich nicht aus.

Merke!

Verfügungen von Todes wegen (Testamente, Erbverträge) können wirksam **nicht** treffen:
- Minderjährige unter 16 Jahren
- bestimmte körperlich mehrfach behinderte Personen (z. B. bei gleichzeitig bestehender vollständiger Blindheit und Taubheit)
- Personen mit natürlicher Geschäfts- oder Erklärungsunfähigkeit, also bei schweren Störungen der Geistestätigkeit.

Testierunfähigkeit aufgrund von Entmündigung gibt es seit 1.1.1992 nicht mehr. Allerdings behält die Entmündigung für letztwillige Verfügungen, die bis zum 31.12.1991 getroffen worden sind, ihre Bedeutung.

15.2.4 Eherecht

Die Auflösung einer Ehe ist möglich durch
- Nichtigkeitserklärung
- Aufhebung
- Scheidung.

Das Gesetz des § 18 Ehegesetz (EheG) fordert für die Nichtigkeit einer Ehe, dass zum Zeitpunkt der Eheschließung die freie Willensbestimmung ausgeschlossen und damit die damalige Willenserklärung ungültig war. Durch Abs. 2 des § 32 EheG soll Missbrauch weitgehend vermieden werden.

Der im Gesetz erwähnte Begriff der „persönlichen Eigenschaften" meint nicht nur vorübergehende, körperliche, seelisch-geistige und sittliche Merkmale. Hierzu rechnet man auch körperliche oder seelische Krankheiten, wenn sich aus diesen in der Folgezeit schwerwiegende Folgen ergeben, die zu einer Ehezerrüttung führen.

Eine Ehe kann nicht eingehen, wer geschäftsunfähig ist (§ 2 EheG). Eine dennoch geschlossene Ehe ist durch gerichtliches Urteil für nichtig zu erklären. Da die Entmündigung mit ihrer konstitutiven Feststellung der Geschäftsunfähigkeit abgeschafft wurde, muss letztlich der Standesbeamte in Verdachtfällen von sich aus ermitteln und hat die Möglichkeit von den betreffenden Verlobten die Vorlage eines ärztlichen Zeugnisses zu verlangen. Wenn einer der Verlobten oder sogar beide unter Betreuung stehen, wird nicht ausgeschlossen, dass beide wirksam die Ehe miteinander eingehen können. Selbst ein Einwilligungsvorbehalt würde als solcher nichts über Eheschließungsunfähigkeit aussagen; er darf sich kraft Gesetzes nicht auf die Eingehung einer Ehe erstrecken (§ 1903 Abs. 2 BGB).

Als „arglistige Täuschung" nach § 33 EheG gilt, wenn ein Ehepartner bewusst „persönliche Eigenschaften" vor Eingehen der Ehe verschwiegen hat, wie sie in § 32 EheG angeführt werden (z. B. Homosexualität, süchtiges Verhalten).

15.3 Jugendgerichtsgesetz

Für Jugendliche gilt das Jugendgerichtsgesetz von 1974 (HGG). Dabei regelt § 3 JGG die Verantwortlichkeit. Demnach ist ein Jugendlicher strafrechtlich verantwortlich, wenn er zum Zeitpunkt der Tat nach seiner sittlichen und geistigen Entwicklung reif genug ist, das Unrecht der Tat einzusehen und nach dieser Einsicht zu handeln. Zur Erziehung eines Jugendlichen, der mangels Reife strafrechtlich nicht verantwortlich ist, kann der Richter dieselben Maßnahmen anordnen wie der Vormundschaftsrichter. Das Jugendgerichtsgesetz verwirklicht auch hierbei eine Doppelfunktion als Erziehungsrecht unter engem Zusammenwirken von Jugendbetreuung und Jugendgerichtsbarkeit und als Persönlichkeitsstrafrecht mit Verankerung des Schuldprinzips. Bei Jugendlichen handelt es sich um (mündige) Minderjährige, die das 14. Lebensjahr, aber noch nicht das 19. Lebensjahr vollendet haben (§ 1 Z2 JGG). Sie können prinzipiell bei Begehung eines Deliktes strafrechtlich zur Verantwortung gezogen werden. Die strafrechtliche Verantwortlichkeit eines Jugendlichen kann jedoch aufgehoben werden, wenn die Verantwortlichkeit nicht vorliegt, z. B. bei verzögerter Reife, also wenn er aus bestimmten Gründen noch nicht reif genug ist, das Unrecht der Tat einzusehen oder zumindest nach dieser Einsicht zu handeln. Der Gesetzestext stellt sowohl auf die Möglichkeit **mangelnder Verstandesreife** als auch auf die Bedeutung **fehlender emotionaler Reifevoraussetzungen** ab. Nicht auf Entwicklungsstörungen zurückzuführen sind einzelne Charaktermängel (z. B. Hemmungslosigkeit, Unbesonnenheit).

Vom Jugendlichen wird letztlich verlangt, die seinem Alter entsprechende **Einsichtsfähigkeit** zu besitzen, d. h. die intellektuelle Reife zur Unterscheidung von Recht und Unrecht, um einsichtig handeln zu können. Berücksichtigt werden müssen dabei auch Tat und Tatzeitpunkt, da ein jugendlicher Täter beispielsweise für einen Diebstahl nach § 3 JGG verantwortlich gemacht werden kann, andererseits aber zum Beispiel für eine Brandstiftung u.U. nicht. Dieser Sachverhalt ist vor allem dann von besonderer Bedeutung, wenn mehrere Straftaten von einem jugendlichen Täter verübt wurden. Die verminderte Verantwortlichkeit, wie sie im § 21 StGB zu finden ist, ist im § 3 JGG nicht enthalten. Eine Beurteilung kann nur lauten: „verantwortlich" oder „nicht verantwortlich". Nach § 5 JGG besteht die Möglichkeit der Anordnung von Erziehungsmaßregeln (Heimerziehung, Schutzaufsicht, Fürsorgeerziehung usw.).

Adoleszente sind in der Regel immer strafmündig, weshalb eine Prüfung nach § 3 JGG entfällt. Die Beurteilung der strafrechtlichen Verantwortlichkeit von Heranwachsenden ist nach § 20 und § 21 StGB zu prüfen. Im § 105 JGG besteht aber für den Richter die Möglichkeit, das **Jugendstrafrecht auch für Heranwachsende (Alter 18–21 Jahre) anzuwenden**. Dies ist dann der Fall, wenn die Gesamtwürdigung der Persönlichkeit des Täters bei Berücksichtigung auch der Umweltbedingungen ergibt, dass er zum Zeitpunkt der Tat nach seiner sittlichen und geistigen Entwicklung noch einem Jugendlichen gleichstand oder wenn es sich nach der Art, der Umständen und den Beweggründen der Tat um eine Jugendverfehlung handelt. Darüber hinaus besteht auch die Möglichkeit der Milderung des allgemeinen Strafrechts für Heranwachsende nach § 106 JGG. Hier kann der Richter anstelle von lebenslanger Freiheitsstrafe auf eine Freiheitsstrafe von 10–15 Jahren erkennen; Sicherungsverwahrung darf nicht angeordnet werden. Wird auf Schuldunfähigkeit nach § 20 StGB erkannt, so erübrigt sich die Prüfung nach § 105 JGG, während bei verminderter Schuldfähigkeit nach § 21 StGB zu prüfen ist, ob gemäß § 105 JGG das Jugendstrafrecht anzuwenden ist.

Der psychiatrische Sachverständige wird häufig herangezogen, um festzustellen, ob der Heranwachsende nach dem Jugendstrafrecht abzuurteilen ist. Ferner muss er eine Stellungnahme zur Prognose abgeben, damit weitere erzieherische Maßnahmen eingeleitet werden können.

15.4 Gesetz über die Unterbringung psychisch Kranker

Neben der Unterbringung in einem psychiatrischen Krankenhaus nach § 63 StGB oder in einer Entziehungsanstalt nach § 64 StGB sowie der Unterbringungsregelung nach § 64 FGG existieren **landesei-**

15

gene Unterbringungsgesetze, die dann in Kraft treten, wenn jemand psychisch krank, geistesschwach oder durch Sucht psychisch gestört ist und dadurch in erheblichem Maße **die öffentliche Sicherheit oder Ordnung gefährdet.** Dabei wurde vor allem auf die Allgemeinheit abgestellt: Im Bayerischen Unterbringungsgesetz wird ausdrücklich darauf hingewiesen, dass die Unterbringung nur möglich ist, wenn der Betreffende sein Leben und in erheblichem Maße seine Gesundheit gefährdet und dadurch **auch** die öffentliche Sicherheit oder Ordnung. Selbstgefährdung allein würde demnach nicht ausreichen, wird aber in der Regel auch als Gefahr für die Allgemeinheit angesehen.

Die Unterbringungsgesetze unterscheiden sich von Bundesland zu Bundesland nur unwesentlich und orientieren sich am Bundesgesetz (Gesetz über die freiwillige Gerichtsbarkeit – FGG).

Grundsätzlich ist zu beachten: Bei Eigengefährdung und bei Untersuchungs- bzw. Behandlungsbedürftigkeit jedoch nicht bei Fremdgefährdung erfolgt die Unterbringung nach dem Betreuungsgesetz. Besteht jedoch Fremdgefährdung, so müssen die Unterbringungsgesetze der jeweiligen Bundesländer Anwendung finden.

Während üblicherweise nur der Richter des zuständigen Amtsgerichtes über die Zulässigkeit und Fortdauer einer Unterbringung entscheiden kann, ist auch eine sofortige Unterbringung dann möglich, wenn dringende Gründe für die Annahme vorhanden sind, dass bei Vorliegen der Voraussetzungen eine gerichtliche Entscheidung nicht mehr rechtzeitig ergehen kann, um einen für die öffentliche Sicherheit oder Ordnung drohenden Schaden zu verhindern. Dann kann die **Verwaltungsbehörde,** z.B. das Amt für öffentliche Ordnung die vorläufige Unterbringung anordnen; in unaufschiebbaren Fällen kann die **Polizei** den Betroffenen ohne Anordnung der Kreisverwaltungsbehörde in eine geschlossene psychiatrische Einrichtung einliefern. Die Polizei hat aber umgehend die Verwaltungsbehörde zu informieren und diese dann das Gericht spätestens bis 12 Uhr des auf das Ergreifen folgenden Tages.

Die Verwaltungsbehörde bedient sich für ihre Entscheidung eines **Sachverständigen,** eventuell auch des zuständigen Gesundheitsamtes.

Wird die Unterbringung eines Betreuten durch den Betreuer beantragt, so muss das Vormundschaftsgericht zustimmen, d.h. die Unterbringung nach Einholung eines Gutachtens und nach Anhörung des Betroffenen beschließen.

Grundsätzlich stellt die zwangsweise Unterbringung eines psychisch Kranken in einer geschlossenen Anstalt einen Freiheitsentzug im Sinne des § 104 GG dar. Die Unterbringung bei Selbstgefährdung erfolgt gemäß § 1906 BGB.

15.5 Forensische Besonderheiten bestimmter psychischer Krankheiten und Störungen

Schizophrenie

Schizophrene sind keineswegs grundsätzlich gemeingefährlich; die meisten Schizophrenen sind sozial angepasst. Nur ein relativ kleiner Teil bedarf einer Unterbringung, und gefährlich sind gerade diejenigen, die unerkannt an einer Schizophrenie mit schleichendem Wahn leiden. Gewalttaten sind relativ selten und werden allenfalls erst durch das Verhalten der Umwelt ausgelöst. Dabei darf jedoch nicht übersehen werden, dass Schizophrene von allen psychisch Kranken am wenigsten einschätzbar sind und dass Straftaten überraschend, grotesk anmutend, unvorhersehbar und zum Teil mit erheblicher Brutalität begangen werden. Ernst zu nehmen ist auch eine zunehmende und sich über einen längeren Zeitraum hinweg entwickelnde paranoide Entwicklung, die auf dem Höhepunkt durchaus in Form eines Gewaltverbrechens entarten kann.

Bei Schizophrenen im akuten Schub ist in der Regel der § 20 StGB anzuwenden und auch die Unterbringung bei bestehender Fremd- und Selbstgefährdung in einem psychiatrischen Krankenhaus ist sinnvoll.

Man kann nicht generell Schizophrene für jede Strafhandlung schuldfrei sprechen; dies gilt vor allem für remittierende Formen mit meist nur geringer oder nicht nennenswerter Beeinträchtigung der strafrechtlichen Verantwortlichkeit. Zu denken ist aber immer an die schizophrene Persönlichkeitsveränderung, die auf längere Sicht so massiv sein kann, dass praktisch jede Verhaltens- und Handlungsweise durch den Krankheitsprozess beeinträchtigt ist und eine volle Verantwortlichkeit deshalb nicht besteht.

Depressionen

Bei depressiv Erkrankten spielt weniger die Fremdgefährdung als vielmehr die Eigengefährdung (Suizidabsichten) eine Rolle.

Von erheblicher forensischer Bedeutung ist jedoch der erweiterte Suizid, bei dem eine oder mehrere Personen des engeren Lebenskreises mit in den Tod genommen werden. Nach Tötung des Angehörigen kann der eigene Suizid misslingen und der Depressive dann zur Verantwortung gezogen werden. Für Patienten, die an schweren Depressionen erkrankt sind, besteht nach § 20 StGB häufig Schuldunfähigkeit; möglich ist dies auch bei abnormen Erlebnisreaktionen. Von zunehmender Bedeutung ist auch der Suizid im Straßenverkehr. Es ist anzunehmen, dass viele ungeklärte, tödliche Unfälle aus Selbstmordabsicht heraus entstehen.

Bei Depressionen spielt nicht selten die enthemmende Wirkung des Alkohols eine Rolle. Das klinische Ausmaß der Verstimmung und der Grad der Alkoholbeeinflussung sind dann für die Beurteilung der Schuldfähigkeit von Bedeutung. Auch kleinere Alkoholmengen können bei gleichzeitiger Zufuhr von Psychopharmaka eine erhebliche Verstärkung erfahren und somit von forensischer Bedeutung werden.

Schwachsinn

Intellektuell höherstehende Menschen sind häufiger in Vergehen und Verbrechen verwickelt als Schwachsinnige. Bei Schwachsinnigen wiederum werden Debile deutlich häufiger straffällig als Imbezile und Individuen mit Idiotie. Bei schwerem Schwachsinn fehlt häufig die Möglichkeit, Delikte überhaupt zu begehen. Gerade dies ist von erheblicher Bedeutung: Psychische Störungen stellen nicht immer eine Prädisposition für Straftaten dar, sondern sind u.U. in der Lage, diese zu verhindern oder zumindest zu behindern. Schwachsinnige neigen besonders dann zu strafbaren Handlungen, **wenn Abstumpfung und Enthemmung besonders stark ausgeprägt sind und dabei die Fähigkeit zur Eigenkontrolle und Steuerung einer Handlung fehlt.** Dabei ist nicht von Bedeutung, ob es sich um eine angeborene, frühkindliche oder später erworbene Hirnschädigung handelt. Häufige Straftaten bei Schwachsinnigen sind Diebstähle, Trieb- und Affekthandlungen sowie Fehlreaktionen in bestimmten Situationen. Besonders Schwachsinnige mit übermäßigem und unbefriedigtem Geltungs- und Kontaktbedürfnis sind anfällig. Hier finden sich dann auch Exhibitionismus, Sodomie, Pädophilie und unsittliche Handlungen an Kindern und Jugendlichen.

Sind Schwachsinnige besonders reizbar und dabei auch uneinsichtig, so muss mit unvorhersehbaren Handlungen gerechnet werden. Dabei stehen dann die strafbaren Handlungen in keinem Verhältnis zum geringfügigen Anlass der Reaktion. Gelegentlich werden Brandstiftungen von Schwachsinnigen begangen, wobei die Handlung hier eher als Ersatzbefriedigung zu werten ist.

Epilepsie

Die Straffälligkeit eines Epileptikers muss unterschiedlich beurteilt werden, je nachdem, ob die **Straftat während eines Dämmerzustandes,** während einer psychomotorischen Entäußerung oder im anfallsfreien Intervall begangen wurde.

Vorrangig kommt den epileptischen, postparoxysmalen Dämmerzuständen forensische Bedeutung zu, da es zu sexueller Enthemmung, affektiver Entgleisung sowie zu Gewalttätigkeiten kommen kann. Ein Dämmerzustand ist nicht immer leicht zu erkennen, da die Kranken nach außen geordnet erscheinen können. Trotz veränderten Bewusstseinszustandes werden Delikte begangen, die geplant erscheinen. § 20 StGB kann nur dann Anwendung finden, wenn Grund zur Annahme besteht, dass ein Dämmerzustand vorlag.

Von Interesse ist die strafrechtliche Verantwortlichkeit im Intervall; ein Epileptiker muss deshalb auf Wesensänderung und Demenz hin untersucht werden; denn ein im Intervall straffällig gewordener Epileptiker kann nicht einfach von der Schuld freigestellt werden. Je näher eine Straftat im letzten oder aber dem nächstfolgenden Anfall steht, desto eher muss mit eingeschränkter oder gar ganz aufgehobener Verantwortlichkeit gerechnet werden.

Neurosen und Persönlichkeitsstörungen

Früher gestand man persönlichkeitsgestörten Individuen, abnormen Persönlichkeiten und Personen mit schweren Neurosen volle Verantwortlichkeit zu und hielt einen Krankheitswert im forensisch-psychiatrischen Sinne nicht für gegeben. Jedoch werden im Schuldrecht „schwere seelische Abartigkeiten“ als Schuld mindernde Gründe aufgeführt. Damit wird eine erheblich verminderte Schuldfähigkeit bei schweren abnormen Persönlichkeitsformen sowie bei sehr auffälligem neurotischen Verhalten angenommen.

Bei abnormen Persönlichkeitsstörungen wird Schuldunfähigkeit eher selten angenommen; weit häufiger kommt verminderte Schuldfähigkeit in Betracht.

Alkoholeinfluss und Alkoholismus

Keine andere Droge hat bei Straftaten auch nur annähernd eine ähnliche Bedeutung wie der Alkohol. Die Spanne zieht sich von banalen Verkehrsdelikten über Unfallflucht und Totschlag bis hin zum geplanten Mord, zu dessen Ausführung die **alkoholische Enthemmung** notwendig war.

Merke!

Die unterste Gefährdungsgrenze einer Alkoholkonzentration wird unterschiedlich beurteilt. Ab 0,3 ‰ machen sich jedoch erste Alkoholwirkungen bemerkbar, je nach Verträglichkeit:

- Euphorie mit gesteigertem Selbstwertgefühl
- Rededrang mit gesteigerter Lautstärke
- Distanzlosigkeit und Bewegungsdrang
- Unternehmungslust und Schwächung des Verantwortungsgefühls.

Bei Blutalkoholkonzentrationen ab 1 ‰ kommt es zu

- Verlust ethischer Hemmungen mit Rücksichtslosigkeit und leichtsinniger Wagnisbereitschaft
- euphorischer Kritikschwäche, Täuschung des Ermüdungsgefühls, Schädigung der Willenssphäre, Aufmerksamkeitsstörungen, Konzentrations- und Geschicklichkeitsminderung
- beginnender Herabsetzung wichtiger Leistungen der Sinnesorgane
- Versagen der sicheren Fixation bei Eigenbewegungen.

Ab 2 ‰ kommt es dann zu

- Gleichgewichtsstörungen und Störungen der Bewegungskoordination
- Störungen der Tiefensensibilität und der Artikulation.

Ab 3 ‰ sind wahrscheinlich

- motorische Lähmung und
- Bewusstlosigkeit.

Subjektive Symptome können durch Stimulation zwar vorübergehend gebessert werden, nicht aber die objektiven Ausfälle. Enthemmung spielt grundsätzlich eine größere Rolle als die Störung der Urteilsfähigkeit. Eine alkoholbedingte Amnesie beginnt unscharf mit einzelnen verschwommenen Erinnerungslücken. Völlige Amnesie über mehrere Stunden hinweg oder auch nur eine kurze Lücke für Minuten der strafbaren Handlung sind unglaubwürdig.

Straftaten unter akutem Alkoholeinfluss sind verhältnismäßig häufig und dies vor allem bei Personen zwischen dem 18. und 24. Lebensjahr.

Man muss unterscheiden zwischen Straffälligen, die zufällig unter Alkoholeinfluss standen, und chronischen Alkoholikern, die straffällig wurden. Bei Letzteren sind die Handlungen eher einförmig und es kann durchaus notwendig werden, chronische Alkoholiker, die wiederholt zu Straftaten neigen, unter Betreuung zu stellen oder auf Dauer in einer entsprechenden Einrichtung unterzubringen.

Selbstverständlich wird nicht jeder Alkoholtäter schuldfrei gesprochen, und bei Bewusstseinsstörungen infolge Alkoholzufuhr werden andere Maßstäbe angelegt, da ein gesunder Erwachsener den **Rauschzustand aus freiem Entschluss herbeigeführt hat.** Nicht die Rauschtat selbst, sondern das Sich-Berauschen wird nach § 323 a StGB bestraft.

Grundsätzlich spielt im Rahmen der Alkoholwirkung die Steuerungsunfähigkeit (Enthemmung) eine größere Rolle als die Störung der Einsichtsfähigkeit. Bekanntlich besteht zwischen der Höhe des Blutalkoholspiegels und dem Berauschungsgrad keine absolute Proportionalität, weshalb die Beurteilung des Promillesatzes nur im Hinblick auf die Tatsituation erfolgen kann. Für die Frage der Zurechnungsfähigkeit ist vorrangig das Verhalten entscheidend. Wird eine Straftat im Rausch als persönlichkeitsfremde Tat bezeichnet, so ist dies oft die Folge mangelhafter Persönlichkeitsanalyse. **Amnesie** ist Kennzeichen des Vollrausches und wird oft als **Schutzbehauptung** aufgestellt.

Ist aufgrund der Alkoholwirkung die Zurechnungsfähigkeit infrage gestellt, so kann ein Straftäter dennoch wegen der von ihm begangenen Straftat und nicht nach § 323 a StGB bestraft werden. Dies ist beispielsweise dann der Fall, wenn jemand sich Mut antrinkt, in der **Absicht,** einen Mord zu begehen.

Leicht zu kurzschlussartigen Gewalttaten kommt es beim **komplizierten Rausch**, der vom gewöhnlichen quantitativ zu unterscheiden ist. Voraussetzungen für einen komplizierten Rausch sind meist zerebrale oder andere körperliche Erkrankungen, aber auch Schwachsinn oder eine abnorme Persönlichkeitsstruktur. Im komplizierten Rausch ist die Schuldfähigkeit in der Regel erheblich vermindert, eventuell völlig aufgehoben.

Von anderen Rauschformen unterscheidet sich qualitativ der **pathologische Rausch**, der verhältnismäßig eigengesetzlich abläuft. Bei hirnorganisch Geschädigten kann bei niedriger Alkoholtoleranz schon nach geringen Alkoholmengen plötzlich ein **Dämmerzustand** einsetzen, der mehrere Stunden, höchstens aber wenige Tage dauert. Ein Dämmerzustand bei pathologischem Rausch kann durchaus mit gefährlichen Affektentladungen einhergehen. Schwerste Gewaltakte beobachtet man, wenn es zu **Erregungszuständen** kommt.

Völlige Abstinenz wird von einem Täter erwartet, der bereits einmal eine Tat im pathologischen Rauschzustand beging; trinkt er jedoch wieder und kommt es erneut zu einer Straftat in einem pathologischen Rauschzustand, so würde § 323 a StGB Anwendung finden, selbst wenn der Alkoholgenuss noch so gering war.

Hirnorganische Erkrankungen und Geriatrie

Bei hirnorganischen Erkrankungen stehen im Vordergrund

- Enthemmung und verminderte Kritikfähigkeit
- Aggressivität und leichte Reizbarkeit.

Die Kriminalität geht im Greisenalter eher zurück. An Sittlichkeitsverbrechen stehen unzüchtige Handlungen an Kindern im Vordergrund und dies meist durch ältere Männer. Ursache für solche Handlungen ist nicht gesteigerte Sexualität sondern vielmehr Abstumpfung der ethisch-ästhetischen Gefühlswelt bei gleichzeitig bestehender sexueller Insuffizienz. Unzüchtige Handlungen an Kindern im Greisenalter bedeutet nicht generell Schuldunfähigkeit oder verminderte Schuldfähigkeit. Sind aber die Täter bisher in dieser Hinsicht noch nie aufgefallen, so muss ein pathologisches Geschehen angenommen werden. Dann kann § 21 StGB Anwendung finden; eine Unterbringung ist nur selten erforderlich.

Bei hirnorganisch Kranken besteht gelegentlich Geschäftsunfähigkeit; meist wird dann eine Betreuung erforderlich sein.

Homosexualität

Homosexualität gilt heute nicht mehr als Sexualstörung, allenfalls als Sexualabweichung. So ist der § 175 StGB seit langem abgeschafft. Danach wurde ursprünglich jede sexuelle Beziehung zwischen Männern bestraft. In Justizvollzugsanstalten kann auch wohl kaum eine homosexuelle Triebrichtung beseitigt werden. Unabhängig von der Abschaffung des § 175 StGB wird allerdings die Verführung von Jugendlichen sowie der Missbrauch von Abhängigkeitsverhältnissen bestraft.

Emotional instabile Persönlichkeitsstörung

Diesen Individuen fehlt mehr oder weniger die Fähigkeit, voraus zu planen, und Ausbrüche intensiven Ärgers können oft zu gewalttätigem und explosivem Verhalten führen. Dieses Verhalten ist leicht auslösbar, wenn impulsive Handlungen von anderen kritisiert oder behindert werden. Somit geraten Menschen mit emotional instabiler Persönlichkeit relativ häufig mit dem Gesetz in Konflikt. Dabei stellt sich gerade bei jüngeren Patienten häufig die Frage, ob das Jugendstrafrecht (§ 105 JGG) anzuwenden ist und ob eine verminderte Schuldfähigkeit oder gar Schuldunfähigkeit angenommen werden kann. Wegen der erheblichen diagnostischen Unsicherheit, bei der im § 105 JGG geforderten „Reifebeurteilung" kommt bei Heranwachsenden in der Regel das Jugendstrafrecht zur Anwendung. Nur selten dürfte Schuldunfähigkeit vorliegen. Verminderte Schuldfähigkeit kann nur in Sonderfällen unter Berücksichtigung der Gesamtsituation, der Tatumstände und der Persönlichkeitsstruktur des Heranwachsenden zugestanden werden.

Wie bereits im Kapitel 9 aufgeführt, wird entsprechend der ICD 10 die emotional instabile Persönlichkeitsstörung eingeteilt in einen **impulsiven Typus** (reizbare Persönlichkeitsstörung, aggressive Persönlichkeitsstörung) sowie in einen **Borderline Typus** (Borderline Persönlichkeitsstörung).

15.6 Spezielle Delikte und deren Bedeutung für die forensische Psychiatrie

15.6.1 Sexuelle Belästigung und Nötigung, Vergewaltigung

Unter Notzucht versteht man nach § 177 StGB **„eine Nötigung durch Gewalt oder durch Drohung mit gegenwärtiger Gefahr für Leib und Leben einer Frau zur Duldung außerehelichen oder erzwungenen ehelichen Beischlafes"**. Dabei muss sich der Täter der Gewaltanwendung bewusst sein. Notzucht trifft nicht zu, wenn sich die Frau nur schamvoll sträubt und der Täter bei deutlich werdendem ernsthaftem Widerstand ablässt.

§ 20 und § 21 StGB können Anwendung finden, wenn die Voraussetzungen zur Tatzeit hierfür gegeben waren (z. B. bei geistiger Behinderung, Alkohol- und Drogenrausch).

15.6.2 Sexueller Missbrauch bei Kindern und Abhängigen, Verführung und Inzest

Von Unzucht spricht man bei einer Verletzung des Scham- und Sittlichkeitsgefühls sowie bei einer Handlung in wollüstiger Absicht, d. h. zur Erregung oder Befriedigung eigener oder fremder sexueller Lust.

Nach § 176 StGB wird Unzucht mit Kindern (Pädophilie) bestraft, d. h. die unzüchtige Handlung mit Personen unter 14 Jahren oder Verleitung dieser zur Verübung oder Duldung unzüchtiger Handlungen. Nach § 174 Abs. 1 und 2 StGB wird auch die Unzucht mit Abhängigen bestraft. Dabei braucht der Abhängige nicht minderjährig zu sein. Hat die abhängige Person das Volljährigkeitsalter überschritten, so erfolgt eine Bestrafung bei Gewaltanwendung oder gegenwärtiger Gefahr für Leib und Leben. Abhängigkeitsverhältnisse bestehen beispielsweise bei Erziehern und Zöglingen, bei Lehrherren und Lehrlingen.

Nach § 173 StGB wird der Beischlaf zwischen Verwandten auf- und absteigender Linie bestraft (Inzest), wenn diese das 18. Lebensjahr noch nicht vollendet haben. Bei Geschwistern ist hierbei die Blutsverwandtschaft entscheidend. Unter Beischlaf und damit Inzest zwischen Verschwägerten fällt auch der Verkehr zwischen Schwiegermutter und Schwiegersohn oder zwischen Stiefvater und Stieftochter.

Strafbar ist die Verführung von Minderjährigen unter 14 Jahren und von geistig Behinderten. Im Alter bis 16 Jahre erfolgt Bestrafung nur dann, wenn die Verführung einseitig erfolgte.

15.6.3 Exhibitionismus

Dieser Begriff bezeichnet das öffentliche Entblößen der Genitalien mit oder ohne Masturbation, wobei Bestrafung nach § 183 StGB erfolgen kann. Von Bedeutung ist, dass sich Exhibitionisten in nahezu allen sozialen Bereichen der Gesellschaft finden. Ihre Handlungen beruhen ausschließlich auf dem Wunsch nach sexueller Befriedigung, die anderweitig nicht erreicht werden kann.

Die Bedeutung des Exhibitionismus wurde bisher wohl überschätzt; die psychische Traumatisierung der „Opfer" ist relativ gering. Nichtbeachtung des Täters führt zu raschem Nachlassen der Triebspannung.

Die Rückfalltendenz ist groß, was selbst schwere Strafen nicht verhindern können. Erfolgreicher ist hier Psychotherapie, gegebenenfalls kombiniert oder ersetzt durch medikamentöse Schutzbehandlung mit Androcur® (Cyproteronacetat). Strafaussetzung ist bei medikamentöser Behandlung mit Androcur® möglich.

§§ 20 und 21 StGB kommen nur selten zur Anwendung, allenfalls bei geistiger Behinderung oder schweren neurotischen Fehlhaltungen sowie bei Psychosen.

15.6.4 Brandstiftung („Pyromanie")

Hier sind zu unterscheiden:

- Spekulationsbrand (Versicherungsbetrug)
- Deckungsbrand (Vertuschen von Straftaten)
- Brandstiftung aus Sensationslust (bei Persönlichkeitsstörungen)
- Brandstiftung als Affekthandlung (Wut, Neid, Rache)
- Brandstiftung ohne speziellen Grund (bei „Lust am Feuer", früher „Pyromanie" genannt)
- Brandstiftung bei Psychosen (z.B. bei imperativen Stimmen).

Von forensischer Bedeutung sind die letzten drei Formen. Die Rückfallquote ist hoch und es ist immer auch mit einer „psychischen Ansteckung" zu rechnen.

Für die strafrechtliche Verantwortlichkeit muss festgestellt werden, welche Art von Brandstiftung vorliegt und aus welcher Motivation heraus die Brandstiftung erfolgte.

15.6.5 Kindestötung

Hier handelt es sich um die Sonderform einer Straftat, da angeblich der seelische Zustand einer Gebärenden eine Ausnahmesituation darstellt. Zu diskutieren ist dabei jedoch die Dauer des abnormen Gemütszustandes der Mutter, was von erheblicher Bedeutung ist. Je nach Einzelfall muss auch beurteilt werden, inwieweit körperliche Faktoren eine Rolle spielten (z.B. Blutverlust, hypotone Kreislauflage).

Nach § 217 StGB wird eine Mutter, die ihr Kind während oder gleich nach der Geburt vorsätzlich tötet, mit Freiheitsstrafe nicht unter 3 Jahren bestraft. Bei mildernden Umständen liegt die Freiheitsstrafe zwischen 6 Monaten und 5 Jahren. Obwohl es sich hier um eine geplante Tötung, also eigentlich um Mord handelt, fällt die Bestrafung vergleichsweise niedrig aus, da die Ausnahmesituation sowie die erhöhte psychovegetative Labilisierung der Mutter zum Tatzeitpunkt zu berücksichtigen ist. Ob §§ 20 oder 21 StGB Anwendung finden können, hat der psychiatrische Sachverständige zu beurteilen (z.B. bei Schwachsinn, hirnorganischen Erkrankungen, Psychosen).

Meist handelt es sich bei den Müttern um sensitive Persönlichkeiten mit moralistischer Weltanschauung. Eine solche Persönlichkeit gerät dann mit der unerwünschten Schwangerschaft in einen schier unlösbaren Konflikt, was zur Kindestötung aus Furcht vor Schande und Vorwürfen vor allem bei unverheirateten Frauen führt. Ein Großteil der meist jungen Mütter zeigt eine mitunter erheblich verzögerte Persönlichkeitsentwicklung.

15.6.6 Affekttaten

Merke!

Schuldunfähigkeit oder verminderte Schuldfähigkeit kommen dann in Frage, wenn der Affektzustand zum Zeitpunkt der Tat so hochgradig war, dass eine tief greifende Bewusstseinsstörung angenommen werden muss. Schwierig ist die Beurteilung, ob „tief greifend" auch wirklich zutrifft.

Leitsymptome sind

- zeitlich scharfe Begrenzung mit plötzlichem Beginn und Ende
- mehr oder minder deutliche Abkehr von der Außenwelt
- Einengung des Bewusstseins auf einen engen Erlebnisbereich
- schwere Veränderung des Denkens (z.B. Verwirrtheit)
- unzusammenhängendes Denken
- anschließende mehr oder weniger totale Amnesie.

Tief greifende Bewusstseinsstörungen sind eher die Ausnahme, werden aber wahrscheinlicher bei Alkoholeinfluss zur Tatzeit, bei frühkindlichen Hirnschäden, neurotischen Fehlhaltungen sowie bei abnormer Persönlichkeitsentwicklung. Nur selten kann völlige Schuldunfähigkeit zur Tatzeit angenommen werden.

16 Notfallpsychiatrie

In psychiatrischen Notfallsituationen sind durch psychopathologische Veränderungen Schäden oder Gefährdungen für den Patienten selbst und möglicherweise auch für seine Umgebung gegeben. Wichtig ist es deshalb, rasch eine Syndromdiagnose zu stellen, da im Notfall syndromorientiert therapiert wird. Dabei ist es von Bedeutung, orientierend die Ursache und die Art der Störung festzustellen.

Die wichtigsten psychischen Störungen, bei denen häufig notfallmäßig eingegriffen werden muss, sind nachfolgend dargestellt.

16.1 Angstzustände und Panikattacken

Vorkommen

Bei akuten Angstneurosen und bei Herzphobie, bei schweren agitierten Depressionen und bei Schizophrenien, ferner bei Drogenkonsum (z. B. Horrortrip) und Panikerkrankung.

Sofortmaßnahmen:

- ▶ **akute Angstneurose und Herzphobie:** Anwesenheit des Arztes führt meist zur Reduktion der Symptomatik; in schweren Fällen einmalig auch Diazepam oder Lorazepam (z. B. Valium® 10 mg i.m.)
- **Panikattacken bei Panikerkrankung:** Diazepam oder Lorazepam (z. B. Valium® 10 mg i.m.) ◀
- **agitierte Depression mit Angstattacke**: Valium® 10 mg i.m., eventuell Kombination mit Aponal® oder Stangyl® 25–50 mg oral oder i.m.
- ▶ **Angstattacke bei Schizophrenie:** Haloperidol 5–10 mg oral oder i.m.; auch Valium® 10 mg oral oder i.m. ◀
- **Horrortrip bei LSD-Konsum:** talking down („beruhigendes“ ärztliches Gespräch), in schweren Fällen auch Diazepam (Valium®) 10 mg i.m.

In schweren Fällen verbunden mit Suizidalität und Selbst- und Fremdgefährdung stationäre Einweisung in ein psychiatrisches Krankenhaus.

16.2 Akute Suizidalität und schwere depressive Symptomatik

Vorkommen

▶ Depressive Phase im Rahmen einer Zyklothymie, schwere depressive Episode, Schizophrenie, abnorme Erlebnisreaktion, neurotische Dekompensation. ◀

Sofortmaßnahmen:

- ▶ stationäre Einweisung
- zur Beruhigung Diazepam (Valium®) 10–20 mg oral oder i.m.
- eventuell Unterbringungsbeschluss
- bei Schizophrenie auch Haloperidol 5–10 mg oral oder i.m.
- bei schwerer Depression ◀ auch Doxepin (Aponal®) 25 mg i.m. oder 50 mg oral.

16.3 Erregungszustände und Aggressivität

Vorkommen

Bei Abhängigkeit und im Entzug, bei Manien und Schizophrenien, bei Hirnerkrankungen und Allgemeinkrankheiten, bei Epilepsie und auch postoperativ als Durchgangssyndrom.

Sofortmaßnahmen

- ▶ **Alkoholismus und im Entzug:** Diazepam (Valium®) 10 mg i.m. ◀
- **manische und schizophrene Erregung:** Haloperidol 5–10 mg i.m. oder langsam i.v.
- **zerebrovaskulär bedingte Erregung:** Diazepam (Valium®) 5–10 mg oral oder i.m., eventuell auch Distraneurin® 2–4 Tabletten zu je 0,5 g oder Haloperidol 2–4 mg oral.
- **Hirnerkrankungen und Allgemeinkrankheiten:** sparsam mit Psychopharmaka, eventuell Haloperidol niedrig dosiert (1–3 mg)
- **Dämmerzustand bei Epilepsie:** Diazepam (Valium®) 10–20 mg i.m. oder i.v.
- **abnorme Erlebniszustände, akuter Erregungszustand:** Diazepam (Valium®) 10 mg als Rektiole oder i.m., eventuell in schweren Fällen i.v.

Möglichst stationäre Einweisung, vor allem bei Psychosen.

16.4 Delirante Zustände

Vorkommen

▶ Unterschiedlich. Auftreten im Entzug, seltener auch bei Antidepressivamedikation.

Sofortmaßnahmen

- stationäre Einweisung
- Mittel der Wahl: Distraneurin®
- bei Distraneurin®-Abhängigkeit: Haloperidol i.m. oder Infusion
- Kreislaufstabilisierung. ◀

16.5 Halluzinationen und Wahn

Vorkommen

Bei Schizophrenien und Zyklothymie (bei „endogenen" Depressionen und Manie), hirnorganischen Erkrankungen, Delir.

Sofortmaßnahmen

Beim manifesten Delir Distraneurin®, eventuell kombiniert mit Haloperidol, möglichst als Infusion (nur unter intensivmedizinischen Bedingungen). Bei Schizophrenien und bei Zyklothymien neben der Basismedikation zusätzlich Haloperidol 5–10 mg i.m. oder i.v.

Immer stationäre Einweisung in psychiatrisches Krankenhaus.

16.6 Bewusstseinsstörungen, Stupor

Vorkommen

▶ Bei vielen körperlichen Erkrankungen und nach Traumata, bei Verwirrtheitszuständen, im Delir und bei Dämmerzuständen. Stupor findet sich bei Schizophrenien in Form einer Katatonie, ferner bei „endogenen" Depressionen sowie bei Enzephalitis.

Das Bewusstsein kann quantitativ und qualitativ gestört sein. Dem Grad nach unterscheidet man Somnolenz (Schläfrigkeit) und Koma (Bewusstlosigkeit).

Sofortmaßnahmen bei Stupor

- immer stationäre Einweisung
- bei schweren Depressionen hoch dosiert ein Antidepressivum
- bei Schizophrenien Haloperidol (5–15 mg i.m) oder Benperidol (Glianimon®) 2–4 mg i.m. oder i.v., eventuell in Kombination mit einem Benzodiazepin, z. B. Lorazepam
- Da bei Bewusstseinsstörungen körperliche Ursachen oftmals im Vordergrund stehen, ist die Einweisung in ein internistisches oder chirurgisches Krankenhaus manchmal sinnvoll. Bei Bewusstseinsstörungen sollten möglichst keine Psychopharmaka verabreicht werden, um nicht den aktuellen Bewusstseinszustand zu verändern und zu verschleiern.

Merke!

Zu beachten ist, dass der stuporöse Patient meist alles wahrnimmt, was um ihn herum geschieht. Zu beachten ist ferner, dass der Stupor unvermittelt in eine schwere Erregung umschlagen kann. ◀

16.7 Verwirrtheit

Vorkommen

Bei vielen psychischen und körperlichen Erkrankungen, häufig im Alter bei zerebrovaskulär bedingter Demenz sowie bei allen Formen fortgeschrittener Demenz, bei Intoxikationen, bei Drogen- und Alkoholabhängigkeit/Missbrauch. Am häufigsten: beim amentiellen Syndrom der organischen Psychosen.

Sofortmaßnahmen

- stationäre Einweisung, möglichst Intensivstation
- sparsame Verwendung von Psychopharmaka (Gefahr der Verstärkung)
- Abgrenzung zu zerfahrenem Denken und zur Ideenflucht
- Suche nach Medikamenten (Tablettenintoxikation? Drogen?).

16.8 Komplikationen bei Drogenkonsum

Formen

Schweres depressives und suizidales Syndrom während des Konsums und im Entzug; Horrortrip; paranoid-halluzinatorisches Syndrom während und nach Konsum; flash back; schwere Angstattacken.

Sofortmaßnahmen

- **Erregung, Angst und Horrortrip:** beruhigendes Gespräch und Diazepam (Valium®) 10 mg oral oder i.m.
- **flash back:** beruhigendes Gespräch und Diazepam (Valium®) 5–10 mg oral oder i.m.
- psychotische Symptomatik bei Kokain: Neuroleptika.

16.9 Intoxikationen mit Psychopharmaka !!!

Vorkommen

Bei Suizidversuch, Überdosierung bei Verwirrtheit, ungewollte Intoxikation bei Einnahmefehlern.

Die Therapie erfolgt in der Regel in Intensivabteilungen internistischer Krankenhäuser (Abteilungen für Toxikologie). Die stationäre Einweisung ist unumgänglich.

Sofortmaßnahmen

- ▶ **Antidepressivaintoxikation:** anticholinerge Krise wird mit Physostigmin als Antidot behandelt. Zusätzlich Kreislauf stabilisierende Maßnahmen. Im frühen Stadium Versuch der Medikamentenentfernung aus dem Magen
- **MAO-Hemmer-Intoxikation:** Antidot sind Alpha-Blocker (z. B. Phentolamin, Regitin®)
- **Lithium-Intoxikationen:** forcierte Diurese und Hämodialyse
- **Neuroleptika-Intoxikation:** toxisch sind vor allem die trizyklischen Formen. Antidot bei anticholinerger Krise ist Physostigmin
- **Tranquilizer-Intoxikation:** Kreislaufstabilisierung; meist keine weiteren Maßnahmen erforderlich, da Toxizität relativ gering ist
- **Mischintoxikationen:** rasche qualitative und quantitative Analysen; ansonsten sofort Stabilisierung der vitalen Funktionen.

16.10 Dyskinesien !!

Vorkommen

Bei Behandlung mit Neuroleptika, meist in der Frühphase; oft auch organische Ursachen.

Sofortmaßnahmen

- 1 Ampulle Biperiden (Akineton®) entspricht 1 ml langsam i.v. bis zum Verschwinden der Symptomatik während der Injektion
- Absetzen der Neuroleptikamedikation und Medikamentenwechsel (z. B. auf Clozapin, Leponex®) ◀

16.11 Schwere psychogene Reaktionen

Vorkommen

Auch bei psychisch normalen Menschen, häufig bei histrionischen Persönlichkeiten; bei extremen Belastungssituationen, Katastrophen und im Schockzustand.

Starke Erregung oder aber psychogener Stupor, meist im Anschluss an das Geschehen.

Sofortmaßnahmen

- ärztliches Gespräch mit energischem Zuspruch
- Diazepam (Valium®) 10 mg i.m. oder Haloperidol 5 mg i.m.
- kontinuierliche Überwachung.

Anhang

Überblick über zwei- bis fünfstellige diagnostische Kategorien

Gesamtaufstellung der ICD10

Überblick über zwei- bis fünfstellige diagnostische Kategorien

F0 Organische, einschließlich symptomatischer, psychischer Störungen

F00 Demenz bei Alzheimer-Erkrankung

F00.0 Demenz bei Alzheimer-Erkrankung mit frühem Beginn
F00.1 Demenz bei Alzheimer-Erkrankung mit spätem Beginn
F00.2 Demenz bei Alzheimer-Erkrankung, atypische oder gemischte Form
F00.9 nicht näher bezeichnete Form

F01 Vaskuläre Demenz

F01.0 Vaskuläre Demenz mit akutem Beginn
F01.1 Multiinfarktdemenz (vorwiegend kortikal)
F01.2 Subkortikale vaskuläre Demenz
F01.3 Gemischte (kortikale und subkortikale) vaskuläre Demenz
F01.8 Sonstige Formen
F01.9 nicht näher bezeichnete Formen

F02 Demenz bei sonstigen anderorts klassifizierten Erkrankungen

F02.0 Demenz bei Pick-Erkrankung
F02.1 Demenz bei Creutzfeldt-Jakob-Erkrankung
F02.2 Demenz bei Huntington-Erkrankung
F02.3 Demenz bei Parkinson-Erkrankung
F02.4 Demenz bei Erkrankung durch das Humane Immundefizienzvirus (HIV)
F02.8 Demenz bei anderorts klassifizierten Krankheitsbildern

F03 Nicht näher bezeichnete Demenz

Die fünfte Stelle beschreibt das klinische Erscheinungsbild einer Demenz (F00-F03) mit zusätzlichen Symptomen:

F03.x0 ohne zusätzliche Symptome
F03.x1 andere Symptome, vorwiegend wahnhaft
F03.x2 andere Symptome, vorwiegend halluzinatorisch
F03.x3 andere Symptome, vorwiegend depressiv
F03.x4 andere gemischte Symptome

F04 Organisches amnestisches Syndrom, nicht durch Alkohol oder sonstige psychotrope Substanzen bedingt

F05 Delir, nicht durch Alkohol oder psychotrope Substanzen bedingt

F05.0 Delir ohne Demenz
F05.1 Delir bei Demenz
F05.8 sonstiges Delir
F05.9 nicht näher bezeichnetes Delir

F06 Andere psychische Störungen aufgrund einer Schädigung oder Funktionsstörung des Gehirns oder einer körperlichen Erkrankung

F06.0 organische Halluzinose
F06.1 organische Katatone Störung
F06.2 organische wahnhafte (schizophreniforme) Störungen
F06.3 organische affektive Störungen
F06.3.30 organische manische Störung
F06.3.31 organische bipolare Störung
F06.3.32 organische depressive Störung
F06.3.33 organische gemischte affektive Störung
F06.4 organische Angststörung

F06.5 organische dissoziative Störung
F06.6 organische emotional labile (asthenische) Störung
F06.7 leichte kognitive Störung
F06.8 sonstige näher bezeichnete psychische Störung
F06.9 nicht näher bezeichnete psychische Störung

F07 Persönlichkeits- und Verhaltensstörungen aufgrund einer Erkrankung, Schädigung oder Funktionsstörung des Gehirns

F07.0 organische Persönlichkeitsstörung
F07.1 postenzephalitisches Syndrom
F07.2 organisches Psychosyndrom nach Schädelhirntrauma
F07.8 sonstige organische Persönlichkeits- und Verhaltensstörung
F07.9 nicht näher bezeichnete Störungen

F09 nicht näher bezeichnete organische oder symptomatische psychische Störungen

F1 Psychische und Verhaltensstörungen durch psychotrope Substanzen

F10 Störungen durch Alkohol

F11 Störungen durch Opioide

F12 Störungen durch Cannabinoide

F13 Störungen durch Sedativa oder Hypnotika

F14 Störungen durch Kokain

F15 Störungen durch sonstige Stimulantien einschließlich Koffein

F16 Störungen durch Halluzinogene

F17 Störungen durch Tabak

F18 Störungen durch flüchtige Lösungsmittel

F19 Störungen durch multiplen Substanzgebrauch und Konsum anderer psychotroper Substanzen

Die vierte und fünfte Stelle beschreiben das klinische Erscheinungsbild:

F1.x0 akute Intoxikation
F1.x.00 ohne Komplikationen
F1.x.01 mit Verletzung oder anderer körperlicher Schädigung
F1.x.02 mit anderer medizinischer Komplikation
F1.x.03 mit Delir
F1.x.04 mit Wahrnehmungsstörungen
F1.x.05 mit Koma
F1.x.06 mit Krampfanfällen
F1.x.07 pathologischer Rausch
F1.x1 schädlicher Gebrauch
F1.x2 Abhängigkeitssyndrom
F1.x.20 gegenwärtig abstinent
F1.x.21 gegenwärtig abstinent, aber in beschützender Umgebung
F1.x.22 gegenwärtig Teilnahme an einem ärztlich überwachten Ersatzdrogenprogramm (z. B. Methadon)
F1.x.23 gegenwärtig abstinent, aber in Behandlung mit aversiven oder hemmenden Medikamenten (z. B. Disulfiram oder Alcamprosat)
F1.x.24 gegenwärtiger Substanzgebrauch
F1.x.25 ständiger Substanzgebrauch
F1.x.26 episodischer Substanzgebrauch (z. B. Dipsomanie)
F1.x3 Entzugssyndrom
F1.x.30 unkompliziert, ohne Komplikationen
F1.x.31 mit Krampfanfällen
F1.x4 Entzugssyndrom mit Delir
F1.x.40 ohne Krampfanfälle
F1.x.41 mit Krampfanfällen
F1.x5 psychotische Störung
F1.x.50 schizophreniform
F1.x.51 vorwiegend wahnhaft
F1.x.52 vorwiegend halluzinatorisch (einschl. Alkoholhalluzinose)
F1.x.53 vorwiegend polymorph
F1.x.54 vorwiegend depressive Symptome
F1.x.55 vorwiegend manische Symptome
F1.x.56 gemischt
F1.x6 amnestisches Syndrom
F1.x7 Restzustand und verzögerte psychotische Störung
F1.x.70 Nachhallzustände (flashbacks)
F1.x.71 Persönlichkeits- oder Verhaltensstörung
F1.x.72 affektiver Restzustand
F1.x.73 Demenz
F1.x.74 andere anhaltende kognitive Beeinträchtigung
F1.x.75 verzögert auftretende psychotische Störung
F1.x8 sonstige psychische oder Verhaltensstörungen
F1.x9 nicht näher bezeichnete psychische oder Verhaltensstörung

F2 Schizophrenie, schizotype und wahnhafte Störungen

F20 Schizophrenie

F20.0 paranoide Schizophrenie
F20.1 hebephrene Schizophrenie
F20.2 katatone Schizophrenie
F20.3 undifferenzierte Schizophrenie
F20.4 postschizophrene Depression
F20.5 schizophrenes Residuum
F20.6 Schizophrenia simplex
F20.8 sonstige Schizophrenie
F20.9 nicht näher bezeichnete Schizophrenie
F20.x0 kontinuierlich
F20.x1 episodisch, mit zunehmendem Residuum
F20.x2 episodisch, mit stabilem Residuum
F20.x3 episodisch remittierend
F20.x4 unvollständige Remission
F20.x5 vollständige Remission
F20.x8 sonstige Formen
F20.x9 Beobachtungszeitraum weniger als ein Jahr

F21 Schizotype Störung

F22 Anhaltende wahnhafte Störungen

F22.0 wahnhafte Störung
F22.8 sonstige anhaltende wahnhafte Störungen
F22.9 nicht näher bezeichnete anhaltende wahnhafte Störungen

F23 Vorübergehende akute psychotische Störungen

F23.0 akute polymorphe Störung ohne Symptome einer Schizophrenie
F23.1 akute polymorphe psychotische Störung mit Symptomen einer Schizophrenie
F23.2 akute schizophreniforme psychotische Störung
F23.3 sonstige akute vorwiegend wahnhafte psychotische Störung
F23.8 sonstige akute vorübergehende psychotische Störungen
F23.9 nicht näher bezeichnete akute vorübergehende psychotische Episode

F24 Induzierte wahnhafte Störung

F25 Schizoaffektive Störungen

F25.0 schizomanische Störung
F25.1 schizodepressive Störung
F25.2 gemischte schizoaffektive Störung
F25.8 sonstige schizoaffektive Störungen
F25.9 nicht näher bezeichnete Formen

F28 Sonstige nichtorganische psychotische Störungen

F29 Nicht näher bezeichnete nichtorganische Psychose

F3 Affektive Störungen

F30 Manische Episode

F30.0 Hypomanie
F30.1 Manie ohne psychotische Symptome
F30.2 Manie mit psychotischen Symptomen
F30.8 sonstige manische Episoden
F30.9 nicht näher bezeichnete Formen

F31 Bipolare affektive Störung

F31.0 gegenwärtig hypomanische Episode
F31.1 gegenwärtig manische Episode, ohne psychotische Symptome
F31.2 gegenwärtig manische Episode, mit psychotischen Symptomen
F31.3 gegenwärtig mittelgradige oder leichte depressive Episode
F31.30 ohne somatische Symptome
F31.31 mit somatischen Symptomen
F31.4 gegenwärtig schwere depressive Episode ohne psychotische Symptome
F31.5 gegenwärtig schwere depressive Episode mit psychotischen Symptomen
F31.6 gegenwärtig gemischte Episode
F31.7 gegenwärtig remittiert
F31.8 sonstige Formen
F31.9 nicht näher bezeichnete Formen

F32 Depressive Episode

F32.0 leichte depressive Episode
F32.00 ohne somatische Symptome
F32.01 mit somatischen Symptomen
F32.1 mittelgradige depressive Episode
F32.10 ohne somatische Symptome
F32.11 mit somatischen Symptomen
F32.2 schwere depressive Episode ohne psychotische Symptome
F32.3 schwere depressive Episode mit psychotischen Symptomen
F32.8 sonstige Formen
F32.9 nicht näher bezeichnete Formen

F33 Rezidivierende depressive Störungen

F33.0 gegenwärtig leichte Episode
F33.00 ohne somatische Symptome
F33.01 mit somatischen Symptomen
F33.1 gegenwärtig mittelgradige Episode
F33.10 ohne somatische Symptome
F33.11 mit somatischen Symptomen
F33.2 gegenwärtig schwere Episode ohne psychotische Symptome
F33.3 gegenwärtig schwere Episode mit psychotischen Symptomen
F33.4 gegenwärtig remittiert
F33.8 sonstige Formen
F33.9 nicht näher bezeichnete Formen

F34 Anhaltende affektive Störungen

F34.0 Zyklothymia
F34.1 Dysthymia
F34.8 sonstige Formen
F34.9 nicht näher bezeichnete Formen

F38 Sonstige affektive Störungen

F38.0 sonstige einzelne affektive Störungen
F38.00 gemischte affektive Episode
F38.1 sonstige rezidivierende affektive Störungen
F38.10 rezidivierende kurze depressive Störung
F38.8 sonstige näher bezeichnete Formen

F39 Nicht näher bezeichnete affektive Störungen

F4 Neurotische-, Belastungs-, und somatoforme Störungen

F40 Phobische Störungen

F40.0 Agoraphobie
F40.00 ohne Panikstörung
F40.01 mit Panikstörung
F40.1 soziale Phobien
F40.2 spezifische (isolierte) Phobien
F40.8 sonstige Formen
F40.9 nicht näher bezeichnete Formen

F41 Sonstige Angststörungen

F41.0 Panikstörung (episodisch paroxysmale Angst)
F41.1 generalisierte Angststörung
F41.2 Angst und depressive Störung, gemischt
F41.3 andere gemischte Angststörungen

F41.8. andere näher bezeichnete Formen
F41.9 nicht näher bezeichnete Formen

F42 Zwangsstörung
F42.0 vorwiegend Zwangsdenken oder Grübelzwang
F42.1 vorwiegend Zwangshandlungen (Zwangsrituale)
F42.2 Zwangsgedanken und -handlungen, gemischt
F42.8 sonstige Formen
F42.9 nicht näher bezeichnete Formen

F43 Reaktionen auf schwere Belastungen und Anpassungsstörungen
F43.0 akute Belastungsreaktion
F43.1 posttraumatische Belastungsstörung
F43.2 Anpassungsstörungen
F43.20 kurze depressive Reaktion
F43.21 längere depressive Reaktion
F43.22 Angst und depressive Reaktion, gemischt
F43.23 mit vorwiegender Beeinträchtigung von anderen Gefühlen
F43.24 mit vorwiegender Störung des Sozialverhaltens
F43.25 mit gemischter Störung von Gefühlen und Sozialverhalten
F43.28 sonstige spezifische Anpassungsstörung
F43.8 sonstige Reaktionen auf schwere Belastung
F43.9 nicht näher bezeichnete Formen

F44 Dissoziative Störungen (Konversionsstörungen)
F44.0 dissoziative Amnesie
F44.1 dissoziative Fugue
F44.2 dissoziativer Stupor
F44.3 Trance und Besessenheitszustände
F44.4 dissoziative Bewegungsstörungen
F44.5 dissoziative Krampfanfälle
F44.6 dissoziative Sensibilitäts- und Empfindungsstörungen
F44.7 dissoziative Störungen (Konversionsstörungen), gemischt
F44.8 sonstige Formen
F44.80 Ganser-Syndrom
F44.81 multiple Persönlichkeitsstörung
F44.82 vorübergehende dissoziative Störungen (Konversionsstörungen) in der Kindheit und Jugend
F44.88 näher bezeichnete sonstige Formen
F44.9 nicht näher bezeichnete Formen

F45 Somatoforme Störungen
F45.0 Somatisierungsstörung
F45.1 undifferenzierte Somatisierungsstörung
F45.2 hypochondrische Störung
F45.3 somatoforme autonome Funktionsstörung
F45.30 kardiovaskuläres System
F45.31 oberer Gastrointestinaltrakt
F45.32 unterer Gastrointestinaltrakt
F45.33 respiratorisches System
F45.34 Urogenitalsystem
F45.38 sonstige Organe oder Organsysteme
F45.4 anhaltende somatoforme Schmerzstörung
F45.8 sonstige Formen
F45.9 nicht näher bezeichnete Formen

F48 Sonstige neurotische Störungen
F48.0 Neurasthenie (Erschöpfungssyndrom)
F48.1 Depersonalisations-, Derealisationssyndrom(-störung)
F48.8 sonstige näher bezeichnete Formen
F48.9 nicht näher bezeichnete Formen

F5 Verhaltensauffälligkeiten mit körperlichen Störungen und Faktoren

F 50 Essstörungen
F50.0 Anorexia nervosa
F50.1 atypische Anorexia nervosa
F50.2 Bulimia nervosa
F50.3 atypische Bulimia nervosa
F50.4 Essattacken bei anderen psychischen Störungen
F50.5 Erbrechen bei psychischen Störungen
F50.8 Sonstige Formen
F50.9 nicht näher bezeichnete Formen

F51 Nicht-organische Schlafstörungen
F51.0 nicht-organische Insomnie
F51.1 nicht-organische Hypersomnie
F51.2 nicht-organische Störung des Schlaf-Wach-Rhythmus
F51.3 Schlafwandeln (Somnambulismus)
F51.4 Pavor nocturnus
F51.5 Albträume (Angstträume)
F51.8 sonstige Formen
F51.9 nicht näher bezeichnete Formen

F52 Nichtorganische sexuelle Funktionsstörungen
F52.0 Mangel oder Verlust von sexuellem Verlangen
F52.1 sexuelle Aversion und mangelnde sexuelle Befriedigung
F52.10 sexuelle Aversion
F52.11 mangelnde sexuelle Befriedigung
F52.2 Versagen genitaler Reaktionen
F52.3 Orgasmusstörung
F52.4 Ejaculatio praecox
F52.5 nicht-organischer Vaginismus
F52.6 nicht-organischer Dyspareunie
F52.7 gesteigertes sexuelles Verlangen
F52.8 sonstige Formen
F52.9 nicht näher bezeichnete Formen

F53 Psychische oder Verhaltensstörungen im Wochenbett, nicht andernorts klassifizierbar
F53.0 leichte psychische Störungen im Wochenbett, nicht andernorts klassifizierbar
F53.1 schwere psychische Störungen im Wochenbett, nicht andernorts klassifizierbar
F53.8 sonstige Formen
F53.9 nicht näher bezeichnete Formen

F54 Psychische Faktoren oder Verhaltenseinflüsse bei andernorts klassifizierten Erkrankungen

F55 Missbrauch von nicht abhängigkeitserzeugenden Substanzen
- F55.0 Antidepressiva
- F55.1 Laxantien
- F55.2 Analgetika
- F55.3 Antazida
- F55.4 Vitamine
- F55.5 Steroide oder Hormone
- F55.6 bestimmte pflanzliche oder Naturheilmittel
- F55.8 sonstige
- F55.9 nicht näher bezeichnete

F59 Nicht näher bezeichnete Verhaltensauffälligkeiten mit körperlichen Störungen und Faktoren

F6 Persönlichkeits- und Verhaltensstörungen

F60 Persönlichkeitsstörung
- F60.0 paranoide Persönlichkeitsstörung
- F60.1 schizoide Persönlichkeitsstörung
- F60.2 dissoziale Persönlichkeitsstörung
- F60.3 emotional instabile Persönlichkeitsstörung
- F60.30 impulsiver Typ
- F60.31 Borderline Typ
- F60.4 histrionische Persönlichkeitsstörung
- F60.5 anankastische (zwanghafte) Persönlichkeitsstörung
- F60.6 ängstliche (vermeidende) Persönlichkeitsstörung
- F60.7 abhängige Persönlichkeitsstörung
- F60.8 sonstige Persönlichkeitsstörungen
- F60.9 nicht näher bezeichnete Persönlichkeitsstörungen

F61 Kombinierte und andere Persönlichkeitsstörungen
- F61.0 kombinierte Persönlichkeitsstörungen
- F61.1 störende Persönlichkeitsstörungen, nicht klassifizierbar in F60 oder F62

F62 Andauernde Persönlichkeitsänderungen, nicht Folge einer Schädigung oder Erkrankung des Gehirns
- F62.0 andauernde Persönlichkeitsänderung nach Extrembelastung
- F62.1 andauernde Persönlichkeitsänderung nach psychischer Erkrankung
- F62.8 sonstige Formen
- F62.9 nicht näher bezeichnete Formen

F63 Abnorme Gewohnheiten und Störungen der Impulskontrolle
- F63.0 pathologisches Spielen (Glücksspiel)
- F63.1 pathologische Brandstiftung (Pyromanie)
- F63.2 pathologisches Stehlen (Kleptomanie)
- F63.3 Trichotillomanie
- F63.8 sonstige Formen
- F63.9 nicht näher bezeichnete Formen

F64 Störungen der Geschlechtsidentität
- F64.0 Transsexualität
- F64.1 Transvestitismus unter Beibehaltung beider Geschlechtsrollen
- F64.2 Störung der Geschlechtsidentität des Kindesalters
- F64.8 sonstige Formen
- F64.9 nicht näher bezeichnete Formen

F65 Störungen der Sexualpräferenz
- F65.0 Fetischismus
- F65.1 fetischistischer Transvestitismus
- F65.2 Exhibitionismus
- F65.3 Voyeurismus
- F65.4 Pädophilie
- F65.5 Sadomasochismus
- F65.6 multiple Störungen der Sexualpräferenz
- F65.8 sonstige Formen
- F65.9 nicht näher bezeichnete Formen

F66 Psychische und Verhaltensprobleme in Verbindung mit der sexuellen Entwicklung und Orientierung
- F66.0 sexuelle Reifungskrise
- F66.1 ich-dystone Sexualorientierung
- F66.2 sexuelle Beziehungsstörung
- F66.8 sonstige psychosexuelle Entwicklungsstörungen
- F66.9 nicht näher bezeichnete Formen

Die fünfte Stelle bezeichnet die sexuelle Orientierung:
- F6x.x0 Heterosexualität
- F6x.x1 Homosexualität
- F6x.x2 Bisexualität

F68 Sonstige Persönlichkeits- und Verhaltensstörungen
- F68.0 Entwicklung körperlicher Symptome aus psychischen Gründen
- F68.1 artifizielle Störung (absichtliches Erzeugen oder Vortäuschen von körperlichen oder psychischen Symptomen oder Behinderungen)
- F68.8 sonstige näher bezeichnete Formen

F69 Nicht näher bezeichnete Persönlichkeits- und Verhaltensstörungen

F7 Intelligenzminderung

F70 Leichte Intelligenzminderung

F71 Mittelgradige Intelligenzminderung

F72 Schwere Intelligenzminderung

F73 Schwerste Intelligenzminderung

F78 Sonstige Intelligenzminderung

F79 Nicht näher bezeichnete Intelligenzminderung

Mit der vierten Stelle kann das Ausmaß der begleitenden Verhaltensstörung beschrieben werden:
- F7x.0 keine oder minimale Verhaltensstörung
- F7x.1 eindeutige Verhaltensstörung, betreuungs- oder behandlungsbedürftig
- F7x.8 sonstige
- F7x.9 nicht näher bezeichnete

F8 Entwicklungsstörungen

F80 Umschriebende Entwicklungsstörungen des Sprechens und der Sprache
- F80.0 Artikulationsstörung
- F80.1 expressive Sprachstörung

F80.2 rezeptive Sprachstörung
F80.3 erworbene Aphasie mit Epilepsie (Landau-Kleffner-Syndrom)
F80.8 sonstige Formen
F80.9 nicht näher bezeichnete Formen

F81 Umschriebene Entwicklungsstörungen schulischer Fertigkeit

F81.0 Lese- und Rechtschreibstörung
F81.1 isolierte Rechtschreibstörung
F81.2 Rechenstörung
F81.3 kombinierte Störung schulischer Fertigkeiten
F81.8 sonstige Formen
F81.9 nicht näher bezeichnete Formen

F82 Umschriebende Entwicklungsstörung der motorischen Funktionen

F83 Kombinierte umschriebene Entwicklungsstörung

F84 Tiefgreifende Entwicklungsstörungen

F84.0 frühkindlicher Autismus
F84.1 atypischer Autismus
F84.2 Rett-Syndrom
F84.3 sonstige desintegrative Störung des Kindesalters
F84.4 hyperkinetische Störung mit Intelligenzminderung und Bewegungsstereotypien
F84.5 Asperger-Syndrom
F84.8 sonstige Formen
F84.9 nicht näher bezeichnete Formen

F88 Sonstige Entwicklungsstörungen

F89 Nicht näher bezeichnete Entwicklungsstörungen

F9 Verhaltens- und emotionale Störungen mit Beginn in der Kindheit und Jugend

F90 Hyperkinetische Störungen

F90.0 einfache Aktivitäts- und Aufmerksamkeitsstörungen
F90.1 hyperkinetische Störung des Sozialverhaltens
F90.8 sonstige Formen
F90.9 nicht näher bezeichnete Formen

F91 Störung des Sozialverhaltens

F91.0 auf den familiären Rahmen beschränkte Störung des Sozialverhaltens
F91.1 Störung des Sozialverhaltens bei fehlenden sozialen Bindungen
F91.2 Störung des Sozialverhaltens bei vorhandenen sozialen Bindungen
F91.3 Störung des Sozialverhaltens mit oppositionellem, aufsässigem Verhalten
F91.8 sonstige Formen
F91.9 nicht näher bezeichnete Formen

F92 Kombinierte Störung des Sozialverhaltens und der Emotionen

F92.0 Störung des Sozialverhaltens mit depressiver Störung
F92.8 sonstige Formen
F92.9 nicht näher bezeichnete Formen

F93 Emotionale Störungen des Kindesalters

F93.0 emotionale Störung mit Trennungsangst des Kindesalters
F93.1 phobische Störung des Kindesalters
F93.2 Störung mit sozialer Überempfindlichkeit des Kindesalters
F93.3 emotionale Störung mit Geschwisterrivalität
F93.8 sonstige Formen
F93.9 nicht näher bezeichnete Formen

F94 Störung sozialer Funktionen mit Beginn in der Kindheit und Jugend

F94.0 elektiver Mutismus
F94.1 reaktive Bindungsstörung des Kindesalters
F94.2 Bindungsstörung des Kindesalters mit Enthemmung
F94.8 sonstige Formen
F94.9 nicht näher bezeichnete Formen

F95 Ticstörungen

F95.0 vorübergehende Ticstörung
F95.1 chronische motorische oder vokale Ticstörung
F95.2 kombinierte, vokale und multiple motorische Tics (Tourette-Syndrom)
F95.8 sonstige Ticstörungen
F95.9 nicht näher bezeichnete Formen

F98 Sonstige Verhaltens- und emotionale Störungen mit Beginn in der Kindheit und Jugend

F98.0 Enuresis
F98.1 Enkopresis
F98.2 Fütterstörung im frühen Kindesalter
F98.3 Pica im Kindesalter
F98.4 stereotype Bewegungsstörung
F98.5 Stottern (Stammeln)
F98.6 Poltern
F98.8 sonstige Formen
F98.9 nicht näher bezeichnete Formen

F99 Nicht näher bezeichnete psychische Störungen

Index

S

T

U

V

W

Z